专科护士培训系列丛书

母婴护理专科实践

主　编　徐鑫芬　姜　梅

副主编　张　慧　熊永芳　黄　群　罗碧如

编　者（以姓氏笔画为序）

马冬梅（浙江大学医学院附属妇产科医院）　　　赵红梅（浙江中医药大学附属第一医院）

王　芳（浙江大学医学院附属妇产科医院）　　　胡　引（浙江大学医学院附属妇产科医院）

王　虹（浙江大学医学院附属妇产科医院）　　　姜　梅（首都医科大学附属北京妇产医院）

叶笑梅（温州市人民医院/温州市妇幼保健院）　　夏佳芬（宁波市妇女儿童医院）

全小珍（温州医科大学附属第二医院）　　　　　顾慧敏（浙江大学医学院附属妇产科医院）

孙秀娟（绍兴市妇幼保健院）　　　　　　　　　徐凌燕（浙江大学医学院附属妇产科医院）

孙慧莲（浙江大学医学院附属妇产科医院）　　　徐萌艳（杭州市妇产科医院）

李君琴（浙江大学医学院附属妇产科医院）　　　徐鑫芬（浙江大学医学院附属妇产科医院/

李秋芳（浙江大学医学院附属妇产科医院）　　　　　　　　海宁市妇幼保健院）

李雅岑（浙江大学医学院附属妇产科医院）　　　黄　群（上海交通大学医学院附属国际和

张　慧（浙江大学医学院附属妇产科医院）　　　　　　　平妇幼保健院）

罗碧如（四川大学华西第二医院）　　　　　　　熊永芳（湖北省妇幼保健院）

周　临（杭州市第一人民医院）　　　　　　　　濮玉群（浙江大学医学院附属妇产科医院）

人民卫生出版社

图书在版编目（CIP）数据

母婴护理专科实践 / 徐鑫芬，姜梅主编 . —北京：人民卫生出版社，2019

（专科护士培训系列丛书）

ISBN 978-7-117-28624-4

Ⅰ.①母… Ⅱ.①徐… ②姜… Ⅲ.①产褥期- 护理 ②新生儿- 护理 Ⅳ.①R714.61 ②R174

中国版本图书馆 CIP 数据核字（2019）第 129990 号

| 人卫智网 | www.ipmph.com | 医学教育、学术、考试、健康，购书智慧智能综合服务平台 |
| 人卫官网 | www.pmph.com | 人卫官方资讯发布平台 |

专科护士培训系列丛书

母婴护理专科实践

主　　编：徐鑫芬　姜　梅

出版发行：人民卫生出版社（中继线 010-59780011）

地　　址：北京市朝阳区潘家园南里 19 号

邮　　编：100021

E - mail：pmph @ pmph.com

购书热线：010-59787592　010-59787584　010-65264830

印　　刷：三河市尚艺印装有限公司

经　　销：新华书店

开　　本：787×1092　1/16　印张：29

字　　数：724 千字

版　　次：2019 年 9 月第 1 版　2019 年 9 月第 1 版第 1 次印刷

标准书号：ISBN 978-7-117-28624-4

定　　价：93.00 元

打击盗版举报电话：010-59787491　E-mail：WQ @ pmph.com

（凡属印装质量问题请与本社市场营销中心联系退换）

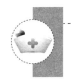

专科护士培训系列丛书编委会

总 顾 问　姜安丽
总 主 编　胡斌春
副总主编　叶志弘　何桂娟
编　　委（以姓氏笔画为序）

丁　焱	王　薇	王元姣	王惠琴	冯志仙	冯素文
邢兰凤	过湘钗	朱依敏	庄一渝	许　瑛	孙彩霞
李艳娟	李益民	杨　丹	杨方英	杨丽黎	吴婉英
何晓雯	沈翠珍	宋剑平	张春梅	张玲芝	张荀芳
陈肖敏	陈爱初	陈朔晖	陈黎明	陈燕燕	邵乐文
金　瑛	金静芬	周燕平	郑芝芬	封秀琴	钟紫凤
俞国红	俞雪芬	姜　梅	祝亚男	姚梅琪	贺彩芳
骆晓琳	徐　敏	徐玉兰	徐东娥	徐红贞	徐彩娟
徐鑫芬	凌　霞	黄丽华	曹雨程	曹梅娟	盛芝仁
章秋萍	葛学娣	蔡学联			

序　言

　　专科护理水平与医疗质量、患者安全密切相关，临床护士专业能力是衡量护理队伍素质的重要标志。随着社会经济的快速发展，广大人民群众对健康需求日益增长，医学科学技术日新月异，以及医改的不断深化，对护理工作提出了越来越高的要求，专科护士培养已成为护理专业发展的必然趋势。

　　我国专科护士培训起步较晚，进入 21 世纪才逐渐受到重视。《中国护理事业发展规划纲要（2005—2010 年）》提出要在重点临床专科护理领域开展专业护士培训，培养临床专业化护理骨干，建立和完善以岗位需求为导向的护理人才培养模式，提高护士队伍专业技术水平；《中国护理事业发展规划纲要（2011—2015 年）》提出要确定专科护理岗位，开展专科护士的规范化培训；《中国护理事业发展规划纲要（2016—2020 年）》提出要发展专科队伍，推进及规范我国专科护士的发展与管理。自此，中国专科护士培养逐步形成趋势、走上轨道。

　　浙江省于 2009 年起，有计划、分步骤地在重症监护（成人、小儿）、急诊急救、手术室、肿瘤、母婴、糖尿病、透析、妇科、康复、造口伤口、辅助生殖技术、新生儿疾病、中西医结合、精神心理、静脉输液等专科、专病领域开展专科护士培训，取得了良好效果，得到用人单位、培养单位、专科护士的一致好评。在推进此项工作过程中，我们深感国内各专科护理用书匮乏，可供参考资料有限，迫切需要一套以需求为导向、为临床专科护士量身定制的实用型教材。在广泛循证之际，我们通过热心单位和人士与美国专科护士认证中心（ANCC）取得联系，学习了他们的先进护理理念和专科护理教材框架，领略了其内容的系统化、规范化。结合自身的实践积累，从 2016 年初起，我们开始着手编写各个专业领域的专科护理教材，形成这套《专科护士培训系列丛书》，旨在为专科护士的培养提供系统、规范的教材，提升培训质量，同时也为临床护士提供实用、可及的专科护理学习参考用书。

　　作为本套丛书教材的总编，经历了筹备至完成的全过程。在此，对各位专家一丝不苟、精益求精的辛勤付出表示深深的敬佩！对相关单位领导、各方专家的大力支持表示衷心的感谢！

　　本书在编写中难免存在不足之处，热忱欢迎广大读者批评指正，提出宝贵建议，以便改进提高。

胡斌春

2018 年 5 月

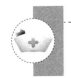

前　言

当前我国围产学科发展迅速，围绕孕期保健、高危妊娠管理、连续性助产分娩服务模式、产褥期保健、产科急危重症识别与急救等，其专业化程度得到了前所未有的发展。母婴护理是围产医学的重要组成部分，为了适应围产医学的发展，帮助围产护理人员更好地学习和掌握围产护理专业知识和能力，更好地为处于不同阶段的母婴提供健康服务，保障母婴健康与安全，编者认真编写了《母婴护理专科实践》一书。本书的编写在体现三基(基本理论、基本知识、基本技能)及五性(思想性、科学性、启发性、先进性、适用性)的基础上，以培养合格的母婴专科护士为基本目标，重视与教科书、国内外新进展及临床实践相衔接，充分反映国内外最新的和成熟的研究成果，并致力于对母婴专科护士专业能力和临床实践能力的培养，力求做到编排合理、内容精选、文字通顺，便于学习和教学。

全书分4篇共24章，内容编排参考围产学分类，按概论、生理产科、病理产科、母婴专科技能、母婴安全管理、母婴护理法律法规、案例分析及练习的顺序排列，与时俱进地介绍了围产护理新模式、新技能、新理念，通过章节后的知识链接使教学内容与国际接轨，通过个案分析及练习，增强了围产护理人员评判性思维能力及专科实践能力的培养。

本书设置内容全面、形式新颖；既可作为面向在校学生、临床护理人员继续教育和教师的参考用书，更适合作为母婴专科护士的培训教材。

本书在编写过程中，得到了全体编者及所在单位的大力支持，谨此表示诚挚的感谢。同时也对给予本书编写指导和帮助的浙江省护理学会、人民卫生出版社表示由衷的谢意。

徐鑫芬

2018年6月17日

目 录

第一篇 理 论 篇

第二篇　技　能　篇

第三篇　管　理　篇

第四篇　案例分析与练习

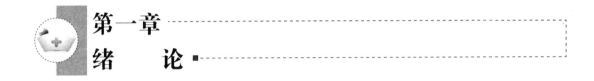

第一篇

理 论 篇

第一章
绪 论

自有人类以来，就有专人参与照顾妇女的生育过程，这就是早期的产科护理雏形。产科护理学既有护理学的共性特征，又有其自身特点。了解产科护理的特点及未来发展趋势，探索产科护理的基本理念和原则，明确产科护理人员的能力要求及角色功能，是产科护理工作者的责任和义务。

第一节 产科护理特点及发展趋势

一、产科护理特点

产科护理学是助产专业重要的内容之一，是临床医学中涉及范围较广、整体性较强的学科，学科本身存在显著的特点。一是产科护理学以产科的系统理论为基础，研究女性妊娠期、分娩期、产褥期的全过程，以及该过程中孕妇、胎儿、产妇、新生儿的生理、病理特点，从而实施系统的整体护理。二是产科护理的对象孕妇在妊娠、分娩及产褥期虽有明显的生理、心理上的变化，但基本上是属于健康的状况，且被视为是正常的人生过渡期。妇女在这过渡期间大多数的时间不需住院。在生育妇女住院期间，产科护理的工作着重在健康教育与咨询，即需指导孕产妇及家属孕产期保健及育儿技能，以便他们能很快完成角色转变接纳新生儿进入其家庭生活中。健康维护和健康教育是产科护理工作的重点。当然产科护理学虽是一门独立的学科，但同时又与妇科护理学、内科护理学及外科护理学等其他学科紧密相关，产科疾病与各科之间都存在联系，产科护理需要从人的整体来分析和处理问题。

二、产科护理发展趋势

为适应医学模式转变和社会发展过程，人们对生育、健康及医疗保健需求的变化，产科护理模式势必随着围产医学及护理学发展趋势做出相应的调整。具体体现在以下几方面。

（一）产科护理理论体系的转变

在围产医学诞生之前的经典产科医疗的主要任务是保障母亲安全，降低孕产妇死亡率，而对于胎儿的状况几乎不在关注范围，即注重以母亲为中心的理论体系，与之相适应产科护理学关注的也是以孕产妇妊娠期间的变化、正常分娩机转、妊娠合并症和并发症的护理、异常分娩的处理及产褥期护理等以母体的护理保健为主的体系。首先提出"围产医学"这一名词的是德国的 Erich Saling 教授，于 1967 年创建了世界上第一个国家围产医学会，即"欧洲围产医学会"，2005 年他又参与创立了"国际围产医学科学院"。进入围产医学年代，临床的主要任务也发生了相应变化。围产医学在关注孕产妇死亡的同时，也开始关注胎儿和围产期新生儿，开始重视降低围产儿死亡率。随着新生儿科诊疗技术的发展与提高，围产儿死亡率明显下降，这主要归功于早产儿存活率的升高和新生儿窒息复苏水平的提高以及相应技术的普遍推广。目前，在美国和英国，"围产医学"更多地被称为"母胎医学"。与传统的围产医学相比，现代的母胎医学除了能提供更多的胎儿诊断的手段外，越来越多的可以对胎儿或新生儿在宫内或新生儿早期进行干预和治疗。母胎医学可以被认为是围产医学的"升级版"。进入母胎医学阶段，医学水平的提高会进一步降低孕产妇死亡，使之成为偶发的小概率事件。因此，母胎医学的重点会逐渐转向"胎儿医学"。围产医学的将来在于"胎儿医学"，其标志性技术是利用母亲外周血生化指标和胎儿超声标志物进行唐氏综合征（包括其他非整倍染色体异常）的筛查，以及胎儿宫内手术（代表技术为双胎输血综合征的胎儿镜下激光治疗）。胎儿医学的代表性人物是英国的 KyprosNicolaides，他在早孕期唐氏筛查系统的建立和推广以及双胎输血综合征的胎儿镜激光治疗方面的领军作用是无人匹敌的。特别是他创建了胎儿医学基金会，制订和建立了许多胎儿医学技术的标准，并将这些技术按既定标准在全世界范围内进行培训和推广。随着围产医学的发展，现代产科护理也发生了从单纯注重以母亲为中心的理论体系向母子医疗护理一体化的理论体系转变。

（二）产科护理人员独立性功能的突显

产科护理的重点是在给妊娠与分娩妇女及其家庭提供有关健康维护与预防措施。因此，产科护理人员具有其独特的角色功能。如助产及产科护理系统中护理人员与医疗等小组成员共同处理个案问题，产科护理人员所提供的产前产后护理、母乳喂养及育儿指导等均属于独立性的护理功能。随着围产医学的发展，产科护理的独立性角色进一步拓展。如孕妇学校，助产士门诊及母乳喂养咨询门诊，产科护士组成产后康复团队，提供早期出院的家庭访视或母婴健康咨询专线等，这对产科护理人员的专业能力提出了更高的要求。

（三）产时服务理念的转变

随着现代医学的不断发展，麻醉、输血技术、手术方式、抗生素等的使用，挽救了许多有并发症母婴的生命，使得孕产妇和胎婴儿死亡率得到了有效控制。但越来越多的证据显示，无论孕产妇正常与否都常规使用那些仅对有并发症分娩者所需的干预措施，忽视了发挥产妇的自身本能，过多、过早地使用了干预手段，使正常的分娩过程转变为异常，增加了手术助产和剖宫产概率，造成对分娩产生不良结局，母婴健康受到损害。因此越来越多的专家对传统的干扰正常分娩过程的常规惯例，及对这些干预的价值和有效性产生质疑，提出减少不必要的干预措施。美国妇产科医师学会(ACOG)、美国母胎医学会2014年发布"安全避免初次剖宫产共识"。美国妇产科医师学会(ACOG)2017年发布《分娩过程中限制干预的措施》共识。呼吁对低风险孕妇减少干预,为孕产妇提供更舒适的分娩体验。

妊娠、分娩是人类繁衍的一个自然生理过程,产妇和胎儿都具有潜力主动参与并完成分娩过程,也是人类在进化过程中的一种天然的本能。绝大多数产妇不需要或极少需要医疗干预。在国际围产服务领域普遍认同的理念有:①承认持续性产程支持的意义;②认同产妇都有权使用各种产程支持技术,不受经济或文化背景阻碍;③鼓励孕妇制订分娩计划;④承诺始终让产妇和她的家人待在一起;⑤相信产妇天生具有分娩自己孩子的能力。自然分娩的过程对母婴都有益处,对新生儿来说可以减少窒息和吸入性肺炎,增强机体抵抗力,促进感觉统合;对产妇来说面临风险较低、子宫容易复原、产后出血更少。大量的研究显示助产人员全程关怀、照护这一过程,为每一位产妇提供专业的助产服务,充分评估产妇,利用监测手段判断是否异常并及时处理,取消无效措施(阴部剃毛、灌肠、限制体位、肛查等),鼓励使用非药物镇痛、鼓励自由体位、陪伴分娩、减少非指征催引产、适度保护会阴,实施新生儿早期基本保健、减少非指征会阴切开等适宜助产技术,对产妇表达关爱,给予产妇全面支持,促进自然分娩,保证母婴健康。同时提高产妇对分娩的正性体验和满意度。

(四)"以家庭为中心"的产科护理模式推行

一般认为,"以家庭为中心"的产科护理模式,是通过确定且针对个案、家庭、新生儿的生理、心理、社会的需要与调适,向她们提供具有安全性与高品质的健康照顾,尤其强调促进家庭成员间的凝聚力和维护身体安全的母婴照顾。该模式的核心要素包括:护理过程中的尊严与尊重、信息分享、孕产妇及家属参与护理决策与活动、护理人员与孕产妇及其家庭成员密切合作。通过实践证明"以家庭为中心"的产科护理模式是当前国际公认的最佳模式。

1. "以家庭为中心"的产科护理模式的主要内容

(1)认识到家庭的支持作用,并贯穿于整个妊娠、分娩及产褥期。

(2)促进家庭与产科护理人员在健康维护方面的全方位的合作。

(3)尊重不同家庭的种族、文化及经济社会背景。认识到家庭的力量及其差异性,尊重不同家庭各自的应对方式。

(4)产科护理人员始终公平地与家庭分享孕产妇及婴儿的健康相关信息。

(5)整个健康维护计划应是灵活、可行、综合性的,并能满足家庭的需求。

2. 产科护理人员的认知及态度体现"以家庭为中心"

"以家庭为中心的产科护理"虽然已成为当前产科护理的热点,然而很多医院在实际操作中仍未完全体现"以家庭为中心"的理念。问题的关键主要在于护理人员对于该模式的认知和态度。产科护理人员必须深信每个家庭都有相当的能力选择其健康照顾的方式,所有的产科护理策略均应在于确保母亲、新生儿及其家庭在健康、安全等方面获得最佳的服务,从而从真正意义上实现"以家庭为中心"的产科护理。

3. 温馨和谐的住院环境体现"以家庭为中心"

当产妇及家人从入院开始,医院就应营造一个温馨而开放的氛围,所有参与护理人员包括家人及护理小组成员间都能轻易地相互沟通,使产妇及家属充分信任护理人员,在住院期间主动配合护理小组完成母婴护理。

4. 产妇家庭支持体现"以家庭为中心"

"以家庭为中心"的产科护理模式十分强调家庭支持的作用,即应该把生育孩子看成是一个"家庭事件",通过家庭的支持,才能提高个性化护理品质,促进个人及家庭健康,真正实现母婴健康的目标。作为产科护理工作者应适时把这一理念传授于家属,使之贯穿于整个产科护理过程中。

5. 以"以家庭为中心"的产科护理模式的优点

(1)促进母婴健康:对孕产妇及家庭而言"以家庭为中心"的产科护理有助于他们完成称职父母角色的转变,建立自信心;有助于产生积极的生育经验和满足感;有助于增加产妇家庭之间的凝聚力;有利于母婴健康。

(2)提升护士职业形象:对产科护理人员而言"以家庭为中心"的产科护理,为产妇及家庭提供延续性的健康照顾,融洽了护理人员与产妇及其家属的关系,提高了产妇及家属对产科护理工作的认可,树立产科优良的服务品牌。

(3)提高医院品牌效应:医院因实施"以家庭为中心"的产科护理模式,产妇及家属的满意度提高,其结果是医院获得较高的知名度,成为生孩子的"最佳场所"而被产妇和家庭所青睐。

第二节　妊娠对家庭的影响

在产科护理的理论中非常强调以家庭为中心的护理。事实上,妊娠并非是女性个人的事,应是整个家庭事件。一个家庭要能接受一位新成员的加入,必须事前完成若干的改变与调适。本节着重讨论家庭中丈夫对妻子、孩子对母亲妊娠可能做出的反应及角色调整。

一、丈夫对妻子妊娠的反应与调适

对丈夫而言,妻子怀孕期是其父亲角色的扮演、幻想、愉悦及学习的时段。有学者认为父子亲情与母子依附的情结具有相同的效力。一般可概括为以下几个时期。

(一)预告期

预告期指妻子妊娠尚未确诊的一段时期,主要的发展任务是确认怀孕的事实。如果,妊娠是夫妻所共同期望或计划的,则准父亲会表现得兴奋,反之,会感到震惊。无论妊娠是否属于期望中的,准父亲在心理上均会有压力感。期间,孕妇外观并不会因妊娠而有明显改变,丈夫尚无法体会妻子的感受,以至于不能真正地参与妊娠过程。

(二)延缓代偿期

延缓代偿期指妻子妊娠被确诊后至妊娠 25 周以前的一段时期。主要的发展任务是接受妻子妊娠的事实并调适之。当妊娠被确诊后,丈夫才真正意识到妻子妊娠的事实。丈夫在妻子体型尚无明显改变,且对妻子妊娠思想准备不够,以至于在心理上无法接受妊娠的事实而尚徘徊于延缓代偿期中。

在延缓代偿期,对夫妻关系是一种考验,因为在此期间妻子的妊娠体验与丈夫的参与感受往往不一致。在此期丈夫不觉得自己生活有改变,而孕妇则因妊娠反应等必须做生理及心理调适,非常需要来自丈夫的心理支持,然而丈夫却因为存在心理距离而没有意识到妻子的需求,从而导致夫妻间的婚姻压力及沟通不良现象。

（三）焦点期

焦点期在妻子妊娠25周以后，丈夫结束了延缓代偿期，进入所谓的"焦点期"。一般而言，如果丈夫能及早做好妻子妊娠的心理准备，就可以在妻子妊娠25周前进入焦点期，反之，则可能延期进入焦点期。在焦点期，丈夫会认为妻子的妊娠是一生中最重要的事，并对自己扮演准父亲的角色予以评估，对妻子的感受能给予很好的认同与关心。同时，也会幻想未来孩子的模样和自己父亲角色的形象。此外，此时的丈夫对妻子的分娩过程会产生担忧，认为自己有责任为妻子的安全分娩尽最大的努力。进入焦点期的丈夫已能确认自身的父亲角色，且自觉参与妻子的妊娠过程。

二、孩子对母亲妊娠的反应与调适

母亲妊娠期间关注家庭中现有孩子的心理反应是相当重要的，一般而言，依孩子的年龄不同对母亲的妊娠会产生不同的反应。产科护理人员应提醒孕妇及家属关注孩子对妊娠做出的反应，并给予正确引导。

（一）可能出现的反应与调适

1. 婴幼儿期孩子的反应　1岁以下的孩子不会注意到怀孕母亲的变化；2岁的孩子会注意到母亲外观的变化，可能会认为妈妈变胖了；对3~4岁孩子说出其出生的故事，可以使其接受妈妈怀孕的事实，有会想听胎儿心跳、胎动等想法，也会好奇地想知道肚子里的宝宝吃什么？会明白不能再要妈妈抱或在妈妈身上跳动等，并接受妈妈膨隆的腹部。

2. 学龄前期及学龄期孩子的反应　处于此阶段的孩子对妈妈的妊娠感到好奇，而且想知道一些细节问题，如"今后宝宝怎么从妈妈肚子里面出来？"等，或者会以扮家家的形式做角色扮演，扮演爸爸或妈妈，为未出生的宝宝买玩具、布置婴儿床等，心里充满期待。

3. 青少年前期及青少年期孩子的反应　此阶段的孩子正值建立自己性别认同感，面对母亲妊娠事件会出现较难适应的现象，会产生许多身心反应，如出现一般行为的改变、产生依赖和焦虑心理等。

（二）应对原则

对于父母而言，要正确处理孩子面对母亲妊娠引起的困扰不是一件易事，产科护理人员要告知孕妇及家属注意以下几点原则：①预防在先；②减低分离所致焦虑的产生；③避免偏袒。

第三节　产科护理理念及基本原则

一、产科护理理念

1. 妊娠是一种压力情景，其对家庭生活的改变是急速且影响深远的。
2. 胎儿也享有健康的权利。
3. 产科护理人员是维护母亲、胎儿和家人的健康权利的拥护者。
4. 妊娠、待产、分娩和产后康复，是人生整个生命循环中的一部分，只有在母婴平安时方具有意义。
5. 个人因其文化及信仰，会影响其对妊娠的看法，并且使得每一个人生育经验有其独特性。

　　6. 产科护理是以家庭为中心的护理。

　　7. 产科护理是以，努力达到胎儿及母婴健康为目的。

　　8. 产科护理是一种运用高度独立护理功能的护理，其中涵盖了较多的健康教育与咨询等工作。

　　9. 产科护理对专业护理人员而言是一种极具有挑战的角色，对于促进母婴健康有很大贡献。

二、产科护理基本原则

　　美国学者 Catherine 教授针对母婴护理，提出产科护理人员面对妇女妊娠、分娩及产褥期所应扮演的角色，应遵循以下产科护理基本原则。

　　1. 在疾病或出现异常情况下，提供舒适与治疗。

　　2. 在妊娠、分娩及产褥期，提供适当的护理照顾。

　　3. 针对分娩及产后家庭，提供健康指导。

　　4. 在住院期间，给予适当的环境安排、观察母婴健康状况及适当的帮助和指导。

第四节　产科护士能力要求与角色功能

　　随着"以家庭为中心"的产科护理模式的广泛推行，产科护士秉承着妇女妊娠、分娩和产后各阶段的健康保健。同时人们对妊娠、分娩的要求也不仅仅局限于母婴安全，而是在确保安全的前提下，希望从妊娠到分娩各阶段都能得到舒适照顾，并留下一段美好的记忆。这对产科护士的能力提出了更高的要求，对其角色功能也有了更全面的定位。

一、产科护士能力要求

　　1. 应急处理与急救能力　应急处理与急救能力包括危重患者抢救能力、紧急人力资源调配、突发事件处理、产科常见抢救流程应用等。在产科，孕产妇不分昼夜随时入院，产程变化大，特别是伴有合并症、并发症的孕产妇，在待产、分娩过程中，病情变化快，预见性难，对各种原因导致的产前、产时、产后大出血、新生儿窒息、子痫等突发状况，往往在医生未到场时就要争分夺秒地采取抢救措施；同时，要调配当班现有人力，以最合理的人员组合进行应急处理，这就要求产科专科护士具有较强的应急、应变能力，在最短的时间内，以最快的速度、最有效的措施、最熟练的抢救技能来保证母婴安康。

　　2. 临床专科操作技能　临床专科操作技能是产科护士应具备的最基础、最核心的能力。产科护士专科操作技能包括了产前产时专科操作技能、产后专科操作技能。产科专科护士具备精湛、娴熟、准确的操作技能才能提高产科专科护理质量。

　　3. 产科专业理论知识　一名合格的产科护士，必须具备相当的工作经验与产科专科理论知识，才能更好地观察病情，及早发现问题，适应临床工作。

　　4. 计划、组织、协调等能力　产科的患者多、周转快、病情变化快，正常产妇容易发生异常变化，再加上社会对生育的关注、产妇及家属的期望值高等，这些工作特点决定了产科工作的高风险性，所以在临床护理工作中，良好的职业道德及专业精神、较突出的管理与领导能力是产科护士核心能力中必不可少的。

5. 教育者及研究者的能力 产科护士不但要有能力和技巧为产妇及家庭提供母婴健康教育、心理安慰与支持，而且也要有能力为临床实习生或低年资护士提供教学及临床指导，因此，健康教育及培训能力、个人才能与专业能力是产科专科护士必须具备的核心能力；产科护理人员还需针对母婴护理实践进行研究、总结，具备一定的科研能力。

二、产科护理角色功能

随着医学的进步，护理学已发展成为一门独立的学科，护理对象的健康需求也在不断提高，护理人员所担负的角色与功能更加多样化。产科护理与其他学科不同，服务对象既包括孕妇、产妇、胎儿与新生儿，还包括家庭其他成员；其工作场所涉及医院、保健机构和家庭。在产科护理中，护士应承担下列角色。

1. 陪伴分娩和接产者角色 产科护士或助产士参与陪伴分娩服务，如"导乐陪产"和"助产士一对一全程陪产"等，使分娩过程更加人性化，并提供连续性分娩保健服务，以达到促进自然分娩、改善分娩体验的目的。助产士还负责正常产妇接产、协助医师进行难产的接产及产程观察等工作，遇产妇发生并发症或婴儿窒息时，应立即采取紧急措施，并报告医师。

2. 照顾者的角色 产科护士是孕产妇的照顾者，为孕产妇在妊娠、分娩及产后提供各种生活护理、心理护理、促进舒适等健康照顾，承担除了照顾产妇外，还要照顾婴儿，甚至顾及其家庭成员的重任。产科护士的照顾能使产妇感到温馨、愉快和充满希望，这是产科护理最基本的工作内容。

3. 执行者的角色 及时准确执行医嘱，为孕产妇提供熟练的专科操作技术，配合医生进行各种并发症的抢救。

4. 管理者的角色 管理者的角色包括两方面含义：一方面，管理护理对象，评估护理对象的各种需要，分清轻重缓急，然后有序又全面地帮助孕产妇及家属做出正确的决策，将各种问题解决，满足孕妇、产妇及家人的需求；另一方面，协调好机构内部的有关科室及人员间的有效沟通合作，以保证不断提高产科护理质量，这不仅需要耐心和广博的知识，还需要正确的护理理念和价值观。

5. 教育者的角色 产科健康教育与咨询是产科护理工作的重要内容，因此产科护士的角色还应是一名称职的教育者。产科护士的健康教育职能不仅仅局限在孕产妇住院期间，还应延伸至整个围产期。同时健康教育的对象也不仅仅是孕产妇，而应涉及整个家庭。健康教育的过程、形式应充分体现以家庭为中心的理念。

6. 研究者的角色 这里的研究指的是从事护理科研工作，通过撰写论文或编写书籍传播相关知识和科研成果，从而拓展产科护理专业知识和提高产科护理专业水平。早在19世纪，南丁格尔通过日常工作总结所著的《医院札记》与《护理札记》，就是这方面的经典著作。今天，针对产科护理仍然需要专业人员进行研究、总结，使之不断地发展和充实。

美国妇产科医师学会（ACOG）委员会指南 NO666（2016）：优化产后护理

1. 为优化产后护理，应在怀孕期间开始先期指导。

2. 在产前护理期间，建议产妇与妇产科医生或产科护理人员制订产后护理计划，并确定产后护理小组人员。

3. 由一个护理小组对产妇产后护理负责。出院后，产妇应收到其产后护理小组的联系方式及产后护理时间安排的书面说明。

4. 建议所有妇女在产后 6 周内进行全面的产后随访。该随访应包括一套身体、社会和心理健康的全面评估系统。

5. 进行产后避孕方式指导。

6. 建议产后护理的先期指导，包括婴儿喂养、母乳喂养、产后体重恢复、性行为、活动和营养等方面。

7. 应就任何妊娠并发症对未来再次怀孕的风险进行讨论，同时对优化孕间期产妇健康提出建议。

8. 根据产后随访的结果，产妇与医生共同确定其将来产后护理的主要负责人。如果移交到另一个初级保健医师，那么应确保与他进行有效沟通，以便知晓产妇将来任何可能发生的并发症，并提供持续的产后护理。

正常分娩临床实用指南

近年来产科工作人员意识到医疗干预对分娩结局的影响，从而提出促进自然分娩，减少不必要的医疗干预。1996 年 WHO 出版了《正常分娩临床实用指南》对产科常用的干预措施进行了评估和分类。不同的国家也推出了相应的助产实践模式，不但对专业有指导作用，也令孕产妇及公众能做出知情抉择。

WHO 对产科的实践手段，将正常分娩行为的一般做法，依照其效用、效益和危害性，基于目前所能提供的最佳证据分为四大类。

A. 有明显疗效的医疗实践，并应给予鼓励

B. 明显有害或无效的医疗实践，应予以摒弃

C. 缺乏足够证据支持的临床实践，推荐谨慎使用并进一步研究和明确其问题

D. 经常未被恰当使用的实践。

（一）A 类：明显有益并应予以鼓励的方法

1. 为妊娠妇女制订分娩计划以确定分娩地点和接生者，并让其丈夫 / 伙伴知晓，如果可以的话可以让家庭成员知晓。

2. 在妊娠和分娩的全过程对高危因素进行不断的评估。

3. 在整个分娩过程中，监测妇女的身体和情感情况，并给予全面支持。

4. 在分娩过程中提供口服液体。

5. 尊重妇女知情选择的分娩地点。

6. 在边远和基层提供可行和安全的分娩服务，并让产妇在感到安全和满意的地方分娩。

7. 尊重妇女在分娩时的隐私权。

8. 在分娩过程中服务提供者应给予产妇同情和关怀。

9. 尊重妇女在分娩期间对陪伴者的选择。

10. 尽可能多地给产妇提供她们所需要的信息和解释。

11. 在待产、分娩期间提供非侵入性的、非药物性的方法缓解疼痛,例如:按摩和放松的技巧。

12. 间断听诊监测胎心(异常时增加监测次数)。

13. 整个分娩过程中一次性材料仅使用一次,并对重复使用的材料进行消毒。

14. 在阴道检查、分娩期间接产和处理胎盘时应使用手套。

15. 产妇在整个分娩过程中保持自由体位和自由运动。

16. 鼓励非仰卧位分娩。

17. 仔细监测产程进展,使用世界卫生组织推荐的产程图。

18. 评估具有出血风险的或即使是少量的失血风险产妇,在第三产程给予催产素预防产后出血。

19. 新生儿脐带消毒处理(2013 年 WHO 推荐关于脐带护理方式的指导原则是"自然干燥法")。

20. 预防新生儿体温过低。

21. 支持早期母亲和孩子之间皮肤对皮肤的接触和按照世界卫生组织母乳喂养指导原则在产后 1 小时内哺乳。

22. 常规检查胎盘和羊膜。

(二)B 类:明显有害或无效的方法,应予淘汰

1. 常规使用的灌肠。

2. 常规使用的阴毛剃除。

3. 在产程中常规静脉输注。

4. 常规预防性静脉插入导管。

5. 在分娩中常规的仰卧位。

6. 直肠检查宫口。

7. 利用 X 射线的骨盆测量术。

8. 在分娩前任何时间给予催产药,导致他们的效果不能被控制。

9. 在分娩中常规使用的有或无马镫的截石位。

10. 在第二产程中有持续的向下用力和屏气。

11. 在第二产程按摩和伸展会阴部。

12. 分娩后常规子宫冲洗和常规子宫探查(手动探查)。

(三)C 类:没有足够证据支持的一个可明确推荐的方法,并建议应谨慎使用,同时需要进一步研究澄清问题

1. 在分娩期间的非药物方法减轻疼痛,如草药、浸泡在水中和神经刺激。

2. 在第一产程常规应用早期人工破膜。

3. 在分娩期间实施宫底按压(加腹压)。

4. 有关保护会阴的动作和在胎头娩出时的管理。

5. 在胎儿出生时的人为干预。

6. 在第三产程常规使用催产素,控制下的脐带牵引,或两者的结合应用。

7. 早期的脐带结扎。

8. 乳头的刺激,以增加在第三产程的子宫收缩。

(四)D类:常用的不适当做法

1. 在分娩期间限制摄入食物和液体。

2. 应用全身性作用药物镇痛。

3. 硬膜外麻醉分娩镇痛。

4. 连续电子胎心监护。

5. 接生者戴口罩和穿无菌袍(陪伴家属戴口罩)。

6. 重复或经常的阴道检查,特别是由多个医护人员实施。

7. 使用催产素加速产程。

8. 在第二产程中常规将产妇移往不同房间。

9. 膀胱插管导尿。

10. 在产妇本人感觉到紧迫的排便感前,当探测到宫颈口开全或几乎开全时就鼓励产妇向下用力和屏气。

11. 即使在产妇和胎儿的状况良好或分娩进展顺利的情况下,机械遵守第二产程如1小时的规定时间。

12. 手术分娩。

13. 自由或常规使用会阴切开术。

14. 分娩后常规用手探查子宫。

思　考　题

1. 简述产科护理发展趋势。

2. 简述妊娠对家庭有哪些影响。

3. 简述产科护士需具备的能力及角色功能有哪些。

(徐鑫芬　张　慧)

第二章
女性生殖系统解剖与生理

女性生殖系统包括内、外生殖器及相关组织。内生殖器位于骨盆内,骨盆的结构与形态和分娩密切相关,故一并叙述。女性生殖系统既有自己独特的生理功能,又与其他系统的功能相互联系,相互影响。

第一节　女性生殖系统解剖

一、外生殖器

女性外生殖器(external genitalia)指生殖器官的外露部分,位于两股内侧间,前为耻骨联合,后为会阴,包括阴阜、大阴唇、小阴唇、阴蒂和阴道前庭,统称为外阴(vulva)。

(一)阴阜(mons pubis)

阴阜为耻骨联合前方的皮肤隆起,皮下脂肪组织丰富。青春期该部开始生长呈倒三角形分布的阴毛。阴毛的疏密和色泽存在种族和个体差异。

(二)大阴唇(labium majus)

大阴唇为两股内侧一对纵行隆起的皮肤皱襞,自阴阜向后延伸至会阴。两侧大阴唇前端为子宫圆韧带的终点,前端左右两侧相互联合形成大阴唇前联合,后端在会阴体前相融合,称为阴唇后联合。大阴唇外侧面为皮肤,有色素沉着和阴毛,内含皮脂腺和汗腺;大阴唇内侧面湿润似黏膜。皮下为疏松结缔组织和脂肪组织,含丰富血管、淋巴管和神经,外伤后易形成血肿。未产妇女两侧大阴唇自然合拢,产后向两侧分开,绝经后大阴唇可萎缩。

(三)小阴唇(labium minus)

小阴唇系位于两侧大阴唇内侧的一对薄皮肤皱襞。表面湿润、色褐、无毛,富含神经末梢。两侧小阴唇前端融合,并分为前后两叶,前叶形成阴蒂包皮,后叶形成阴蒂系带。大、小阴唇后端会合,在正中线形成阴唇系带。经产妇的阴唇系带受分娩影响已不明显。

(四)阴蒂(clitoris)

阴蒂位于两小阴唇顶端下方,部分被阴蒂包皮围绕,与男性阴茎同源,由海绵体构成,在性兴奋时勃起。阴蒂分为3部分,前为阴蒂头,暴露于外阴,富含神经末梢,对性刺激敏感;中为阴蒂体;后为两阴蒂脚,附着于两侧耻骨支上。

(五)阴道前庭(vaginal vestibule)

阴道前庭为一菱形区域,前为阴蒂,后为阴唇系带,两侧为小阴唇。阴道口与阴唇系带之间有一浅窝,称为舟状窝(又称为阴道前庭窝),经产妇受分娩影响,此窝消失。在此区域内有以下结构:

1. 前庭球(vestibular bulb)　前庭球又称为球海绵体,位于前庭两侧,由具有勃起性的静脉丛组成。其前端与阴蒂相接,后端膨大,与同侧前庭大腺相邻,表面被球海绵体肌覆盖。

2. 前庭大腺（major vestibular gland） 前庭大腺又称为巴氏腺（Bartholin gland），位于大阴唇后部，被球海绵体肌覆盖，如黄豆大，左右各一。腺管细长（1~2cm），向内侧开口于阴道前庭后方小阴唇与处女膜之间的沟内。性兴奋时，分泌黏液起润滑作用。正常情况下不能触及此腺，若腺管口闭塞，可形成前庭大腺囊肿或前庭大腺脓肿。

3. 尿道外口（external orifice of urethra） 尿道外口位于阴蒂头后下方，圆形，边缘折叠而合拢。尿道外口后壁上有一对并列腺体，称为尿道旁腺。尿道旁腺开口小，容易有细菌潜伏。

4. 阴道口（vaginal orifice）及处女膜（hymen） 阴道口位于尿道外口后方的前庭后部。其周缘覆有一层较薄的黏膜皱襞称为处女膜，内含结缔组织、血管及神经末梢。处女膜多在中央有一孔，圆形或新月形，少数呈筛状或伞状。孔的大小变异很大，小至不能通过一指，甚至闭锁需手术切开，大至可容两指，甚至可处女膜缺如。处女膜因性交撕裂或可因剧烈运动破裂，并受分娩影响。无孔处女膜是一种罕见的病变，是指处女膜孔完全闭锁的状态，会引起经血潴留。

二、内生殖器

女性内生殖器（internal genitalia）位于真骨盆内，包括阴道、子宫、输卵管和卵巢，后二者常被称为子宫附件（uterine adnexa）（图 2-1）。

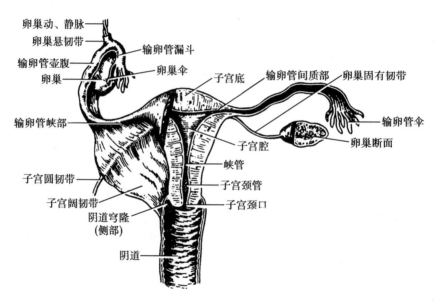

图 2-1 女性内生殖器（后面观）

（一）阴道（vagina）

阴道是性交器官，也是月经血排出及胎儿娩出的通道。

1. 位置和形态 阴道位于真骨盆下部中央，为一上宽下窄的管道，前壁长 7~9cm，与膀胱和尿道相邻；后壁长 10~12cm，与直肠贴近。上端包绕子宫颈阴道部，下端开口于阴道前庭后部。子宫颈与阴道间的圆周状隐窝，称为阴道穹窿（vagina1fornix）。按其位置分为前、后、左、右 4 部分，其中后穹窿最深，与盆腔最低的直肠子宫陷凹紧密相邻，临床上可经此处穿刺或引流。

2. 组织结构 阴道壁自内向外由黏膜、肌层和纤维组织膜构成。黏膜层由非角化复层鳞状上皮覆盖,无腺体,淡红色,阴道上端 1/3 处黏膜受性激素影响而有周期性变化。阴道壁有许多横行的皱褶,在阴道下部较为密集,并在阴道前、后壁中线处形成纵行的皱褶柱,使阴道壁有较大的伸缩性。幼女及绝经后妇女的阴道黏膜上皮甚薄,皱襞少,伸展性小,容易受创伤及感染。肌层由内环和外纵两层平滑肌构成,纤维组织膜与肌层紧密粘贴。阴道壁富有静脉丛,损伤后易出血或形成血肿。

阴道位于膀胱、尿道及直肠之间,被明显的结缔组织筋膜所分离,分别称为膀胱阴道隔、直肠阴道隔。阴道前壁上 2/3 与膀胱之间隔较为疏松,下 1/3 与尿道之间隔较紧密,筋膜下富有静脉丛,产程延长,尤其第二产程延长,阴道前壁、膀胱或尿道压迫在胎头与耻骨弓之间,可引起组织缺血坏死而形成瘘。

(二)子宫(uterus)

子宫是孕育胚胎、胎儿和产生月经的器官。

1. 形态

子宫是有腔壁厚的肌性器官,呈前后略扁的倒置梨形,其大小、形态,依年龄或生育情况而变化。成人的子宫重 50~70g,长 7~8cm,宽 4~5cm,厚 2~3cm,宫腔的容积约 5ml。子宫上部较宽,称为子宫体(corpus uteri),子宫体顶部称为子宫底(fundus uteri)。宫底两侧称为子宫角(cornua uteri)。子宫下部较窄呈圆柱状,称为子宫颈(cervix uteri)。子宫体与子宫颈的比例因年龄和卵巢功能而异,青春期前为 1:2,育龄期妇女为 2:1,绝经后为 1:1。

子宫腔(uterine cavity)为上宽下窄的三角形,两侧通输卵管,尖端朝下接子宫颈管。子宫体与子宫颈之间形成最狭窄的部分,称为子宫峡部(isthmus uteri),在非孕期长约 1cm,其上端因解剖上狭窄,称为解剖学内口;其下端因在此处子宫内膜转变为子宫颈黏膜,称为组织学内口。妊娠期子宫峡部逐渐伸展变长,妊娠末期可达 7~10cm,形成子宫下段,成为软产道的一部分。子宫颈内腔呈梭形,称为子宫颈管(cervical canal),成年妇女长 2.5~3.0cm,其下端称为子宫颈外口,通向阴道。子宫颈以阴道为界,分为上下两部,上部占子宫颈的 2/3,两侧与子宫主韧带相连,称为子宫颈阴道上部;下部占子宫颈的 1/3,伸入阴道内,称为子宫颈阴道部。(图 2-2)未产妇的子宫颈外口呈圆形,经产妇受分娩影响形成横裂,将子宫颈分为前唇和后唇。

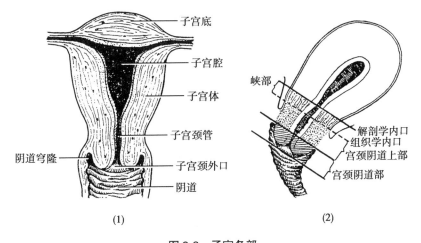

(1)　　　　　　　　　　　　　　　(2)

图 2-2　子宫各部

(1)子宫冠状断面　(2)子宫矢状断面

2. 组织结构

子宫体和子宫颈的组织结构不同。

（1）子宫体：宫体壁由 3 层组织构成，由内向外分为子宫内膜层、肌层和浆膜层。

1）子宫内膜层：衬于宫腔表面，无内膜下层组织。子宫内膜分为 3 层：致密层、海绵层和基底层。内膜表面 2/3 为致密层和海绵层，统称为功能层，受卵巢性激素影响，发生周期变化而脱落。基底层为靠近子宫肌层的 1/3 内膜，不受卵巢性激素影响，不发生周期变化。

2）子宫肌层：较厚，非孕时厚约 0.8cm，由大量平滑肌组织、少量弹力纤维与胶原纤维组成，分为 3 层：内层肌纤维环行排列，痉挛性收缩可形成子宫收缩环；中层肌纤维交叉排列，在血管周围形成"8"字形围绕血管，收缩时可压迫血管，有效地制止子宫出血；外层肌纤维纵行排列，极薄，是子宫收缩的起始点。

3）子宫浆膜层：为覆盖宫底部及其前后面的脏腹膜。在子宫前面，近子宫峡部处的腹膜向前返折覆盖膀胱，形成膀胱子宫陷凹。在子宫后面，腹膜沿子宫壁向下，至子宫颈后方及阴道后穹窿再折向直肠，形成直肠子宫陷凹（rectouterine pouch），也称道格拉斯陷凹（Douglas pouch）。

（2）子宫颈：主要由结缔组织构成，含少量平滑肌纤维、血管及弹力纤维。子宫颈管黏膜为单层高柱状上皮，黏膜内腺体分泌碱性黏液，形成黏液栓堵塞子宫颈管。黏液栓成分及性状受性激素影响，发生周期性变化。子宫颈阴道部由复层鳞状上皮覆盖，表面光滑。子宫颈外口柱状上皮与鳞状上皮交接处是子宫颈癌的好发部位。

3. 位置

子宫位于盆腔中央，前为膀胱，后为直肠，下端接阴道，两侧有输卵管和卵巢。子宫底位于骨盆入口平面以下，子宫颈外口位于坐骨棘水平稍上方。当膀胱空虚时，成人子宫的正常位置呈轻度前倾前屈位。子宫的正常位置依靠子宫韧带及骨盆底肌和筋膜的支托，任何原因引起的盆底组织结构破坏或功能障碍均可导致子宫脱垂。

4. 子宫韧带

共有 4 对（图 2-3）。

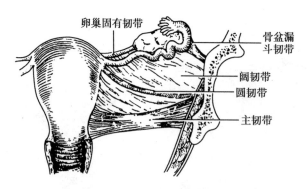

图 2-3　子宫各韧带

（1）圆韧带（round ligament）：呈圆索状得名，由平滑肌和结缔组织构成，全长 10~12cm。起自宫角的前面、输卵管近端的稍下方，在阔韧带前叶的覆盖下向前外侧走行，到达两侧骨盆侧壁后，经腹股沟管止于大阴唇前端。有维持子宫前倾位置的作用。

（2）阔韧带（broad ligament）：位于子宫两侧呈翼状的双层腹膜皱襞，由覆盖子宫前后壁的腹膜自子宫侧缘向两侧延伸达盆壁而成,维持子宫在盆腔的正中位置。在宫体两侧的阔韧带中有丰富的血管、神经、淋巴管及大量疏松结缔组织,称为宫旁组织。子宫动静脉和输尿管均从阔韧带基底部穿过。

(3)主韧带(cardinal ligament):又称子宫颈横韧带。在阔韧带的下部,横行于子宫颈两侧和骨盆侧壁之间。为一对坚韧的平滑肌和结缔组织纤维束,是固定子宫颈位置、防止子宫下垂的主要结构。

(4)宫骶韧带(uterosacra1 ligament):起自子宫体和子宫颈交界处的后面的上侧方,向两侧绕过直肠到达第2、3骶椎前面的筋膜。韧带外覆腹膜,内含平滑肌、结缔组织和支配膀胱的神经,广泛性子宫切除术时,可因切断韧带和损伤神经引起尿潴留。宫骶韧带短厚有力,向后向上牵引子宫颈,维持子宫前倾位置。

(三)输卵管(fallopian tube)

为一对细长而弯曲的肌性管道,为卵子与精子结合场所及运送受精卵的通道。位于阔韧带上缘内,内侧与子宫角相连通,外端游离呈伞状,与卵巢相近,全长8~14cm。根据输卵管的形态,由内向外分为4部分:①间质部:潜行于子宫壁内的部分,长约1cm,管腔最窄;②峡部:在间质部外侧,细而较直,管腔较窄,长2~3cm;③壶腹部:在峡部外侧,壁薄,管腔宽大且弯曲,长5~8cm,内含丰富皱襞,受精常发生于此;④伞部:在输卵管最外侧端,长1~1.5cm,开口于腹腔,管口处有许多指状突起,有"拾卵"作用。

输卵管壁分3层:外层为浆膜层,为腹膜的一部分;中层为平滑肌层,该层肌肉的收缩有协助拾卵、运送受精卵及一定程度地阻止经血逆流和宫腔内感染向腹腔内扩散的作用;内层为黏膜层,由单层高柱状上皮覆盖。上皮细胞分为纤毛细胞、无纤毛细胞、楔状细胞和未分化细胞4种。纤毛细胞的纤毛摆动,能协助运送受精卵;无纤毛细胞有分泌作用,又称分泌细胞;楔形细胞可能是无纤毛细胞的前身;未分化细胞又称游走细胞,是上皮的储备细胞。输卵管肌肉的收缩和黏膜上皮细胞的形态、分泌及纤毛摆动,均受性激素的影响而有周期性地发生组织学变化,但不如子宫内膜明显。

(四)卵巢(ovary)

为一对扁椭圆形腺体,是妇女性腺器官,产生卵子和激素。其大小因个体及月经周期阶段的不同而不同,左右两侧卵巢的重量也不相同。青春期前卵巢表面光滑;青春期开始排卵后,表面逐渐凹凸不平。育龄期妇女卵巢大小约4cm×3cm×1cm,重5~6g,灰白色;绝经后卵巢逐渐萎缩变小变硬,盆腔检查时不易触到。卵巢表面无腹膜,这样有利于成熟卵子的排出,但同时也易于卵巢癌的恶性细胞播散。卵巢表层为单层立方上皮,即生发上皮,其下为致密纤维组织,称为卵巢白膜。白膜下的卵巢组织分为皮质与髓质两部分,皮质在外,其中含数以万计的原始卵泡和发育程度不同的卵泡及间质组织;髓质在卵巢的中心部分,内无卵泡,含有疏松的结缔组织及丰富的血管、神经、淋巴管及少量的平滑肌纤维(图2-4)。

三、血管、淋巴及神经

女性生殖器官的血管与淋巴管相伴行,各器官间静脉及淋巴管以丛、网状相吻合。

(一)动脉

女性内、外生殖器官的血液供应主要来自卵巢动脉、子宫动脉、阴道动脉及阴部内动脉。

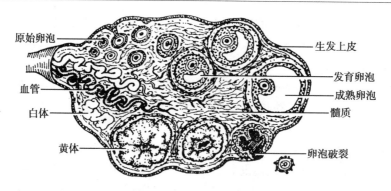

图 2-4　卵巢的构造（切面）

1. 卵巢动脉　卵巢动脉自腹主动脉发出。在进入卵巢前，尚有分支供应输卵管，其末梢在宫角附近与子宫动脉上行的卵巢支相吻合。

2. 子宫动脉　子宫动脉为髂内动脉前干分支，在腹膜后沿骨盆侧壁向下向前行，经阔韧带基底部、宫旁组织到达子宫外侧，相当于子宫颈内口水平约 2cm 处，横跨输尿管至子宫侧缘，此后分为上下两支：为子宫体支和子宫颈—阴道支。

3. 阴道动脉　阴道动脉为髂内动脉前干分支，分布于阴道中下段前后壁、膀胱顶及膀胱颈。

4. 阴部内动脉　阴部内动脉为髂内动脉前干终支。

（二）静脉

盆腔静脉与同名动脉伴行，但数目比其动脉多，并在相应器官及其周围形成静脉丛，且相互吻合，使盆腔静脉感染容易蔓延。卵巢静脉与同名动脉伴行，右侧汇入下腔静脉，左侧汇入左肾静脉，故左侧盆腔静脉曲张较多见。

（三）淋巴

女性生殖器官和盆腔具有丰富的淋巴系统，淋巴结通常沿相应的血管排列，成群或成串分布，其数目及确切位置变异很大。淋巴液首先汇集进入沿髂动脉的各淋巴结，然后注入沿腹主动脉周围的腰淋巴结，最后汇入第二腰椎前方的乳糜池。女性生殖器官淋巴主要分为外生殖器淋巴与内生殖器淋巴两大组。当内、外生殖器发生感染或肿瘤时，往往沿各部回流的淋巴管扩散或转移，导致相应淋巴结的肿大。

（四）神经

女性内、外生殖器官由躯体神经和自主神经共同支配。支配外阴部的神经主要为阴部神经，系躯体神经（包括运动神经与感觉神经），由第 Ⅱ、Ⅲ、Ⅳ 骶神经的分支组成，与阴部内动脉取相同途径，在坐骨结节内侧下方分为 3 支，分布于肛门、阴蒂、阴唇和会阴部。内生殖器官主要由交感神经和副交感神经支配，交感神经纤维自腹主动脉前神经丛分出，下行入盆腔分为两部分：卵巢神经丛及骶前神经丛，其分支分别分布到输卵管、子宫、膀胱等部。但子宫平滑肌有自律活动，完全切除其神经后仍能有节律收缩，还能完成分娩活动。临床上可见下半身截瘫的产妇能顺利自然分娩。

四、骨盆

女性骨盆（pelvis）是躯干和下肢之间的骨性连接，是支持躯干和保护盆腔脏器的重要器官，同时又是胎儿娩出时必经的骨性产道，其大小、形状直接影响分娩过程。通常女性骨盆较男性骨盆宽而浅,有利于胎儿娩出。

(一)骨盆的组成

1. **骨盆的骨骼**　骨盆由骶骨、尾骨及左右两块髋骨组成。每块髋骨又由髂骨、坐骨和耻骨融合而成;骶骨由5~6块骶椎融合而成,呈楔(三角)形,其上缘明显向前突出,称为骶岬,是妇科腹腔镜手术的重要标志之一及产科骨盆内测量对角径的重要据点。尾骨由4~5块尾椎合成(图2-5)。

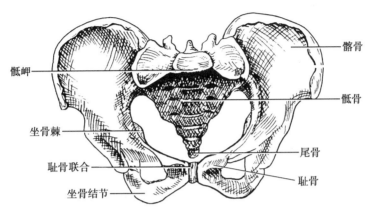

图2-5　正常女性骨盆(前上观)

2. **骨盆的关节**　骨盆的关节包括耻骨联合、骶髂关节和骶尾关节。在骨盆的前方两耻骨之间由纤维软骨连接,称为耻骨联合,妊娠期受女性激素影响变松动,分娩过程中可出现轻度分离,有利于胎儿娩出。在骨盆后方,两髂骨与骶骨相接,形成骶髂关节。骶尾关节有一定活动度,分娩时尾骨后移可加大出口前后径。

3. **骨盆的韧带连接**　骨盆各部之间的韧带中,有两对重要的韧带,一对是骶、尾骨与坐骨结节之间的骶结节韧带,另一对是骶、尾骨与坐骨棘之间的骶棘韧带,骶棘韧带宽度即坐骨切迹宽度,是判断中骨盆是否狭窄的重要指标。妊娠期受性激素影响,韧带松弛,有利于分娩(图2-6)。

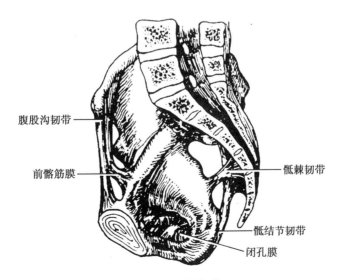

图2-6　骨盆的韧带

（二）骨盆的分界

以耻骨联合上缘、髂耻缘及骶岬上缘的连线为界,将骨盆分为假骨盆和真骨盆两部分。假骨盆又称大骨盆,位于骨盆分界线之上,为腹腔的一部分,其前方为腹壁下部,两侧为髂骨翼,其后方为第5腰椎。假骨盆与产道无直接关系,但假骨盆某些径线的长短可作为了解真骨盆大小的参考。真骨盆又称小骨盆,是胎儿娩出的骨产道(bony birth canal)。真骨盆有上、下两口,上口为骨盆入口(pelvic inlet),下口为骨盆出口(pelvic outlet),两口之间为骨盆腔(pelvic cavity)。骨盆腔后壁是骶骨和尾骨,两侧为坐骨、坐骨棘和骶棘韧带,前壁为耻骨联合和耻骨支。坐骨棘位于真骨盆中部,肛诊或阴道诊可触及。两坐骨棘连线的长度是衡量中骨盆横径的重要径线,同时坐骨棘又是分娩过程中衡量胎先露部下降程度的重要标志。耻骨两降支的前部相连构成耻骨弓。骨盆腔呈前浅后深的形态,其中轴为骨盆轴,分娩时胎儿沿此轴娩出。

（三）骨盆的类型

根据骨盆形状(按 Callwell 与 Moloy 分类),分为4种类型。

1. 女型(gynecoid type) 骨盆入口呈横椭圆形,入口横径较前后径稍长。骨盆侧壁直,坐骨棘不突出,耻骨弓较宽,坐骨棘间径 ≥ 10cm。最常见,为女性正常骨盆,我国妇女占52%~58.9%。

2. 扁平型(platypeuoid type) 骨盆入口呈扁椭圆形,入口横径大于前后径。耻骨弓宽,骶骨失去正常弯度,变直向后翘或呈深弧形,故骨盆浅。较常见,我国妇女占23.2%~29%。

3. 类人猿型(anthropoid type) 骨盆入口呈长椭圆形,入口前后径大于横径。骨盆两侧壁稍内聚,坐骨棘较突出,坐骨切迹较宽,耻骨弓较窄,骶骨向后倾斜,故骨盆前部较窄而后部较宽。骨盆的骶骨往往有6节,较其他类型深。我国妇女占14.2%~18%。

4. 男型(android type) 骨盆入口略呈三角形,两侧壁内聚,坐骨棘突出,耻骨弓较窄,坐骨切迹窄呈高弓形,骶骨较直而前倾,致出口后矢状径较短。骨盆腔呈漏斗形,往往造成难产。少见,我国妇女仅占1%~3.7%。

上述4种基本类型只是理论上的归类,临床所见多是混合型骨盆。骨盆的形态、大小除有种族差异外,其生长发育还受遗传、营养与性激素的影响。

五、骨盆底

骨盆底(pelvic floor)由多层肌肉和筋膜构成,封闭骨盆出口,承托并保持盆腔脏器(如内生殖器、膀胱及直肠等)于正常位置。若骨盆底结构和功能出现异常,可导致盆腔脏器膨出、脱垂或引起功能障碍;分娩可以不同程度地损伤骨盆底组织或影响其功能。

骨盆底前方为耻骨联合和耻骨弓,后方为尾骨尖,两侧为耻骨降支、坐骨升支和坐骨结节。两侧坐骨结节前缘的连线将骨盆底分为前后两个三角区:前三角区为尿生殖三角,向后下倾斜,有尿道和阴道通过;后三角区为肛门三角,向前下倾斜,有肛管通过。骨盆底由外向内分为3层。

（一）外层

外层位于外生殖器及会阴皮肤及皮下组织的下面,由会阴浅筋膜及其深部的三对肌肉及一括约肌组成。此层肌肉的肌腱汇合于阴道外口与肛门之间,形成中心腱(图2-7)。

1. 球海绵体肌 覆盖前庭球和前庭大腺,向前经阴道两侧附于阴蒂海绵体根部,向后与肛门外括约肌交叉混合。此肌收缩时能紧缩阴道,故又称阴道括约肌。

2. 坐骨海绵体肌 始于坐骨结节内侧,沿坐骨升支及耻骨降支前行,向上止于阴蒂海绵体(阴蒂脚处)。

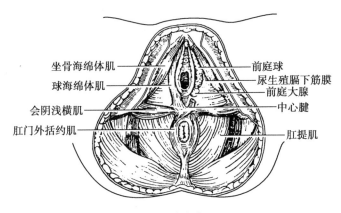

坐骨海绵体肌——
球海绵体肌——
会阴浅横肌——
肛门外括约肌——

——前庭球
——尿生殖膈下筋膜
——前庭大腺
——中心腱
——肛提肌

图 2-7 骨盆底浅层肌

3. 会阴浅横肌 从两侧坐骨结节内侧面中线向中心腱汇合。

4. 肛门外括约肌 为围绕肛门的环形肌束,前端汇合于中心腱。

(二)中层

中层为泌尿生殖膈。由上、下两层坚韧的筋膜及其间的一对会阴深横肌及尿道括约肌组成,覆盖于由耻骨弓、两侧坐骨结节形成的骨盆出口前部三角形平面的尿生殖膈上,又称三角韧带,其中有尿道和阴道穿过(图 2-8)。

1. 会阴深横肌自坐骨结节的内侧面伸展至中心腱处。

2. 尿道括约肌环绕尿道,控制排尿。

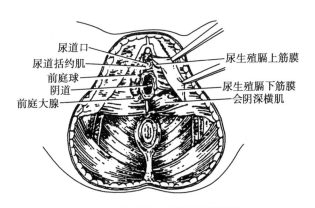

尿道口——
尿道括约肌——
前庭球——
阴道——
前庭大腺——

——尿生殖膈上筋膜
——尿生殖膈下筋膜
——会阴深横肌

图 2-8 骨盆底中层肌肉及筋膜

(三)内层

内层为盆膈(pelvic diaphragm)是骨盆底最坚韧的一层,由肛提肌及其内、外面各覆一层筋膜组成。自前向后依次有尿道、阴道和直肠穿过。

肛提肌(levator ani muscle)是位于骨盆底的成对扁阔肌,向下、向内合成漏斗形,肛提肌构成骨盆底的大部分(图 2-9)。每侧肛提肌自前内向后外由3部分组成。①耻尾肌:为肛提肌的主要部分,肌纤维起自耻骨降支内侧,绕过阴道、直肠,向后止于尾骨,其中有小部分肌纤维止于阴道及直肠周围，经产妇耻尾肌容易受损伤而可致膀胱、直肠脱垂；②髂尾肌：起自腱弓（即闭孔内肌表浅筋膜的增厚部分）后部，向中间及向后走行，与耻尾肌汇合，绕肛门两侧，止于尾骨；③坐尾肌：起自两侧坐骨棘，止于尾骨与骶骨。在骨盆底肌肉中，肛提肌起最重要的支持作用。又因肌纤维在阴道和直肠周围交织，加强肛门和阴道括约肌的作用。在静息状态下，肌肉保持紧张状态，收缩肛提肌裂孔，起到承托盆腔脏器的作用。

尾骨肌：位于肛提肌的后方，贴附在骶棘韧带表面，它起自坐骨棘，呈扇形止于骶、尾骨的两侧，它参与构成盆底和承托盆腔器官。

在阴道分娩过程中，由于胎头下降及腹压增加，盆底肌肉及筋膜将在过度拉伸的基础上造成机械性损伤，导致盆底肌弹力强度下降，使其对盆腔器官支撑变薄弱；分娩时肛提肌中部的耻骨肌经受最大程度的扩张，并与胎头的直径成比例，盆底肌是最易受损的。难产能不同程度地损伤会阴神经、肛提肌及盆内筋膜等盆腔支持组织，导致生殖道脱垂、压力性尿失禁和粪失禁，且随着阴道分娩次数的增加而增加，经产妇存在不同程度的生殖道脱垂。此外，第二产程延长、巨大儿、器械助产如胎吸、产钳使用不当，粗暴、强制性地剥离胎盘等，均能对盆底组织造成伤害，发生会阴裂伤或伸展，致盆腔内筋膜和肛提肌撕裂，盆底组织被削弱或缺损，尿生殖裂孔变宽而敞开，在过高的腹压下，可将子宫推向阴道而发生子宫脱垂。当然，急产时的产力过强，盆底软组织不能及时充分扩张，也可造成盆底损伤。

选择性剖宫产由于在分娩过程中对盆底肌肉的压迫作用明显低于阴道分娩，可能在一定程度上降低了对盆底肌力的影响，对于产后早期盆底功能具有一定的保护作用，但研究证实，临产后行剖宫产对盆底肌肉的损伤程度与阴道分娩一致，不能起到保护作用。除此之外，选择性剖宫产会带来比阴道分娩更多的远期并发症，如瘢痕妊娠、瘢痕憩室及胎盘植入等，因此采取选择性剖宫产终止妊娠不是最佳解决办法。

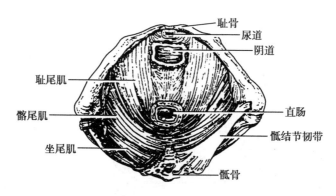

图2-9　骨盆底内层肌肉

骨盆腔从垂直方向可分为前、中、后三部分，当骨盆底组织支持作用减弱时，容易发生相应部位器官松弛、脱垂或功能缺陷。在前骨盆腔，可发生膀胱和阴道前壁脱垂；在中骨盆腔，可发生子宫和阴道穹窿脱垂；在后骨盆腔，可发生直肠和阴道后壁脱垂。

会阴（perineum）有广义与狭义之分。广义的会阴是指封闭骨盆出口的所有软组织，前起自耻骨联合下缘，后至尾骨尖，两侧为耻骨降支、坐骨升支、坐骨结节和骶结节韧带。狭义的会阴指的是阴道后联合和肛门之间的楔形软组织，厚3~4cm，又称为会阴体（perineal body），由表及里为皮肤、皮下脂肪、筋膜、部分肛提肌和会阴中心腱，为盆底承受压力最大的部分。会阴中心腱由部分肛提肌及其筋膜和会阴浅横肌、会阴深横肌、球海绵体肌及肛门外括约肌的肌腱共同交织而成。会阴伸展性大，妊娠后期会阴组织变软，有利于分娩。会阴体若在第二产程中伸展超过6cm，则为会阴体过长，可影响胎头娩出，是会阴切开的指征。

六、邻近器官

女性生殖器官与盆腔各邻近器官不仅位置相邻，而且血管、神经、淋巴系统也相互有密切联系。在疾病的发生、诊断和治疗方面互相影响，如当某一器官有病变时，如创伤、感染、肿瘤等，易累及邻近器官。

1. 尿道（urethra） 一肌性管道，始于膀胱三角尖端，穿过泌尿生殖膈，终于阴道前庭部的尿道外口，长4~5cm，直径约0.6cm。由两层组织构成，即内面的黏膜和外面的肌层。黏膜衬于腔面，与膀胱黏膜相延续。肌层又分为两层，内层为纵行平滑肌，排尿时可缩短和扩大尿道管腔；外层为横纹肌，称尿道括约肌，由"慢缩型"肌细胞构成，可持久收缩保证尿道长时间闭合，但尿道快速闭合需借助尿道周围的肛提肌收缩。肛提肌及盆筋膜对尿道有支持作用，在腹压增加时提供抵抗而使尿道闭合，如发生损伤可出现张力性尿失禁。由于女性尿道短而直，与阴道邻近，容易引起泌尿系统感染。

2. 膀胱（urinary bladder） 一囊状肌性器官。排空的膀胱位于耻骨联合和子宫之间，膀胱充盈时可凸向盆腔甚至腹腔。膀胱分为顶、底、体和颈4部分。前腹壁下部腹膜覆盖膀胱顶，向后移行达子宫前壁，两者之间形成膀胱子宫陷凹。膀胱底部内面有一三角区称为膀胱三角，三角的尖向下为尿道内口，三角底的两侧为输尿管口，膀胱收缩时该三角为等边三角形，每边长约2.5cm。膀胱底部与子宫颈及阴道前壁相连，其间组织疏松，盆底肌肉及其筋膜受损时，膀胱与尿道可随子宫颈及阴道前壁一并脱出。

3. 输尿管（ureter） 一对圆索状肌性管道，管壁厚1mm，由黏膜、肌层、外膜构成。全长约30cm，粗细不一，内径最细3~4mm，最粗7~8mm。起自肾盂，在腹膜后沿腰大肌前面偏中线侧下行（腰段）；在骶髂关节处跨髂外动脉起点的前方进入骨盆腔（盆段），并继续在腹膜后沿髂内动脉下行，到达阔韧带基底部向前内方行，在子宫颈部外侧约2.0cm，于子宫动脉下方穿过，位于子宫颈阴道上部的外侧1.5~2.0cm处，斜向前内穿越输尿管隧道进入膀胱。在施行高位结扎卵巢血管、结扎子宫动脉及打开输尿管隧道时，应避免损伤输尿管。输尿管行程和数目可有变异，且可随子宫发育异常连同该侧肾脏一并缺如。在输尿管走行过程中，支配肾、卵巢、子宫及膀胱的血管在其周围分支并相互吻合，形成丰富的血管丛营养输尿管，在盆腔手术时应注意保护输尿管血运，避免因缺血形成输尿管瘘（图2-10）。

4. 直肠（rectum） 于盆腔后部，上接乙状结肠，下接肛管，前为子宫及阴道，后为骶骨，全长15~20cm。直肠前面与阴道后壁相连，盆底肌肉与筋膜受损伤，常与阴道后壁一并脱出。肛管长2~3cm，借会阴体与阴道下段分开，阴道分娩时应保护会阴，避免损伤肛管。

5. 阑尾（vermiform appendix） 为连于盲肠内侧壁的盲端细管，形似蚯蚓，其位置、长短、粗细变异很大，常位于右髂窝内，下端有时可达右侧输卵管及卵巢位置，因此，妇女患阑尾炎时有可能累及右侧附件及子宫，应注意鉴别诊断，并且如果发生在妊娠期，增大子宫将阑尾推向外上侧，容易延误诊断。阑尾也是黏液性肿瘤最常见的原发部位，故卵巢黏液性癌手术时应常规切除阑尾。

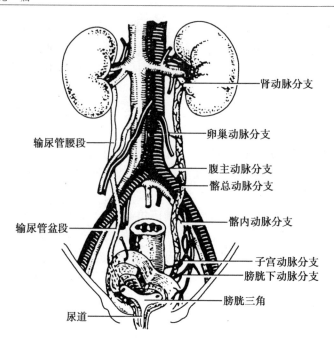

肾动脉分支

卵巢动脉分支

腹主动脉分支

髂总动脉分支

输尿管腰段

髂内动脉分支

输尿管盆段

子宫动脉分支

膀胱下动脉分支

膀胱三角

尿道

图 2-10　输尿管及其血液供应

第二节　女性生殖系统生理

妇女一生各阶段具有不同的生理特征,其中以生殖系统的变化最为显著。女性生殖系统的生理变化与其他系统的功能息息相关,且相互影响。

一、妇女一生各阶段的生理特点

女性从胎儿形成到衰老是一个渐进的生理过程,也是下丘脑 - 垂体 - 卵巢轴功能发育、成熟和衰退的过程。妇女一生根据其生理特点可分为 7 个阶段,但并无截然界限,可因遗传、环境、营养等因素影响而有个体差异。

(一)胎儿期(fetalperiod)

受精卵是由父系和母系来源的 23 对(46 条)染色体组成的新个体,其中 1 对染色体在性发育中起决定性作用,称性染色体(sex chromosome)。性染色体 X 与 Y 决定着胎儿的性别。胚胎 6 周后原始性腺开始分化。若胚胎细胞不含 Y 染色体,性腺分化缓慢,至胚胎 8~10 周性腺组织才出现卵巢的结构。原始生殖细胞分化为初级卵母细胞,性索皮质的扁平细胞围绕卵母细胞构成原始卵泡。卵巢形成后,因无雄激素,无副中肾管抑制因子,所以中肾管退化,两条副中肾管发育成为女性生殖道。

(二)新生儿期(neonatalperiod)

出生后 4 周内称新生儿期。女性胎儿在母体内受到胎盘及母体卵巢所产生的女性激素影响,子宫内膜和乳房均有一定程度的发育。出生的新生儿外阴较丰满,乳房略隆起或少许泌乳。出生后脱离母体环境,血中女性激素水平迅速下降,可出现少量阴道流血,即假月经。这些生理变化短期内均能自然消退。

（三）儿童期（childhood）

从出生4周到12岁左右称儿童期。儿童早期（8岁之前），此期儿童体格生长发育很快，但生殖器官仍处于幼稚状态。阴道狭长，上皮薄，无皱襞，细胞内缺乏糖原，阴道酸度低，抗感染力弱，容易发生炎症；子宫小，宫颈较长，约占子宫全长的2/3，子宫肌层亦很薄；输卵管弯曲且很细；卵巢长而窄，卵泡虽能大量自主生长（非促性腺激素依赖性），但仅发育到窦前期即萎缩、退化。子宫、输卵管及卵巢位于腹腔内。在儿童后期（约8岁之后），卵巢内的卵泡受垂体促性腺激素的影响有一定发育并分泌性激素，但仍达不到成熟阶段。卵巢形态逐步变为扁卵圆形。子宫、输卵管及卵巢逐渐向骨盆腔内下降。皮下脂肪在胸、髋、肩部及耻骨前面堆积，乳房亦开始发育，开始显现女性特征。

（四）青春期（adolescence or puberty）

从月经初潮至生殖器官发育成熟的时期，世界卫生组织规定为10~19岁。这一时期是个体生长发育的重要时期，是从儿童向成年阶段的转变期。此期内身体生长发育迅速，随着激素的释放，妇女的第一性征进一步发育并出现第二性征，如声调较高、乳房丰满、阴毛和腋毛的出现、骨盆宽大、皮下脂肪增多并出现女性分布等。月经初潮是青春期的重要标志。月经初潮平均晚于乳房发育2.5年时间。月经来潮提示卵巢产生的雌激素足以使子宫内膜增殖，雌激素达到一定水平且有明显波动时，引起子宫内膜脱落即出现月经。由于此时中枢对雌激素的正反馈机制尚未成熟，即使卵泡发育成熟也不能排卵，故月经周期常不规律，经5~7年建立规律的周期性排卵后，月经才逐渐正常。此外，青春期女孩发生较大心理变化，出现性意识，情绪和智力发生明显变化，容易激动，想象力和判断力明显增强。

（五）性成熟期（sexual maturity）

又称生育期，是卵巢生殖功能与内分泌功能最旺盛的时期。一般自18岁左右开始，历时约30年，此期妇女性功能旺盛，卵巢功能成熟并分泌性激素，已建立规律的周期性排卵。生殖器官各部及乳房在卵巢分泌的性激素作用下发生周期性变化。

（六）围绝经期（perimenopausal period）

从卵巢功能开始衰退直至绝经后1年内的时期。可始于40岁，历时短至1~2年，长至10~20年。此期卵巢功能逐渐衰退，卵泡数明显减少且易发生卵泡发育不全，因而月经不规律，常为无排卵性月经。最终由于卵巢内卵泡自然耗竭或剩余的卵泡对垂体促性腺激素丧失反应，导致卵巢功能衰竭。月经永久性停止，称绝经（menopause）。我国妇女平均绝经年龄为49.5岁，80%在44~54岁。尽管人均寿命已明显延长，但绝经年龄却变化不大，暗示人类绝经年龄主要取决于遗传。以往一直采用"更年期"一词来形容女性这一特殊生理变更时期。由于更年期定义含糊，1994年WHO提出废除"更年期"这一术语，推荐采用"围绝经期"一词，在围绝经期由于雌激素水平降低，可出现血管舒缩障碍和神经精神症状，表现为潮热、出汗、情绪不稳定、不安、抑郁或烦躁、失眠等，称为绝经综合征。

（七）绝经后期（postmenopausal period）

指绝经后的生命时期。在早期阶段，虽然卵巢停止分泌雌激素，但卵巢间质仍能分泌少量雄激素，后者在外周转化为雌酮，是循环中的主要雌激素。一般60岁以后妇女机体逐渐老化进入老年期（sennity）。此期卵巢功能已完全衰竭，雌激素水平低落，不足以维持女性第二性征，生殖器官进一步萎缩老化。骨代谢失常引起骨质疏松，易发生骨折。

二、月经及月经期的临床表现

月经是生育期妇女重要的生理现象。

（一）月经（menstruation）

月经指伴随卵巢周期性变化而出现的子宫内膜周期性脱落及出血。规律月经的出现是生殖功能成熟的重要标志。月经第一次来潮称月经初潮（menarche）。月经初潮年龄多在13-14 岁之间，但可能早在 11 岁或迟至 15 岁。15 岁以后月经尚未来潮者应当引起临床重视。月经初潮早晚主要受遗传因素控制，其他因素如营养、体重亦起着重要作用。近年来，月经初潮年龄有提前趋势。

（二）月经血的特征

月经血呈暗红色，除血液外，还有子宫内膜碎片、宫颈黏液及脱落的阴道上皮细胞等。月经血中含有前列腺素及来自子宫内膜的大量纤维蛋白溶酶。由于纤维蛋白溶酶对纤维蛋白的溶解作用，故月经血不凝，只有出血多的情况下出现血凝块。

（三）正常月经的临床表现

正常月经具有周期性。出血的第 1 日为月经周期的开始，两次月经第 1 日的间隔时间称一个月经周期（menstrual cycle）。一般为 21~35 日，平均 28 日。每次月经持续时间称经期，一般为 2~8 日，平均 4~6 日。经量为一次月经的总失血量，正常月经量为 20~60ml，超过80ml 为月经过多。通常，一般月经期无特殊症状，但由于盆腔充血，可以引起腰骶部酸胀等不适。个别可有膀胱刺激症状（如尿频）、轻度神经系统不稳定症状（如头痛、失眠、精神忧郁、易于激动）、胃肠功能紊乱（如食欲缺乏、恶心、呕吐、便秘或腹泻）以及鼻黏膜出血、皮肤痤疮等，但一般并不严重，不影响妇女的正常工作和学习。

三、月经周期的调节

女性生殖系统的生理特点之一就是它的周期性变化，月经则是这个周期性变化的重要标志。月经周期的建立不仅是青春期成熟的重要标志，同时也作为内生殖器已经发育成熟的指标。月经周期的调节主要通过下丘脑、垂体和卵巢的激素作用，称为下丘脑 - 垂体 - 卵巢轴。此轴又受中枢神经系统控制（图 2-11）。与月经周期调节相关的主要激素如下。

（一）下丘脑性调节激素及其功能

1. 促性腺激素释放激素（gonadotropin releasing hormone，GnRH） 促性腺激素释放激素为下丘脑调节月经的主要激素。它主要使垂体合成和释放促黄体生成素，还具有调节和促使垂体合成和释放促卵泡素的作用。

2. 生乳素抑制激素（prolactin inhibitory hormone，PIH） 下丘脑通过抑制作用调节垂体的生乳激素分泌和释放。

（二）垂体性调节激素及其功能

垂体前叶（腺垂体）分泌的直接与生殖调节有关的激素有促性腺激素和催乳素。

1. 促性腺激素 腺垂体的促性腺激素细胞分泌促卵泡素（follicle stimulating homone，FSH）和促黄体生成素（luteinizing hormone，LH）。①促卵泡素是卵泡发育必需的激素，主要促进卵泡周围的间质分化成为泡膜细胞，又使卵泡的颗粒细胞增生及颗粒细胞内的芳香化酶系统活化。促卵泡素属糖蛋白激素，有刺激卵巢卵泡发育的功能，但须与少量黄体生成素协同作用，才能使卵泡成熟，并分泌雌激素。②促黄体生成素也是一种糖蛋白激素。

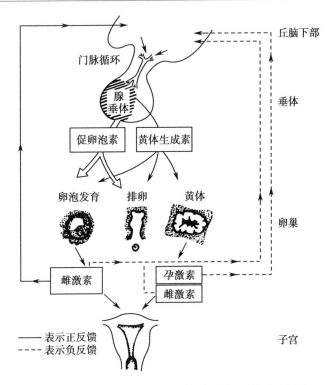

图 2-11 下丘脑 - 垂体 - 卵巢轴之间的相互关系示意图

主要功能是与 FSH 协同作用,促使成熟卵泡排卵,从而促使黄体形成并分泌孕激素和雌激素。

2. 催乳素(prolactin,PRL) PRL 是由腺垂体的催乳细胞分泌的多肽激素,具有促进乳汁合成功能。其分泌主要受下丘脑释放的多巴胺抑制性调节。促甲状腺激素释放激素(TRH)亦能刺激 PRL 的分泌。由于多巴胺与 GnRH 对同一刺激或抑制作用常同时发生效应,因此,当 GnRH 的分泌受到抑制时,可出现促性腺激素水平下降,而 PRL 水平上升,临床表现为闭经泌乳综合征。另外,由于 TRH 升高,可使一些甲状腺功能减退的妇女出现泌乳现象。

(三)卵巢的功能

卵巢具有产生卵子并排卵的生殖功能和产生性激素的内分泌功能。

1. **卵巢的周期性变化** 从青春期开始到绝经前,卵巢在形态和功能上发生周期性变化。新生儿出生时的卵巢内约有 200 万个卵泡,经历儿童期直至青春期,卵泡数下降只剩下 30 万~50 万个;在妇女一生中仅 400~500 个卵泡发育成熟并排卵,其余的卵泡发育到一定程度通过细胞凋亡机制自行退化,这个过程称卵泡闭锁。

临近青春期,原始卵泡开始发育,形成生长卵泡。在许多生长卵泡中,每一个月经周期一般只有一个卵泡达到成熟程度,称成熟卵泡。随着卵泡的发育成熟,其逐渐向卵巢表面移行并向外突出,当接近卵巢表面时,该处表面细胞变薄,最后破裂,出现排卵(ovulation)(图 2-12)。排卵多发生在两次月经中间,一般在下次月经来潮之前 14 日左右,卵子可由两侧卵巢轮流排出,也可由一侧卵巢连续排出。

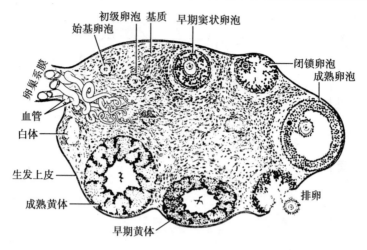

始基卵泡　初级卵泡　基质　早期窦状卵泡

闭锁卵泡
成熟卵泡

卵巢系膜

血管
白体

生发上皮

成熟黄体

排卵

早期黄体

图 2-12   人类卵巢的生命周期

排卵后，卵泡壁塌陷，卵泡膜血管壁破裂，血液流入腔内形成血体，继而卵泡的破口由纤维蛋白封闭，残留的颗粒细胞变大，胞质内含黄色颗粒状的类脂质，此时血体变为黄体（coruslutein）。

若卵子未受精，在排卵后 9~10 日黄体开始萎缩，血管减少，细胞呈脂肪变性，黄色消退，最后细胞被吸收，组织纤维化，外观色白，称为白体（corpus albicans）。

排卵日至月经来潮为黄体期，一般为 14 日，黄体功能衰退后月经来潮，此时卵巢中又有新的卵泡发育，开始新的周期。

2. 卵巢分泌的激素　卵巢在 LH 及 FSH 作用下分泌雌激素、孕激素及少量雄激素。

（1）雌激素（estrogen）：卵巢主要合成雌二醇（E_2）及雌酮（E_1）。体内尚有雌三醇（E_3），系雌二醇和雌酮的降解产物。E_2 是妇女体内生物活性最强的雌激素。

雌激素的主要生理功能有：促进卵泡及子宫发育，使子宫内膜增生，增强子宫对催产素的敏感性；增加输卵管上皮细胞的活动；促进阴道上皮的增生、角化，使细胞内糖原增加；促进乳腺管增生；促进体内水钠潴留及骨中钙质沉着等。

（2）孕激素（progestin）：黄体酮是卵巢分泌的具有生物活性的主要孕激素。在排卵前，黄体酮主要来自肾上腺；排卵后，主要由卵巢内黄体分泌。孕二醇是黄体酮的主要降解产物，从尿中排出，因此，测定尿中孕二醇的含量可了解黄体酮的产生情况。

黄体酮的主要生理功能有：使子宫肌松弛，降低妊娠子宫对催产素的敏感性，有利于受精卵在子宫腔内生长发育；使增生期子宫内膜转化为分泌期内膜，抑制输卵管节律性收缩；促进阴道上皮细胞脱落；在已有雌激素影响的基础上，促进乳腺腺泡发育；孕激素通过中枢神经系统有升高体温作用，正常妇女在排卵后基础体温可升高 0.3~0.5℃，此特点可作为排卵的重要指标。此外，还促进体内水与钠的排泄等。

（3）雄激素（androgen）：卵巢能分泌少量雄激素——睾酮。此外，卵巢合成雌激素的中间产物雄烯二酮，在外周组织中也能被转化为睾酮。近年发现，雄激素不仅是合成雌激素的前体，也是维持女性正常生殖功能的重要激素。

月经周期的调节是一复杂的过程。下丘脑的神经分泌细胞分泌 GnRH，通过下丘脑与垂体之间的门静脉系统进入垂体前叶，垂体在其作用下释放 FSH 与 LH，二者直接控制卵巢的周期性变化，产生孕激素和雌激素。卵巢所分泌的性激素可以逆向影响下丘脑和垂体前叶促性腺激素的分泌功能,这种作用称为反馈作用。其中,产生促进性作用的称为正反馈;产生抑制性作用的称为负反馈。雌激素既能产生正反馈,也能产生负反馈;孕激素通过对下丘脑的负反馈作用,影响垂体促性腺激素的分泌。雌、孕激素协同作用时,负反馈影响更显著。垂体的促性腺激素能在 GnRH 的调节下分泌,又可通过血液循环对下丘脑的 GnRH 产生负反馈作用(见图 2-11)。

四、生殖器官的周期性变化

(一)调节激素的周期性变化

如图 2-13。

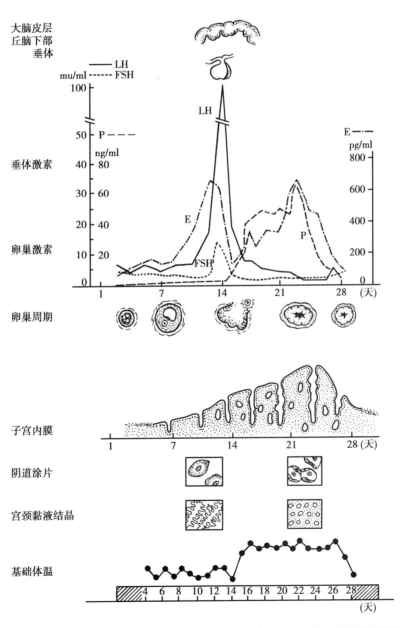

图 2-13　月经周期中激素、卵巢、子宫内膜、阴道涂片、宫颈黏液及基础体温的周期性变化

1. 促卵泡素的变化　在卵泡期的前半期维持较低水平，至排卵前 24 小时左右出现一低峰式分泌，持续 24 小时左右呈直线下降。在黄体期维持较低水平，月经来潮前达最低水平，月经来潮时开始略有上升。

2. 促黄体生成素的变化　卵泡期的前半期处于较低水平，以后逐渐上升，在排卵前 24 小时左右出现一陡峰，较 FSH 更高，也于 24 小时左右骤降。在黄体期维持较 FSH 略高的水平，至黄体后期逐渐下降，至月经前达最低水平。

3. 雌激素的变化　在卵泡早期，雌激素分泌量很少，随卵泡的发育，分泌量逐渐增高，至排卵前达到高峰。峰式分泌波较 FSH 之分泌峰略早，以后降低。在黄体期分泌量又渐增加，于排卵后 7~8 天黄体成熟时达第二高峰，以后逐渐降低，在月经前急剧降至最低水平。

4. 孕激素的变化　在卵泡期，孕激素量极微；排卵后随黄体的发育分泌量显著增加，排卵后 7~8 天，黄体成熟时达高峰；以后逐渐下降，至黄体后半期急剧下降，月经前达最低水平。

（二）子宫内膜的组织学变化

卵巢激素的周期性变化，导致生殖器官发生相应的变化，其中子宫内膜的变化最为明显（图 2-13）。

子宫内膜从形态学上可分为功能层和基底层。子宫内膜功能层是胚胎植入的部位，受卵巢激素变化的调节，具有周期性增殖、分泌和脱落性变化；基底层在月经后再生并修复子宫内膜创面，重新形成子宫内膜功能层。据其组织学变化将月经周期分为增殖期、分泌期、月经期 3 个阶段（以一个正常月经周期 28 日为例）：

1. 增殖期（proliferative phase）

月经周期第 5~14 日。与卵巢周期中的卵泡期相对应。在雌激素作用下，内膜表面上皮、腺体、间质、血管均呈增殖性变化，称增殖期。该期子宫内膜厚度自 0.5mm 增生至 3~5mm。增殖期又可分早、中、晚 3 期。

（1）增殖早期：月经周期第 5~7 日。此期内膜薄，仅 1~2mm；腺体短、直、细且稀疏，腺上皮细胞呈立方形或低柱状；间质致密，间质细胞呈星形，间质中的小动脉较直、壁薄。

（2）增殖中期：月经周期第 8~10 日。此期内膜腺体数增多、伸长并稍有弯曲；腺上皮细胞增生活跃，细胞呈柱状，开始有分裂象；间质水肿在此期最为明显。

（3）增殖晚期：月经周期第 11~14 日。此期内膜进一步增厚，达 3~5mm，表面高低不平，略呈波浪形；腺上皮变为高柱状，增殖为假复层上皮，核分裂象增多，腺体更长，形成弯曲状；间质细胞呈星状，并相互结合成网状；组织内水肿明显，小动脉增生，管腔增大，呈弯曲状。

增殖期腺体细胞的重要变化表现为纤毛细胞和微绒毛细胞的增加。纤毛细胞出现于月经周期第 7~8 日，主要围绕腺体开口分布，纤毛的摆动可促进子宫内膜分泌物的流动和分布。微绒毛可增加细胞表面积，从而增加腺细胞的排泄和吸收功能。增生的腺细胞和间质细胞内含有丰富的游离和结合的核糖体、线粒体、高尔基复合体及初级溶酶体。这些结构是蛋白质、能量及酶的合成与贮存场所。

2. 分泌期（secretory phase）

月经周期第 15~28 日，与卵巢周期中的黄体期相对应。黄体分泌的孕激素、雌激素使增殖期内膜继续增厚，腺体更增长弯曲，出现分泌现象；血管迅速增加，更加弯曲；间质疏松并水肿。此时内膜厚且松软，含有丰富的营养物质，有利于受精卵着床发育。整个分泌期亦分为 3 期。

（1）分泌早期：月经周期第 15~19 日。此期内膜腺体更长，弯曲更明显，腺上皮细胞开始出现含糖原的核下空泡，为该期的组织学特征；间质水肿，螺旋小动脉继续增生、弯曲。

（2）分泌中期：月经周期第 20~23 日。子宫内膜较前更厚并呈锯齿状。腺体内的分泌上皮细胞顶端胞膜破裂，细胞内的糖原溢入腺体，称顶浆分泌。内膜的分泌还包括血浆渗出，血液中许多重要的免疫球蛋白与上皮细胞分泌的结合蛋白结合，进入子宫内膜腔。子宫内膜的分泌活动在月经中期 LH 峰后第 7 日达到高峰，恰与囊胚植入同步。此期间质更加疏松、水肿，螺旋小动脉进一步增生并卷曲。

（3）分泌晚期：月经周期第 24~28 日。此期为月经来潮前期，相当于黄体退化阶段。该期子宫内膜呈海绵状，厚达 10mm。内膜腺体开口面向宫腔，有糖原等分泌物溢出，间质更疏松、水肿。表面上皮细胞下的间质分化为肥大的蜕膜样细胞和小圆形的有分叶核及玫瑰红颗粒的内膜颗粒细胞；螺旋小动脉迅速增长，超出内膜厚度，更加弯曲，血管管腔也扩张。

3. 月经期

月经周期第 1~4 日，为子宫内膜海绵状功能层从基底层崩解脱落期，这是黄体酮和雌激素撤退的最后结果。经前 24 小时，内膜螺旋动脉节律性收缩及舒张，继而出现逐渐加强的血管痉挛性收缩，导致远端血管壁及组织缺血坏死、剥脱，脱落的内膜碎片及血液一起从阴道流出，即月经来潮。

（三）子宫颈的变化

子宫颈内膜腺细胞的分泌活动受雌、孕激素的影响，并有明显的周期性变化。月经过后，由于体内雌激素水平低，子宫颈黏液的分泌量也少。随激素水平不断增高，宫颈黏液分泌量也逐渐增多，并变稀薄透明，有利于精子通行。至排卵前黏液拉丝可长达 10cm 以上。取黏液涂于玻片，干燥后可见羊齿植物叶状结晶。这种结晶于月经周期的第 6~7 日即可出现，至排卵前最典型。排卵后，受孕激素影响，黏液分泌量减少，变混浊黏稠，拉丝易断，不利于精子通过，涂片干后，可见成排的椭圆体（图 2-13）。

（四）输卵管的变化

在雌、孕激素的影响下，输卵管黏膜也发生周期性变化，但不如子宫内膜明显。在雌激素的作用下，输卵管黏膜上皮纤毛细胞生长，体积增大；非纤毛细胞分泌增加，为卵子提供运输和种植前的营养物质。雌激素还促进输卵管发育及输卵管肌层的节律性收缩振幅。孕激素则能抑制输卵管的节律性收缩振幅。孕激素与雌激素间有许多制约的作用，孕激素可抑制输卵管黏膜上皮纤毛细胞的生长，减低分泌细胞分泌黏液的功能。雌、孕激素的协同作用，保证受精卵在输卵管内的正常运行。

（五）阴道黏膜的变化

在月经周期中，随体内雌、孕激素的变化，阴道黏膜也发生周期性改变，其中阴道上段黏膜改变更为明显。在卵泡期受雌激素影响，黏膜上皮增生，表层细胞角化，以排卵期最明显。细胞内有丰富的糖原，糖原被阴道杆菌分解为乳酸，使阴道保持酸性环境，可以抑制致病菌的繁殖。排卵后，受孕激素影响，阴道黏膜上皮大量脱落，脱落细胞多为中层细胞或角化前细胞（图 2-13）。临床上常根据阴道脱落细胞的变化，间接了解卵巢的功能。

（六）乳房的周期性变化

雌激素促进乳腺管增生，而孕激素则促进乳腺小叶及腺泡生长。某些女性在经前期有乳房肿胀和疼痛感，可能是由于乳腺管的扩张、充血以及乳房间质水肿所致。由于雌、孕激素撤退，月经来潮后上述症状大多消退。

五、其他内分泌腺功能对月经周期的影响

下丘脑 - 垂体 - 卵巢轴也受其他内分泌腺功能的影响,如甲状腺、肾上腺及胰腺的功能异常,均可导致月经失调,甚至闭经。

(一)甲状腺

甲状腺分泌甲状腺素(thyronine,T4)和三碘甲状腺原氨酸(triiodothyronine,T3),不仅参与机体各种物质的新陈代谢,还对性腺的发育成熟、维持正常月经和生殖功能具有重要影响。青春期以前发生甲状腺功能减退者可有性发育障碍,使青春期延迟。青春期则出现月经失调,临床表现月经过少、稀发,甚至闭经。患者多合并不孕,自然流产和畸胎发生率增加。甲状腺功能轻度亢进时甲状腺素分泌与释放增加,子宫内膜过度增生,临床表现月经过多、过频,甚至发生功能失调性子宫出血。当甲状腺功能亢进进一步加重时,甲状腺素的分泌、释放及代谢等过程受到抑制,临床表现为月经稀发、月经减少,甚至闭经。

(二)肾上腺

肾上腺不仅具有合成和分泌糖皮质激素、盐皮质激素的功能,还能合成和分泌少量雄激素和极微量雌激素、孕激素。肾上腺皮质是女性雄激素的主要来源。少量雄激素为正常妇女的阴毛、腋毛、肌肉和全身发育所必需。若雄激素分泌过多,可抑制下丘脑分泌 GnRH,并对抗雌激素,使卵巢功能受到抑制而出现闭经,甚至男性化表现。先天性肾上腺皮质增生症(congenital adrenal hyperplasia,CAH)患者由于存在 21- 羟化酶缺陷,导致皮质激素合成不足,引起促肾上腺皮质激素(ACTH)代偿性增加,促使肾上腺皮质网状带雄激素分泌过多,临床上导致女性假两性畸形(女性男性化)的表现。

(三)胰腺

胰岛分泌的胰岛素不仅参与糖代谢,而且对维持正常的卵巢功能有重要影响。胰岛素依赖型糖尿病患者常伴有卵巢功能低下。在胰岛素拮抗的高胰岛素血症患者,过多的胰岛素将促进卵巢产生过多雄激素,从而发生高雄激素血症,导致月经失调,甚至闭经。

思 考 题

1. 简述卵巢分泌的各种激素的生理功能。
2. 简述分娩可能引起骨盆底组织损伤的程度。
3. 简述月经周期中激素、卵巢、子宫内膜、阴道涂片、宫颈黏液及基础体温的周期性变化。

（夏佳芬）

第三章
妊娠生理

妊娠是胚胎（embryo）和胎儿（fetus）在母体内发育成长的过程。成熟卵子受精是妊娠的开始，胎儿及其附属物自母体排出是妊娠的终止。妊娠全过程平均40周，是一个非常复杂而又极为协调的生理过程。

第一节　受精及受精卵发育、输送与着床

获能的精子与次级卵母细胞相遇于输卵管，结合形成受精卵的过程称为受精（fertilization）。受精发生在排卵后12小时内，整个受精过程约需24小时。晚期囊胚种植于子宫内膜的过程称受精卵着床（implantation）。

1. 受精卵形成　精液射入阴道内，精子离开精液经宫颈管、子宫腔进入输卵管腔，在此过程中精子顶体表面的糖蛋白被生殖道分泌物中的α、β淀粉酶降解，同时顶体膜结构中胆固醇与磷脂比率和膜电位发生变化，降低顶体膜稳定性，此过程称为精子获能（capacitation），需7小时左右。卵子（次级卵母细胞）从卵巢排出，经输卵管伞部进入输卵管内，当停留在输卵管处等待的精子与卵子相遇，精子头部顶体外膜破裂，释放出顶体酶，溶解卵子外围的放射冠和透明带，称为顶体反应（acrosome reaction）。借助酶的作用，精子穿过放射冠和透明带。只有发生顶体反应的精子才能与次级卵母细胞融合。精子头部与卵子表面接触时，卵子细胞质内的皮质颗粒释放溶酶体酶，引起透明带结构改变，精子受体分子变性，阻止其他精子进入透明带，这一过程称为透明带反应（zona reaction）。穿过透明带的精子外膜与卵子胞膜接触并融合，精子进入卵子内。随后卵子迅即完成第二次减数分裂形成卵原核，卵原核与精原核融合，核膜消失，染色体相互混合，形成二倍体的受精卵（zygote），完成受精过程。

受精后30小时，受精卵借助输卵管蠕动和输卵管上皮纤毛推动向宫腔方向移动。同时开始进行有丝分裂，形成多个子细胞，称为分裂球（blastomere）。受透明带限制，子细胞虽增多，并不增大，适应在狭长的输卵管腔中移动。受精后50小时为8细胞阶段，至受精后72小时分裂为16个细胞的实心细胞团，称为桑椹胚（morula），随后早期囊胚（early blastocyst）形成。受精后第4日早期囊胚进入宫腔。受精后第5~6日早期囊胚的透明带消失，总体积迅速增大，继续分裂发育形成晚期囊胚（late blastocyst）。

2. 受精卵着床　受精卵着床经过定位（apposition）、黏附（adhesion）和侵入（invasion）3个过程。①定位：透明带消失，晚期囊胚以其内细胞团端接触子宫内膜；②黏附：晚期囊胚黏附在子宫内膜，囊胚表面滋养细胞分化为两层，外层为合体滋养细胞，内层为细胞滋养细胞；③侵入：滋养细胞穿透侵入子宫内膜、内1/3肌层及血管，囊胚完全埋入子宫内膜中且被内膜覆盖。

受精卵着床必须具备的条件有：①透明带消失；②囊胚细胞滋养细胞分化出合体滋养细胞；③囊胚和子宫内膜同步发育且功能协调；④孕妇体内分泌足够量的黄体酮。子宫有一个极短的"窗口期"即月经周期的第20~24天允许受精卵着床（图3-1）。

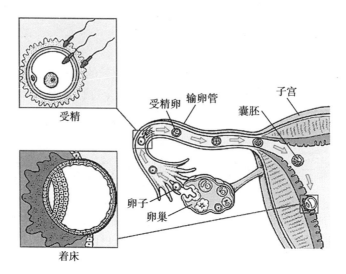

图 3-1　受精及受精卵发育、输送与着床

第二节　胚胎、胎儿发育特征及胎儿生理特点

孕周从末次月经第1日开始计算，通常比排卵或受精时间提前2周，比着床提前3周；全过程约为280日，即40周。妊娠10周（受精后8周）内的人胚称为胚胎，是器官分化、形成的时期。自妊娠11周（受精第9周）起称为胎儿，是生长、成熟的时期。

一、胚胎、胎儿发育特征

以4周（一个妊娠月）为一孕龄单位，描述胚胎及胎儿发育的特征。

4周末：可以辨认出胚盘与体蒂。

8周末：胚胎初具人形，头大约占整个胎体的一半。能分辨出眼、耳、鼻、口、手指及足趾，各器官正在分化发育，早期心脏已形成且有搏动。

12周末：胎儿身长约9cm，顶臀长6~7cm，体重20g。外生殖器已可初辨性别。胎儿四肢可活动。

16周末：胎儿身长约16cm，顶臀长12cm，体重约110g。从外生殖器可确认胎儿性别。头皮已长出毛发，胎儿已开始出现呼吸运动。皮肤菲薄呈深红色，无皮下脂肪。部分孕妇已能自觉胎动。

20周末：胎儿身长约25cm，顶臀长16cm，体重约320g。皮肤暗红，出现胎脂，全身覆盖毳毛，并可见少许头发。开始出现吞咽、排尿功能。自该孕周起胎儿体重呈线性增长。胎儿运动明显增加，10%~30% 时间胎动活跃。

24周末：胎儿身长约30cm，顶臀长21cm，体重约630g。各脏器均已发育，皮下脂肪开始沉积,因量不多皮肤呈皱缩状,出现眉毛和睫毛。细小支气管和肺泡已经发育。出生后可有呼吸,但生存力极差。

28周末:胎儿身长约35cm,顶臀长25cm,体重约1000g。皮下脂肪不多。皮肤呈粉红,表面覆盖胎脂。瞳孔膜消失,眼睛半张开。四肢活动好,有呼吸运动。出生后可存活,但易患特发性呼吸窘综合征。

32周末:胎儿身长约40cm,顶臀长28cm,体重约1700g。皮肤深红仍呈皱缩状。生活力尚可,出生后注意护理可能存活。

36周末:胎儿身长约45cm,顶臀长32cm,体重约2500g。皮下脂肪较多,身体圆润,面部皱褶消失。指(趾)甲已达指(趾)端。出生后能啼哭及吸吮,生活力良好,基本能存活。

40周末:胎儿身长约50cm,顶臀长36cm,体重约3400g。胎儿发育成熟,皮肤粉红色,皮下脂肪多,外观体形丰满。足底皮肤有纹理。男性睾丸已降至阴囊内,女性大小阴唇发育良好。出生后哭声响亮,吸吮能力强,能很好存活。

二、胎儿生理特点

(一)循环系统

胎儿的营养供给和代谢产物排出,均需经胎盘转输后由母体完成。由于胎儿期肺循环阻力高及胎盘脐带循环的存在,胎儿的心血管循环系统不同于新生儿的心血管循环系统。

1. 胎儿血循环特点

①来自胎盘的血液进入胎儿体内分为3支:一支直接入肝,一支与门静脉汇合入肝,此两支血液经肝静脉入下腔静脉;另一支经静脉导管直接入下腔静脉。下腔静脉是混合血,有来自脐静脉含氧量较高的血液,也有来自胎儿身体下半身含氧量较低的血液;②卵圆孔位于左右心房之间,其开口处正对下腔静脉入口,下腔静脉进入右心房的血液绝大部分经卵圆孔进入左心房。上腔静脉进入右心房的血液流向右心室,随后进入肺动脉;③肺循环阻力较大,肺动脉血液绝大部分经动脉导管流入主动脉,仅部分血液经肺静脉进入左心房。左心房血液流入左心室,继而进入主动脉直至全身后,经腹下动脉再经脐动脉进入胎盘,与母血进行气体及物质交换。

胎儿体内无纯动脉血,而是动静脉混合血。进入肝、心、头部及上肢的血液含氧量较高及营养较丰富以适应需要。注入肺及身体下半部的血液含氧量及营养相对较少(图3-2)。

2. 新生儿血循环特点

胎儿出生后,胎盘脐带循环中断,肺开始呼吸,肺循环阻力降低,新生儿血液循环逐渐发生改变。①脐静脉出生后闭锁为肝圆韧带,脐静脉的末支静脉导管出生后闭锁为静脉韧带;②脐动脉出生后闭锁,与相连的闭锁的腹下动脉成为腹下韧带;③动脉导管位于肺动脉与主动脉弓之间,出生后2~3个月完全闭锁为动脉韧带;④卵圆孔于生后因左心房压力增高开始关闭,多在生后6个月完全关闭(图3-2)。

(二)血液系统

1. 红细胞生成 主要来自卵黄囊,约在受精后3周末建立。妊娠10周,肝是红细胞的主要生成器官,以后骨髓、脾逐渐有造血功能。妊娠足月时,骨髓产生90%红细胞。妊娠32周红细胞生成素大量产生,故妊娠32周后出生的新生儿红细胞数均增多,约为$6.0 \times 10^{12}/L$。胎儿红细胞的生命周期短,仅为成人红细胞生命周期120日的2/3,需不断生成红细胞。

2. 血红蛋白生成 在妊娠前半期均为胎儿血红蛋白,至妊娠最后4~6周,成人血红蛋

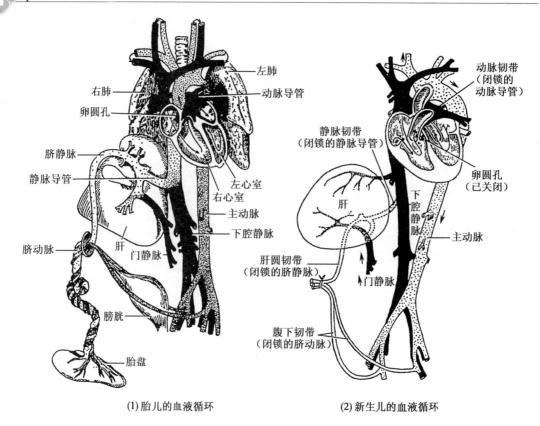

左肺
右肺
动脉导管
卵圆孔
脐静脉
静脉导管
左心室
右心室
主动脉
下腔静脉
脐动脉
肝
门静脉
膀胱
胎盘

动脉韧带
（闭锁的动脉导管）
静脉韧带
（闭锁的静脉导管）
卵圆孔
（已关闭）
肝
下腔静脉
主动脉
肝圆韧带
（闭锁的脐静脉）
门静脉
腹下韧带
（闭锁的脐动脉）

(1)胎儿的血液循环   (2)新生儿的血液循环

图 3-2   胎盘、胎儿及新生儿的血液循环

白增多,至临产时胎儿血红蛋白仅占 25%。

3. 白细胞生成   妊娠 8 周以后,胎儿血循环出现粒细胞。于妊娠 12 周,胸腺、脾产生淋巴细胞,成为体内抗体的主要来源。妊娠足月时白细胞计数可高达(15~20)× 10^9/L。

（三）呼吸系统

胎儿期胎盘代替肺脏功能,母儿血液在胎盘进行气体交换,但出生前胎儿已具备呼吸道（包括气管直至肺泡）、肺循环及呼吸肌发育。妊娠 11 周 B 型超声可见胎儿胸壁运动,妊娠 16 周时出现能使羊水进出呼吸道的呼吸运动。新生儿出生后肺泡扩张,开始呼吸功能。出生时胎肺不成熟可导致呼吸窘迫综合征,影响新生儿存活力。胎儿肺成熟包括肺组织结构成熟及功能成熟。后者系肺泡 Ⅱ 型细胞内的板层小体能合成肺表面活性物质,包括卵磷脂(lecithin)和磷脂酰甘油(phosphatidylglycerol)。表面活性物质能降低肺泡表面张力,有助于肺泡的扩张。通过检测羊水中卵磷脂及磷脂酰甘油值,可以判定胎肺成熟度。糖皮质激素可刺激肺表面活性物质的产生。

（四）神经系统

胎儿大脑随妊娠进展逐渐发育长大;胚胎期脊髓已长满椎管,但随后的生长缓慢。脑脊髓和脑干神经根的髓鞘形成于妊娠 6 个月开始,但主要发生在出生后 1 年内。妊娠中期胎儿内、外及中耳已形成,妊娠 24~26 周胎儿在子宫内已能听见一些声音。妊娠 28 周胎儿眼对光开始出现反应,对形象及色彩的视觉出生后才逐渐形成。

(五)消化系统

1. **胃肠道** 妊娠 11 周小肠已有蠕动,妊娠 16 周胃肠功能基本建立,胎儿能吞咽羊水,吸收水分、氨基酸、葡萄糖及其他可溶性营养物质。

2. **肝脏** 胎儿肝内缺乏许多酶,不能结合因红细胞破坏产生的大量游离胆红素。胆红素经胆道排入小肠氧化成胆绿素,胆绿素的降解产物导致胎粪呈黑绿色。

(六)泌尿系统

妊娠 11~14 周胎儿肾已有排尿功能,妊娠 14 周胎儿膀胱内已有尿液。胎儿通过排尿参与羊水的循环。18 周时排尿 7~14ml/h,到足月时达到 27ml/h,约 650ml/d。

(七)内分泌系统

甲状腺于妊娠第 6 周开始发育,妊娠 12 周已能合成甲状腺激素。甲状腺素对胎儿各组织器官的正常发育均有作用,尤其是大脑的发育。妊娠 12 周至整个妊娠期,胎儿甲状腺对碘的蓄积高于母亲甲状腺,因此,孕期补碘要慎重。胎儿肾上腺孕期持续生长,在妊娠的最后 5~6 周肾上腺体积迅速增大,足月时其重量与成人相同。胎儿肾上腺皮质主要由胎儿带组成,能产生大量甾体激素,近足月时其分泌量达到 100~200mg/d,与胎儿肝、胎盘、母体共同完成雌三醇的合成。妊娠 12 周胎儿胰腺开始分泌胰岛素。

(八)生殖系统及性腺分化发育

胎儿的性别由染色体决定,胎儿性腺的发育对性别表型也起到辅助作用。性染色体 XX 或 XY 在受精卵形成时已确定,胚胎 6 周内胎儿的性别尚不能区分。此后在 Y 染色体的作用下,原始生殖细胞逐渐分化为睾丸。睾丸形成后刺激间质细胞分泌睾酮,促使中肾管发育,支持细胞产生副中肾管抑制物质使副中肾管退化。外阴部 5α- 还原酶使睾酮衍化为二氢睾酮,外生殖器向男性分化发育。睾丸于临产前降至阴囊内。若胚胎细胞不含 Y 染色体,原始生殖细胞分化为卵巢,由于缺乏副中肾管抑制物质使副中肾管系统发育,形成阴道、子宫、输卵管。外阴部缺乏 5α- 还原酶,外生殖器向女性分化发育。

第三节 胎儿附属物的形成与功能

胎儿附属物包括胎盘、胎膜、脐带和羊水,它们对维持胎儿宫内的生命及生长发育起重要作用。

一、胎盘

(一)胎盘的结构

胎盘(placenta)由胎儿部分的羊膜和叶状绒毛膜以及母体部分的底蜕膜构成,是母体与胎儿间进行物质交换的重要器官。

1. **羊膜(amnion)** 羊膜为附着在胎盘胎儿面的半透明薄膜。羊膜光滑,无血管、神经及淋巴。正常羊膜厚 0.02~0.05mm,电镜见上皮细胞表面有微绒毛,使羊水与羊膜间进行交换。

2. **叶状绒毛膜(chorion frondosum)** 叶状绒毛膜为胎盘的主要结构。晚期囊胚着床后,着床部位的滋养层细胞迅速分裂增殖,内层为细胞滋养细胞,是分裂生长的细胞;外层为合体滋养细胞,是执行功能的细胞,由细胞滋养细胞分化而来。滋养层内面有一层胚外中胚层，与滋养层共同组成绒毛膜。与底蜕膜相接触的绒毛营养丰富发育良好，称为叶状绒毛膜。胎盘的主要结构叶状绒毛形成历经 3 个阶段。①初级绒毛：绒毛膜表面长出呈放射状排列的合体滋养细胞小梁，绒毛膜深部增生活跃的细胞滋养细胞伸入其中，形成合体滋养细胞小梁的细胞中心索；②次级绒毛：初级绒毛继续增长，胚外中胚层长入细胞中心索，形成间质中心索；③三级绒毛：约在受精后第 3 周末，胚胎血管长入间质中心，绒毛内血管形成。一个初级绒毛干及其分支形成一个胎儿叶，一个次级绒毛干及其分支形成一个胎儿小叶。每个胎盘有 60~80 个胎儿叶、200 个胎儿小叶。

每个绒毛干中均有脐动脉和脐静脉的分支，随着绒毛干一再分支，脐血管越来越细，最终形成胎儿毛细血管进入的三级绒毛，此时，胎儿 - 胎盘循环建立。绒毛之间的间隙称绒毛间隙（intervillous space）。在滋养细胞侵入子宫壁的过程中，子宫螺旋血管破裂，直接开口于绒毛间隙，绒毛间隙充满母体血液，游离绒毛悬浮于其中，母儿间物质交换在悬浮于母血的绒毛处进行（图 3-3）。

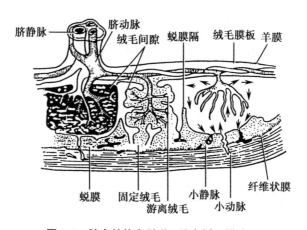

脐静脉　脐动脉　绒毛间隙　蜕膜隔　绒毛膜板　羊膜

蜕膜　固定绒毛　游离绒毛　小静脉　小动脉　纤维状膜

图 3-3　胎盘结构和胎儿 - 胎盘循环模式图

妊娠晚期，母体子宫螺旋血液以每分钟约 500ml 流量进入绒毛间隙，胎儿血液同样以每分钟约 500ml 流量流经胎盘；妊娠足月胎盘的绒毛表面积达 12~14m^2，相当于成人肠道总面积。因此，母儿之间有一个巨大的交换面积。胎儿体内含氧量低、代谢废物浓度高的血液经脐动脉流至绒毛毛细血管，与绒毛间隙中的母血进行物质交换后，脐静脉将含氧量高、营养物质丰富的血液带回胎儿体内，以保证胎儿宫内生长发育。胎儿血和母血不直接相通，之间隔有绒毛毛细血管壁、绒毛间质及绒毛滋养细胞层，构成母胎界面（maternal-fetal interface），有胎盘屏障（placental barrier）作用。

3. 底蜕膜　底蜕膜来自胎盘附着部位的子宫内膜，占胎盘很小部分。固定绒毛的滋养层细胞与底蜕膜共同形成绒毛间隙的底，称为蜕膜板。从此板向绒毛膜伸出蜕膜间隔，不超过胎盘厚度的 2/3，将胎盘母体面分成肉眼可见的 20 个左右母体叶。

妊娠足月胎盘呈盘状，多为圆形或椭圆形，重 450~650g，直径 16~20cm，厚 1~3cm，中央厚，边缘薄。胎盘分胎儿面和母体面。胎儿面被覆羊膜，呈灰白色，光滑半透明，脐带动静脉从附着处分支向四周呈放射状分布直达胎盘边缘，其分支穿过绒毛膜板，进入绒毛干及其分支。母体面粗糙呈暗红色，蜕膜间隔形成若干浅沟分成母体叶。

(二)胎盘的功能

胎盘介于胎儿与母体之间,是维持胎儿宫内生长发育的重要器官。具有物质交换、防御、合成以及免疫功能。

1. 物质交换功能 包括气体交换、营养物质供应和排出胎儿代谢产物。物质交换及转运方式有:①简单扩散:物质通过细胞质膜从高浓度区扩散至低浓度区,不消耗能量。如 O_2、CO_2、水、钠钾电解质等;②易化扩散:物质通过细胞质膜从高浓度区向低浓度区扩散,不消耗能量,但需特异性载体转运,如葡萄糖的转运;③主动运输:物质通过细胞质膜从低浓度区逆方向扩散至高浓度区,需要消耗能量及特异性载体转运,如氨基酸、水溶性维生素及钙、铁等;④其他:较大物质可通过细胞质膜裂隙,或通过细胞膜内陷吞噬后,继之膜融合,形成小泡向细胞内移动等方式转运,如大分子蛋白质、免疫球蛋白等。

(1)气体交换:母儿间 O_2 和 CO_2 在胎盘中以简单扩散方式交换,相当于胎儿呼吸系统的功能。

1)氧交换:母体子宫动脉血氧分压(PO_2)为 95~100mmHg,绒毛膜间隙内血 PO_2 为 40~50mmHg,而胎儿脐动脉血 PO_2 于交换前为 20mmHg,经绒毛与绒毛间隙的母血进行交换后,胎儿脐静脉血 PO_2 为 30mmHg 以上,氧饱和度为 70%~80%,母体每分钟可供胎儿氧 7~8ml/kg。尽管 PO_2 升高不多,但胎儿血红蛋白对 O_2 的亲和力强,能从母血中获得充分的 O_2。一些疾病状态,如心功能不全、贫血、肺功能不良、子痫前期等,母血 PO_2 降低,胎儿获得 O_2 明显不足,容易发生胎儿宫内生长受限或胎儿窘迫。

2)二氧化碳交换:母体子宫动脉血二氧化碳分压(PCO_2)为 32mmHg,绒毛间隙内血 PCO_2 为 38~42mmHg,较胎儿脐动脉血 PCO_2 48mmHg 稍低,但 CO_2 的扩散速度比 O_2 快 20 倍,故胎儿 CO_2 容易通过绒毛间隙直接向母体迅速扩散。

(2)营养物质供应:葡萄糖是胎儿代谢的主要能源,以易化扩散方式通过胎盘,胎儿体内的葡萄糖均来自母体。氨基酸、钙、磷、碘和铁以主动运输方式通过胎盘。脂肪酸、钾、钠、镁、维生素 A、维生素 D、维生素 E、维生素 K 以简单扩散方式通过胎盘。胎盘中还有多种酶(如氧化酶、还原酶、水解酶等),能将复杂化合物分解为简单物质,如将蛋白质分解为氨基酸、脂肪分解为非酯化脂肪酸等,也能将简单物质合成后供给胎儿,如葡萄糖合成糖原、氨基酸合成蛋白质等。相当于胎儿的消化系统的功能。

(3)排出胎儿代谢产物:胎儿代谢产物如尿素、尿酸、肌酐、肌酸等,经胎盘转输入母血,由母体排出体外。相当于胎儿的泌尿系统的功能。

2. 防御功能 胎盘的屏障作用极为有限。各种病毒(如风疹病毒、巨细胞病毒等)及大部分药物均可通过胎盘,影响胎儿。细菌、弓形虫、衣原体、支原体、螺旋体不能通过胎盘屏障,但可在胎盘部位形成病灶,破坏绒毛结构后进入胎体感染胚胎及胎儿。母血中免疫抗体如 IgG 能通过胎盘,使胎儿在生后短时间内获得被动免疫力。

3. 合成功能 胎盘合体滋养细胞能合成多种激素、酶和细胞因子,对维持正常妊娠起重要作用。激素有蛋白、多肽和甾体激素,如人绒毛膜促性腺激素、人胎盘生乳素、雌激素、孕激素等。酶有缩宫素酶、耐热性碱性磷酸酶等。还能合成前列腺素、多种神经递质和多种细胞因子与生长因子。

(1)人绒毛膜促性腺激素(human chorionic gonadotropin, hCG):为分子量 36700 的糖蛋白,与 FSH、LH 和促甲状腺激素一样,均由 α、β 亚基组成,α 亚基几乎相同,相互间能发生交叉反应,β-hCG 亚基羧基端最后的 24 个氨基酸片段为其所特有,故临床利用 β-hCG 的特异抗血清测定母体血清 β-hCG。受精后第 6 日滋养细胞开始分泌微量 hCG，在受精后 10 日可自母血清中测出，成为诊断早孕的最敏感方法。着床后的 10 周血清 hCG 浓度达高峰，持续约 10 日迅速下降，至妊娠中晚期血清浓度仅为峰值的 10%，产后 2 周内消失。hCG 的功能有：①维持月经黄体寿命，使月经黄体增大成为妊娠黄体，增加甾体激素的分泌以维持妊娠；②促进雄激素芳香化转化为雌激素，同时能刺激黄体酮的形成；③抑制植物血凝素对淋巴细胞的刺激作用，hCG 能吸附于滋养细胞表面，以免胚胎滋养层被母体淋巴细胞攻击；④刺激胎儿睾丸分泌睾酮，促进男胎性分化；⑤能与母体甲状腺细胞 TSH 受体结合，刺激甲状腺活性。

（2）人胎盘生乳素（human placental lactogen, HPL）：为分子量 22279 的单链多肽激素，有 191 个氨基酸。妊娠 5~6 周用放免法可在母体血浆中测出 HPL，随妊娠进展其分泌量持续增加，至妊娠 34~36 周达高峰并维持至分娩，产后迅速下降，产后 7 小时即测不出。HPL 的功能有：①促进乳腺泡发育，刺激乳腺上皮细胞合成乳白蛋白、乳酪蛋白和乳珠蛋白，为产后泌乳做准备；②有促进胰岛素生成作用，使母血胰岛素值增高，促进蛋白质合成；③通过脂解作用提高游离脂肪酸、甘油浓度，以游离脂肪酸作为能源，抑制对葡萄糖的摄取和利用，使多余葡萄糖运送给胎儿，成为胎儿的主要能源，也成为蛋白质合成的能源来源；④抑制母体对胎儿的排斥作用。HPL 是通过母体促进胎儿发育的重要"代谢调节因子"。

（3）雌激素：妊娠早期由卵巢黄体产生，妊娠 10 周后主要由胎儿 - 胎盘单位合成。至妊娠末期，雌三醇值为非孕妇女的 1000 倍，雌二醇及雌酮值为非孕妇女的 100 倍。

雌激素生成过程：母体胆固醇在胎盘内转变为孕烯醇酮后，经胎儿肾上腺胎儿带转化为硫酸脱氢表雄酮（dehydroisoandrosterone, DHAS），再经胎儿肝内 16α- 羟化酶作用，形成 16α- 羟基硫酸脱氢表雄酮（16α-OH-DHAS）后，在胎盘合体滋养细胞硫酸酯酶作用下，去硫酸根形成 16α-OH-DHA，随后经胎盘芳香化酶作用成为 16α- 羟基雄烯二酮，最终形成游离雌三醇。

（4）孕激素：妊娠早期由卵巢妊娠黄体产生。妊娠 8~10 周后，胎盘合体滋养细胞是产生孕激素的主要来源。母血黄体酮值随妊娠进展逐渐增高，至妊娠足月达 312~624nmol/L，其代谢产物为孕二醇，24 小时尿排出值为 35~45mg。孕激素在雌激素协同作用下，对妊娠期子宫内膜、子宫肌层、乳腺以及母体其他系统的生理变化起重要作用。

（5）缩宫素酶（oxytocinase）：为分子量约 30 万的糖蛋白。随妊娠进展逐渐增多，至妊娠末期达高值。其生物学意义尚不十分明了，主要作用是灭活缩宫素分子，维持妊娠。胎盘功能不良，如死胎、子痫前期、胎儿生长受限时，血中缩宫素酶降低。

（6）耐热性碱性磷酸酶（heat stable alkaline phosphatase, HSAP）：妊娠 16~20 周母血清中可测出。随妊娠进展而增多，直至胎盘娩出后其值下降，产后 3~6 日消失。动态测其数值，可作为检查胎盘功能的一项指标。

（7）细胞因子与生长因子：如表皮生长因子（epidermal growth factor, EGF）、神经生长因子、胰岛素样生长因子（insulin like growth factor, IGF）、肿瘤坏死因子 -α（tumor necrosis factor-α, TNF-α）、白细胞介素（interleukin, IL）-1、2、6、8 等。上述因子在胚胎和胎儿营养及免疫保护中起一定作用。

4. 免疫功能　胎儿是同种半异体移植物（semiallogenic graft）。正常妊娠母体能容受、不排斥胎儿，其具体机制目前尚不清楚，可能与早期胚胎组织无抗原性、母胎界面的免疫耐受以及妊娠期母体免疫力低下有关。

二、胎膜

胎膜(fetal membranes)是由外层的平滑绒毛膜(chorion leave)和内层的羊膜组成。囊胚表面非着床部位的绒毛膜在发育过程中缺乏营养逐渐退化萎缩成为平滑绒毛膜。羊膜为无血管膜,结实、坚韧而柔软,与覆盖胎盘、脐带的羊膜层相连。能转运溶质和水,参与羊水平衡的维持;能合成血管活性肽、生长因子和细胞因子,参与血管张力的调节。至妊娠晚期平滑绒毛膜与羊膜轻轻贴附并能分开。胎膜的重要作用是维持羊膜腔的完整性,对胎儿起到保护作用。胎膜含大量花生四烯酸(前列腺素前身物质)的磷脂,且含能催化磷脂生成游离花生四烯酸的溶酶体,在分娩发动上有一定作用。

三、脐带

脐带(umbilical cord)是连接胎儿与胎盘的条索状组织,胎儿借助脐带悬浮于羊水中。足月妊娠的脐带长 30~100cm,平均约 55cm,直径 0.8~2.0cm。脐带表面有羊膜覆盖呈灰白色,内有一条脐静脉、两条脐动脉,脐血管周围为含水量丰富来自胚外中胚层的胶样组织,称为华通胶(Wharton jelly),具有保护脐血管的作用。脐带是母体与胎儿气体交换、营养物质供应和代谢产物排出的重要通道。当脐带受压使血流受阻时,可致胎儿缺氧,甚至危及胎儿生命。

四、羊水

充满在羊膜腔内的液体,称为羊水(amniotic fluid)。

1. 羊水的来源　①妊娠早期的羊水主要来自母体血清经胎膜进入羊膜腔的透析液;②妊娠中期以后,胎儿尿液成为羊水的主要来源,使羊水的渗透压逐渐降低;③妊娠晚期胎儿肺参与羊水的生成,每日 600~800ml 液体从肺泡分泌至羊膜腔;④羊膜、脐带华通胶及胎儿皮肤渗出液体,但量少。

2. 羊水的吸收　①约 50% 由胎膜完成;②胎儿吞咽羊水,足月妊娠胎儿每日可吞咽羊水 500~700ml;③脐带每小时能吸收羊水 40~50ml;④ 20 孕周前,胎儿角化前皮肤有吸收羊水的功能,但量很少。

3. 母体、胎儿、羊水三者间的液体平衡　羊水在羊膜腔内不断进行液体交换,以保持羊水量相对恒定。母儿间的液体交换主要通过胎盘,每小时约 3600ml。母体与羊水的交换主要通过胎膜,每小时约 400ml。羊水与胎儿间主要通过胎儿消化管、呼吸道、泌尿道以及角化前皮肤进行交换。

4. 羊水量、形状及成分　妊娠期羊水量逐渐增加,妊娠 38 周约 1000ml,此后羊水量逐渐减少。妊娠 40 周羊水量约 800ml。过期妊娠羊水量明显减少,可减少至 300ml 以下。妊娠早期羊水为无色澄清液体。妊娠足月羊水略混浊、不透明,可见羊水中悬浮有小片状物(胎脂、胎儿脱落上皮细胞、毳毛、毛发、少量白细胞、白蛋白、尿酸盐等)。羊水中含有大量激素和酶。足月妊娠时羊水比重为 1.007~1.025,pH 约为 7.20,内含水分 98%~99%,1%~2% 为无机盐及有机物。

5. 羊水的功能

(1)保护胎儿:羊膜腔内恒温,适量的羊水对胎儿有缓冲作用,避免胎儿受到挤压,防止胎肢粘连,避免子宫肌壁或胎儿对脐带直接压迫所致的胎儿窘迫;临产宫缩时,羊水能使宫缩压力均匀分布，避免胎儿局部受压所致的胎儿窘迫。胎儿吞咽或吸入羊水可促进胎儿消化道和肺的发育，孕期羊水过少可引起胎儿肺发育不良。

（2）保护母体：妊娠期减少胎动所致的不适感；临产后，前羊水囊借助楔形水压扩张宫颈口及阴道；破膜后羊水冲洗阴道，可减少感染机会。

第四节　妊娠期母体的变化

一、生殖系统的变化

（一）子宫

妊娠期子宫的重要功能是孕育胚胎、胎儿，同时在分娩过程中起重要作用。是妊娠期及分娩后变化最大的器官。

1. 子宫大小　随妊娠进展，胎儿、胎盘及羊水的形成与发育，子宫体逐渐增大变软。至妊娠足月时子宫体积达 35cm×25cm×22cm；容量约 5000ml，增加约 1000 倍；重量约 1100g，增加近 20 倍。妊娠早期子宫略呈球形且不对称，受精卵着床部位的子宫壁明显突出。妊娠 12 周后，增大子宫逐渐超出盆腔，在耻骨联合上方可触及。妊娠晚期的子宫轻度右旋，与乙状结肠占据在盆腔左侧有关。

子宫增大主要是由于肌细胞的肥大、延长，也有少量肌细胞数目的增加及结缔组织增生。子宫肌细胞由非孕时长 20μm、宽 2μm 至妊娠足月时长 500μm、宽 10μm，细胞质内富含有收缩功能的肌动蛋白（actin）和肌球蛋白（myosin），为临产后子宫收缩提供物质基础。子宫肌壁厚度非孕时约 1cm，至妊娠中期逐渐增厚达 2.0~2.5cm，至妊娠末期又逐渐变薄为 1.0~1.5cm 或更薄。早期子宫的增大受内分泌激素（主要为雌激素）的影响，以后的子宫增大系因宫腔内压力增加所致。子宫各部增长速度：宫底于妊娠后期增长最快，宫体含肌纤维最多，子宫下段次之，宫颈最少，以适应临产后子宫收缩力由宫底向下递减，利于胎儿的娩出。自妊娠 12~14 周起，子宫可出现不规律无痛性收缩。特点为宫缩稀发、不规律和不对称，随妊娠进展而逐渐增加，但宫缩时宫腔内压力通常为 5~25mmHg，持续时间不足 30 秒，不伴有宫颈的扩张，这种生理性无痛宫缩称为 Braxton Hicks 收缩。

2. 子宫血流量　妊娠期子宫血管扩张、增粗，子宫血流量增加，以适应胎儿-胎盘循环的需要。孕早期子宫血流量为 50ml/min，主要供应子宫肌层和蜕膜。妊娠足月时子宫血流量为 450~650ml/min，其中 80%~85% 供应胎盘。子宫肌层分为外层、内层和中层三层，主要由中层组成，该层主要由肌纤维相互交错成网状，其中的每一个细胞都呈双曲线，当任意两个细胞相互交错时就形成形似 "8" 字形的结构，而子宫螺旋血管则穿行于子宫肌纤维之间，当子宫收缩时血管被紧压，子宫血流量明显减少，是产后能使子宫胎盘剥离面迅速止血的主要机制。但过强的宫缩也可导致胎儿宫内缺氧。

3. 子宫内膜　受精卵着床后，在孕激素、雌激素作用下子宫内膜腺体增大，腺上皮细胞内糖原增加，结缔组织细胞肥大，血管充血，此时的子宫内膜称为蜕膜（decidua）。按蜕膜与囊胚的关系，将蜕膜分为 3 部分：①底蜕膜（basal decidua）：囊胚着床部位的子宫内膜，与叶状绒毛膜相贴，以后发育成为胎盘的母体部分；②包蜕膜（capsular decidua）：覆盖在囊胚表面的蜕膜，随囊胚发育逐渐突向宫腔；③真蜕膜（true decidua）：底蜕膜及包蜕膜以外覆盖子宫腔其他部分的蜕膜，妊娠 14~16 周羊膜腔明显增大，包蜕膜和真蜕膜相贴近，宫腔消失（图 3-4）。

4. 子宫峡　子宫峡部位于宫体与宫颈之间最狭窄的组织结构。非孕时长约 1cm，妊娠后子宫峡部变软，逐渐伸展拉长变薄，扩展成宫腔一部分，临产后伸展至 7~10cm，成为产道一部分，称为子宫下段，是产科手术学的重要解剖结构。

5. 子宫颈　子宫颈在激素的作用下，宫颈充血、水肿，宫颈管内腺体增生、肥大，使宫颈自妊娠早期逐渐变软，呈紫蓝色。宫颈的主要成分为胶原丰富的结缔组织，不同时期这些结缔组织的重新分布，使妊娠期宫颈关闭维持至足月，分娩期宫颈扩张以及产褥期宫颈迅速复旧。妊娠期宫颈黏液增多，形成黏稠黏液栓，富含免疫球蛋白及细胞因子，有保护宫腔免受外来感染侵袭的作用。

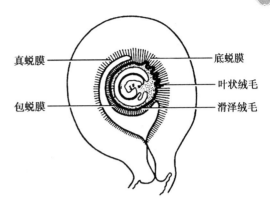

图 3-4　早期妊娠子宫与绒毛的关系

（二）卵巢

妊娠期卵巢排卵和新卵泡发育均停止。于妊娠 6~7 周前产生大量雌激素及孕激素，以维持妊娠继续。妊娠 10 周后黄体功能由胎盘取代，黄体开始萎缩。

（三）输卵管

妊娠期输卵管伸长，但肌层并不增厚。黏膜层上皮细胞稍扁平，在基质中可见蜕膜细胞。有时黏膜呈蜕膜样改变。

（四）阴道

妊娠期阴道黏膜变软，水肿充血呈紫蓝色（Chadwick 征）。阴道壁皱襞增多，周围结缔组织变疏松，肌肉细胞肥大，伸展性增加，有利于分娩时胎儿的通过。阴道脱落细胞及分泌物增多呈白色糊状。阴道上皮细胞含糖原增加，乳酸含量增多，使阴道 pH 降低至 3.5~6.0，不利于致病菌生长，有利于防止感染。

（五）外阴

妊娠期外阴部充血，皮肤增厚，大小阴唇色素沉着，大阴唇内血管增多及结缔组织松软，故伸展性增加，有利于分娩时胎儿的通过。妊娠时由于增大的子宫压迫，盆腔及下肢静脉血回流障碍，部分孕妇可有外阴或下肢静脉曲张，产后多自行消失。

二、乳房的变化

妊娠期间胎盘分泌大量雌激素刺激乳腺腺管发育，分泌大量孕激素刺激乳腺腺泡发育。乳腺发育完善还需垂体催乳素、人胎盘生乳素以及胰岛素、皮质醇等的参与。乳房于妊娠早期开始增大，充血明显。孕妇自觉乳房发胀是早孕的常见表现。随着乳腺腺泡增生导致乳腺增大并出现结节。乳头增大变黑，易勃起。乳晕颜色加深，其外围的皮脂腺肥大形成散在的结节状隆起，称蒙氏结节（Montgomery's tubercles）。妊娠末期，尤其在接近分娩期挤压乳房时，可有少量淡黄色稀薄液体溢出，称初乳（colostrum）。妊娠期间乳腺充分发育，为泌乳做好准备，但并无乳汁分泌，与大量雌、孕激素抑制乳汁生成可能有关。产后胎盘娩出，雌、孕激素水平迅速下降，新生儿吸吮乳头，乳汁开始分泌。

三、循环系统的变化

1. 心脏　妊娠期增大的子宫使膈肌升高，心脏向左、上、前方移位，心脏沿纵轴顺时针方向扭转，加之血流量增加及血流速度加快，心浊音界稍扩大，心尖搏动左移 1~2cm。部分孕妇可闻及心尖区 Ⅰ~Ⅱ 级柔和吹风样收缩期杂音，第一心音分裂及第三心音，产后逐渐消失。心电图因心脏左移出现电轴左偏约 15°。心脏容量至妊娠末期增加 10%，心率于妊娠晚期休息时每分钟增加 10~15 次。

2. 心排出量　伴随着外周血管阻力下降，心率增加以及血容量增加，心排出量自妊娠10 周逐渐增加，至妊娠 32~34 周达高峰，持续至分娩，左侧卧位测量心排出量较未孕时增加30%，每次心排出量平均约为 80ml。心排出量增加为孕期循环系统最重要的改变，临产后在第二产程心排出量也显著增加。有基础心脏病的孕妇易在妊娠 32~34 周、分娩期及产后3 日内发生心衰。

3. 血压　妊娠早期及中期血压偏低，妊娠 24~26 周后血压轻度升高。一般收缩压无变化，舒张压因外周血管扩张、血液稀释及胎盘形成动静脉短路而轻度降低，使脉压稍增大。孕妇体位影响血压，妊娠晚期仰卧位时增大的子宫压迫下腔静脉，回心血量减少、心排出量减少使血压下降，形成仰卧位低血压综合征（supine hypotensive syndrome）。侧卧位能解除子宫压迫，改善血液回流。因此，妊娠中、晚期鼓励孕妇侧卧位休息。

四、血液的改变

（一）血容量

妊娠期循环血容量增加以适应子宫胎盘及各组织器官增加的血流量，对维持胎儿生长发育极为重要。血容量于妊娠 6~8 周开始增加，至妊娠 32~34 周达高峰，增加 40%~45%，平均约增加 1450ml，维持此水平直至分娩。其中血浆平均增加 1000ml，红细胞平均增加450ml，血浆量的增加多于红细胞的增加，出现生理性血液稀释。

（二）血液成分

1. 红细胞　妊娠期骨髓造血增加，网织红细胞轻度增多。由于血液稀释，红细胞计数约为 $3.6 \times 10^{12}/L$（非孕妇女约为 $4.2 \times 10^{12}/L$），血红蛋白值约为 110g/L（非孕妇女约为 130g/L），血细胞比容从未孕时 0.38~0.47 降至 0.31~0.34。

2. 白细胞　妊娠期白细胞计数轻度增加，一般 $(5~12) \times 10^9/L$，有时可达 $15 \times 10^9/L$。临产及产褥期白细胞计数也显著增加，一般 $(14~16) \times 10^9/L$，有时可达 $25 \times 10^9/L$。主要为中性粒细胞增多，淋巴细胞增加不明显，单核细胞及嗜酸性粒细胞几乎无改变。

3. 凝血因子　妊娠期血液处于高凝状态。凝血因子 Ⅱ、Ⅴ、Ⅶ、Ⅷ、Ⅸ、Ⅹ 增加，仅凝血因子 Ⅺ 及 Ⅻ 降低。妊娠期血小板数轻度减少。妊娠晚期凝血酶原时间（prothrombin time，PT）及活化部分凝血活酶时间（activated partial thromboplastin time，APTT）轻度缩短，凝血时间无明显改变。血浆纤维蛋白原含量比非孕妇女约增加 50%，于妊娠末期平均达 4.5g/L（非孕妇女平均为 3g/L）。由于孕期血液处于高凝状态，产后胎盘剥离面血管内迅速形成血栓，是预防产后出血的另一重要机制。

4. 血浆蛋白　由于血液稀释，血浆蛋白自妊娠早期开始降低，至妊娠中期达 60~65g/L，主要是白蛋白减少，约为 35g/L，以后持续此水平直至分娩。

五、泌尿系统的改变

妊娠期肾脏略增大。肾血浆量流（renal plasma flow，RPF）及肾小球滤过率（glomerular filtration rate，GFR）于妊娠早期均增加，整个妊娠期间维持高水平。与非孕时相比，RPF 约增加 35%，GFR 约增加 50%。由此导致代谢产物尿素、肌酐等排泄增多，其血清浓度低于非孕期。RPF 与 GFR 均受体位影响，孕妇仰卧位时尿量增加，故夜尿量多于日尿量。妊娠期 GFR 增加，而肾小管对葡萄糖重吸收能力未相应增加，约 15% 孕妇饭后出现妊娠期生理性糖尿，应注意与糖尿病鉴别。

妊娠期受孕激素影响，泌尿系统平滑肌张力降低。输尿管增粗及蠕动减弱，尿流缓慢，肾盂及输尿管自妊娠中期轻度扩张，且右侧输尿管常受右旋妊娠子宫的压迫，可致肾盂积水。孕妇易患急性肾盂肾炎，以右侧居多。孕早期膀胱受增大子宫的压迫，可出现尿频，子宫长出盆腔后症状往往缓解。妊娠晚期，胎头入盆后，膀胱受压，膀胱、尿道压力增加，部分孕妇可出现尿频及尿失禁。

六、呼吸系统的变化

妊娠期肋膈角增宽、肋骨向外扩展，胸廓横径及前后径加宽使周径加大，膈肌上升使胸腔纵径缩短，但胸腔总体积不变，肺活量不受影响。孕妇耗氧量于妊娠中期增加 10%~20%，肺通气量约增加 40%，有过度通气现象，使动脉血 PO_2 增高达 92mmHg，PCO_2 降至 32mmHg，有利于供给孕妇及胎儿所需的氧，通过胎盘排出胎儿血中的 CO_2。妊娠晚期子宫增大，膈肌活动幅度减小，胸廓活动加大，以胸式呼吸为主，气体交换保持不减。呼吸次数于妊娠期变化不大，每分钟不超过 20 次，但呼吸较深大。

妊娠期肺功能变化：①肺活量无明显改变；②通气量每分钟约增加 40%，潮气量约增加 39%；③残气量约减少 20%；④肺泡换气量约增加 65%；⑤受雌激素影响，上呼吸道（鼻、咽、气管）黏膜增厚，轻度充血、水肿，易发生上呼吸道感染。

七、消化系统的改变

妊娠期受雌激素影响，齿龈肥厚，容易充血、水肿、出血。少数孕妇牙龈出现血管灶性扩张，即妊娠龈瘤，分娩后自然消失。孕激素使平滑肌张力降低、肌肉松弛。胃贲门括约肌松弛，胃内酸性内容物逆流至食管下部产生胃烧灼感；胃排空时间延长，易出现上腹部饱满感。胆囊排空时间延长，胆汁稍黏稠使胆汁淤积，易诱发胆囊炎及胆石病。肠蠕动减弱，粪便在大肠停留时间延长出现便秘，加之直肠静脉压增高，孕妇易发生痔疮或原有痔疮加重。妊娠期增大的子宫可使胃、肠管向上及两侧移位，这些部位发生病变时，体征往往有变异，如阑尾炎可表现为右侧腹部中份或上份的疼痛。

八、内分泌系统的变化

1. 垂体　妊娠期垂体稍增大，尤其在妊娠末期，腺垂体增大明显。嗜酸细胞肥大增多，形成"妊娠细胞"。

（1）促性腺激素（gonadotropins，Gn）：妊娠黄体及胎盘分泌的大量雌、孕激素，对下丘脑及腺垂体的负反馈作用使 FSH 及 LH 分泌减少，故妊娠期间卵巢内的卵泡不再发育成熟，也无排卵。

（2）催乳素（prolactin，PRL）：妊娠7周开始增多，随妊娠进展逐渐增量，妊娠足月分娩前达高峰约150μg/L，为非孕妇女的10倍。催乳素促进乳腺发育，为产后泌乳作准备。

（3）其他垂体激素：妊娠期促甲状腺激素（thyroid stimulating hormone，TSH）和促肾上腺皮质激素（adrenocorticotropic hormone，ACTH）分泌增加，但无甲状腺或肾上腺皮质功能亢进的表现。

促黑素细胞刺激激素（melanocytestimulating hormone，MSH）的分泌增多，使孕妇皮肤色素沉着。

2. 肾上腺皮质　受妊娠期雌激素大量分泌的影响，中层束状带分泌糖皮质醇增多3倍，进入血液循环约75%与球蛋白结合，15%与白蛋白结合，具有活性作用的游离糖皮质醇仅为10%，故孕妇无肾上腺皮质功能亢进表现。妊娠期外层球状带的醛固酮增多4倍，具有活性作用的游离醛固酮仅为30%~40%，不致引起过多的水钠潴留。内层网状带分泌睾酮略增加，一些孕妇阴毛、腋毛增多及增粗。

3. 甲状腺　妊娠期受TSH和hCG的作用，甲状腺呈中度增大，血清中甲状腺激素水平自妊娠8周开始增加，18周达到高峰，直至分娩后。由于雌激素刺激肝脏产生的甲状腺素结合球蛋白（thyroxine-binding globulin，TBG）增加2~3倍，血中游离甲状腺激素并未增多，孕妇无甲状腺功能亢进表现。孕妇与胎儿体内的TSH均不能通过胎盘，各自负责自身甲状腺功能的调节。

4. 甲状旁腺　妊娠早期孕妇血清甲状旁腺素水平降低。随妊娠进展，血容量和肾小球滤过率的增加以及钙的胎儿运输，导致孕妇钙浓度缓慢降低，造成甲状旁腺素在妊娠中晚期逐渐升高，有利于为胎儿提供钙。

九、皮肤的变化

妊娠期促黑素细胞刺激激素（MSH）的分泌增多，加之大量的雌、孕激素有黑色素细胞刺激效应，使黑色素增加，导致孕妇乳头、乳晕、腹白线、外阴等处出现色素沉着。色素沉着于颧颊部并累及眶周、前额、上唇和鼻部，边缘较明显，呈蝶状褐色斑，称为妊娠黄褐斑（chloasma gravidarum），于产后自行消退。妊娠期间肾上腺皮质分泌的糖皮质激素增多，该激素分解弹力纤维蛋白，使弹力纤维变性，加之子宫的增大使孕妇腹壁皮肤张力加大，皮肤的弹力纤维断裂，呈多量紫色或淡红色不规律平行略凹陷的条纹，称为妊娠纹（striae gravidarum），见于初产妇。旧妊娠纹呈银色光亮，见于经产妇。

十、新陈代谢的变化

1. 基础代谢率　妊娠早期稍下降，于妊娠中期渐增高，至妊娠晚期可增高15%~20%。妊娠期需要的总能量约80000kcal，或约每日300kcal。

2. 体重　妊娠期体重的增加主要来自子宫及内容物、乳房、增加的血容量、组织间液以及少量的母体脂肪和蛋白的贮存。孕期平均体重增加12.5kg。母亲孕前体重及孕期增加的体重与胎儿出生体重密切相关。

3. 糖代谢　妊娠期胰腺分泌胰岛素增多，胎盘产生的胰岛素酶、激素等拮抗胰岛素致其分泌相对不足。孕妇空腹血糖值略低，餐后高血糖和高胰岛素血症，以利于对胎儿葡萄糖的供给。妊娠期糖代谢的特点和变化可致妊娠期糖尿病的发生。

4. 脂肪代谢　妊娠期能量消耗多，母体脂肪积存多，糖原储备减少。妊娠期肠道吸收脂肪能力增强,血脂较孕前增加约 50%。遇能量消耗过多时,体内动用大量脂肪,使血中酮体增加,易发生酮血症。

5. 蛋白质代谢 孕妇对蛋白质的需要量明显增加,呈正氮平衡。妊娠期体内需储备足够的蛋白质,除供给胎儿生长发育及子宫、乳房增大的需要外,还为分娩期消耗做准备。如果蛋白质储备不足,血浆蛋白减少,组织间液增加,出现水肿。

6. 矿物质代谢 妊娠期总钾、钠的储存增加,但由于血容量的增加,血清中钾、钠的浓度与非孕期相近。妊娠期血清磷无明显变化,血清镁浓度下降。胎儿生长发育需要大量钙,足月妊娠胎儿骨骼储存约 30g 钙,其中 80% 在妊娠最后 3 个月内积累;因此,孕期中、晚期应注意加强饮食中钙的摄入,必要时补充钙剂。妊娠期孕妇约需要 1000mg 的铁,其中 300mg 转运至胎盘、胎儿,200mg 通过各种生理途径(主要为胃肠道)排泄。孕期铁的需求主要在妊娠晚期,6~7mg/d,多数孕妇铁的储存量不能满足需要,需要在妊娠中、晚期开始补充铁剂,以满足胎儿生长和孕妇的需要。

十一、骨骼、关节及韧带的变化

在妊娠期间骨质通常无改变,仅在妊娠次数过多、过密又不注意补充维生素 D 及钙时,能引起骨质疏松。部分孕妇自觉腰骶部及肢体疼痛不适,可能与由胎盘分泌的松弛素(relaxin)使骨盆韧带及椎骨间的关节、韧带松弛有关。部分孕妇耻骨联合松弛、分离导致明显疼痛、活动受限,产后往往消失。妊娠晚期孕妇重心向前移,为保持身体平衡,孕妇头部与肩部应向后仰,腰部向前挺,形成典型的孕妇姿势。

思 考 题

1. 简述受精卵的形成过程,可能引起早期流产或导致不孕的因素有哪些?
2. 简述胎儿血液循环的特点,新生儿出生后血液循环会发生哪些变化?
3. 简述胎盘合成激素的种类及各类激素的主要生理功能。
4. 简述羊水是保持动态平衡的机制。
5. 简述妊娠期母体循环系统的主要变化及护理要点。

（赵红梅）

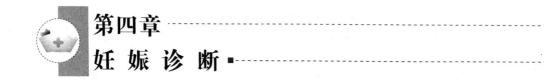

妊娠期全过程从末次月经的第 1 日开始计算，孕龄为 280 日，即 40 周。临床上分为 3 个时期：第 13 周末之前称为早期妊娠（first trimester），第 14~27 周末称为中期妊娠（second trimester），第 28 周及其后称为晚期妊娠（third trimester）。

第一节　早期妊娠的诊断

主要临床表现为停经、早孕反应、乳房和生殖系统的变化。

血、尿人绒毛膜促性腺激素升高是确定妊娠的主要指标。

妊娠早期超声检查是确定宫内妊娠的金指标。

早期妊娠也称早孕，是胚胎形成、胎儿器官分化的重要时期，因此早期诊断主要是确定妊娠、胎数、胎龄，排除异位妊娠等病理情况。

一、症状和体征

1. 停经　育龄期有性生活史的健康妇女，平时月经周期规则，一旦月经过期，应考虑到妊娠。停经 10 日以上，应高度怀疑妊娠。若停经 2 个月以上，则妊娠的可能性更大。停经是妊娠最早的症状，但不是妊娠的特有症状。

2. 早孕反应（morning sickness）　在停经 6 周左右出现畏寒、头晕、流涎、乏力、嗜睡、缺乏食欲、喜食酸物、厌恶油腻、恶心、晨起呕吐等症状，称早孕反应。多在妊娠 12 周左右自行消失。

3. 尿频　前倾增大的子宫在盆腔内压迫膀胱所致。当子宫增大超出盆腔后，尿频症状自然消失。

4. 乳房的变化　自觉乳房胀痛，检查发现乳房体积逐渐增大，有明显的静脉显露，乳头增大，乳头乳晕着色加深。乳晕周围皮脂腺增生出现深褐色结节，称为蒙氏结节。哺乳妇女妊娠后乳汁明显减少。

5. 妇科检查　阴道黏膜和宫颈阴道部充血呈紫蓝色。停经 6~8 周时，双合诊检查子宫峡部极软，感觉宫颈与宫体之间似不相连，称黑加征（Hegarsign）。子宫逐渐增大变软，呈球形。停经 8 周时，子宫为非孕时的 2 倍，停经 12 周时为非孕时的 3 倍，在耻骨联合上方可以触及。

二、辅助检查

1. 妊娠试验（pregnancy test）　受精卵着床后不久，即可用放射免疫法测出受检者血液中 hCG 升高。临床上多用早早孕试纸法检测受检者尿液，结果阳性结合临床表现可以诊断为妊娠。

2. 超声检查 妊娠早期超声检查的主要目的是确定宫内妊娠,排除异位妊娠和滋养细胞疾病,估计孕龄,排除盆腔肿块或子宫异常;若为多胎,可根据胚囊的数目和形体判断绒毛膜性(图4-1)。停经35日时,宫腔内见到圆形或椭圆形妊娠囊(gestational sac, GS);妊娠6周时,可见到胚芽和原始心管搏动。停经14周,测量胎儿头臀长度(crown-rump length, CRL)能较准确地估计孕周,矫正预产期。停经9~14周B型超声检查可以排除严重的胎儿畸形,如无脑儿。B型超声测量指标有胎儿颈项透明层(nuchal translucency, NT)和胎儿鼻骨(nose bone)等,可作为孕早期染色体疾病筛查的指标。彩色多普勒超声可见胎儿心脏区彩色血流,可以确诊为早期妊娠、活胎。

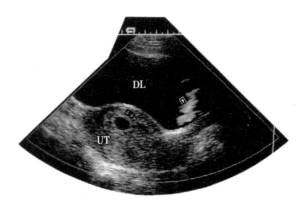

图4-1 早孕期B型超声图像

3. 宫颈黏液检查 宫颈黏液量少且质稠,涂片干燥后光镜下见到排列成行的珠豆状椭圆体,这种结晶见于黄体期,也可见于妊娠期。若黄体期宫颈黏液稀薄,涂片干燥后光镜下出现羊齿植物叶状结晶,基本能排除早期妊娠。

4. 基础体温(basal body temperature, BBT)测定 双相型体温的已婚妇女出现高温相18日持续不降,早孕可能性大。高温相持续超过3周,早期妊娠的可能性更大。

第二节 中、晚期妊娠的诊断

主要的临床表现有子宫增大和胎动。听到胎心音能确诊妊娠且为活胎。超声可检测胎儿生长发育并在妊娠18~24周筛查胎儿结构畸形;彩色多普勒超声可了解子宫和胎儿动脉血流。

中晚期妊娠是胎儿生长和各器官发育成熟的重要时期,主要的妊娠诊断是判断胎儿生长发育情况、宫内状况和发现胎儿畸形。

一、病史与症状

有早期妊娠的经过,自觉腹部逐渐增大。初孕妇于妊娠20周感到胎动,经产妇感觉略早于初产妇。胎动随妊娠进展逐渐增强,至妊娠32~34周达高峰,妊娠38周后逐渐减少。正常胎动每小时3~5次。

二、体征与检查

1. 子宫增大　腹部检查时见增大子宫,手测子宫底高度或尺测耻上子宫长度可以估计胎儿大小及孕周(表4-1)。子宫底高度因孕妇的脐耻间距离、胎儿发育情况、羊水量、单胎、多胎等有差异。不同孕周的子宫底增长速度不同,妊娠20~24周时增长速度较快,平均每周增长1.6cm,至36~40周增长速度减慢,每周平均增长0.25cm。正常情况下,子宫高度在妊娠36周时最高,至妊娠足月时因胎先露入盆略有下降。

2. 胎动(fetal movement,FM)　胎动指胎儿的躯体活动。一般在妊娠18周后B型超声检查可发现,妊娠20周后孕妇可感觉到胎动。有时在腹部检查可以看到或触到胎动。

3. 胎体　妊娠20周后,经腹壁能触到子宫内的胎体。妊娠24周后触诊能区分胎头、胎背、胎臀和胎儿肢体。胎头圆而硬,有浮球感;胎背宽而平坦;胎臀宽而软,形状不规则;胎儿肢体小且有不规则活动。随妊娠进展,通过四步触诊法能够查清胎儿在子宫内的位置。

4. 胎心音　听到胎心音能够确诊为妊娠且为活胎。于妊娠12周用多普勒胎心听诊仪能够探测到胎心音;妊娠18~20周用一般听诊器经孕妇腹壁能够听到胎心音。胎心音呈双音,似钟表"滴答"声,速度较快,正常时每分钟110~160次。胎心音应与子宫杂音、腹主动脉音、脐带杂音相鉴别。

表4-1　不同妊娠周期的子宫底高度及子宫长度

妊娠周数	手测子宫底高度	尺测子宫长度(cm)
12周末	耻骨联合上2~3横指	
16周末	脐耻之间	
20周末	脐下1横指	18(15.3~21.4)
24周末	脐上1横指	24(22.0~25.1)
28周末	脐上3横指	26(22.4~~29.0)
32周末	脐与剑突之间	29(25.3~32.0)
36周末	剑突下2横指	32(29.8~34.5)
40周末	脐与剑突之间或略高	33(30.0~35.3)

三、辅助检查

超声检查不仅能显示胎儿数目、胎产式、胎先露、胎方位、有无胎心搏动、胎盘位置及其与宫颈内口的关系、羊水量、评估胎儿体重,还能测量胎头双顶径、股骨长等多条径线,了解胎儿生长发育情况。在妊娠18~24周,可采用超声进行胎儿系统检查,筛查胎儿结构畸形。

彩色多普勒超声可以检测子宫动脉、脐动脉和胎儿动脉的血流速度波形。妊娠中期子宫动脉血流波动指数(pulsatile index,PI)和阻力指数(resistance index,RI)可以评估子痫前期的风险,妊娠晚期的脐动脉PI和RI可以评估胎盘的血流,胎儿大脑中动脉(middle cerebral artery,MCA)的收缩期峰值可以判断胎儿贫血的程度。

第三节 胎姿势、胎产式、胎先露、胎方位

正常的胎姿势为胎头俯屈,颏部贴近胸壁,脊柱略前弯,四肢屈曲交叉于胸腹前。

纵产式有头先露和臀先露,横产式为肩先露。

枕先露以枕骨、面先露以颏骨、臀先露以骶骨、肩先露以肩胛骨为指示点。每个指示点与母体骨盆入口的不同位置构成不同的胎位。

妊娠 28 周以前胎儿小,羊水相对较多,胎儿在子宫内的活动范围较大,胎儿位置不固定。妊娠 32 周后,胎儿生长迅速,羊水相对减少,胎儿与子宫壁贴近,胎儿的姿势和位置相对恒定,但亦有极少数胎儿的姿势和位置在妊娠晚期发生改变。胎方位甚至在分娩期仍可改变。

1. 胎姿势(fetal attitude) 胎儿在子宫内的姿势称为胎姿势。正常胎姿势为胎头俯屈,颏部贴近胸壁,脊柱略前弯,四肢屈曲交叉于胸腹前,其体积及体表面积均明显缩小,整个胎体成为头端小、臀端大的椭圆形。

2. 胎产式(fetal lie) 胎体纵轴与母体纵轴的关系称胎产式(图 4-2)。胎体纵轴与母体纵轴平行者,称为纵产式(longitudinal lie),占足月妊娠分娩总数的 99.75%;胎体纵轴与母体纵轴垂直者,称横产式(transverse lie),仅占妊娠足月分娩总数的 0.25%。胎体纵轴与母体纵轴交叉者,称斜产式。斜产式属暂时的,在分娩过程中多数转为纵产式,偶尔转成横产式。

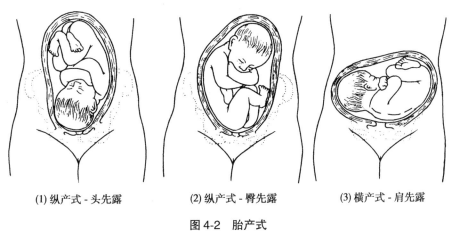

(1)纵产式 - 头先露　　　(2)纵产式 - 臀先露　　　(3)横产式 - 肩先露

图 4-2 胎产式

3. 胎先露(fetalpresentation) 最先进入骨盆入口的胎儿部分称为胎先露。纵产式有头先露和臀先露,横产式为肩先露。根据胎头屈伸程度,头先露分为枕先露、前囟先露、额先露及面先露(图 4-3)。臀先露分为混合臀先露、单臀先露、单足先露、双足先露(图 4-4)。横产式时最先进入骨盆的是胎儿肩部,为肩先露。偶见胎儿头先露或臀先露与胎手或胎足同时入盆,称为复合先露(图 4-5)。

4. 胎方位(fetal position) 胎儿先露部的指示点与母体骨盆的关系称为胎方位。枕先露以枕骨、面先露以颏骨、臀先露以骶骨、肩先露以肩胛骨为指示点。每个指示点与母体骨

盆入口左、右、前、后、横而有不同胎方位(表4-2)。头先露、面先露、臀先露各有6种胎方位,肩先露有4种胎方位。如枕先露时,胎儿枕骨位于母体骨盆的左前方,应为枕左前位,余类推。

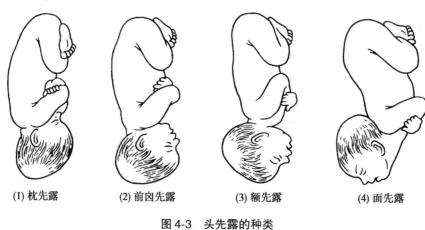

(1) 枕先露　　　　(2) 前囟先露　　　　(3) 额先露　　　　(4) 面先露

图4-3　头先露的种类

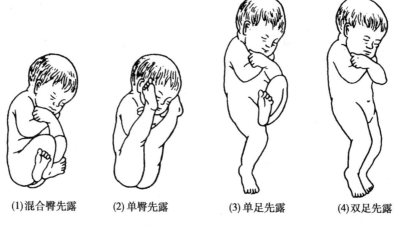

(1)混合臀先露　　　(2) 单臀先露　　　(3) 单足先露　　　(4)双足先露

图4-4　臀先露的种类

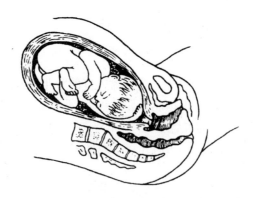

图4-5　复合先露

表 4-2　胎产式、胎先露和胎方位的关系及种类

纵产式 （99.75%）	头先露 （95.55%~97.55%）	枕先露 （95.55%~97.55%）	枕左前 （LOA）	枕左横 （LOT）	枕左后 （LOP）
			枕右前（ROA）	枕右横（ROT）	枕右后（ROP）
		面先露（0.2%）	颏左前（LMA）	颏左横（LMT）	颏左后（LMP）
			颏右前（RMA）	颏右横（RMT）	颏右后（RMP）
	臀先露（2%~4%）		骶左前（LSA）	骶左横（LST）	骶左后（LSP）
			骶右前（RSA）	骶右横（RST）	骶右后（RSP）
横产式 （0.25%）	肩先露（0.25%）		肩左前（LScA）	肩左横（LScT）	
			肩右前（RScA）	肩右横（RScT）	

思　考　题

1. 简述早期妊娠的定义、症状和体征。
2. 简述中晚期妊娠的定义、体征和检查。
3. 何谓胎姿势、胎产式、胎先露、胎方位。

（周　临）

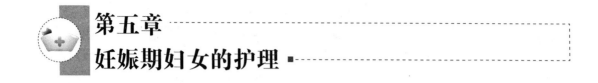

第五章 妊娠期妇女的护理

第一节 孕前保健

一、概述

孕前保健是通过评估和改善计划妊娠夫妇的健康状况,降低或消除导致出生缺陷等不良妊娠结局的危险因素,预防出生缺陷发生,提高出生人口素质,是孕期保健的前移。孕前保健服务是关系孕产妇及婴儿健康水平的一个关键环节,出生缺陷预防是我国实现提高出生人口素质国家目标的源头性和战略性途径,是从人口大国转变为人力资本强国的有效手段。

二、护理评估

1. 健康史

(1)评估孕前高危因素,询问准备妊娠夫妇和双方家庭成员的健康状况。

(2)评估既往慢性疾病史,家族和遗传病史,不宜妊娠者应及时告之。

(3)详细了解不良孕产史:有无流产、早产、难产、死胎等。

(4)生活方式、饮食营养、职业状况及工作环境、运动(劳动)情况、家庭暴力、社会心理、人际关系等。

2. 身体的评估

(1)包括测量血压、体重,计算体重指数(BMI),BMI= 体重 / 身高 ^{2}(kg/m^2)。

根据 2016 年版中国超重 / 肥胖医学营养治疗专家共识,目前我国成人 BMI 的切点为:过低($< 18.5kg/m^2$)、正常($18.5 \leq BMI < 24kg/m^2$)、超重($24 \leq BMI < 28kg/m^2$)及肥胖($\geq 28kg/m^2$)。

(2)血红蛋白的浓度,贫血的严重度划分标准为:极重度贫血($< 30g/L$)、重度贫血($30\sim59g/L$)、中度贫血($60\sim90g/L$)及轻度贫血($> 90g/L$)。

(3)常规妇科检查,通过妇科检查可了解外阴、阴道、宫颈、子宫、输卵管和卵巢的情况,从而判断生殖系统有无炎症、肿瘤等疾病。

3. 心理社会评估　评估计划妊娠夫妇对妊娠的态度是积极的还是消极的,有哪些影响因素,如夫妻关系、家庭经济情况、居住环境、宗教信仰以及妇女在家庭中的角色。评估支持系统,尤其是丈夫对计划妊娠的态度,有针对性地帮助其积极地准备妊娠。

4. 相关检查

(1)必查项目:包括以下项目:①血常规;②尿常规;③血型(ABO 和 Rh);④肝功能;⑤肾功能;⑥空腹血糖;⑦ HBsAg;⑧梅毒螺旋体;⑨ HIV 筛查;⑩宫颈细胞学检查(1 年内未查者)。

（2）备查项目：包括以下项目：①弓形虫、风疹病毒、巨细胞病毒和单纯疱疹病毒（TORCH）筛查；②宫颈阴道分泌物检查（阴道分泌物常规、淋球菌、沙眼衣原体）；③甲状腺功能检测；④地中海贫血筛查；⑤75g 口服葡萄糖耐量试验（OGTT）：针对高危妇女；⑥血脂检查；⑦妇科超声检查；⑧心电图检查；⑨胸部 X 线检查。

三、护理措施

1. 一般护理　告知妊娠夫妇孕前保健的意义与重要性。做好孕前生理准备，孕前调养双方的身体，应特别注意，尽量戒除烟酒嗜好、熬夜等不良生活方式，安排适宜的生活节律。养成良好的饮食习惯，要多样化、不偏食，避免食用浓咖啡、饮料及辛辣食品。

2. 心理护理　了解准备妊娠夫妇的心理适应程度、经济状况、婚姻状况、工作情况、受教育程度。告诉夫妇双方应做好心理准备，创造一个和谐的孕前心理环境。保持性生活协调，情绪稳定，轻松愉悦，并在思想上充分做好准备，有计划地妊娠。工作或学习过于紧张疲劳、家庭不和、刚刚受到重大精神打击等的情况下不宜受孕。了解自己身体和心理在妊娠期所发生的变化，包括体型、情绪、饮食、生活习惯的改变，从而能坦然面对妊娠期的各种不适。

3. 健康教育　遵循普遍性指导和个性化指导相结合的原则，对计划妊娠的夫妇进行孕前健康教育及指导，主要内容包括：

（1）有准备、有计划地妊娠，避免高龄妊娠。计划怀孕（Intended pregnancy）是指育龄夫妇有生育意愿并在期望时间内的怀孕，而非计划怀孕（Unintended pregnancy），或称之为意外妊娠，既包括非意愿妊娠（Unwanted），也包括虽有生育意愿但怀孕时间比计划时间提前或滞后的妊娠。计划生育服务可以为育龄夫妇决定是否、何时、在什么情况下生育提供咨询并提供避孕工具。最佳生育年龄女性为 24~29 岁，男性为 25~35 岁。若孕妇年龄超过 35 岁，所生子女中先天愚型患儿明显增高，建议孕期进行产前诊断。

（2）合理营养，平衡膳食，控制体质量（体重）增加。

（3）补充叶酸 0.4~0.8mg/d，或经循证医学验证的含叶酸的复合维生素。既往发生过神经管缺陷（NTD）的孕妇，则需每天补充叶酸 4mg。准备怀孕前 3 个月至整个孕早期增补叶酸对预防神经管畸形等出生缺陷有一定的作用。富含叶酸的食物有肝、谷物、蔬菜、豆类和坚果。

（4）有遗传病、慢性疾病和传染病而准备妊娠的妇女，应予以评估并指导，积极治疗对妊娠有不良影响的疾病。

（5）合理用药，避免使用可能影响胎儿正常发育的药物。在服用对妊娠有影响的药物期间应注意避孕，待停药后妊娠，一般在停药后半年为宜。

（6）避免接触生活及职业环境中有毒有害的物质。

1）物理因素：常见的有电离辐射、噪音、高温等。

2）化学物质：常见的有铅、汞、甲苯、二甲苯、激素类生物制剂等。

3）生物因素：病毒、寄生虫、细菌。病毒明确有致畸作用的有风疹病毒、巨细胞病毒、单纯疱疹病毒、流感病毒等，应尽量避免去公共场所。

（7）改变不良的生活习惯，如吸烟、酗酒、吸毒等。避免高强度的工作、不健康的饮食和家庭暴力。

（8）保持心理健康，解除精神压力，预防孕期及产后心理问题的发生。

（9）合理选择运动方式。可选择走路、慢跑、游泳、瑜伽等有氧运动,逐渐增加运动量,不宜在烈日、风雨等恶劣气候下运动。

第二节 孕 期 保 健

一、概述

孕期保健是指从确定妊娠之日开始至临产前为孕妇及胎儿提供的一系列保健服务,包括定期检查、综合评估、健康指导等。定期产前检查的目的是明确孕妇和胎儿的健康状况,及早发现并治疗妊娠合并症和并发症(如妊娠期高血压疾病、妊娠合并心脏病等),及时纠正胎位异常,及早发现胎儿发育异常。

二、母体状况的护理评估

1. 健康史

（1）评估孕妇的年龄：年龄过小者容易发生难产;35岁以上的高龄初产妇,容易并发妊娠期高血压疾病、产力异常和产道异常等。

（2）评估孕妇的职业：是否接触放射线,妊娠早期接触放射线者,可造成流产、胎儿畸形。如有铅、汞、苯及有机磷农药、一氧化碳中毒等,均可引起胎儿畸形。

（3）评估孕期高危因素：孕产史,特别是不良孕产史如流产、早产、死胎、死产史,生殖道手术史;有无胎儿的畸形或幼儿智力低下;孕前准备情况,本人及配偶有无烟酒嗜好、家族史和遗传病史。

（4）既往史和手术史：重点了解有无高血压、心脏病、糖尿病、肝肾疾病、血液病、传染病(如结核病)等,注意其发病时间和治疗情况;有无手术史及手术名称;有无胃肠道疾病史;有无甲状腺功能亢进或糖尿病等内分泌疾病史;有无食物过敏史。

（5）评估目前健康状况及妊娠经过：询问孕妇的饮食习惯、休息与睡眠情况、排泄情况、日常活动与自理情况和有无特殊嗜好;询问本次妊娠早孕反应出现的时间及严重程度;有无病毒感染史及用药情况;妊娠过程中有无阴道流血、头痛、心悸、气短、下肢水肿等症状,胎动开始时间。

（6）仔细询问月经情况,确定孕周,推算预产期：问清末次月经的日期,推算预产期。计算方法为：末次月经第一日起,月份减3或加9,日期加7。如为阴历,月份仍减3或加9,但日期加15。实际分娩日期与推算的预产期可以相差1~2周。如孕妇记不清末次月经的日期,则可根据早孕反应出现时间、胎动开始时间以及子宫高度等加以估计。

（7）其他：孕妇的受教育程度、宗教信仰、婚姻状况及家庭地址等资料。

2. 身体评估

（1）全身检查：重点内容包括观察孕妇生命体征、发育、营养、精神状态、身高及步态。身材矮小者(145cm以下)常伴有骨盆狭窄。检查心肺有无异常,乳房发育情况,脊柱及下肢有无畸形。测量血压和体重,计算BMI。正常孕妇血压不应超过140/90mmHg,或与基础血压相比,升高不超过30/15mmHg,超过者属病理状态。

（2）产科检查：包括腹部检查、骨盆测量、阴道检查及胎儿情况。检查者如为男医师,则应有女性工作人员陪同,注意保护被检查者的隐私。

1)腹部检查:孕妇排尿后仰卧于检查床上,头部稍抬高,暴露腹部,双腿略屈曲分开,放松腹肌。检查者应站在孕妇右侧。

①视诊:注意腹形及大小,腹部有无妊娠纹、手术瘢痕和水肿。对腹部过大、宫底过高者,应考虑双胎、羊水过多、巨大儿的可能;对腹部过小、宫底过低者,应考虑胎儿生长受限、孕周推算错误等;如孕妇腹部向前突出(尖腹,多见于初产妇)或向下悬垂(悬垂腹,多见于经产妇),应考虑有骨盆狭窄的可能。

②触诊:注意腹壁肌肉的紧张度,有无腹直肌分离,注意羊水量的多少及子宫肌的敏感度。先用软尺测量子宫长度和腹围,子宫长度是从宫底到耻骨联合上缘的距离,腹围是平脐绕腹一周的数值。随后进行四步触诊法(four maneuvers of Leopold)检查子宫大小、胎产式、胎先露、胎方位及先露是否衔接(图 5-1)。在做前 3 步手法时,检查者面向孕妇脸部,做第 4 步手法时,检查者应面向孕妇足端。

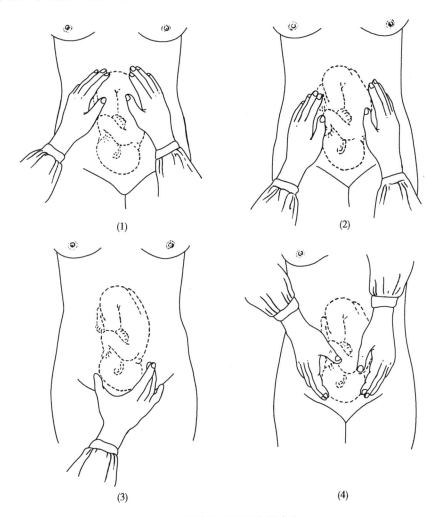

(1)　　　　　　　　(2)

(3)　　　　　　　　(4)

图 5-1　胎位检查的四步触诊法

第一步手法:检查者双手置于子宫底部,手测宫底高度,根据其高度估计胎儿大小与妊娠月份是否相符。然后以双手指腹相对交替轻推,判断在子宫底部的胎儿部分,如为胎头,则硬而圆且有浮球感,如为胎臀,则软而宽且形状略不规则。

第二步手法:检查者两手分别置于腹部左右两侧,一手固定,另一手轻轻深按检查,两手交替,分辨胎背及胎儿四肢的位置。触到平坦饱满部分为胎背,并确定胎背是向前、侧方或向后;触到可变形的高低不平部分为胎儿的肢体,有时可以感觉到胎儿肢体活动。

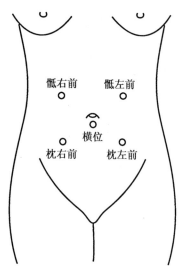

图 5-2　不同胎位胎心音
听诊部位

第三步手法:检查者右手拇指与其余 4 指分开,置于耻骨联合上方握住胎先露部,进一步查清是胎头或胎臀,左右推动以确定是否衔接。如先露部仍高浮,表示尚未衔接入盆;如不能被推动,则已衔接。

第四步手法:检查者两手分别置于胎先露部的两侧,沿骨盆入口方向向下深压,再次判断胎先露部的诊断是否正确,并确定胎先露部入盆的程度。先露为胎头时,一手能顺利进入骨盆入口,另一手则被胎头隆起部阻挡,该隆起部称胎头隆突。

③听诊:胎心音在靠近胎背侧上方的孕妇腹壁上听得最清楚。枕先露时,胎心音在脐右(左)下方;臀先露时,胎心音在脐右(左)上方;肩先露时,胎心音在脐部下方听得最清楚(图 5-2)。当腹壁紧、子宫较敏感、确定胎背方向有困难时,可借助胎心音及胎先露综合分析判断胎位。

2)骨盆测量:了解骨产道情况,以判断胎儿能否经阴道分娩。分为骨盆外测量和骨盆内测量两种。

①骨盆外测量:产前检查应常规进行骨盆外测量,能间接判断骨盆大小及其形状,此法常测量下列径线。

髂棘间径(interspinal diameter, IS):孕妇取伸腿仰卧位,测量两侧髂前上棘外缘的距离(图 5-3),正常值为 23~26cm。

髂嵴间径(intercrestaldiameter, IC):孕妇取伸腿仰卧位,测量两侧髂嵴外缘最宽的距离(图 5-4),正常值为 25~28cm。

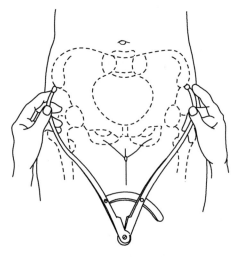

图 5-3　测量髂棘间径

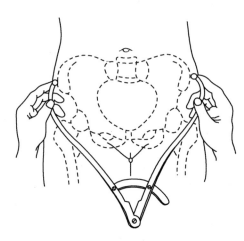

图 5-4　测量髂嵴间径

以上两径线可间接推测骨盆入口横径的长度。

骶耻外径（externalconjugate, EC）：孕妇取左侧卧位，右腿伸直，左腿屈曲，测量第5腰椎棘突下凹陷处（相当于腰骶部米氏菱形窝的上角）至耻骨联合上缘中点的距离（图5-5），正常值18~20cm。此径线可间接推测骨盆入口前后径长短，是骨盆外测量中最重要的径线。

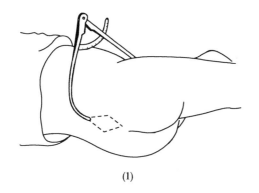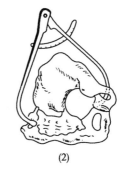

(1)　　　　　　　　　　　　　　(2)

图5-5　测量骶耻外径

坐骨结节间径（intertuberous diameter, IT）或称出口横径（transverse outlet, TO）：孕妇取仰卧位，两腿屈曲，双手抱膝。测量两侧坐骨结节内侧缘之间的距离（图5-6），正常值为8.5~9.5cm，平均值9cm。如出口横径小于8cm，应加测出口后矢状径（坐骨结节间径中点至骶尖），正常值为8~9cm。出口横径与出口后矢状径之和大于15cm者，表示骨盆出口狭窄不明显。

耻骨弓角度（angle of pubic arch）：用两拇指尖斜着对拢，放于耻骨联合下缘，左右两拇指平放在耻骨降支的上面，测量两拇指之间的角度即为耻骨弓角度。正常为90°，小于80°为异常。此角度反映骨盆出口横径的宽度。

中华医学会妇产科分会产科学组制订的《孕前和孕期保健指南（第1版）》认为，已有充分的证据表明骨盆外测量并不能预测产时头盆不称，因此，孕期不需要常规进行骨盆外测量。对于阴道分娩者，妊娠晚期可测定骨盆出口径线。

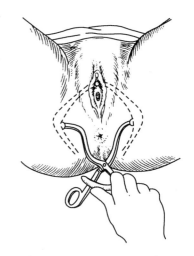

图5-6　测量坐骨结节间径

②骨盆内测量：适用于骨盆外测量有狭窄者。测量时，孕妇取膀胱截石位，外阴消毒，检查者须戴消毒手套并涂以润滑油。妊娠24~36周、阴道松软时测量为宜。主要测量的径线有：

对角径（diagonal conjugate, DC）：也称骶耻内径，是自耻骨联合下缘至骶岬上缘中点的距离。检查者一手示、中指伸入阴道，用中指尖触骶岬上缘中点，示指上缘紧贴耻骨联合下缘，另一手示指标记与耻骨联合下缘的接触点。抽出阴道内的手指，测量其中指尖至此接触点的距离，即为对角径（图5-7）。正常值为12.5~13cm，此值减去1.5~2cm，即为真结合径值，正常值为11cm。如触不到骶岬，说明此径线大于12.5cm。

坐骨棘间径（bi-ischial diameter）：测量两侧坐骨棘间的距离。正常值约10cm。检查者一手的示指、中指伸入阴道内，分别触及两侧坐骨棘，估计其间的距离（图5-8）。

坐骨切迹宽度:代表中骨盆后矢状径,其宽度为坐骨棘与骶骨下部间的距离,即骶棘韧带的宽度。将阴道内的示指置于韧带上移动,如能容纳3横指(5~5.5cm)为正常(图5-9),否则属于中骨盆狭窄。

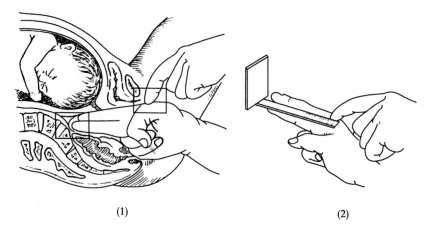

(1)　　　　　　　　　　　(2)

图 5-7　测量对角径

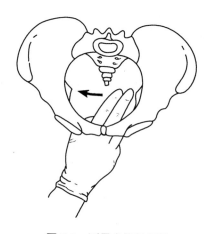

图 5-8　测量坐骨棘间径

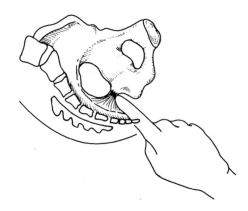

图 5-9　测量坐骨切迹宽度

3)阴道检查:在妊娠早期初诊时,可做盆腔双合诊检查。妊娠最后一个月以及临产后,应避免不必要的检查。如确实需要,则需外阴消毒及戴消毒手套,以防感染。

4)肛诊:以了解胎先露部、骶骨前面弯曲度、坐骨棘及坐骨切迹宽度以及骶骨关节活动度。

3. 心理社会评估

(1)妊娠早期:妊娠对孕妇是个心理考验,从确知妊娠到临产,由于身体生理变化的影响,可出现由不适应到适应的心理变化。评估孕妇对妊娠的接受程度,是否遵循产前指导,是否有筑巢行为,是否能主动地谈论怀孕的不适、感受、困惑及家庭关系等。

(2)妊娠中晚期:评估孕妇对妊娠有无不良的情绪反应,尤其有不良孕产史的孕妇对分娩有无焦虑和恐惧心理。随着预产期临近,担心分娩的疼痛、能否顺利分娩、分娩过程中母儿安危、胎儿有无畸形,也有的孕妇担心婴儿的性别能否为家人接受等。

(3)评估支持系统,尤其是丈夫对此次妊娠的态度,初为人父,会经历和准母亲同样的情感和冲突。评估受教育程度、家庭经济情况、居住环境、宗教信仰以及孕妇在家庭中的角色等。

4. 相关检查

（1）常规检查有血常规、尿常规、血型（ABO 和 Rh）、肝功能、肾功能、空腹血糖、HBsAg、梅毒螺旋体、HIV 筛查等。

（2）根据具体情况做下列检查：

1）出现妊娠合并症按需要进行血液化验、胸部 X 线透视及心电图等。

2）对胎位不清、听不清胎心者，应行 B 型超声检查。

3）对高龄孕产妇、有死胎死产史、胎儿畸形史和遗传性疾病的孕妇，应做唐氏筛查、检测血甲胎蛋白、羊水细胞培养行染色体核型分析等。

（3）妊娠早期 B 型超声检查可确定是否宫内妊娠和孕周、胎儿是否存活、胎儿颈项透明层、胎儿数目和双胎绒毛膜性质、子宫附件等情况。妊娠 18~24 周时进行胎儿系统超声检查，筛查胎儿有无严重畸形。超声检查可以观察胎儿生长发育情况、羊水量、胎位、胎盘位置、胎盘成熟度等。

（4）妊娠期糖尿病（GDM）的诊断：有条件的医疗机构，在妊娠 24~28 周及以后，应对所有尚未被诊断为糖尿病的孕妇进行 75gOGTT。75g OGTT 的诊断标准，空腹及服糖后 1~2 小时的血糖值分别为 5.1mmol/L、10.0mmol/L、8.5mmol/L。任何一点血糖值达到或超过上述标准即诊断为 GDM。

三、胎儿状况的护理评估

1. 胎儿宫内状态的评估

（1）评估是否为高危儿：高危儿包括①孕龄 < 37 周或 ≥ 42 周；②出生体重 < 2500g；③巨大儿（ ≥ 4000g）；④出生后 1 分钟 Apgar 评分 ≤ 4 分；⑤产时感染；⑥高危孕产妇的胎儿；⑦手术产儿；⑧新生儿的兄姐有新生儿期死亡；⑨双胎或多胎儿。

（2）胎儿宫内监护的内容

1）妇科检查确定子宫大小及是否与孕周相符。

2）定期产前检查：了解胎儿大小、胎产式、胎方位和胎心律。

3）胎动计数：胎动监测是通过孕妇自测评价胎儿宫内情况最简便有效的方法之一。随着孕周增加，胎动逐渐由弱变强，至妊娠足月时，胎动又因羊水量减少和空间减小而逐渐减弱。若胎动计数 ≥ 6 次 /2h 为正常，< 6 次 /2h 或减少 50% 者提示胎儿缺氧可能。

4）胎儿影像学监测与血流动力学监测：B 型超声是目前使用最广泛的胎儿影像学监护仪器，可以观察胎儿大小、胎动及羊水情况；还可以进行胎儿畸形筛查，且能判定胎位及胎盘位置、胎盘成熟度。对可疑胎儿心脏异常者可应用胎儿超声心动诊断仪对胎儿心脏的结构与功能进行检查。彩色多普勒超声检查能监测胎儿脐动脉和大脑中动脉血流。尤其在舒张末期脐动脉无血流时，提示胎儿将在 1 周内死亡。

5）电子胎儿监护：监护可在妊娠 34 周开始，高危妊娠孕妇酌情提前。①监测胎心率（fetal heart rate, FHR）：正常 FHR 为 110~160bpm；FHR > 160bpm 或 < 110bpm，历时 10 分钟，称为心动过速（tachycardia）或心动过缓（bradycardia）。FHR 变异指 FHR 有小的周期性波动。FHR 基线变平即变异消失，提示胎儿储备能力丧失。早期减速一般发生在第一产程后期，为宫缩时胎头受压引起，不受孕妇体位或吸氧而改变。变异减速一般认为宫缩时脐

带受压兴奋迷走神经引起。晚期减速一般认为是胎盘功能不良、胎儿缺氧的表现。②预测胎儿宫内储备能力：无应激试验（non-stress test, NST）、缩宫素激惹试验（Oxytocinchallenge test, OCT）。③胎儿生物物理监测：1980 年 Manning 利用电子胎儿监护和 B 型超声联合检测胎儿宫内缺氧和胎儿酸中毒情况。Manning 评分法，以胎儿电子监护的无应力试验（NST），结合超声显像观察胎儿呼吸样运动（FRM）、胎动（FM）、胎儿肌张力（FT）、羊水量（AFV）和胎盘分级所构成，并进行综合评分，每项 2 分，满分为 10 分。结果 ≥ 8 分为健康胎儿；5~7 分为胎儿窘迫可疑，应于 24 小时内复测或进一步评估，若仍 < 6 分，则终止妊娠；≤ 4 分，应及时终止妊娠。

2. 胎盘功能检查　胎动、孕妇尿雌三醇值、孕妇血清人胎盘生乳素测定。

3. 胎儿成熟度检查　测定胎儿成熟度（fetal maturity）的方法，除计算胎龄、测宫高、腹围[胎儿体重（g）= 宫高（cm）× 腹围（cm）+200]及 B 型超声测量（BPD > 8.5cm）外，还可通过经腹壁羊膜腔穿刺抽取羊水，进行检测。

四、护理措施

1. 一般护理　告知孕妇产前检查的意义和重要性，确定怀孕后尽快建立孕期保健档案，预约下次产前检查的时间和产前检查内容。一般情况下首次检查时间应在妊娠 6~8 周为宜，妊娠 20~36 周为每 4 周检查 1 次，妊娠 37 周以后每周检查 1 次，共行产前检查 9~11 次，高危孕妇应酌情增加产前检查次数。

2. 心理护理　了解妊娠期孕妇及家庭成员的心理变化及适应程度，鼓励孕妇表达内心感受和想法，根据孕妇的问题针对性解决。母体是胎儿生活的小环境，孕妇的生理和心理活动都会波及胎儿，因此保持心情愉快、轻松非常重要。

3. 症状护理

（1）孕早期

1）恶心、呕吐：约半数妇女在妊娠 6 周左右出现早孕反应，12 周左右消失。为减轻呕吐反应，在此期间应避免空腹，采取少量多餐的方式，可供给较干、偏碱性的食物，如饼干、馒头、面包等。即使早孕反应很重，也要摄入足够的水分。如妊娠 12 周以后仍继续呕吐，甚至影响孕妇营养的摄入，应考虑妊娠剧吐的可能，须住院治疗，纠正水电解质紊乱及补充营养。

2）阴道流血：妊娠早期出血，主要原因可能是先兆流产、流产、异位妊娠、葡萄胎、宫颈疾病等。妊娠后出现阴道流血，要及时到医院就诊，病因明确后，给予针对性的治疗措施。告诉孕妇注意休息，及时更换会阴垫，保持会阴部清洁，指导孕妇改变体位宜缓慢，避免疲劳和剧烈活动。阴道反复慢性出血会给孕妇带来极大的精神压力，应通过语言、表情、态度、行为等去影响孕妇的认识和情绪，增强治疗的信心。

（2）孕中期

1）烧心感：妊娠期发生烧心感的原因并不清楚，可能是由于妊娠激素水平发生改变，影响了胃肠道功能，导致胃食管反流。烧心感并不会增加妊娠不良结局，因此其治疗主要是对症而不能预防。所以孕妇出现烧心感，首先应建议改善饮食习惯，少食多餐，避免食用含咖啡因等刺激胃酸分泌的食物，尤其在饭后应保持立姿，避免躺卧。对于症状严重者，若改善饮食习惯无效，可以使用抗酸药。

2）便秘：妊娠期间容易发生便秘，是妊娠期常见的症状之一。妊娠期间，由于孕激素水平升高，导致胃肠道蠕动减慢，食物在肠道停留时间延长，而且与纤维素摄入减少亦有关系。孕妇便秘，首先是调节饮食，多吃水果、蔬菜等含纤维素多的食物，同时增加每日饮水量，注意适当的活动。当纤维素添加效果不好时，可考虑使用缓泻剂。

3）静脉曲张：表现为大腿内侧蓝色曲张的静脉，可伴有瘙痒和全身不适感，脚和脚踝亦可水肿，是孕期经常出现的症状，并不会对胎儿发育带来危害。孕妇应避免两腿交叉或长时间站立、行走，并注意时常抬高下肢。指导孕妇穿弹力裤或袜，避免穿妨碍血液回流的紧身裤。会阴部有静脉曲张者，可于臀下垫枕，抬高髋部休息。

4）阴道分泌物增加：妊娠期间，妇女阴道分泌物增加。但如果伴有浓烈的异味、外阴瘙痒、红肿等，应排除假丝酵母菌、滴虫、淋球菌、衣原体等感染。嘱孕妇每日清洗外阴，保持外阴部清洁，但严禁阴道冲洗。指导穿透气性好的棉质内裤，经常更换。

5）腰背痛：大部分孕妇在第5~7个月出现症状，而且晚上症状较重。在水中进行健身运动、合理休息可以明显缓解妊娠期间腰背痛症状。

6）贫血：孕妇由于生理的变化出现血液被稀释，约有1/4的孕妇会发生不同程度的贫血。除了生理因素外，还与蛋白质、铁摄入不足有关。孕妇应适当增加含铁食物的摄入，如动物肝脏、瘦肉、蛋黄、豆类等。如病情需要补充铁剂时，可用温水或水果汁送服，以促进铁的吸收，且应在餐后20分钟服用，以减轻对胃肠道的刺激。向孕妇解释，服用铁剂后大便可能会变黑，或可能导致便秘或轻度腹泻，不必担心。

（3）孕晚期

1）妊娠水肿：孕妇在妊娠后期易发生下肢水肿，经休息后可消退，属正常。如下肢明显凹陷性水肿或经休息后不消退者，应及时诊治，警惕妊娠期高血压疾病的发生。嘱孕妇左侧卧位，解除右旋增大的子宫对下腔静脉的压迫，下肢稍垫高，避免长时间站或坐，以免加重水肿的发生。

2）腰背疼痛：由于子宫增大，孕妇重心前移，脊柱过度前凸，背伸肌持续紧张加上关节松弛造成腰背痛。孕妇在日常走路、站立、坐位及提物等活动时，尽量保持腰部挺直。轻轻按摩酸痛的肌肉。注意休息，严重者应卧床。孕晚期更应注意补钙。

3）胸闷：在妊娠的最后几周，增大的子宫上推膈肌，可引起呼吸困难。孕妇用力过度时，会感到呼吸困难，尤其是在上楼或提重物的时候，这种情况下，应尽量休息。在床上休息时，头下多垫两个枕头。如果轻微活动即有心悸、气促，要排除心肺疾病。

4）下肢痉挛：多数由于缺钙、着凉或疲劳所致，指导其多吃含钙的食物，如牛奶、芝麻和绿色蔬菜，或按医嘱服用钙剂，注意局部保暖。伸腿时避免脚趾尖伸向前，走路时脚跟先着地。发生下肢肌肉痉挛时，嘱孕妇背屈肢体或站直前倾以伸展痉挛的肌肉，或局部热敷按摩，直至痉挛消失。

5）失眠：每日坚持户外活动，如散步。睡前用梳子梳头，温水洗脚，或喝热牛奶等方式均有助于入眠。

4. 健康教育

（1）异常症状的判断：孕妇出现下列症状应立即就诊：阴道流血，妊娠3个月后仍持续呕吐，寒战发热，腹部疼痛，头痛、眼花，胸闷、心悸、气短，液体突然自阴道流出，胎动计数突然减少等。

（2）营养指导：孕妇的营养状况直接或间接地影响自身和胎儿的健康，帮助孕妇制订合理的饮食计划，以满足自身和胎儿的双方需要，并为分娩和哺乳做准备。

（3）清洁和舒适：孕期养成良好的刷牙习惯，注意用软毛牙刷。孕期汗腺、皮脂腺分泌旺盛,应勤淋浴,勤换内衣。孕妇应穿宽松、柔软、舒适、透气的棉质衣服为宜,冷暖适宜。不宜穿紧身衣或袜裤,以免影响血液循环和胎儿发育。选择舒适、合身的胸罩以支托增大的乳房,以减轻不适感。孕期应穿轻便舒适的鞋子,鞋底要有防滑纹,鞋跟宜低,避免穿高跟鞋,以防腰背痛及身体失平衡。

（4）活动与休息：孕妇应建立良好的生活习惯,起居要规律。28 周以后宜适当减轻工作量,避免长时间站立或重体力劳动。坐时可抬高下肢,减轻下肢水肿。妊娠期孕妇易感疲惫,需要充足的休息和睡眠。每日应有 8 小时的睡眠,午休 1~2 小时。卧床时宜左侧卧位,以增加胎盘血供。

运动可促进孕妇的血液循环,增进食欲和睡眠,且可以强化肌肉为分娩做准备,因此,孕期要保证适量的运动,主要有孕妇操、散步、游泳及瑜伽等。散步是孕妇最适宜的运动,但要注意不要到人群拥挤、空气不佳的公共场所,散步的时间尽量选择在餐后。

（5）孕期自我监护

1）自我监测胎动：胎动计数是孕妇自我监护胎儿宫内情况的一种重要手段。怀孕的第 16 周以后,大多数孕妇可以感觉到胎动,开始较轻微。怀孕的 28~32 周,胎动最强烈,怀孕 36 周以后,胎动的幅度、次数有所减少。嘱孕妇每日早中晚固定一个时间,各数 1 小时胎动。正常胎动次数每小时 3~5 次以上,12 小时应在 30~40 次。凡 12 小时内胎动累计数小于 10 次,或逐日下降大于 50% 而不能恢复者,均应视为子宫胎盘功能不足、胎儿宫内缺氧,应及时就诊,进一步诊断并处理。

2）体重自我管理：孕妇体重水平不但反映母亲营养与健康状况,也可以间接衡量胎儿的发育情况。孕期过多的体重增长将增加难产的危险,也增加孕妇妊娠期高血压疾病、糖尿病的风险。孕期的合理体重增长要求就是孕期总的增重和每周的增重都在正常范围。孕期总体重的增重依据孕前的体重和身高计算体重指数（BMI）,可参考世界卫生组织的孕前不同 BMI 孕妇体重增长推荐表（表 5-1）。指导孕妇自行测量体重,并记录下来,掌握每周体重增长的情况,如果连续两周增长过多或过少,应去医院检查。

表 5-1　不同 BMI 孕妇体重增长推荐表（WHO）

孕前体重状况	BMI（kg/m²）	单胎			双胎孕期体重增长推荐（kg）
		孕期体重增长推荐（kg）	孕早期体重增长推荐（kg）	中、晚期每周体重增长推荐（kg）	
低体重	< 18.5	12.5~18.0	0.5~2.0	0.51（0.44~0.58）	暂无推荐范围
理想体重	18.5~24.9	11.5~16.0	0.5~2.0	0.42（0.35~0.50）	17.0~25.0
超重	25.0~29.9	7.0~11.5	0.5~2.0	0.28（0.23~0.33）	14.0~23.0
肥胖	≥ 30.0	5.0~9.0	0.5~2.0	0.22（0.17~0.27）	11.0~19.0

（6）胎教：胎教是根据胎儿各感觉器官发育成长的实际情况,积极主动地给予适当合理的信息刺激,使胎儿建立起条件反射,进而促进其大脑功能、躯体运动功能、感觉功能及神经系统功能的成熟。每次在做胎教时,孕妇应观察并记录胎动变化情况,经过一段时间的胎教训练,胎儿可对固定的胎教内容建立起固定的、有规律的反应。胎教是一个循序渐进的过程,不能操之过急,应根据胎儿发育特点逐步进行。一般从妊娠 4 个月开始胎教,通过

音乐、语言、抚摸等，主动给胎儿有益的信息刺激，促进胎儿身心健康和智力发育。

（7）药物的使用：许多药物可通过胎盘进入胚胎内，而影响胚胎发育。孕产妇用药对胎儿的影响程度与用药时胎儿胎龄密切相关。一般而言，在孕早期应用禁忌药物可出现致畸作用，孕中晚期应用某些药物可导致胎儿生长迟缓。若病情需要，选用了对胚胎、胎儿有害的致畸药物，应先终止妊娠，然后用药。

（8）口腔保健：妊娠期如患口腔疾病，可使细菌进入血流，形成血管内膜炎，影响胎盘功能，导致早产和低出生体重儿发生，因此需要做好口腔保健。坚持每日两次有效刷牙，饭后漱口，预防牙龈炎的发生。对于呕吐频繁的孕妇，可以适当使用有预防作用的长效含漱液，呕吐后立即含漱，使口腔持续保持清洁湿润。对于容易感染蛀牙的孕妇，局部可以适当使用氟化物，如氟化物漱口液、氟化物涂膜等。适当增加使用不含蔗糖的口香糖清洁牙齿，如木糖醇口香糖，具有促进唾液分泌、减轻口腔酸化、抑制细菌和清洁牙齿的作用，如果怀孕期间能在餐后和睡觉前咀嚼一片，每次咀嚼至少5分钟，对于牙齿和牙龈健康有帮助。做好定期口腔检查和适时的口腔治疗，早发现、早治疗口腔疾病，使病灶限于小范围。

（9）性生活指导：妊娠前3个月及末3个月，均应避免性生活，以防流产、早产及感染。

（10）识别先兆临产：临近预产期的孕妇，如出现阴道血性分泌物或规律宫缩（间歇5~6分钟，持续30秒），应尽快到医院就诊。如阴道突然大量液体流出，嘱孕妇平卧送往医院，以防脐带脱垂而危及胎儿生命。

第三节　孕期营养及用药指导

一、孕期营养

（一）概述

妊娠妇女是特定生理状态下的人群，妊娠期妇女通过胎盘转运供给胎儿生长发育所需的全部营养，经过280日将一个单细胞受精卵孕育成体重3.2kg左右的新生儿。与非妊娠同龄妇女相比，孕妇生殖器官以及胎儿的生长和发育需要更多的营养。实践证明母体营养对妊娠结局将产生直接的至关重要的影响，营养不良孕妇的营养改善能明显地改善妊娠结局，并维持母体的健康。2006年WHO营养执行委员会提出"从妊娠到出生后2岁是通过营养干预预防成年慢性病的机遇窗口期"，即生命早期1000天，因此，慢性病的预防需提前到生命的开始，这也意味着，围产期的营养可能关系到一生的健康。

（二）孕期营养要求

妊娠期间，由于孕妇生理改变、胎儿生长发育需要及产后泌乳需要营养储备，母体对各营养素的需要量比非孕妇有所增加，胎儿的生长发育速度不同，母体在各孕期所需的营养素也不相同。妊娠期间孕妇必须增加营养的摄入以满足自身及胎儿的双方需求。

1. 制订合理的饮食计划　帮助孕妇制订合理的饮食计划，以满足自身和胎儿的双方需要，并为分娩和哺乳做准备。

（1）能量：我国2013年《中国居民膳食营养素参考摄入量》推荐孕中期每天增加300kcal热量、孕晚期每天增加450kcal热量。但因妊娠期间，能量消耗包括孕妇基础代谢率增加、胎儿及母体生殖器官的生长发育以及母体用于产后泌乳的脂肪储备，实际需要变异较大，孕前偏瘦、限制热量摄入的孕妇在孕期摄入较高的能量，能够改善新生儿的体重和身长，减少死婴及新生儿围产期死亡率，而孕前体重超重或肥胖的孕妇在孕期摄入较高的能量可进一步导致母体储存更多的脂肪。由于孕期对各营养素需求的增加大于对能量需求的增加，通过增加食物摄入量以增加营养素摄入易引起体重增长过多。因此，孕期需根据孕前 BMI 值及每周体重的增加情况调整饮食结构，合理膳食、适当运动，保持合理的体重增长。

（2）糖类：妊娠期间，胎儿组织中脂肪酸氧化酶活力极低，很少利用脂肪供能，因此葡萄糖为胎儿代谢所必需的唯一能量来源。如母体糖类摄入过少可导致脂肪酸不能被彻底氧化，导致酮症，酮体对胎儿早期脑发育造成不良影响。我国 2013 年《中国居民膳食营养素参考摄入量》建议每日糖类供能占总能量的 50%~60%，孕早期糖类摄入量同孕前，孕中期及孕晚期因能量需求增大，糖类摄入量应相应增加，美国 DRIs 规定对孕早期每日糖类摄入量的推荐量为不少于 130g，孕中晚期每日糖类的摄入量不少于 175g（主食 200~250g），食物中糖类的来源为谷物、蔬菜、水果、奶类及糖。

（3）蛋白质：我国 2013 年《中国居民膳食营养素参考摄入量》建议孕期膳食蛋白质增加值在孕早、中、晚期分别为 10g/d、15g/d、30g/d。在我国，传统居民膳食及推荐的居民膳食以谷类为主，谷类蛋白质的利用率较低，因此建议妊娠期摄入的蛋白质至少 1/3 来源于优质动物蛋白如禽、蛋、瘦肉、奶类、海产品等，有营养调查显示，我国城市的部分孕期妇女的蛋白质摄入量达到甚至超过了目前的参考值。

（4）脂类：脂类是人类膳食能量的重要来源，孕期需积累 3~4kg 的脂肪以备产后泌乳，膳食中的磷脂及其中的长链不饱和脂肪酸、胆固醇对人类生命早期脑发育和视网膜的发育有重要作用。我国 2013 年《中国居民膳食营养素参考摄入量》推荐膳食脂肪供能比为 20%~30%，其中饱和脂肪酸、单不饱和脂肪酸、多不饱和脂肪酸分别为 < 10%、10% 和 10%。关于孕期 DHA 的推荐值，目前尚未得到公认，美国有专家建议孕期 DHA 摄入量为 300mg/d。

（5）矿物质：矿物质包括常量元素和微量元素两大类。其中与人类健康关系密切而易于缺乏的主要包括钙、铁、碘、锌。除了铁，几乎所有的微量元素均可在平时的食物中得到补充。

钙：孕中晚期胎儿骨骼牙齿迅速发育，乳牙在 14~17 周开始钙化，四肢关节形成，骨骼发育迅速。妊娠期间保持足够量的钙及维生素 D 的摄入有利于胎儿骨骼和牙齿的发育，并能预防胎儿出生后出现佝偻病。我国 2013 年《中国居民膳食营养素参考摄入量》对孕中晚期妇女钙的推荐摄入量为 1000mg/d，最高摄入量为 2000mg/L，过多钙摄入可能导致孕妇便秘、影响其他营养素的吸收及胎儿头骨硬化。钙的最好来源是奶及奶制品，豆类及其制品，此外芝麻、海产品等也是钙的良好来源。

铁：妊娠 4 个月后，约有 300mg 铁进入胎儿和胎盘，500mg 铁储存在孕妇体内，有需要时合成血红蛋白。我国 2013 年《中国居民膳食营养素参考摄入量》对孕中晚期妇女铁的推荐摄入量为 24mg/d、29mg/d，铁的最好食物来源为动物血及肝脏、瘦肉，动物性食物中的铁约一半是血红素铁，吸收率较高；植物性食物如紫菜、黑豆、红枣、红糖等虽含铁量较丰富，但吸收差，不是补铁的最好食物，另外蛋黄中因存在卵黄高磷蛋白，可影响铁的吸收，故蛋黄也不是补铁的良好食物来源。补铁的同时补充维生素 C 能促进铁的吸收，膳食中补充维生素 B_{12}、维生素 B_2、叶酸等有利于铁的利用和血红蛋白的合成。食物中的钙、锌等微量元素可干扰铁的吸收。

碘：妊娠期碘的需要量增加，若孕妇膳食中碘的供给量不足，可发生胎儿甲状腺功能减退和神经系统发育不良。我国 2013 年《中国居民膳食营养素参考摄入量》推荐整个孕期碘的推荐摄入量为 230μg/d，最高摄入量为 600μg/d，碘的主要食物来源为海产品如海带、紫菜、干贝、淡菜等。目前我国采用食用盐强化碘预防高危人群的碘缺乏。

锌：妊娠期间摄入足量的锌可促进胎儿的生长发育和预防先天性畸形。有研究显示对低血锌、婴儿低出生体重的高危孕妇补锌 25mg/d，母体血锌水平升高，婴儿的出生体重、头围等体格发育指标显著增加。我国 2013 年《中国居民膳食营养素参考摄入量》对整个孕期锌的推荐摄入量为 9.5mg/d，锌的良好食物来源为贝壳类海产品、红色肉类、动物内脏，以牡蛎含锌量最高，植物性食物含锌量较低，加工过程也可导致锌损失。有专家建议对素食、高纤维素食人群、大量吸烟者、多次妊娠、大量摄入钙剂、铁剂的孕妇应额外补锌 15mg/d。

（6）维生素

维生素 A：维生素 A 又叫视黄醇，与胎儿的生长发育、骨骼和胎盘的生长、免疫系统形成及视力维护等有重要作用，维生素 A 参与维持皮肤和黏膜细胞的正常分化和功能完整，增强呼吸系统及消化系统的抗病能力。2013 年《中国居民膳食营养素参考摄入量》推荐孕早期维生素 A 摄入量为 700μg/d，中晚期为 770μg/d，最高摄入量为 3000μg/d（10000IU）。维生素 A 的食物来源主要是动物肝脏、牛奶、蛋黄等，类胡萝卜素的食物来源是深绿色、黄色、红色蔬菜及水果。孕早期摄入大剂量维生素 A 可引起胎儿畸形，但相应计量的类胡萝卜素则没有毒性。

维生素 D：维生素 D 是钙磷代谢的重要调节剂，能维持血清钙和磷浓度的稳定，促进孕期及哺乳期输送钙到胎儿。2013 年《中国居民膳食营养素参考摄入量》推荐孕期维生素 D 的摄入量为 10μg/d，相当于 400IU，UL 值为 50μg/d。维生素 D 主要来源于紫外光照射下皮内合成，高纬度地区、大气污染、缺乏日光和多云量时、皮肤暴露面积少、使用防晒霜等都影响维生素 D 的合成。食物中维生素 D 的含量有限，动物性食物为天然维生素 D 的主要来源，如脂肪高的海鱼、鱼卵，其他如肝脏、蛋黄、奶油和乳酪中含量也相对较多。人奶和牛奶是维生素 D 较差的来源，蔬菜、水果、谷物及其制品含有少量或几乎没有维生素 D 的活性。

维生素 E：维生素 E 又称生育酚，有抗氧化作用，影响蛋白质、脂类的代谢及维持正常的免疫系统功能。2013 年《中国居民膳食营养素参考摄入量》推荐孕期维生素 E 的摄入量为 14mg/d，维生素 E 广泛存在于各种食物中，如谷物、豆类、果仁中含量丰富，而且维生素 E 为脂溶性食物，能在体内储存，较少出现缺乏症。

B 族维生素：包括维生素 B_1、维生素 B_2、叶酸、烟酸、维生素 B_6、维生素 B_{12} 等，是细胞呼吸、葡萄糖氧化及能量代谢等作用的辅酶，广泛存在于谷类、动物肝脏、干果、绿叶菜、牛奶中。叶酸在体内参与氨基酸和核苷酸的代谢，是细胞增殖、组织生长和机体发育不可缺少的营养素。孕早期缺乏叶酸可引起胎儿神经管发育畸形、死胎、流产、脑发育异常，孕中晚期叶酸缺乏可导致母体巨幼红细胞性贫血从而影响胎儿生长发育。2013 年《中国居民膳食营养素参考摄入量》推荐孕早期叶酸摄入量为 400μg/d，中晚期为 600μg/d。叶酸广泛存在于各种动植物食品中，如动物肝、肾、鸡蛋、牛奶、豆类、绿叶蔬菜、新鲜水果等。

2. 妊娠期需监测孕妇体重变化　孕期体重增加包括两大部分，一是妊娠产物包括胎儿、羊水、胎盘，二是母体自身组织的增长，包括血液和细胞外液的增加，子宫和乳腺的发育增大以及母体为泌乳而储备的脂肪等物质。妊娠产物及增加的血浆容量及增大的乳腺及子宫为必要性体重增加，一般为 6~7.5kg，经产妇的必要体重增加比初产妇要少一点。

3. 孕期营养要符合均衡、合理的原则　采用正确的烹饪方法，避免破坏营养素。选择易消化、无刺激性的食物，避免烟、酒、浓咖啡、浓茶及辛辣食物。采取粗细混食，荤素混食,少量多餐,定时定量的进餐方法。

4. 孕妇的饮食宜重质不重量　食物构成应多样化,各种营养素应品种齐全,每人每日各种营养素适宜摄入量必须根据个人年龄、性别、身高、体重、劳动强度、季节等情况适当调整,不能过多,也不能过少。

知识链接：

孕期妇女膳食指南

一、补充叶酸,常吃含铁丰富的食物,选用碘盐

(一)提要

叶酸对预防神经管畸形和高同型半胱氨酸血症、促进红细胞成熟和血红蛋白合成极为重要。孕期叶酸的摄入应达到每天600μg膳食叶酸当量(dietary folate equivalence, DFE),除常吃含叶酸丰富的食物外,还应补充叶酸400μgDFE/d。

为预防早产、流产,满足孕期血红蛋白合成增加和胎儿铁储备的需要,孕期应常吃含铁丰富的食物,铁缺乏严重者可在医师指导下适量补铁。

碘是合成甲状腺素的原料,是调节新陈代谢和促进蛋白质合成的必需微量元素,除选用碘盐外,每周还应摄入1~2次含碘丰富的海产品。

(二)关键推荐

1. 整个孕期应口服叶酸补充剂400μg/d,每天摄入绿叶蔬菜。

2. 孕中晚期应每天增加20~50g红肉,每周吃1~2次动物内脏或血液。

3. 孕妇除坚持选用加碘盐外,还应常吃含碘丰富的海产食物,如海带、紫菜等。

二、孕吐严重者,可少量多餐,保证摄入含必要量糖类的食物

(一)提要

孕早期胎儿生长相对缓慢,对能量和各种营养素的需要量也无明显增加,应维持孕前平衡膳食。如果早孕反应严重,可少食多餐,选择清淡或适口的膳食,保证摄入含必要量糖类的食物,以预防酮血症对胎儿神经系统的损害。

(二)关键推荐

1. 孕早期无明显早孕反应者应继续保持孕前平衡膳食。

2. 孕吐较明显或食欲不佳的孕妇不必过分强调平衡膳食。

3. 孕期每天必需摄取至少130g糖类,首选易消化的粮谷类食物。

4. 进食少或孕吐严重者需寻求医师帮助。

三、孕中晚期适量增加奶、鱼、禽、蛋、瘦肉的摄入

(一)提要

孕中期开始,胎儿生长速度加快,应在孕前膳食的基础上,增加奶类200g/d,孕中期增加动物性食物(鱼、禽、蛋、瘦肉)50g/d,孕晚期需再增加75g/d(合计增加125g/d),以满足对优质蛋白质、维生素A、钙、铁等营养素和能量增加的需要。建议每周食用2~3次鱼类,以提供对胎儿大脑和视网膜发育有重要作用的n-3长链多不饱和脂肪酸。

(二)关键推荐

1. 孕中期开始,每天增加奶200g,使奶的总摄入量达到500g/d。

2. 孕中期每天增加鱼、禽、蛋、瘦肉共计50g,孕晚期再增加75g左右。

3. 每周最好食用 2~3 次深海鱼类。

四、适量身体活动,维持孕期适宜增重

(一)提要

体重增长是反映孕妇营养状况的最实用的直观指标,与胎儿出生体重、妊娠并发症等妊娠结局密切相关。为保证胎儿正常生长发育,避免不良妊娠结局,应使孕期体重增长保持在适宜的范围。平衡膳食和适度的身体活动是维持孕期体重适宜增长的基础,身体活动还有利于愉悦心情和自然分娩,健康的孕妇每天应进行不少于 30 分钟的中等强度身体活动。

(二)关键推荐

1. 孕期适宜增重有助于获得良好妊娠结局,应重视体重监测和管理。

2. 孕早期体重变化不大,可每月测量 1 次,孕中晚期应每周测量 1 次体重。

3. 健康孕妇每天应进行不少于 30 分钟的中等强度身体活动。

五、禁烟酒,愉快孕育新生命,积极准备母乳喂养

(一)提要

烟草、酒精对胚胎发育的各个阶段都有明显的毒性作用,容易引起流产、早产和胎儿畸形。有吸烟饮酒习惯的妇女必须戒烟禁酒,远离吸烟环境,避免二手烟。怀孕期间身体的各种变化都可能会影响孕妇的情绪,需要以积极的心态去面对和适应,愉快享受这一过程。

母乳喂养对孩子和母亲都是最好的选择,成功的母乳喂养不仅需要健康的身体准备,还需要积极的心理准备。孕妇应尽早了解母乳喂养的益处,增强母乳喂养的意愿,学习母乳喂养的方法和技巧,为产后尽早开奶和成功母乳喂养做好各项准备。

(二)关键推荐

1. 孕妇应禁烟酒,还要避免被动吸烟和不良空气环境。

2. 孕妇情绪波动时应多与家人和朋友沟通、向专业人员咨询。

3. 适当进行户外活动和运动有助于释放压力,愉悦心情。

4. 孕中期以后应积极准备母乳喂养。

二、产科用药指导

(一)概述

妊娠期是个特殊的生理期,期间各系统均有明显的适应性改变,药物在孕妇体内发生的药代动力学和药效变化也会与非妊娠期有明显的差异。药物可直接作用于胚胎,对其产生影响,也可间接通过生物转化成为代谢产物后具有致畸作用。妊娠期母体代谢状态、胎儿的生长发育、胎盘功能变化都会影响药物的吸收、分布、代谢、排泄,对药物的毒性产生不同程度的影响。

(二)药物对不同妊娠时期的影响

妊娠期间,药物可影响母体内分泌、代谢等,间接影响胚胎、胎儿,也可通过胎盘屏障直接影响胎儿。最严重的药物毒性是影响胚胎分化和发育,导致胎儿畸形和功能障碍,与用药时的胎龄密切相关。

1. 受精后 2 周内的着床前期　卵子受精至受精卵着床于子宫内膜前的这段时期,此时

的受精卵与母体组织尚未直接接触,还在输卵管腔或宫腔分泌物中,故着床前期用药对其影响不大,药物影响囊胚的必备条件是药物必须进入分泌液中一定数量才能起作用,若药物对囊胚的毒性极强,可以造成极早期流产。

2. 晚期囊胚着床后至 12 周　　由于胚胎、胎儿各器官处于高度分化、迅速发育、不断形成的阶段,因此这一时期是药物的致畸期。此期孕妇用药,其毒性能干扰胚胎、胎儿组织细胞的正常分化,任何部位的细胞受到药物毒性的影响,均可能造成某一部位的组织或器官发生畸形。药物毒性作用出现越早,发生畸形可能越早,发生畸形可能越严重。

3. 妊娠 12 周以后至分娩　　胎儿各器官已发育成形,药物致畸作用明显减弱。但对于尚未分化、发育完全的器官,如神经系统、生殖系统等,某些药物仍可能对其产生影响。

(三)孕产妇用药原则

1. 必须有明确指征,避免不必要的用药。

2. 必须在医生指导下用药,不要擅自使用药物。

3. 能用一种药物,避免联合用药。

4. 能用疗效较肯定的药物,避免用尚难确定对胎儿有无不良影响的新药。

5. 能用小剂量药物,避免用大剂量药物。

6. 严格掌握药物剂量和用药持续时间,注意及时停药。

7. 妊娠早期若病情允许,尽量推迟到妊娠中晚期再用药。

8. 若病情所需,在妊娠早期应用对胚胎、胎儿有害的致畸药物,应先终止妊娠,随后再用药。

(四)药物对胎儿的危害性等级

美国 FDA 曾根据药物对胎儿的致畸情况,将药物对胎儿的危重性等级分为 A、B、C、D、X 5 个级别。在妊娠前 12 周,不宜用 C、D、X 级药物。

1. A 级　　经临床对照研究,无法证实药物在妊娠期对胎儿有危害作用,是无致畸性的药物。如适量维生素。

2. B 级　　经动物实验研究,未见对胎儿有危害。无临床对照实验,可以在医师观察下使用。如青霉素、胰岛素等。

3. C 级　　动物实验表明,对胎儿有不良影响。由于没有临床对照实验,只能在充分权衡利弊情况下,谨慎使用。如庆大霉素、异丙嗪等。

4. D 级　　有足够证据证明对胎儿有危害性。只有在孕妇有生命威胁或患严重疾病,而其他药物又无效的情况下考虑使用。如硫酸链霉素等。

5. X 级　　动物和人类实验证实会导致胎儿畸形。在妊娠期或可能妊娠的妇女禁止使用。如甲氨蝶呤、乙烯雌酚等。

第四节　孕期心理变化及指导

一、孕期心理变化

(一)概述

妊娠及分娩是女性生命过程中的一个特殊阶段,是一种自然的生理现象,但是从生理学角度分析,这个过程发生了很大的内分泌改变,从心理学角度分析,这个过程是精神心理应激事件,由于生理和心理的巨大变化,并且生理变化和心理变化相互作用相互影响,使得女性在孕产期易于产生心理问题、情绪问题及心身疾病,其结果是孕产期的不顺利、母婴并发症增多,甚至发生孕产妇的精神心理疾病,还可能影响子代的心身健康。孕妇在妊娠期和产后期心理问题或情绪障碍的发生或恶化的危险性增加,如不处理将增加产后抑郁症的危险以及影响胎儿的成长,并且是产科并发症的高发人群。

(二)孕妇的心理特点

妊娠期良好的心理适应有助于产后亲子关系的建立及母亲角色的完善,了解妊娠期孕妇及家庭成员的心理变化,医务人员给予适当的护理照顾,使孕妇及家庭能妥当地调适,迎接新生命的来临。

1. 早期妊娠孕妇的心理特点

(1)惊讶和震惊:在怀孕初期,不管是否是计划中妊娠,几乎所有的孕妇都会产生惊讶和震惊的反应。

(2)矛盾心理:在惊讶和震惊的同时,孕妇可能会出现爱恨交加的矛盾心理,尤其是原先未计划怀孕的孕妇。此时既享受怀孕的欢愉,又觉得怀孕不是时候,可能是因工作、学习等原因暂时不想要孩子或因计划生育原因不能生孩子所致;也可能是由于初为人母,缺乏抚养孩子的知识和技能,又缺乏可以利用的社会支持系统;经济负担过重;或工作及家庭条件不许可;或第一次妊娠,对恶心、呕吐等生理变化无所适从所致。

(3)焦虑:因早孕反应孕妇感到身体疲乏,为能否顺利完成妊娠而担忧,为身体不适而焦虑。表现为情绪不稳定,为一点小事大发脾气,易激动、哭泣等。

(4)渴望得到感情爱抚:早期妊娠身体变化不明显,但对身体变化过度敏感,关注周围人对自己身体变化的态度和反应,因别人对自己的关心、重视不够而感到失落、委屈,甚至是猜疑和抱怨,渴望获得情感支持,依赖周围人的照顾、关怀与爱抚。

(5)内省:孕妇表现出以自我为中心,变得专注于自身健康、营养及休息,主动回避环境中的不良影响,喜欢独处等。内省行为的表现有利于日后与新生儿建立良好的母子关系。

2. 中期妊娠孕妇的心理特点

中期妊娠孕妇逐渐有为人之母的心理准备。

(1)强化情感:经过一段时间的妊娠体验后,孕妇更加体会到做母亲的艰辛,强化了做母亲的情感。

(2)情绪变化:随妊娠的进展,早孕反应消失,腹部逐渐膨隆,特别是自觉胎动的出现,注意力由更多关注自己转向更多关注腹中胎儿的变化。偶尔子宫间歇性收缩,使妊娠变得更真实,多数孕妇乐观喜悦,食欲和睡眠恢复正常,自我感觉良好,情绪稳定。少数孕妇出现情绪不稳定,变得更为敏感、易怒,甚至胎动时出现异常激动或烦躁不安,不稳定情绪是影响孕妇心理健康的不良因素。

3. 晚期妊娠孕妇的心理特点

晚期妊娠孕妇既有做母亲的喜悦,又有对体型变化、胎儿是否聪明及健康、分娩安全的担忧,少数人还有重男轻女的偏见。

(1)期待性焦虑:晚期妊娠孕妇随着子宫的增大,腹部极度膨隆,日常生活和行动不便,甚至会出现生活不能自理,直接导致孕妇心理上的压力加大,出现期待性焦虑,希望尽早结束妊娠、解除负担、恢复孕前形象和身体状态。

（2）矛盾心理：孕妇因胎动和胎儿即将出生而兴奋，又因面临分娩及分娩疼痛而紧张，产生一种兴奋与紧张并存的矛盾心理，而导致情绪不稳定等心理问题出现。

（3）恐惧与焦虑：随着预产期的临近，孕妇因担心分娩能否顺利进行、胎儿是否有畸形、孩子性别能否满足家人的愿望等而焦虑，尤其是临近分娩期，孕妇将面临分娩的阵痛和手术的风险，担心母儿的安危而导致恐惧、焦虑。

二、孕期心理指导

（一）早期妊娠孕妇的心理指导

1. 保持良好的妊娠心态　妊娠不是病，是正常的生理过程，是自然、普通的生物过程。妊娠后要保持良好的心境和情绪，做到心宽、开朗、随和，以平稳的态度为人处世。

2. 及时沟通　妊娠意味着家庭结构将发生变化，由二人世界变为核心家庭。丈夫要适应妻子妊娠期的生理、心理变化，夫妻双方及时沟通，关心、关注、关爱妻子。

3. 合理安排生活　妊娠早期应节制性生活，营造适应孕妇的家庭生活氛围，饮食起居要有规律，按时作息，做一些行之有效的劳动和锻炼。

（二）中期妊娠孕妇的心理指导

1. 避免心理上过于放松　妊娠中期的孕妇食欲明显增加，身体状况稳定，会导致思想上、精神上的松懈。但由于身体各个系统的负担加重，可加重原有心脏、肝脏、肾脏等的负担，应定期做孕期保健。

2. 自强自立　孕妇可适当从事家务劳动，无异常情况应正常上班。适当的活动可以增强孕妇的肌肉力量，对分娩有一定帮助，对于改善心理状态也大有益处。如因体型显露而不愿活动，易引起心理上的郁闷、压抑、孤独，对胎儿也不利。

3. 心理咨询　鼓励孕妇倾诉内心的顾虑和想法，耐心解答所提出的问题，告知妊娠是正常的生理过程，所发生的生理变化产后均会逐渐恢复。有针对性地将妊娠期的保健知识、危险症状、临产表现及各种育婴常识等传授给孕妇及家属，增强其自我照顾能力。

（三）晚期妊娠孕妇的心理指导

1. 分娩知识培训　指导孕妇参加孕妇学校学习，通过健康教育消除孕妇的顾虑和恐惧，减轻精神紧张和压力。鼓励丈夫及家人陪同孕妇共同学习，了解妊娠与分娩的相关知识。鼓励丈夫及家人多陪伴孕妇，给予更多的情感支持。

2. 做好分娩准备　包括晚期妊娠的健康检查、分娩地点的选择、物质上的准备、可能出现异常情况的应对计划等。做好充分的分娩准备可增加孕妇的安全感，和家人一起为未出生的孩子准备必需品，听轻松的音乐调整心情。

3. 适时入院　接近预产期时应选择适合的分娩地点，使孕妇得到良好的照顾。出现分娩先兆，送医院待产。入院待产时间过长，受其他产妇的分娩痛苦或异常等负面信息的影响，可使产妇焦虑，心情更加紧张。

产科医务工作人员在日常工作中面对每位孕妇和她的家属，首先要培养医务人员对心理健康问题有敏锐的感知能力，对孕妇的情绪痛苦、不良认知、较低或过强的求助动机、过高的期望等，能够及时觉察，并表现出同情心，有共情的能力，才能迅速建立起相互之间的信任和理解的关系。有经验的医务人员，能使用适合于孕妇及家属认知水平、情感状态、价值观、意志力和期待的语言，简明扼要地传达专业信息，并让孕妇有恰当的心理准备和依从性，增强应对妊娠、分娩的能力。

第五节　分娩的准备

一、概述

多数妇女,尤其是初产妇,由于缺乏有关分娩方面的一些知识,加之对分娩时疼痛和不适的错误理解,对分娩过程中自身和胎儿安全的担忧等,会使产妇产生焦虑和恐惧心理,而这些心理问题又会影响产程的进展和母婴的安全,因此,帮助孕妇做好分娩的准备是非常必要的。分娩的准备包括:识别先兆临产、分娩物品的准备、分娩医院的选择、分娩计划的实施、分娩时不适的应对技巧等。

二、先兆临产

出现预示不久将临产的症状,称之为先兆临产(threatened labor)。

1. 假临产(false labor)

孕妇在分娩发动前,常出现假临产。假临产的特点是:①宫缩持续时间短且不恒定,间歇时间长且不规律,宫缩的强度不增加;②宫缩时宫颈管不缩短,宫颈口不扩张;③常在夜间出现,清晨消失;④给予强镇静药物能抑制宫缩。

2. 胎儿下降感(lightening)

随着胎先露部进入骨盆入口,宫底随之下降,多数孕妇会感觉上腹部较前舒适,进食量较前增多,呼吸较前轻快。由于胎先露部进入骨盆压迫了膀胱,孕妇常出现尿频症状。

3. 见红(show)

在分娩发动前 24~48 小时内(少数 1 周内),因宫颈内口附近的胎膜与该处的子宫壁剥离,毛细血管破裂有少量出血并与宫颈管内的黏液相混,经阴道排出,称之为见红,是分娩即将开始的比较可靠的征象。但若出血量超过月经量,则不应视为见红,而应考虑妊娠晚期出血性疾病。

三、分娩物品的准备

1. 母亲用物的准备　足够的消毒护理垫、卫生巾、内裤,大小合适的胸罩,舒适的替换衣服,吸奶器(以备吸空乳汁用)以及常用生活用品等。

2. 新生儿用物的准备　因新生儿皮肤柔嫩,易受损伤而引起感染,所以新生儿衣物宜选用柔软、舒适、宽大、吸水性强、透气性好的纯棉制品。衣缝应在正面,以免磨损皮肤。新生儿衣物宜用柔和、无刺激性的肥皂和清洁剂洗涤。此外还要准备新生儿包被、帽子、毛巾、梳子、围嘴、温度计等。对不能进行母乳喂养者,还要准备奶瓶、奶粉、奶嘴等。另外,可通过孕妇学校上课、看录像等形式讲解新生儿喂养及护理知识,宣传母乳喂养的好处,示教如何给新生儿洗澡、换尿布等。

四、分娩医院的选择

应当根据病史、本次怀孕情况、胎儿大小、胎位和骨盆条件、各项辅助检查结果等综合判断,确定分娩地点及分娩方式,有危险因素者应当到有处理能力的医疗保健机构分娩。

事先确定分娩的医院以及去医院的路线和方式,准备好交通工具,最好在家人的陪伴下去医院。如遇紧急情况,可拨打当地急救中心电话,请求协助前往医院。

五、分娩计划的实施

分娩计划书是运用护理程序对孕妇在分娩期的个体需要进行护理评估,包括一般资料的评估,着重了解孕妇及家属的文化程度、对妊娠分娩知识需求、是否陪伴分娩、待产分娩体位的选择、是否会阴侧切、是否需要麻醉镇痛或按摩、热敷、分娩球等非药物镇痛情况,根据评估的内容与产妇及家属共同制订分娩计划书,采取相应的人性化护理措施。

助产士在门诊对孕妇进行一对一的连续性服务,家属陪同参与,指导整个孕期产检、自我监测与保健,讲解分娩知识与技巧,提前对缓解疼痛技巧进行指导,并提供心理辅导与咨询,增进孕妇自然分娩的信心。入院后由资深助产士根据分娩计划为孕妇提供服务,满足孕妇的需求,使孕妇安心分娩。孕产期分娩计划书的实施可加强医护人员与孕产妇和家属的沟通,不仅给孕妇和家属提供个性化的健康教育,而且也给医护人员提供新的健康教育方式,使分娩过程更人性化、自然化,减少不必要的人为干预,促进自然分娩。

六、减轻分娩不适的方法

目前有多种方式可协助减轻分娩时的疼痛。所有这些方法都依据 3 个重要的前提:①孕妇在分娩前已获得有关分娩方面的知识,在妊娠 32 周、36 周时已进行过腹式呼吸运动的练习,且已会应用腹式呼吸运动来减轻分娩时的不适;②临产后子宫阵缩时,如果能保持腹部放松,且子宫收缩时能向上自由地顶到腹部的话,则阵痛的不适感会减轻;③疼痛的知觉会借分散注意力的技巧而得到缓解。

目前常用的减轻分娩时不适的方法有:

1. Lamaza 呼吸法 又称"精神预防法",由法国医师 Lamaza 提出。这种分娩呼吸方法,通过孕妇学校的神经肌肉控制、呼吸技巧训练的学习过程,有效地让产妇在分娩时将注意力集中在对自己的呼吸控制上,从而转移疼痛,适度放松肌肉,能够充满信心地在分娩过程发生产痛时保持镇定,以达到加快产程。产妇临产后,胸式呼吸深而快,宫缩开始时和结束时用鼻吸气、用口呼吸,间歇停止。按摩下腹或腰骶部与深呼吸配合。

2. 瑞德法 由英国医师迪克·瑞德(Dick Read)所提出。其原理为:恐惧会导致紧张,因而造成或强化疼痛。若能打破恐惧 - 紧张 - 疼痛的链环,便能减轻分娩时收缩引起的疼痛。瑞德法也包括采用放松技巧和腹式呼吸技巧。具体做法为:

(1)放松技巧:孕妇先侧卧,头下垫一小枕,让腹部的重量施于床垫上,身体的任一部位均不交叠。练习方法类似于拉梅兹法。

(2)腹式呼吸:孕妇平躺,集中精神使腹肌提升,缓慢地呼吸,每分钟呼吸 1 次(30 秒吸气,30 秒呼气)。在分娩末期,当腹式呼吸已不足以应付时,可改用快速的胸式呼吸。此法目的在于转移注意力,减轻全身肌肉的紧张性;迫使腹部肌肉升起,使子宫能在收缩时轻松而不受限制;维持子宫良好的血液供应。

3. 布莱德雷法 由罗伯特·布莱德雷(Robert Bradley)医师提出,通常称为"丈夫教练法"。其放松和控制呼吸技巧同前,主要强调丈夫在妊娠、分娩和新生儿出生后最初几天中的重要性。在分娩过程中,他可以鼓励产妇适当活动来促进产程,且可以指导产妇用转移注意力的方法来减轻疼痛。

七、护理评估

1. 评估影响　孕妇接受分娩准备的影响因素,如职业、受教育程度、家庭关系、既往孕产史、文化及宗教因素等。

2. 评估孕妇　缺乏哪些有关分娩方面的知识及实际准备情况。

3. 评估影响　孕妇学习的因素,如理解和接受能力、学习态度、环境以及丈夫和主要家庭成员的支持等。

八、护理措施

1. 向孕妇系统讲解有关分娩准备方面的知识。可利用孕妇学校上课、看录像、发健康教育处方、医院网络平台等形式进行。

2. 可用示范、反示范、角色扮演等形式讲解有关减轻分娩不适的应对技巧,提高应对的能力。鼓励孕妇在分娩前反复训练直到运用自如,最好有家属的陪伴。

3. 鼓励孕妇提问,说出心中的焦虑,给予针对性的心理支持。

4. 鼓励其配偶参与分娩准备过程,为孕妇提供支持,增进自然分娩的信心。

第六节　产前筛查、产前诊断与遗传咨询

出生缺陷的防治可分三级:一级预防是受孕前干预,防止出生缺陷胎儿的发生。二级预防产前干预,是在出生缺陷胎儿发生之后,通过各种手段检出严重缺陷的胎儿,阻止出生;或通过胎儿干预,矫正畸形。三级预防是产后干预,在缺陷胎儿出生之后,及时诊断,给予适宜的治疗,防止致残。产前筛查、产前诊断和遗传咨询是出生缺陷一级和二级防治的主要方法。

一、产前筛查

(一)概述

产前筛查试验不是确诊试验,筛查阳性结果意味着患病的风险升高,并非诊断疾病,阴性结果提示风险未增加,并非正常。筛查结果阳性的患者需要进一步确诊试验,染色体疾病高风险患者需要行胎儿核型分析。通过经济、简单和无创伤的检测方法,从孕妇人群中发现怀某些先天缺陷胎儿的高风险者,从而采取进一步措施,最大限度减少异常胎儿的出生。目前广泛应用的产前筛查的疾病有唐氏综合征筛查和神经管畸形筛查。

(二)筛查项目

1. 非整倍体染色体异常　以唐氏综合征为代表的染色体疾病是产前筛查的重点,根据检查方法可分为孕妇血清学检查和超声检查,根据筛查时间可分为孕早期和孕中期筛查。

(1)妊娠早期筛查:有条件的医疗机构可采用妊娠早期筛查,其方法包括孕妇血清学检查、超声检查或者二者结合。常用的血清学检查的指标有 β-hCG 和妊娠相关血浆蛋白 A(PAPP-A),超声检查的指标有胎儿颈项透明层和胎儿鼻骨。联合应用血清学和超声 NT 的方法,对唐氏综合征的检出率在 85%~90%。

(2)妊娠期中期筛查:血清学筛查通常采用三联法,即甲胎蛋白(AFP)、绒毛膜促性腺

激素（hCG）和游离雌三醇（E_3）。唐氏综合征患者 AFP 降低、hCG 升高、E_3 降低，根据三者的变化，结合孕妇年龄、孕龄等情况，计算出唐氏综合征的风险度。

2. 神经管畸形

（1）血清学筛查：约 95% 的神经管畸形（NTDS）患者无家族史，但 90% 患者的血清和羊水中甲胎蛋白（AFP）水平升高，因此血清 AFP 可作为 NTDS 的筛查指标，筛查一般在孕 14~22 周进行。

（2）超声筛查：妊娠 11~13^{+6} 周利用超声检查测量胎儿后颈皮下透明层的厚度（NT）及鼻骨情况获得诊断。正常情况下，增厚的 NT 在妊娠 20 周时会自然消失，NT 增大与染色体异常、基因异常、解剖学畸形及不良妊娠结局有关。

3. 胎儿结构畸形筛查　在妊娠 18~24 周，通过超声对胎儿的各器官进行系统筛查，目的是发现严重致死性畸形无脑儿、严重脑膨出、严重开放性脊柱裂、严重胸腹缺损并内脏外翻、单腔心、致死性软骨发育不良等疾病。胎儿畸形的产前超声检出率为 50%~70%。

4. 先天性心脏病　大部分的先天性心脏病无遗传背景，发病率约为 0.7%。有条件的单位可在 18~24 周行先天性心脏病的超声筛查。

二、产前诊断

（一）概述

产前诊断又称宫内诊断或出生前诊断，指在胎儿出生之前应用各种先进的检测手段，影像学、生物化学、细胞遗传学及分子生物学等技术，了解胎儿宫内的发育状况，例如观察胎儿有无畸形，分析胎儿染色体核型，检测胎儿的生化检查项目和基因等，对先天性和遗传性疾病做出诊断，以便进行选择性流产。产前诊断是实现优生、预防先天畸形儿出生的重要手段，对降低婴幼儿死亡率、提高人口素质，减轻家庭和社会的经济负担均有重要意义。近年来，随着孕产妇和围生儿死亡率的逐渐下降，产前诊断逐渐成为产科工作中不可或缺的重要组成部分，这是科学技术巨大发展赋予了产科工作者新的责任。

（二）产前诊断的对象

根据 2003 年原卫生部《产前诊断技术管理办法》，孕妇有下列情形之一者，需要建议其进行产前诊断检查：

1. 羊水过多或过少；

2. 胎儿发育异常或者胎儿有可疑畸形；

3. 早期接触过可能导致胎儿先天缺陷的物质；

4. 夫妇一方患有先天性疾病或遗传性疾病，或有遗传病家族史；

5. 曾经分娩过先天性严重缺陷婴儿；

6. 年龄 35 周岁或以上。

（三）产前诊断常用的方法

1. 观察胎儿的结构　利用超声、X 线检查、胎儿镜、磁共振等观察胎儿的结构是否存在畸形。

2. 分析染色体核型　利用羊水、绒毛、胎儿细胞培养，检测胎儿染色体疾病。

3. 检测基因　利用胎儿 DNA 分子杂交、限制性内切酶等技术检测胎儿基因的核苷酸序列，诊断胎儿基因疾病。

4. 检测基因产物　利用羊水、羊水细胞、绒毛细胞或血液，进行蛋白质、酶和代谢产物检测,诊断胎儿神经管缺陷、先天性代谢疾病等。

(四)胎儿染色体病的产前诊断

主要依靠细胞遗传学方法,因此必须获得胎儿细胞及胎儿的染色体。临床上常用的诊断方法有以下几种。

1. 羊膜腔穿刺术 羊膜腔穿刺术是最常用的侵袭性产前诊断技术,羊水细胞培养染色体检查仍为目前基本的产前诊断检查项目。穿刺时间以妊娠16~24周为最佳。

2. 经皮脐血穿刺术 目前此项技术用于染色体病、某些基因病、宫内感染及胎儿血液性等产前诊断及宫内治疗,并取得了满意的效果。取脐血时间可从妊娠24周开始直至足月,在超声引导下进行脐静脉穿刺获取脐血。

3. 绒毛活检术 绒毛组织是从受精卵发育而成的,位于胚囊之外且又具有和胚胎同样的遗传性,故早孕期绒毛活检被认为是产前诊断的突破。获取的绒毛组织可根据需要进行染色体分析或基因及酶代谢的诊断。但取绒毛要求较高的技术,医生的经验至关重要。绒毛活检时间:多在妊娠10~14周进行。

4. 胎儿非整倍体无创基因检测 随着高通量测序技术的发展,DNA测序成本降低,无创伤性,市场前景十分广阔。无创产前基因检测技术临床运用评估胎儿患染色体非整倍体性疾病的风险率。DNA水平检测具有无创伤性、无流产和感染风险,准确率99%以上,孕12周以上即可检测,检测周期短,2周左右出检测结果。

(五)胎儿结构畸形的产前诊断

各种因素导致的出生缺陷表现为子代的结构畸形和功能异常,其中结构异常可以通过影像学获得诊断。

1. 胎儿超声检查 超声检查是一种非损伤性和无痛的检查方法。妊娠期胎儿超声检查可以发现许多严重的结构畸形以及各种细微的变化,一旦发现胎儿严重畸形应及时终止妊娠,可大大降低畸形儿的出生率,逐渐成为产前诊断重要的手段之一。

2. 胎儿磁共振成像(MRI)检查 MRI的优点在于通过多平面重建及大范围扫描,使得对复杂畸形的观察更加容易。胎儿MRI检查的主要指征是对不确定的超声检查发现做进一步评估。

3. 胎儿超声心动图 又称胎儿心脏超声扫描,是利用超声波扫描设备,经孕妇腹部,系统检查胎儿心脏及大血管结构、节律和功能的临床诊断技术,是诊断胎儿心血管发育有无异常的一项新技术。理论上14~40孕周均可进行胎儿超声心动图检查,考虑到胎儿大小和羊水体积对检查的影响,以18~32孕周较为合适,25周左右最佳。

4. 产前诊断的疾病

(1)染色体异常:包括染色体数目异常和结构异常两类。染色体数目异常包括整倍体和非整倍体;结构异常如染色体部分缺失、易位、倒立等。

(2)性连锁遗传病:以X连锁隐性遗传病居多,如红绿色盲、血友病等。

(3)遗传性代谢缺陷病:多为常染色体隐性遗传病。如苯丙酮尿症等。

(4)先天性结构畸形:其特点是有明显结构改变,如无脑儿、脊柱裂、先天性心脏病等。

三、遗传咨询

(一)概述

遗传咨询是由从事医学遗传的专业人员或咨询医师,对咨询者就其提出的家庭中遗传性疾病的发病原因、遗传方式、诊断、预后、复发风险、防治等问题予以解答,并就咨询者提出的婚育问题提出医学建议。遗传咨询是一个交流过程,在某种情况下则是一种心理治疗过程,让咨询者理解相关疾病的性质及其发生,了解对疾病防治的各种可能性,最后做出自己的决定。遗传咨询是预防遗传性疾病十分重要的环节。

(二)遗传咨询的对象

1. 夫妇双方或家系成员患有某些遗传病或先天畸形者,曾生育过遗传病患儿或先天畸形的夫妇;

2. 不明原因智力低下或先天畸形儿的父母;

3. 不明原因的反复流产或有死胎、死产等病史的夫妇;

4. 孕期接触不良环境因素及患有某些慢性病的夫妇;

5. 常规检查或常见遗传病筛查发现异常者;

6. 其他需要咨询者,如婚后多年不育的夫妇,或35周岁以上的高龄孕妇。

(三)遗传咨询的步骤

1. 明确诊断　首先通过家系调查、家谱分析、临床表现和实验室检查等手段,明确是否存在遗传性疾病。

2. 确定遗传方式,评估遗传风险,预测遗传性疾病　患者子代再发风险率,可根据遗传性疾病类型和遗传方式做出评估。至于子宫内胚胎或胎儿接触致畸因素,则应根据致畸原的毒性、接触方式、剂量、持续时间以及胎龄等因素,综合分析其对胚胎、胎儿的影响做出判断。

3. 近亲结婚对遗传性疾病的影响　近亲结婚增加夫妻双方将相同的有害隐形基因传给下一代的概率。当一方为某种致病基因的携带者,另一方很可能也是携带者,婚后所生的子女中常染色体隐性遗传病发生率将会明显升高。

4. 提出医学建议　在进行遗传咨询时,必须确信咨询者充分理解提出的各种选择。在面临较高风险时,通常有如下选择。

(1)不能婚配:直系血亲、三代以内旁系血亲和男女双方均患病无法承担家庭义务及养育子女,其子女智力低下概率大,故不能结婚。

(2)暂缓结婚:如可以矫正的生殖器畸形,在矫正之前暂缓结婚,畸形矫治后再结婚。

(3)可以结婚,但禁止生育:男女一方患严重的常染色体显性遗传性疾病或多基因遗传病,如强直性肌营养不良、精神分裂症等;男女双方均患严重的相同的常染色体隐性遗传病,如男女患白化病等。如病情稳定,可以结婚,但不能生育。

(4)限制生育:对于产前能够做出准确诊断或植入前诊断的遗传病可在获确诊报告后对健康胎儿做选择性生育。对产前不能做出诊断的X连锁隐性遗传,可在做出性别诊断后,选择性生育。

(5)领养孩子:对一些高风险的夫妇,领养不失为一种较好的选择。

(6)人工授精:夫妇双方都是常染色体隐性遗传病的携带者等,采用健康捐精者的精液人工授精,可以防止遗传病的发生。

(7)捐卵者卵子体外受精,子宫内植入:适用于常染色体显性遗传病患者等。

(四)遗传咨询类别和对策

1. 婚前咨询　根据遗传规律,评估下一代优生的风险度,提出对结婚、生育的具体指导意见,从而减少甚至可避免遗传病儿的出生。

2. 孕期咨询　婚前检查的项目均可在孕前得到检查,同时,可以检查各种婚后发生的疾病,如性传播疾病等。

3. 产前咨询　产前咨询的主要问题有:夫妻一方或家属曾有遗传病儿或先天畸形儿,下一代患病的概率多大;已生育患儿再生育是否仍为患儿;妊娠期间,尤其在妊娠前3个月接触过放射线、化学物质或感染过风疹、弓形虫等病原体,是否会导致畸形等。

4. 一般咨询　主要咨询的内容有:夫妇一方有遗传病家族史,该病是否累及本人及其子女;生育过畸形儿是否为遗传性疾病,能否影响下一代;夫妻多年不孕或习惯性流产,希望获得生育指导等。

思　考　题

1. 简述孕前保健内容。
2. 简述孕期常见症状及护理要点。
3. 简述孕期营养指导要点。
4. 简述孕产期的用药原则。
5. 简述孕妇心理变化特点。

(李君琴　濮玉群)

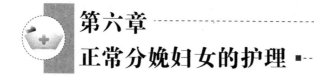

第六章
正常分娩妇女的护理

妊娠满 28 周及以后的胎儿及其附属物，从临产开始至全部从母体排出的过程称分娩。妊娠满 28 周至不满 37 足周期间分娩称早产；妊娠满 37 周至不满 42 足周期间分娩称足月产；妊娠满 42 周及其后期间分娩称过期产。

第一节　分娩动因及影响分娩的因素

一、分娩动因

分娩是多因素作用，触发机制复杂。分娩动因虽然有一些学说和理论来解释，但目前比较公认的是子宫功能性改变和胎儿成熟是分娩发动的必要条件。

（一）分娩前及分娩时子宫功能变化

1. 临产前阶段　子宫静息状态结束，子宫肌层与宫颈的形态及结构发生功能性改变。

2. 分娩阶段特点　①子宫平滑肌对缩宫素的敏感性增强；②子宫规律性收缩，宫颈扩张。

（二）子宫功能性改变的生理变化

1. 子宫肌细胞间隙连接增多　妊娠期间，肌细胞间隙连接数量少，分娩过程持续增加，产后急剧下降。细胞间隙连接可使肌细胞兴奋同步化，协调收缩活动，增强子宫收缩力，并可增加肌细胞对缩宫素的敏感性。

2. 子宫肌细胞内钙离子浓度增加　子宫肌细胞收缩需要肌动蛋白、磷酸化肌浆球蛋白和能量供应。子宫肌细胞内钙离子浓度增加，可激活肌浆球蛋白轻链激酶，并加速了肌浆球蛋白磷酸化与肌动蛋白结合形成调节单位，使 ATP 酶活化，ATP 转化为 ADP，为子宫收缩提供能量。

3. 子宫肌层白细胞募集　分娩发动前外周血白细胞募集至子宫肌层，通过局部产生炎性细胞因子并在子宫肌层局部形成正反馈回路，可能参与子宫收缩的启动和持续。

4. 母体的内分泌调节

（1）前列腺素（PGs）：子宫平滑肌对前列腺素有高度敏感性，前列腺素合成增加是分娩发动的重要因素，主要包括：①临产前，蜕膜及羊膜囊中 PGs 的前体物质花生四烯酸明显增加，在前列腺素合成酶的作用下形成 PGs；②子宫肌细胞内含有丰富的 PGs 受体，对 PGs 敏感性增强；③ PGs 能诱发宫缩和促进宫颈成熟；④ PGs 能使细胞内 Ca^{2+} 增加，引起子宫收缩，对分娩发动起一定作用。

（2）雌激素与孕激素：人类妊娠时处于高雌激素状态，但至今仍无足够证据证实雌激素能发动分娩。黄体酮是抑制子宫收缩的主要激素，既往认为黄体酮撤退与分娩发动相关，从而提出"功能性黄体酮撤退"的观点，但近年研究并未发现分娩时产妇血中黄体酮水平降低，专家们试图从非基因水平和基因水平进行论证，然而目前尚无定论。

（3）缩宫素与缩宫素受体：过去认为分娩是通过血液中缩宫素浓度的增加来实现，现在认为此效应是由于缩宫素受体增加所致。临产前，子宫蜕膜中缩宫素受体骤然增加 50 倍或更多，且在临产前和分娩阶段子宫对缩宫素敏感性急剧增加，子宫激惹性增强，从而促进宫缩，启动分娩。

（4）内皮素（ET）：内皮素是子宫平滑肌的强效诱导剂，子宫平滑肌有内皮素受体。妊娠末期，子宫局部产生的 ET 直接对平滑肌产生收缩作用，还能促进 PGs 的合成和释放，间接诱发宫缩。

（5）皮质醇激素：动物实验证实，胚胎下丘脑 - 垂体 - 肾上腺轴的活性与分娩发动有关。皮质醇激素由胎儿肾上腺产生，随着胎儿成熟而不断增加，皮质醇经胎儿 - 胎盘单位合成雌激素，从而诱发宫缩。临床观察无脑儿时常有雌激素水平低下和孕期延长，推断系胎儿下丘脑 - 垂体 - 肾上腺功能异常所致。但研究又发现未足月孕妇注射皮质醇并不导致早产。

二、影响分娩的因素

影响分娩的因素包括产力、产道、胎儿及精神心理因素。当这些因素均正常且能相互适应时，分娩则顺利进行；反之，将发生分娩困难。近年来精神心理因素在分娩中的作用越来越受到人们的重视。

（一）产力

将胎儿及其附属物从子宫内逼出的力量称产力，包括子宫收缩力、腹壁肌、膈肌和肛提肌收缩力。

1. 子宫收缩力　子宫收缩力是临产后的主要产力，贯穿于分娩全过程。临产后的宫缩使宫颈管逐渐缩短直至消失、宫口扩张、胎先露下降和胎儿、胎盘娩出。正常宫缩具有以下几个特点：节律性、对称性与极性、缩复作用。

（1）节律性：宫缩的节律性是临产的重要标志。每次宫缩由弱渐强（进行期），维持一定时间（极期），然后由强减弱（退行期），直至消失进入间歇期。宫缩反复出现，直至分娩全程结束。宫缩强度也随产程进展逐渐增加，阵痛强度随宫腔压力上升而加重。宫缩时，子宫肌壁血管及胎盘受压，致使子宫血流量减少。宫缩间歇时，子宫血流量又恢复到原来水平，宫缩的节律性对胎儿血流灌注有利。

（2）对称性与极性：正常宫缩由两侧宫角部的起搏点开始，首先向宫底中线集中，左右对称，然后向下扩布至全子宫，此为宫缩的对称性。宫缩以宫底部最强、最持久，向下逐渐减弱，宫底部收缩力的强度几乎是子宫下段的 2 倍，此为宫缩极性。

（3）缩复作用：子宫收缩时肌纤维缩短变宽，间歇期肌纤维松弛，但不能恢复到原长度，经反复收缩，肌纤维越来越短，使宫腔容积逐渐减小，迫使胎先露部下降，宫颈管逐渐缩短消失及宫口扩张。

2. 腹壁肌及膈肌收缩力　腹壁肌及膈肌收缩力是第二产程胎儿娩出时的重要辅助力量。每当宫缩时，前羊膜囊或胎先露压迫盆底组织及直肠，反射性地引起排便动作。产妇表现为主动屏气，腹壁肌及膈肌收缩使腹内压增高，促使胎儿娩出。

3. 肛提肌收缩力　肛提肌收缩力可协助胎先露部在盆腔进行内旋转。当胎头枕部位于耻骨弓下时，能协助胎头仰伸及娩出。当胎盘娩出至阴道时，肛提肌收缩力有助于胎盘排出。

（二）产道

产道是胎儿娩出的通道，分骨产道、软产道两部分。

1. 骨产道 骨产道指真骨盆,由骶骨、两侧髂骨、耻骨、坐骨及其韧带组成。其大小、形状与分娩顺利与否关系密切。骨盆的径线测量有助于判断骨盆大小,但同时要注意到,胎儿与骨盆的相互适应能力,是分娩是否顺利完成的关键,所以胎儿才是骨盆的真正测量器。骨盆共分为3个平面。

(1)入口平面:为骨盆腔上口,呈横椭圆形。其前方为耻骨联合上缘,两侧为髂耻缘,后方为骶髂上缘。有4条径线(图6-1)。①入口前后径:又称真结合径,耻骨联合上缘中点至骶岬上缘正中间的距离,长短与胎先露衔接有密切关系。平均约11cm。②入口横径:两髂耻缘间的最大距离,平均约13cm。③入口斜径:左右各一。左侧骶髂关节至右侧髂耻隆突间的距离为左斜径,右骶髂关节至左髂耻隆突间的距离为右斜径,平均约12.75cm。

(2)中骨盆平面:为骨盆最小平面,是骨盆腔最狭窄部分,呈前后径长的纵椭圆形。其前方为耻骨联合下缘,两侧为坐骨棘,后方为骶骨下端。有2条径线(图6-2)。①中骨盆前后径:耻骨联合下缘中点通过两侧坐骨棘连线中点至骶骨下端的距离,平均长约11.5cm。②中骨盆横径:也称坐骨棘间径,为两坐骨棘间的距离,平均长约10cm,是胎先露部通过中骨盆的重要径线。

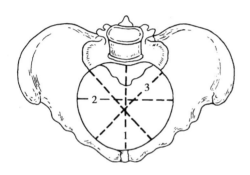

图6-1　骨盆入口平面各径线
(1)前后径11cm　(2)横径13cm　(3)斜径12.75cm

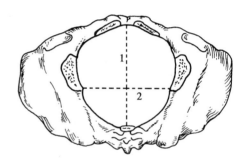

图6-2　中骨盆平面各径线
(1)前后径11.5cm　(2)横径10cm

(3)出口平面:为骨盆腔下口,由两个不在同一平面的三角形组成。其共同的底边称为坐骨结节间径。前三角平面顶端为耻骨联合下缘,两侧为左右耻骨降支;后三角平面顶端为骶尾关节,两侧为左右骶结节韧带。有4条径线(图6-3)。①出口前后径:耻骨联合下缘至骶尾关节间的距离,平均长约11.5cm。②出口横径:又称坐骨结节间径,指两坐骨结节末端内缘的距离,正常值平均9cm,此径线与分娩关系密切。③出口前矢状径:耻骨联合下缘中点至坐骨结节间径中点间的距离,平均长约6cm。④出口后矢状径:骶尾关节至坐骨结节间径中点的距离,平均长约8.5cm。

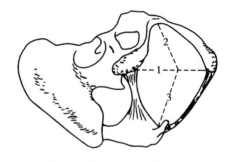

图6-3　骨盆出口平面各径线
(1)出口横径约9cm　(2)出口前矢状径6cm　(3)出口后矢状径8.5cm

2. 软产道 软产道是由子宫下段、宫颈、阴道、外阴及骨盆底组织构成的弯曲管道。包括子宫下段的形成、宫颈的变化(宫颈管消失、宫口扩张)、骨盆底组织、阴道及会阴的变化。

(1)子宫下段的形成:由非妊娠时长约1cm的子宫峡部伸展形成。子宫峡部于妊娠12

周后逐渐扩展成宫腔的一部分,至妊娠末期逐渐被拉长形成子宫下段。临产后的规律宫缩进一步拉长子宫下段达 7~10cm,肌壁变薄成为软产道的一部分。由于肌纤维的缩复作用,子宫上段肌壁越来越厚,子宫下段肌壁被牵拉越来越薄,在两者间的子宫内面形成一环状隆起,称生理缩复环。

（2）宫颈的变化:临产前的宫颈管长 2~3cm,初产妇较经产妇稍长。临产后规律宫缩牵拉宫颈内口的子宫肌纤维及周围韧带,加之胎先露支撑使前羊膜囊呈楔形,使宫颈管形成漏斗状,此时宫颈外口变化不大,随后宫颈管逐渐缩短至消失。初产妇多是宫颈管先短缩消失,继之宫口扩张;经产妇多是宫颈管短缩消失与宫口扩张同时进行。临产前初产妇的宫颈外口仅容一指尖,经产妇能容一指。临产后子宫收缩及缩复向上牵拉使得宫口扩张。加之先露部衔接使得羊水滞留于前羊膜囊,协同扩张宫口。破膜后,胎先露直接压迫宫颈,扩张宫口的作用更明显。

（3）骨盆底组织、阴道及会阴的变化:阴道及骨盆底的结缔组织和肌纤维于妊娠期增生肥大,血管变粗,血运丰富,有较好的弹性,利于胎儿娩出。

（三）胎儿

胎儿能否顺利通过产道,除了产力和产道外,还取决于胎儿大小、胎位、有无胎儿畸形。

1. 胎儿大小　胎儿大小是决定分娩难易的重要因素之一。胎头是胎体的最大部分,也是胎儿通过产道最困难的部分。在分娩过程中,通过颅骨轻度移位重叠使头颅变形,缩小体积,有利于胎头娩出。过熟儿胎头偏大,颅骨较硬,胎头不易变形,有时可致难产。胎头径线主要有:①双顶径:为两顶骨隆突间的距离,是胎头最大横径,妊娠足月时平均值约9.3cm。②枕额径:为鼻根至枕骨隆突的距离,胎头以此径线衔接,妊娠足月时平均值约11.3cm。③枕下前囟径:又称小斜径,为前囟中央至枕骨隆突下方的距离,胎头俯屈后以此径通过产道,妊娠足月时平均值约9.5cm。

2. 胎位　产道为一纵行管道。纵产式时,胎体纵轴与骨盆轴相一致,容易通过产道。头先露时,胎头先通过产道,较臀先露容易娩出。其中枕前位更利于完成分娩机转,易于分娩,其他胎位会不同程度增加分娩的困难。臀先露时,胎臀先娩出,较胎头周径小且软,产道不能充分扩张,后出胎头时无变形机会,使胎头娩出困难。肩先露时,胎体纵轴与骨盆轴垂直,足月活胎不能通过产道,对母儿威胁极大。

3. 胎儿畸形　若有些胎儿畸形造成某一部位发育异常,如脑积水、联体儿等,由于胎头或胎体过大,很难通过产道,容易造成难产。

（四）精神心理因素

分娩是正常的生理过程,但对孕妇来说也是持久而强烈的应激过程。产程的进展和难产的防治依赖于各种各样的心理、情感、躯体和生理因素间的协调的相互作用。孕妇一系列的精神心理因素,能够影响机体的内部平衡、适应力和健康。各种渠道了解到的有关分娩的各种负面消息,会增加孕妇对分娩的害怕和恐惧:害怕分娩疼痛自己无法耐受、担心不能顺利分娩或发生分娩并发症、忧虑胎儿性别不理想,甚至恐惧分娩时会有生命危险。这些焦虑、紧张的情绪,会使机体产生一系列变化,如心率加快、呼吸急促,肺内气体交换不足,致使子宫缺氧收缩乏力,宫口扩张缓慢,产程延长,孕妇体力消耗过多;同时也促使其神经内分泌发生改变,交感神经兴奋释放儿茶酚胺,血压升高,导致胎儿缺血缺氧,出现胎儿窘迫;也会进一步导致孕妇对自然分娩失去信心,不配合相关的分娩动作。

陌生、孤独嘈杂的待产室环境,外加逐渐变频变强的宫缩疼痛,均能增加产妇紧张与惶恐的情绪。故在分娩过程中,产科医护人员应耐心安慰孕妇,告知孕妇分娩的生理过程,尽可能消除孕妇焦虑和恐惧心理,保持良好的精神状态,鼓励孕妇进食及正常排便,保持体力,教会孕妇掌握分娩时必要的呼吸及放松技巧,允许丈夫、家人或者有经验的人员陪伴,指导自由体位的运用。以精神上的鼓励,心理上的安慰,体力上的支持使孕妇顺利度过分娩全过程。

第二节　枕先露的分娩机制

分娩机制(mechanism of labor)是指胎儿先露部通过产道时,为适应产道的形状与大小被动进行一系列适应性转动,以其最小径线通过产道的全过程。包括衔接、下降、俯屈、内旋转、仰伸、复位及外旋转、胎儿娩出等动作。临床上枕先露占95.55%~97.55%,以枕左前位最多见,故以枕左前位的分娩机制为例说明(图6-4)。

1. 衔接　胎头双顶径进入骨盆入口平面,胎头颅骨最低点接近或达到坐骨棘水平,称为衔接(engagement),也称入盆。胎头进入骨盆入口时,呈半俯屈状态,以枕额径衔接,胎头矢状缝坐落在骨盆入口右斜径上,胎头枕骨位于骨盆入口的左前方。多数情况下胎头两侧顶骨同时入盆,称之为均倾式入盆;若一侧顶骨先入盆,另一侧顶骨后入盆,则称为不均倾式入盆,这种情况多由于骨盆的轻度狭窄或骨盆的倾斜度过大等引起。衔接是一个重要的动作,经产妇多在分娩开始后胎头衔接,部分初产妇在预产期前1~2周内胎头衔接。若初产妇已临产而胎头仍未衔接,应警惕有头盆不称或其他异常可能。

2. 下降　胎头沿骨盆轴前进的动作,称为下降(descent),是胎儿娩出的首要条件。下降动作贯穿于分娩全过程,与其他动作相伴随。下降动作呈间歇性,宫缩力是产生下降的主要动力,它通过以下方式促进胎儿下降:①宫缩时通过羊水传导压力,促使胎儿下降;②宫缩时宫底直接压迫胎臀;③宫缩时胎体伸直伸长,有利于压力的传递;④腹肌膈肌收缩,压力经子宫传至胎儿。初产妇胎头下降速度因宫口扩张缓慢和软组织阻力大较经产妇慢。临床上注意观察胎头下降程度,作为判断产程进展的重要标志之一。

3. 俯屈　胎头以枕额径进入骨盆腔后,继续下降至骨盆底时,原处于半俯屈的胎头枕部遇肛提肌阻力,借杠杆作用进一步俯屈(flexion),使胎头衔接时的枕额径(11.3cm)俯屈为枕下前囟径(9.5cm),以最小径线适应产道,有利于胎头继续下降。

4. 内旋转　胎头为适应中骨盆的形状大小而在骨盆腔内旋转的动作,称为内旋转(internal rotation)。当胎头俯屈下降时,枕部最先与盆底肛提肌接触,肛提肌收缩时,促使胎头枕部向前(盆底观,即逆时针)旋转45°。使胎头矢状缝与中骨盆和骨盆出口平面前后径相一致,以适应中骨盆出口平面前后径大于横径的特点,有利于胎头下降。胎头于第一产程末完成内旋转动作。

5. 仰伸　当胎头完成内旋转后继续下降达阴道外口时,宫缩和腹压继续迫使胎头下降,而肛提肌收缩力又将胎头向前推进。两者的共同作用的合力使胎头沿骨盆轴下段向下向前的方向转向前,胎头枕骨下部达耻骨联合下缘时,以耻骨弓为支点,使胎头逐渐仰伸(extention),胎头的顶、额、鼻、口、颏由会阴前缘相继娩出。当胎头仰伸时,胎儿双肩径沿左斜径进入骨盆入口。

6. 复位及外旋转　当胎头内旋转时,胎肩未发生旋转,胎头与双肩成一扭曲角度。胎

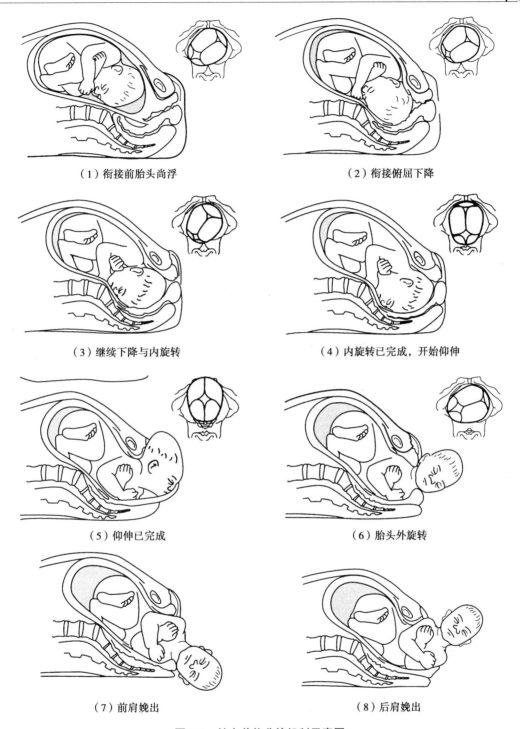

（1）衔接前胎头尚浮　　　　　　　　　　（2）衔接俯屈下降

（3）继续下降与内旋转　　　　　　　　　（4）内旋转已完成，开始仰伸

（5）仰伸已完成　　　　　　　　　　　　（6）胎头外旋转

（7）前肩娩出　　　　　　　　　　　　　（8）后肩娩出

图6-4　枕左前位分娩机制示意图

头娩出时，胎儿双肩径沿骨盆入口左斜径下降。胎头娩出后，为使胎头与胎肩恢复正常关系，胎头枕部向左旋转45°恢复到原来位置称为复位（restitution）。此时，胎肩在盆腔内继续下降，为适应中骨盆骨盆出口平面前后径大于横径的特点，前（右）肩向前向中线旋转45°，阴道外胎头则随胎肩的内旋转而继续顺时针（盆底观）转45°，称为外旋转（external rotation）。

7. 胎儿娩出　胎头完成外旋转动作后,胎儿前(右)肩在耻骨弓下先娩出,随即后(左)肩从会阴前缘娩出。胎儿双肩娩出后,胎体及胎儿下肢随之取侧位顺利娩出。至此,胎儿娩出过程全部完成。

上述的分娩机制应被视为一个连续的过程,下降是贯穿于始终的动作,胎先露部的各种适应性转动都是伴随着下降而逐渐完成,每个动作并没有完全的分界线,在经产妇尤为明显。这一系列动作,大部分是在产道内完成的,从体外只能看到仰伸、复位及外旋转、胎儿娩出三个动作。所以,助产士只有熟练掌握分娩机制,才能正确判断与处理分娩过程中所出现的异常情况。

第三节　临产前的评估护理

在一般情况下,临产发动前,会有一个缓慢渐进的临产前期要经历。正确地区分和判断临产前期与临产,是正常分娩关键的第一步。

一、临产前期的评估

临产前期可以看作分娩前的热身准备,不规则的子宫收缩活动,使子宫下段逐渐拉长,宫颈进行性缩短,宫颈变软、变短然后成熟直至消退。它是一个漫长的生理过程,往往与临产后第一产程潜伏期不易区分。对于临产的诊断现今沿用最久、被各大权威教科书普遍接受的是:临产的重要标志为有规律并且逐渐增强的子宫收缩,持续时间 30 秒及以上,间歇 5~6 分钟,同时伴有进行性的宫颈管消失、宫口扩张和胎先露下降。孕妇自觉规律性腹部疼痛,用镇静剂后也不能抑制。临产前期的宫缩特点为有规律或无规律的非进展性宫缩,不伴有宫颈扩张,而临产后的宫缩为连续有效的宫缩,并伴有宫颈口进行性扩张。需要强调的是,临产前期不能忽视,不能将其误认为是临产,会导致过早的不适当的医疗干预,造成孕妇及胎儿损害。由于目前缺乏较客观的检查手段与指标,临床上准确地确定和区分临产前期和真正的临产比较困难,不能单纯地根据孕妇的自觉症状来评估。因为对于敏感的孕妇,临产前期的不规律宫缩可使其感到非常痛苦,而不敏感者,真正进入临产后也不觉得痛苦,所以认真细致的临床观察是唯一有效的评估方法。

在临产前期,即分娩正式开始以前,往往出现一些预示孕妇不久将要临产的症状,这些症状称为先兆临产。先兆临产的症状包括 4 种情况。

1. 假临产　分娩发动以前,由于子宫的敏感性增强,经常出现一些不规律的子宫收缩,这种情况称为假临产。值得注意的是假临产出现的不规律宫缩与正式临产的规律宫缩不同,假临产具有以下几个特点:①子宫收缩的频率不一致,持续时间不规则;②间歇时间长,并且无规律;③子宫收缩的强度不增加,常常在夜间出现宫缩,于清晨消失;④子宫收缩时只能引起轻微的下腹胀痛;⑤子宫口扩张不明显;⑥给予镇静剂可以抑制这种宫缩。

2. 胎儿下降　由于胎儿下降进入骨盆入口,使腹部增大的子宫整体下降,所以此时孕妇自己感觉到上腹部舒适,进食增多,呼吸轻快。

3. 见红　分娩发动前 24~48 小时(少数 1 周内),阴道少量出血,称为见红。发生的原因是成熟的子宫下段及子宫颈被动扩张,使子宫颈内口附着的胎膜与子宫壁分离,毛细血管破裂,少量出血,血与宫颈管内的黏液相混合排出体外而导致见红。见红是分娩即将开始的比较可靠的征象。如果流血较多，超过月经量时，就不是见红了，应考虑其他情况，需及时就诊。

4. 阴道分泌物增多　分娩前3周左右，孕妇因体内雌激素水平升高，盆腔充血加剧，子宫颈腺体分泌增加，使阴道排出物增多，一般为水样，易与破水相混淆。

临产前期由于胎儿下降的压迫，孕妇可有下腹隐痛、腰酸、阴道内胀痛、大腿内侧及耻骨联合部位酸痛等症状，不需要特殊处理。

二、临产前期的护理

在很大程度上，临产前期的持续时间取决于宫颈条件。宫颈成熟度差、宫颈管未消退、宫颈居后的孕妇与宫颈条件较好的孕妇相比，其临产前期的时间更长。临产前期到真正的临产，可能有1~2周或更长的时间，缓慢和不断出现的新情况可能让孕妇和家属非常紧张，认真地评估和护理非常重要。对于临产前期的孕妇，以休息和观察为主，减少不必要的干预，注意胎心情况和孕妇精神和心理状态，加强支持照顾。若出现异常情况，如出现持续无间隔的急性腹痛、阴道流血、胎动胎心异常、孕妇疲惫等，应及时就诊。

1. 了解病史　孕妇就诊时应了解孕妇此次孕期检查是否正常，有无异常孕产史；了解孕妇及家属对正常分娩的态度和认知情况，对母乳喂养的态度和知识。

2. 一般护理

（1）胎心：以间断听诊为主，必要时行胎儿电子监护检查。

（2）胎动：以自我监护为主。

（3）阴道检查：如果根据临床症状表现，不能判断是否进入产程，可消毒后进行阴道检查，判断宫口开大情况，宫颈的位置、宫颈管的长度、硬度，胎膜和胎方位情况。根据检查结果判断是否需要住院待产。

3. 心理护理　孕妇特别是初产妇，常常感到焦虑紧张，不断出现的身体变化和不适感会让其无所适从，过度紧张焦虑。恐惧甚至可导致儿茶酚胺分泌增加而减慢产程。过早的入院也会增加孕妇的紧张情绪，不利于休息。因此，孕期要建立有效的沟通渠道，通过孕妇学校授课、健康教育网络、电话咨询、书面宣传资料、助产士门诊等提供健康教育信息。若对孕妇进行个体化的心理指导和临产分娩知识教育，有助于帮助孕妇正确地判断是否临产，提高自然分娩的自信心，促进自然分娩。

4. 临产前期在家中的护理　此阶段建议孕妇在家待产，如果她们具有相关知识或能有效地应对宫缩是很有帮助的。没有并发症的孕妇，在家待产期间，给予以下的健康指导，可增强孕妇自然分娩的信心，维持产程正常进展。

（1）孕妇应继续正常的日常活动，夜间休息，白天适度活动，分散注意力。

（2）孕妇的配偶、家人或朋友应该多陪伴她，提供精神和生活上的支持。

（3）孕妇感觉饥饿时应该进食，保持营养的摄入。选择易消化的糖类（高淀粉食物、水果和蔬菜等），避免油腻和刺激性食物。水、汤、果汁、不含咖啡因的茶或电解质平衡饮料都是很好的选择。

（4）孕妇在宫缩期不适感加强时，指导使用疼痛应对技术，如自我放松、拉玛泽呼吸、意念想象和其他分散注意力的方法等。寻求和使用她感觉更舒适的体位和活动，比如慢舞、按摩、热敷、水疗（淋浴或浴缸），做一些日常活动，比如洗脸、梳头、散步、听一些愉悦的音乐等，也能提升孕妇的精神状态。

（5）如果临产前期时间较长，宫缩疼痛而无明显进展时，应考虑是否胎头位置异常，可更换母体的体位和适量的运动纠正这种状态，比如前倾位、跨马位、膝胸卧位和半卧位等，尽可能不采取仰卧位。

（6）自我监测宫缩，周期性地计数 4~5 次连续性宫缩持续时间、频率和间隔时间，来判断宫缩是否进展，是否需要住院。

（7）自我监测胎动，若胎动计数 ≥ 30 次 /12 小时，为正常。< 10 次 /12 小时，提示胎儿缺氧。

总之，临产前期如果时间较长会使孕妇失去信心和疲惫不堪，但这并不会引起不良后果。为了使孕妇恢复信心，尽早使用以上建议，并根据具体情况调整支持措施，使孕妇感到舒适，保持良好的心态进入产程。

第四节　分娩各期的评估和护理

一、第一产程的观察及护理

（一）第一产程相关定义

1. 临产　指规律且逐渐增强的子宫收缩，持续 30 秒或以上，间歇 5~6 分钟，同时伴有进行性宫颈管消失、宫口扩张和胎先露部下降。用强镇静药物不能抑制宫缩。

2. 第一产程　又称宫颈扩张期。指临产开始直至宫口完全扩张即开全（10cm）为止。初产妇的宫颈较紧，宫口扩张缓慢，需 11~12 小时；经产妇的宫颈较松，宫口扩张较快，需 6~8 小时。

3. 潜伏期　从临产至宫口扩张 3cm。此期扩张速度较慢，平均 2~3 小时扩张 1cm，需 8 小时，一般不超过 16 小时。

4. 活跃期　从宫口扩张 3cm 至宫口开全。此期扩张速度加快，约需 4 小时，最长不超过 8 小时。活跃期又分为 3 期：先是加速期，指宫口扩张 3~4cm，约需 1.5 小时；然后是最大加速期，指宫口扩张 4~9cm，约需 2 小时；最后是减速期，指宫口扩张 9~10cm，约需 30 分钟。

5. 潜伏期延长指潜伏期超过 16 小时。

6. 活跃期延长指活跃期超过 8 小时。

7. 活跃期停滞指活跃期宫口扩张停止 > 4 小时。

（二）临床表现

1. 规律宫缩　临产后，出现伴有疼痛或腰酸的子宫收缩。开始时宫缩持续时间较短（约 30 秒）且弱，间歇期较长（5~6 分钟）。随产程进展，持续时间渐长（50~60 秒）且强度增加，间歇期渐短（2~3 分钟）。当宫口近全时，宫缩持续时间可达 1 分钟或更长，间歇期仅 1~2 分钟。

2. 宫口扩张　当宫缩渐频并增强时，宫颈管逐渐短缩直至消失，宫口逐渐扩张。宫口于潜伏期扩张速度较慢，进入活跃期后扩张速度明显加快。当宫口开全时，宫颈边缘消失，子宫下段及阴道形成通畅的产道，有利于胎儿通过。宫口扩张的程度可以通过阴道检查判断。若宫口不能如期扩张，可能存在宫缩乏力、骨产道异常、胎位异常、头盆不称等原因。

3. 胎先露下降　伴随着宫缩和宫口扩张，胎儿先露部逐渐下降。胎先露下降程度是决定胎儿能否经阴道分娩的重要观察指标。通过阴道检查，能够明确胎头颅骨最低点的位置，并能协助判断胎方位。

4. 胎膜破裂　简称破膜，胎儿先露部衔接后，将羊水阻断为前后两部，在胎先露前面的羊水，称为前羊水，约 100ml，形成的前羊膜囊，有助于扩张宫口。当宫缩继续加强，羊膜腔内压力增加到一定程度时，胎膜自然破裂。正常破膜多发生在宫口近开全时。

5. 情绪紧张　面对陌生的分娩环境和医护人员，以及宫缩渐强伴随的疼痛，有些孕妇表现不安、哭泣、对自然分娩失去信心，甚至大喊大叫，精神高度紧张甚至恐惧，产程中表现不配合。

（三）评估要点

1. 健康史　根据产前检查记录了解孕妇的一般资料，包括年龄、身高、体重、一般营养状况，询问预产期、婚育史等，对既往有不良孕产史者要了解原因。详细询问本次妊娠经过，有无高危因素，询问孕妇宫缩开始的时间、频率，有无阴道流血、流液等。了解孕妇临产后饮食、大小便及休息情况。

2. 身心状况　临产后要注意评估孕妇一般情况，宫缩、产程的进展、胎儿情况及孕妇的心理状况。临产后一般孕妇的体温、脉搏、呼吸无明显变化，宫缩时血压可升高 5~10mmHg。子宫收缩导致孕妇出现下腹部阵发性疼痛，部分孕妇表现为腰酸、腰骶部胀痛。通过骨盆测量可了解骨盆大小及形态；腹部检查可了解胎儿大小、胎先露及胎方位；用手触摸或胎儿监护仪可观察子宫收缩持续时间、间歇时间、收缩强度；通过阴道检查可了解宫颈扩张、胎先露下降和胎方位情况；若出现肛门坠胀应排除枕后位可能。观察阴道有无流液可了解胎膜是否破裂。用多普勒或胎儿监护仪听取胎心。

注意评估孕妇的心理感受，对环境及医护人员的陌生，有无紧张不安；宫缩时孕妇对疼痛的耐受性，是否会运用缓解疼痛的方法，睡眠及饮食有否受到影响；有无明显的焦虑、恐惧等表现。

3. 辅助检查　评估 B 超、胎儿电子监护仪和实验室检查，必要时，再次进行相关检查。

（四）产程观察和处理

1. 子宫收缩　产程中必须连续定时观察并记录宫缩持续时间、间歇时间及强度，掌握其规律，指导产程进行。监测宫缩最简单的方法是助产人员将手掌放于孕妇腹壁上，宫缩时宫体部隆起变硬，间歇期松弛变软。用胎儿监护仪描记宫缩曲线，可以看出宫缩强度、频率和每次宫缩持续时间，是反映宫缩的客观指标。监护仪有两种类型。

（1）外监护：临床最常用，适用于第一产程任何阶段。将宫缩压力探头固定在产妇腹壁宫体近宫底部，连续描记 30~40 分钟。

（2）内监护：适用于胎膜已破、宫口扩张 1cm 及以上。将内电极固定在胎儿头皮上，测定宫腔静止压力及宫缩时压力变化，通过宫口进入羊膜腔内的塑料导管，导管内充满液体，外端连接压力探头记录宫缩产生的压力。所得结果较外监护准确，但有宫腔内感染、电极导致胎儿头皮损伤的缺点，临床较少使用。

2. 胎心　胎心监测是产程中极为重要的观察指标。

（1）听诊器听取：有普通听诊器、木制胎心听诊器和电子胎心听诊器 3 种，现常使用电子胎心听诊器，即多普勒。胎心听取应在宫缩间歇时。潜伏期应每隔 1~2 小时听胎心一次，活跃期应每 15~30 分钟听胎心一次，每次听诊 1 分钟。此法能获得每分钟胎心率，但不能分辨胎心率变异、瞬间变化及其与宫缩、胎动的关系。

（2）使用胎儿监护仪：多用外监护描记胎心曲线。可连续观察胎心率变异及其与宫缩、胎动的关系。此法能较客观地判断胎儿在宫内的状态。

3. 宫口扩张及胎先露下降　通过阴道检查可判断宫口扩张及先露部下降。临床上多采用产程图描记宫口扩张曲线及胎头下降曲线，表明产程进展情况，并能指导产程处理。产程图是反映产程进展情况的坐标图，横坐标为临产时间，纵坐标为宫口扩张和先露下降程度，划出宫口扩张曲线和胎头下降曲线。如两条曲线在图中呈反向交叉，称为交叉产程图（图6-5）。

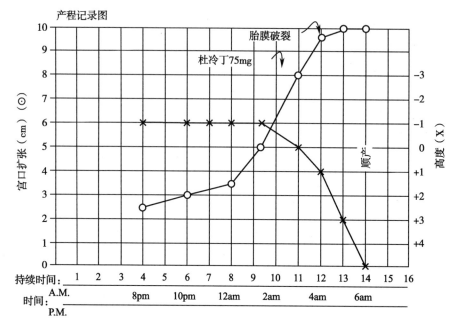

图6-5　交叉产程图

两条曲线呈伴行者，称为伴行产程图（图6-6）。此外，在产程图上还有警戒线和处理线，用作判断产程进展可能发生异常的标准。将宫口扩张3cm处后移4小时为预期宫口开全时间，将此二点连线为警戒线，在警戒线后平移4小时再划一条与之平行的线为处理线。警戒线和处理线之间为警戒区，正常分娩基本在警戒线前完成。跨过警戒线进入警戒区应及时处理。如跨过处理线，则提示产程异常。但此产程图已经历半个多世纪，国际上推荐宫口扩张6cm为活跃期起点（详见本章节知识拓展部分），因此，国内外有些专家认为传统的产程图已不适宜现在的产程管理，WHO在2009年不再推荐将产程图作为产程管理的常规工具应用。但无论如何，若观察发现宫口不能如期扩张，胎先露不能如期下降，可能存在宫缩乏力、胎位异常、头盆不称等原因，应仔细判断，综合评估，及时妥善处理。

4. 胎膜破裂　胎膜多在宫口近开全时自然破裂，前羊水流出。一旦发现胎膜破裂，应立即听胎心，并观察羊水的颜色、性状和流出量，有无宫缩，同时记录破膜时间。也可用pH试纸检查，若pH ≥ 7.0时破膜的可能性大。破膜后，宫缩常暂时停止，产妇略感舒适，随后宫缩重现且较前增强。

5. 阴道检查　阴道检查能直接触清宫口四周边缘，准确估计宫颈管消退、宫口扩张、胎膜是否破裂、胎先露部位置及下降程度。头先露还能了解矢状缝及囟门，确定胎方位。但检查时注意无菌操作，尽可能减少检查次数，以防感染。

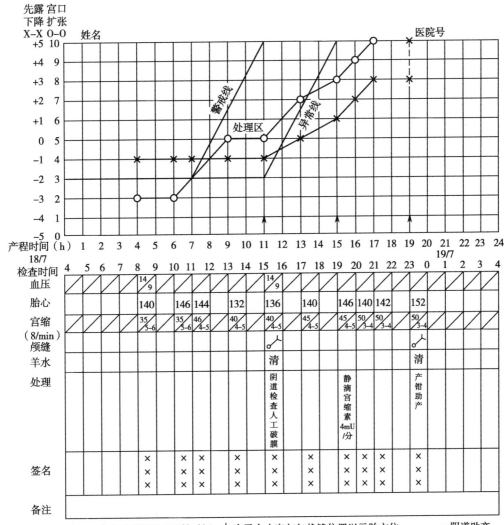

先露 宫口
下降 扩张
X-X 0-0　姓名　　　　　　　　　　　　　医院号

警戒线　处理区　异常线

产程时间（h）　18/7　　　　　　　　　　　　　　19/7
检查时间
血压
胎心
宫缩（8/min）
颅缝
羊水
处理
签名
备注

注：以↑表示重要处理开始时间，表示大小囟与矢状缝位置以示胎方位，×……×阴道助产

图6-6　伴行产程图

6. 心理状况　处于第一产程的初产妇,由于环境的陌生、缺乏分娩知识及宫缩所致的疼痛,加上产程时间长,孕妇容易产生焦虑、紧张和急躁情绪,不能按时进食和很好休息,精力和体力消耗较大,可能影响宫缩和产程进展。

（五）母体观察及护理

1. 入院护理　判断孕妇临产后,协助办理住院手续,介绍待产室及产房的环境。结合产前检查记录,采集病史并完成病历书写。对初产妇或有难产史的经产妇,应再次行骨盆外测量。有异常情况者,应及时与医师联系,给予相应治疗。

2. 心理护理　孕妇的精神状态会影响宫缩和产程进展。初产妇产程长,容易产生焦虑、紧张和急躁情绪,应做好安慰并耐心讲解分娩是正常的生理过程,增强孕妇对自然分娩的信心;加强沟通,建立一个良好的护患关系,及时提供产程过程中发生的相关信息,帮助其采取相应的应对措施,促使孕妇在产程过程中与助产人员密切合作,以便顺利分娩。若孕妇于宫缩时喊叫,应指导其进行深呼吸,或用双手按摩下腹部或不适处。条件允许时提供家属陪伴,发挥家庭的支持系统作用。

3. 监测生命体征　产程中应每隔 4~6 小时测量 1 次,如有异常或产妇有不适主诉,随时监测。宫缩时血压常会升高 5~10mmHg,间歇期复原。若妊娠期存在高血压疾病或其他妊娠合并症、并发症者,应增加测量次数或遵医嘱监测。

4. 饮食与活动　为保证精力和体力充沛,应鼓励孕妇少量多次进食。建议产程中进流食和半流食,易消化又能摄入足够水分,必要时可静脉补液支持,以维持体力。第一产程中鼓励孕妇行走动或改变体位(如坐、蹲、站、侧卧等),有助于加速产程进展。

5. 排尿与排便观察　膀胱是否充盈,应鼓励孕妇每 2 小时排尿 1 次,以免膀胱充盈影响宫缩及胎头下降。每次腹部检查,应该触诊耻骨上区,以判断膀胱是否充盈。排尿困难者,必要时导尿。重视孕妇的排便主诉,判断是否需要排便或是产程中的症状,并做好相应处理。

6. 疼痛耐受性　详细询问孕妇对疼痛的感受及其缓解疼痛的方法:对分娩疼痛有无心理准备;注意观察孕妇的面部表情,了解疼痛的部位及程度,鼓励孕妇描述对疼痛的感受,帮助采取有效措施来缓解疼痛,如采用舒适体位、指导深呼吸、放松技巧等。若孕妇腰骶部胀痛时,用手拳压迫腰骶部,可减轻不适感。也可通过音乐、谈话等方法转移孕妇的注意力,减轻其疼痛的感觉。提倡实施非药物镇痛方法。必要时,遵医嘱配合应用镇静剂、麻醉药。

(六)健康教育

1. 知识指导　孕妇了解第一产程的相关知识,能采用不同的非药物镇痛方法,如放松疗法、呼吸技巧、舒适体位的选择、活动、分散注意力等各种方式缓解疼痛;知晓自然分娩的好处,如何配合产程各个阶段。

2. 生活指导　孕妇知晓保持体力和及时排空膀胱的重要性;知晓自由体位的意义。孕妇宫缩间歇时能够及时进食,每 2 小时排空膀胱。孕妇能够自行行走、进行分娩球活动等。

3. 延续性护理　对孕妇家属的宣教指导。家属知晓第一产程的相关知识,有积极的心态支持孕妇,并能够帮助孕妇缓解疼痛,鼓励孕妇自然分娩的信心。

二、第二产程的观察及护理

(一)第二产程相关定义

1. 第二产程(second stage of labor)　又称胎儿娩出期。从宫口开全至胎儿娩出的全过程。初产妇需 1~2 小时,不应超过 2 小时(如实施硬膜外镇痛,不应超过 3 小时);经产妇通常数分钟即可完成,也有长达 1 小时者,但不应超过 1 小时(如实施硬膜外镇痛,不应超过 2 小时)。

2. 第二产程延长　初产妇第二产程超过 2 小时(硬膜外镇痛分娩时以超过 3 小时为标准),经产妇第二产程超过 1 小时(硬膜外镇痛分娩时以超过 2 小时为标准),称为第二产程延长。

3. 胎头下降停滞　第二产程达 1 小时胎头下降无进展。

(二)临床表现

1. 子宫收缩　子宫收缩增强进入第二产程后,宫缩的频率和强度达到高峰。宫缩持续约 1 分钟或以上,间歇期仅 1~2 分钟。宫口开全后,胎膜多已自然破裂,若仍未破膜,且影响胎头下降,可行人工破膜。破膜后,宫缩常暂时停止,孕妇略感舒适,随后宫缩重现且较前增强。

2. 胎先露下降　随着宫缩加强,产程进展,胎头持续下降。此期胎头下降最快,一般此阶段下降速度初产妇>1.0cm/h,经产妇>2.0cm/h。有时阴道口可见胎头。

3. 会阴膨隆　随着产程进展,会阴逐渐膨隆和变薄,当胎头着冠时,会阴极度扩张。

4. 自发性用力　胎儿下降及娩出当胎头降至骨盆出口压迫骨盆底组织时,孕妇有排便感,不自主地向下屏气。

5. 胎儿娩出　随着产妇的用力,当宫缩时胎头露出于阴道口,露出部分不断增大,宫缩间歇期,胎头又缩回阴道内,称胎头拨露。当胎头双顶径越过骨盆出口,宫缩间歇时胎头也不再回缩,称胎头着冠。产程继续进展,胎头枕骨于耻骨弓下露出,出现仰伸动作,胎儿额、鼻、口、颏部相继娩出。胎头娩出后,接着出现复位及外旋转,随后前肩和后肩相继娩出,胎体很快顺利娩出,后羊水随之涌出。经产妇的第二产程短,有时仅需几次宫缩即可完成上述过程。

6. 焦虑　此期宫缩增强伴随着疼痛或产妇用力不妥,产程进展缓慢时,有些孕妇表现急躁不安、紧张焦虑,甚至大喊大叫,产程中表现不配合。

（三）评估要点

1. 健康史评估　产程进展情况和胎儿宫内情况。了解第一产程进展及其处理。

2. 身心状况评估　孕妇精神状况和生命体征,有无不适主诉;评估有无膀胱充盈,有无便意感;评估孕妇的体力、能量补充及用力情况,支持自由体位、自发性用力。评估孕妇心理状况,有无焦虑急躁及对分娩的信心。评估家属的支持力,对分娩是否配合。

3. 辅助检查

（1）阴道检查:此期每小时阴道检查一次,判断产程进展、胎方位和胎先露下降程度。如有胎心异常、产程停滞、产程延长或孕妇有明显不适主诉等异常情况应随时检查。

（2）电子胎心监护:第二产程中进行宫缩应激试验（contraction stress test.CST）。CST 阴性,提示胎儿及胎盘储备功能良好,可给予间断性监护（除非有其他指征或产程延长）;CST 结果可疑时,结合临床进一步评估,应持续或反复监测;CST 阳性,预示胎儿酸碱状态异常,需及时评估,及时终止妊娠。

（3）根据病情需要选择血、尿常规、出凝血时间、血生化及 B 超检查。

（四）观察和处理

1. 心理支持　第二产程助产士应陪伴在旁,给予安慰、支持、鼓励和指导,缓解其紧张和恐惧,同时协助其进食、进饮,擦汗、排尿等生活护理,并及时提供产程进展信息。鼓励家属陪伴,给予孕妇心理支持。

2. 产程观察

（1）宫缩观察:观察宫缩的强度和持续时间,有无宫缩减弱或强直性宫缩,观察子宫的形状及有无压痛,排除先兆子宫破裂。

（2）胎心监测:此期通常宫缩频而强,需密切监测胎心,仔细观察胎儿有无急性缺氧等情况,应勤听胎心,每 5~10 分钟听胎心 1 次,或应用电子胎心监护监测胎心率及其基线。若发现胎心减慢,需持续胎心监测,及时评估判断,必要时尽快结束分娩。

（3）判断胎先露下降程度:此期每小时行阴道检查,若出现异常情况如胎心异常、产程停滞或产妇有明显不适主诉等异常情况应随时检查。判断胎先露下降程度及胎方位,注意有无头盆不称。若第二产程延长,应及时查找原因,避免胎头长时间受压,必要时采取措施结束分娩。宫口开全后,胎膜多已自然破裂,若仍未破膜,常影响胎头下降可行人工破膜。

（4）生命体征监测:每小时测量血压、脉搏和血氧饱和度;每 4 小时测量体温、呼吸。如有异常或孕妇有不适主诉,随时监测。

3. 指导孕妇用力　宫口开全后,鼓励孕妇自发性用力,如用力无效时,助产士给予适当的引导。

(1)自发性用力:进入第二产程,孕妇会有自主用力屏气感,产痛反而有所减轻,宫缩时,孕妇会以自我满意的任何方式呼吸,有反射性用力欲望时孕妇会向下用力,直至用力欲望逐渐消退。每次用力一般会持续 5~7 秒,宫缩时孕妇可以屏气、呻吟或喊叫,也可在两次用力间隙快速呼吸数秒钟。这种呼吸有助于确保胎儿足够的血氧供应。此时助产士应鼓励协助孕妇取自己舒适体位用力。

(2)自我引导下用力:有些孕妇由于疼痛、害怕,自发性用力效果不佳时或孕妇有自发性用力欲望,但其用力方向不能集中、用力无效、用力"分散"或产程持续 30 分钟无进展时,可使用自我引导下的用力方式。此时孕妇常常紧闭双眼,看起来很害怕或不情愿地向下用力。首先,助产士应鼓励孕妇尝试改变体位,感觉舒适(有助于孕妇集中注意力的重力优势体位:站立位、坐位、蹲位等)。如无效,可让孕妇睁开眼睛,向着骨盆出口方向集中目光和力量,不需要进一步悉心指导,孕妇往往会把握好有效地用力。此时助产士鼓励和支持孕妇。

(3)指导下用力:当有些孕妇不能集中力量有效运用自我引导下用力时,可指导孕妇用力。助产士根据孕妇的宫缩情况,指导孕妇在宫缩时用力、如何用力及持续时间。孕妇常被要求屏住呼吸并全身用力 10 秒钟或更长时间,且两次用力间隙仅有一次短暂的吸气。有时这种技术被称为"紫色用力",这是对数次宫缩孕妇连续用力之后其面部颜色的描述。目前并不建议此种用力法。

4. 分娩体位　第二产程鼓励孕妇选择自己感到舒适且方便用力的自由体位,尤其有助于先露下降和促进宫缩的直立体位,如站立位、坐位、蹲位等,避免仰卧位,因可导致仰卧位低血压,并且不利于胎头下降。

5. 接产

(1)评估胎儿宫内情况:接产前评估胎心率、胎儿监护基线、羊水性状等,判断有无宫内缺氧症状。

(2)评估孕妇会阴撕裂诱因:了解会阴有无水肿、炎症,会阴体长度;产程进展是否过快或过慢;了解胎方位、胎儿大小;骨盆情况,有无耻骨弓过低、骶尾关节过翘等,接产者在接产前应做出正确判断。

(3)接产要点:结合宫缩情况,让胎头以最小径线(枕下前囟径)在宫缩间歇时控制胎头,缓慢通过阴道口,这是预防会阴撕裂的关键。接产者指导产妇正确把握屏气与哈气的时机,娩胎肩时需等待下一阵宫缩缓缓娩出。

(4)接产步骤

1)传统助产方法:孕妇仰卧在产床上,接产者站在孕妇右侧,当胎头拨露使阴唇后联合紧张时,开始保护会阴。方法是:在会阴部铺盖无菌巾,接产者右肘支在产床,右手拇指与其余四指分开,利用手掌大鱼际托住会阴后联合,每当宫缩时应向上向内方托压,左手轻压胎头枕部,协助胎头俯屈。宫缩间歇时,保护会阴的右手稍放松,以免压迫过久过紧引起会阴水肿。当胎头枕部在耻骨弓下露出时,左手应按分娩机制协助胎头仰伸。此时如有宫缩强,指导产妇呼气,在宫缩间歇时稍向下屏气,使胎头缓慢娩出,以免过强的产力造成会阴撕裂。胎头娩出若发现脐带绕颈一周且较松时,可用手将脐带顺胎肩推上或从胎头脱出;若脐带绕颈过紧或绕颈两周及以上,应快速松解脐带,立刻用两把血管钳夹住一段脐带从中间剪断,注意勿伤及胎儿。胎头娩出后,右手可稍放松,但仍应注意产妇用力情况,随时注意保护会阴。不要急于娩出胎肩,观察胎儿面部,必要时以左手自鼻根向下颏挤压,挤出口鼻内的黏液和羊水,以减少胎儿胸部娩出后吸入羊水和血液,然后协助胎头复位及外旋转,使胎儿双肩径与骨盆出口前后径相一致。接产者左手向下轻压胎儿颈部,协助前肩从耻骨弓下先娩出,再托胎颈向上使后肩从会阴前缘缓慢娩出,右手可适度保护会阴。待双肩娩出后,保护会阴的右手可放松,双手协助胎体及下肢相继娩出。目前已不建议此法接产。

2)拆台正面助产:孕妇采取舒适,并能够使骨盆出口打开的体位如侧卧位、坐位、半卧位或膝胸卧位等于前半部产床上,将后半部产床拆除,即“拆台”,保留产床下自带的积血盆。嘱产妇自发性用力,助产士协助产妇,并保障安全,当胎头拨露、阴唇后联合紧张时可适度保护会阴,助产人员正坐面对产妇会阴,左手控制胎头,右肘支在自身的右髋骨上,利用右手手掌大鱼际肌及腕部力量向上向内托肛门及会阴。

3)适度保护会阴助产:评估产程进展,接产者洗手上台、铺台、准备接产。一般当胎头拨露 5cm×4cm 时,会阴后联合高度紧张时开始控制胎头娩出速度,宫缩时以单手或双手手掌轻轻控制胎头,宫缩间歇时放松,同时和孕妇沟通使其配合用力。待胎头双顶径快娩出时,指导孕妇均匀用力,单手控制胎头娩出速度,不干预胎头娩出的方向和角度,于宫缩间歇时期缓缓娩出,此时右手可放置会阴体,适度进行保护。待胎儿双顶径娩出时,不要刻意协助胎头仰伸,否则容易造成小阴唇内侧及前庭裂伤。待胎儿双顶径娩出后,则顺序娩出额、鼻、口、颏,速度可较前快。待胎头完全娩出后,不要急于娩肩,等待下一次宫缩。羊水清,新生儿活力好,无需挤净口鼻黏液。宫缩时,双手托住胎头,嘱产妇均匀用力顺势娩肩,娩出后一手托住胎儿头颈后背部一手托住胎儿的臀部缓慢娩出,注意娩胎肩时不要用力下压或上抬胎肩,以免增加会阴裂伤程度和新生儿锁骨骨折的发生。胎儿娩出后,放置储血器,准确评估出血量。自由体位分娩多以此法助产。

(5)会阴切开术:是最常用的产科手术。接产者综合评估会阴撕裂的诱因和胎儿宫内情况等因素,判断是否行会阴切开术。常用术式包括会阴侧方切开术和会阴正中切开术两种。

(五)健康指导

1. 知识指导　孕妇掌握第二产程的相关知识,能采用不同体位使用腹压。分娩过程中掌握呼吸技巧,能配合接产者的指导;知晓母乳喂养的重要性,掌握早吸吮的意义与技巧。

2. 生活指导　孕妇知晓进食的重要性,以保持体力。第二产程建议进流质或半流质饮食及果汁、运动型饮料,以补充水、电解质。知晓宫缩间歇时休息、心情放松、进食。

3. 延续性护理　产妇了解第三产程的知识,理解并配合完成会阴切开或会阴撕裂伤的修复术。产妇及家属知晓母乳喂养及新生儿护理相关知识。学会加强营养,饮食均衡。知晓产后保持会阴部清洁干燥,避免感染的重要性。知晓产褥期禁止盆浴及性生活。了解避孕知识,选择合适的避孕方法。

三、第三产程的观察及护理

(一)定义

第三产程(third stage of labor)又称胎盘娩出期,从胎儿娩出后至胎盘胎膜娩出,需 5~15 分钟,不应超过 30 分钟。

(二)临床表现

1. 子宫收缩　胎儿娩出后,宫底降至脐平,产妇略感轻松,宫缩暂停数分钟后再次出现。

2. 胎盘娩出　胎儿娩出后,由于宫腔容积突然明显缩小,胎盘不能相应缩小,胎盘附着面与子宫壁发生错位而剥离。剥离面出血形成胎盘后血肿;子宫继续收缩,增大剥离的面积,直至胎盘完全剥离而娩出。

3. 阴道流血　正常分娩的出血量一般不超过 300ml。

(三)评估要点

1. 健康史　了解产妇第一、第二产程的经过及其处理,了解新生儿出生 Apgar 评分、是否有畸形。

2. 身心状况　评估产妇精神状态,有无不适主诉;监测生命体征和氧饱和度;评估有无膀胱充盈;评估产妇心理状况,对新生儿性别、健康是否满意,有无紧张焦虑情绪。评估新生儿状况。

3. 辅助检查

(1)阴道检查:检查软产道及会阴有无裂伤。

(2)根据病情需要,选择 B 超、血常规、出凝血时间、血生化及新生儿脐带血监测。

(四)观察和处理

1. 新生儿娩出后的即刻处理

(1)保暖及早接触:新生儿娩出后,大声报出新生儿出生时间,立即将新生儿放置于预先铺好干毛巾的母亲腹部,彻底全面擦干新生儿,顺序为眼睛、面部、头、躯干、四肢及背部。同时在擦干的过程中边评估呼吸状况、边刺激,若新生儿有呼吸或哭声,撤除湿毛巾,将婴儿腹部向下头偏向一侧与母亲开始皮肤接触。取另一清洁已预热的干毛巾覆盖婴儿,戴上婴儿帽子。

如羊水混浊,新生儿无活力,或彻底擦干刺激之后,新生儿出现喘息或不能呼吸,应立即寻求帮助。更换手套,用无菌钳夹住脐带并用无菌剪刀剪断。迅速移至预热的复苏抢救区域开始复苏。新生儿复苏实施见中国新生儿复苏指南(2016 年版)。

注意:出生 30 秒内不要常规进行口鼻吸引,除非有胎粪污染且新生儿无活力时才进行气管内插管吸引胎粪。见中国新生儿复苏指南(2016 年版)。

(2)Apgar 评分:于生后 1 分钟和 5 分钟,按新生儿心率、呼吸、肌张力、喉反射、皮肤颜色评估,以判断有无新生儿窒息,动态评分还能估计预后。Apgar 评分内容为 5 项,每项为 0~2 分,满分为 10 分。若评分为 8~10 分,属正常新生儿;4~7 分属轻度窒息,又称青紫窒息;0~3 分属重度窒息,又称苍白窒息。

(3)结扎脐带:提倡延迟结扎脐带,出生后母婴肌肤接触时,接产者轻轻触摸脐带,待脐带搏动消失(生后 1~3 分钟),予结扎剪断脐带。目前临床上常用两种脐带结扎法:①气门芯结扎法:将套有 2 个气门芯的血管钳置于距脐根部 2cm 处钳夹脐带,另一血管钳向脐带胎盘端,与第一把血管钳相距 2~3cm 处钳夹脐带,在两钳之间,紧靠套有气门芯的血管钳处剪断脐带,将二个气门芯依次套在脐轮稍上方处,脐断面暴露,保持清洁和干燥。②脐带夹结扎法:距脐根部 2cm 处用脐带夹钳夹脐带,夹剪断脐带,注意保护周围,脐断面开放,保持清洁和干燥。

(4)早吸吮:继续母婴肌肤接触,并观察新生儿,出现觅乳征象(如流口水、张大嘴、舔舌/嘴唇、寻找/爬行动作、咬手指)时,协助早吸吮,完成第一次母乳喂养。

(5)体格检查:母婴肌肤接触 90 分钟后,对新生儿身份确认,系好识别带,进行全身检查,注意有无畸形,测量体重与生长,肌注维生素 K_1,印足印与母亲指印。

（6）病历记录：在分娩记录单、新生儿病历、新生儿腕带上，均需详细记录以下内容：母亲姓名、住院号、新生儿性别、出生时间、体重、有无畸形等。

2. 胎盘剥离与娩出 观察有无出现胎盘剥离的征象。

接产者不应在胎盘尚未完全剥离时用力按揉、下压宫底或牵拉脐带，以免引起胎盘部分剥离而出血或拉断脐带，甚至造成子宫内翻。

（1）胎盘剥离的征象：宫体变硬呈球形，下段被扩张，宫体呈狭长形被推向上，宫底升高达脐上；剥离的胎盘降至子宫下段，阴道口外露的一段脐带自行延长；阴道少量流血；接产者用手掌尺侧在产妇耻骨联合上方轻压子宫下段时，宫体上升而外露的脐带不再回缩。

（2）胎盘剥离及排出方式：胎盘娩出有两种方式。胎儿面娩出式：多见，胎盘从中央开始剥离，而后向周围剥离，其特点是胎盘胎儿面先排出，随后见少量阴道流血；母体面娩出式：少见，胎盘从边缘开始剥离，血液沿剥离面流出，其特点是胎盘母体面先排出，胎盘排出前先有较多量阴道流血。

（3）协助胎盘娩出：判断胎盘已剥离，用左手握住宫底（拇指置于子宫前壁，其余四指放于子宫后壁）并按压，同时用右手轻轻牵拉脐带，当胎盘娩出至阴道口时，接产者双手捧住胎盘，朝一个方向边旋转边缓慢向外牵拉，协助胎盘胎膜完整娩出。如有胎膜断裂可能，用血管钳夹住，轻轻边旋转边向外牵拉，直至完整娩出。如胎儿娩出后 30 分钟，胎盘尚未剥离或等待胎盘剥离过程中阴道出血多，应人工剥离胎盘。胎盘娩出后，应立即按摩子宫，促进宫缩，减少出血。

（4）胎盘检查：胎盘娩出后，将胎盘铺平，检查胎盘胎膜是否完整。检查胎盘小叶和胎盘有无缺损，胎盘周边有无血管断裂，判断是否有副胎盘残留。若有副胎盘、部分胎盘残留或大部分胎膜残留时，应更换手套，在严格的无菌操作下徒手行宫腔探查，取出残留组织。若手取胎盘困难，可行清宫术。若确认仅有少许胎膜残留，可给予子宫收缩剂待其自然排出。副胎盘为一小胎盘，与正常胎盘分离，但两者间有血管相连。若脐带附着于胎盘边缘上，状似球拍，称为球拍状胎盘。若脐带附着于胎膜，血管经胎膜作扇形分布进入胎盘，称为帆状胎盘。

3. 子宫收缩及阴道流血 胎盘娩出前后，观察子宫收缩的强度、频率。正常分娩出血量多不超过 300ml。胎儿娩出后立即垫储血器，准确评估阴道流血量，并观察流血的时间、颜色。常用的评估方法有称重法、容积法、面积法和休克指数。为预防产后出血，可在胎肩娩出后立即肌内注射缩宫素 10~20U，如存在产后出血高危因素（有产后出血史、分娩次数 ≥ 5 次、多胎妊娠、羊水过多、巨大儿、产程长等），于胎儿娩出后，将缩宫素 20U 加于 5% 葡萄糖溶液或 0.9% 的氯化钠溶液 500ml 静脉滴注。其他促子宫收缩药有卡前列素氨丁三醇（欣母沛）和卡前列甲脂栓等。

4. 检查软产道 仔细检查软产道有无裂伤，若有裂伤，按解剖层次缝合，缝合时应注意创面底部，勿留死腔。但也避免过深，以免穿透直肠壁，造成直肠阴道瘘。

（1）会阴切开缝合术：从伤口的顶端上 0.5cm 处用 2-0 可吸收肠线连续或间断缝合阴道黏膜，对齐处女膜环。缝合后检查切口是否密合、平整、有无渗血。再用 2-0 可吸收肠线间断缝合肌层。最后用 3-0 或 4-0 可吸收肠线连续缝合皮肤。如用丝线缝合皮肤，需间断缝合，并记录皮肤缝合的针数，以备下次准确拆线。

（2）会阴Ⅰ度裂伤修补术：会阴Ⅰ度裂伤的常见部位有阴唇系带、处女膜环、前庭黏膜及小阴唇内侧等，常延及阴道黏膜，深度一般不超过 1cm，出血不多。缝合时先用 2-0 可吸收肠线连续或间断缝合阴道黏膜，再用 3-0 或 4-0 可吸收肠线连续缝合皮肤。

（3）会阴Ⅱ度裂伤修补术：会阴Ⅱ度裂伤指已达会阴体筋膜及肌层，常累计阴道后壁或两侧黏膜向上延伸撕裂，往往出血较多。缝合时注意完全暴露伤口，从伤口的顶端上 0.5cm 处用 2-0 可吸收肠线间断缝合，注意止血和不留死腔。再用 2-0 可吸收肠线间断缝合肌层。最后用 3-0 或 4-0 可吸收肠线连续缝合皮肤。

（五）健康指导

1. 会阴伤口指导　教会产妇尽量健侧卧位，利用体位引流，减少恶露污染伤口的机会，并注意保持伤口的清洁以防感染。要求家属在产妇诉会阴及肛门部疼痛、坠胀不适且逐渐加重时，要及时告知医护人员。告知产妇产后伤口轻度水肿多在产后 2~3 天自行消退，可嘱其适当抬高臀部，以利血液回流而减轻水肿。

2. 膀胱是否充盈指导　产妇要知晓及时排空膀胱的必要性和重要性，一般建议产后 4~6 小时要及时解尿。因分娩过程中膀胱受压使其黏膜充血、水肿，肌张力降低；加之产妇会阴伤口疼痛不敢用力排尿及不习惯卧床排尿等原因，使产妇容易发生排尿困难，导致尿潴留。所以，对于排尿困难的产妇，可予小腹部湿热敷，或听滴水声诱导等方法进行排尿，必要时告知医护人员进行导尿。

3. 母子肌肤接触指导　产妇了解产后进行早吸吮对母亲和孩子的重要性，以及母乳喂养成功的意义。新生儿出生后 60 分钟内教会产妇进行母子皮肤接触，并协助新生儿完成第一次母乳喂养。

4. 生活指导　告知产妇产后需要有充分的睡眠和休息的重要性。教会产妇采取舒适卧位，及时更换会阴垫、衣服，并注意保暖。产妇知道进食流质或清淡半流质，饮食宜富营养、易消化、有足够热量和水分，以利于产妇恢复体力的重要性。

5. 新生儿安全指导　告知产妇对新生儿监护的重要性。教会产妇如何防止新生儿窒息、坠床，并注意保暖。知晓发现新生儿如面色发紫、哭声异常、出汗、吸吮能力低或脐部有渗血等现象时应及时告知医护人员。

四、第四产程的观察和护理

（一）定义

第四产程（fourth stage of labor）临床上将胎盘娩出后的 2 小时称为第四产程。

（二）临床表现

1. 子宫收缩　胎盘娩出后，如子宫收缩良好，子宫质硬如球状，宫底一般在脐下不上升。如子宫收缩欠佳，则子宫质软，宫底升高，甚至轮廓不清。

2. 阴道流血　临床估计约有 80% 的产后出血发生在产后 2 小时内，因此要重视预防产后出血。正常情况，阴道有少量流血，色暗红。

（三）评估要点

1. 健康史　了解产妇各产程情况、分娩经过及相关处理。

2. 身心状况　评估产妇精神状态，有无过度疲劳，有无水电解质紊乱；评估生命体征和氧饱和度；评估有无膀胱充盈；评估产妇心理状况，伤口疼痛的程度；评估新生儿状况。

3. 辅助检查

（1）阴道检查：必要时检查会阴伤口情况，有无血肿发生。

（2）根据病情需要，选择 B 超、血常规、出凝血时间、血生化等监测。

（四）观察和护理

1. 监测生命体征和氧饱和度　胎盘娩出后立即监测产妇生命体征和氧饱和度。产后半小时内每 15 分钟一次，以后每半小时一次至 2 小时一次。

2. 子宫收缩和阴道流血　观察子宫收缩情况，予间断性按压和按摩宫底，一般产后半小时内每 15 分钟一次，以后每半小时一次至 2 小时一次，以防止宫腔积血和促进子宫收缩。一般产后宫底在脐水平以下，如高于脐水平，判断是宫腔积血还是膀胱充盈等。同时准确收集阴道出血量，正确评估出血量和颜色。

3. 观察会阴伤口情况　观察会阴伤口有无渗血、水肿。关注产妇的主诉，伤口有无疼痛或肛门坠胀感，密切注意有无血肿的发生。必要时给予冷敷止痛消肿。如发生血肿及时处理。

4. 观察膀胱充盈度　产后尿潴留会影响子宫收缩而导致产后出血。如发现产后尿潴留，应协助产妇及时排空膀胱，如排尿有困难，可给予湿热敷、听流水声等诱导排尿，必要时导尿。

5. 新生儿情况　观察新生儿一般情况：皮肤颜色、呼吸、肌张力、体温，有无吐羊水等；观察有无低血糖症状：反应差或烦躁、肌张力低、出冷汗等，必要时监测血糖；观察早吸吮情况：含接是否正确、吸吮是否有力、吸吮时间是否达到；观察新生儿是否安全，是否保暖。

6. 提供舒适　为产妇擦汗更衣，及时更换床单及会阴护理垫，提供清淡、易消化食物，帮助产妇恢复体力。

7. 情感支持　帮助产妇接受新生儿，协助产妇和新生儿进行皮肤接触和早吸吮，建立母子感情。

（五）健康指导

1. 知识指导　通过母乳喂养指导，产妇能够进行早接触、早吸吮并超过 90 分钟；掌握卧位哺乳的姿势和含接的要点；明确不自带奶瓶及奶粉；掌握产后第一天勤吸吮的意义与方法。

2. 生活指导　产妇知晓产后注意个人卫生和保持会阴清洁，以防止感染；掌握及时排空膀胱的意义及方法；知晓产后起床如何防止跌倒；知晓产后加强营养，保持体力，并保持心情愉快，可促进母乳喂养。

3. 延续性护理　了解母乳喂养支持性组织；了解产后康复的重要性，产褥期能够进行促进盆底康复的训练，并能及时到医院评估盆底肌力，必要时进行盆底康复治疗。

第五节　分娩期疼痛管理

疼痛是机体组织遭受损伤后（暂时或永久）伴发的一种不愉快的情绪感受，是一种复杂的生理和心理过程。疼痛是人体的主观感受，完全建立在情绪感受上，缺乏客观衡量指标。美国医学协会（AMA）2009 年 11 月公布的疼痛标准，共分 10 级疼痛。分娩期疼痛作为每一位产妇都要经历的不适之一，被归为第 10 级疼痛，级别越高，感受到的疼痛感就越大。虽然绝大多数健康的产妇都可以承受分娩痛，但剧烈疼痛产生的体内神经内分泌反应可引起胎儿和母体的一系列病理生理变化。随着人们对产科人性化服务有了更高的要求，分娩期疼痛的控制越来越受到重视。医护人员有责任、有义务通过科学的方法减轻分娩期疼痛，帮助每一位产妇顺利地度过分娩，享受安全、幸福的分娩过程。

一、分娩疼痛的特点及其产生机制

（一）分娩疼痛的特点

分娩疼痛是一种很独特的疼痛，有别于其他任何病理性疼痛，有它的时间局限性和特征性。①宫缩痛为规律的阵发性疼痛，由弱至强，维持极期，再由强变弱，进入间歇期。间歇期时间逐渐变短，持续时间逐渐变长。②宫缩痛有一定的随机性与可变性，它可失去节律或极性倒置或收缩过弱过强而致产力异常。③不同的人对疼痛的耐受程度不一样。大约有 50% 的产妇感受到难以忍受的剧烈疼痛，35% 的产妇感受到可以忍受的中等程度疼痛，15% 的产妇有轻微的疼痛感觉；④对疼痛性质的描述是多样的，大部分是以"痉挛性、压榨性、撕裂样疼痛"来描述，由轻、中度疼痛开始，随宫缩的力度加大而逐渐加剧；⑤分娩疼痛源于宫缩，但不只限于下腹痛，会放射至腰骶部、盆腔及大腿根部。

（二）分娩疼痛的产生机制

分娩疼痛可能与下列因素有关：①宫颈生理性扩张刺激了盆壁神经，引起后背下部疼痛；②宫缩时的子宫移动引起腹部肌肉张力增高；③宫缩时子宫血管收缩引起子宫缺氧；④胎头压迫引起会阴部被动伸展而致会阴部固定性疼痛；⑤会阴切开或裂伤及其修复；⑥分娩过程中膀胱、尿道、直肠受压；⑦产妇紧张、焦虑或恐惧可导致害怕 - 紧张 - 疼痛综合征。⑧产前的并发症，如耻骨联合分离等。

（三）影响分娩疼痛的因素

分娩期产妇对疼痛的耐受性因人而异，其影响因素有以下几点。

1. 心理因素　产妇分娩时的情绪、情感、态度经常会影响分娩疼痛。产妇常会害怕分娩疼痛、出血、胎儿畸形、难产等；担心婴儿性别是否随家人心愿；对医护人员技术水平的担忧等，容易产生焦虑和恐惧的心理，结果增加产妇对疼痛的敏感性。如果产妇乐观开朗，相信自己有能力战胜分娩疼痛，对分娩有信心，则有助于减轻分娩时的疼痛。

2. 身体因素　产妇的年龄、产次、产妇体重、既往痛经史、难产、体位等许多因素交互影响分娩疼痛。经产妇的宫颈在分娩发动前开始变软，因而对疼痛的感觉较初产妇轻；既往有痛经史的妇女，血液中分泌更多的前列腺素，会引起强烈的子宫收缩，产生剧烈的产痛；难产时，产妇仍有正常的宫缩，但产程停滞，常常会伴随更为剧烈的疼痛；产妇如果采用垂直体位（坐位、站位、蹲位），疼痛较轻。

3. 社会因素　分娩环境、氛围、对分娩过程的认知、其他产妇的表现、家人的鼓励和支持影响分娩疼痛，如产妇感觉备受关爱或孤独无援，就会减轻或增加疼痛感受。

4. 文化因素　产妇的家庭文化背景、信仰、风俗和产妇受教育的程度是影响疼痛耐受性和反应行为的重要因素。另外，医护人员本身的文化背景也影响他们对于产妇疼痛的态度，医患之间的文化背景差异越大，医护人员就越不能准确地确定产妇的疼痛程度。

二、促进舒适的方法

为了减轻分娩期的疼痛，首先需要对产妇进行评估，了解疼痛的来源和引起疼痛的相关因素、疼痛的程度、产妇的心理状况等，从而制订可行的诊疗计划。分娩镇痛的目的是有效缓解产痛，同时分娩镇痛可能有利于增加子宫血流，减少产妇因过度换气而引起的不良影响。

（一）促进舒适的基本原则

对产程影响小；安全，对产妇及胎儿不良作用小；药物起效快，作用可靠，给药方法简便；有创镇痛由麻醉医师实施。

（二）分娩镇痛的方法

针对分娩期的疼痛，有非药物性分娩镇痛干预和药物性分娩镇痛干预。

1. 非药物性分娩镇痛干预

（1）分娩准备：通过产前教育，告知产妇分娩过程、可能产生的疼痛及其原因、减轻分娩疼痛的方法，让产妇有充分的思想准备，纠正分娩必痛的错误观念，增加分娩自信和自控感，增加疼痛阈值或耐受性。目前常用的教育方法有拉梅兹分娩法（Lamaze Method）、瑞德法（Dick-Read method）和布莱德雷法（Bradley method）。

营造温馨、安全、舒适的家庭化产房，提供分娩球等设施协助产妇采取舒适的体位，不定时督促，及时补充热量和水分，减少不必要的检查。进行各种检查或护理前先将目的、程序告诉产妇，解除紧张心理，操作动作应熟练、轻柔、避免粗暴，尽量减少疼痛刺激。

（2）集中和想象：①集中注意力和分散注意力技术有益于缓解分娩疼痛。当子宫收缩时，注视图片或固定的物体等方法转移产妇对疼痛的注意，可缓解对疼痛的感知。②分娩过程中让产妇积极地想象过去生活中某件愉快的事情，同时进行联想诱导，让产妇停留在愉快的情景之中使之更加快乐，这些技术可以大大加强放松效果，护士通过提供安静的环境来帮助产妇达到理想的效果。

（3）呼吸技术：指导产妇在分娩过程中采取产前掌握的各种呼吸技术，达到转移注意力、放松肌肉、减少紧张和恐惧，提高产妇的自我控制感，有效减轻分娩疼痛。常用的这些呼吸技术在第一产程可以增强腹部肌肉，增加腹腔容量，减少子宫和腹壁的摩擦及不适感；在第二产程应用则能增加腹腔压力从而帮助胎儿的娩出；第二产程末期，放松会阴部肌肉使胎儿头部缓缓露出。护士应根据宫缩的强度、频率和持续时间，指导产妇主动地调整呼吸的频率和节律。

（4）音乐疗法：产程中聆听音乐，产妇的注意力从宫缩疼痛转移到音乐旋律上，分散对产痛的感应力。音乐能唤起产妇喜悦的感觉，引导产妇全身放松，有效运用呼吸法，由此减轻焦虑和疼痛。在产前就需要进行音乐训练，以便在产程中挑出产妇最喜欢、最熟悉、最能唤起愉悦情绪的音乐，从而起到最佳的镇痛效果。

（5）导乐陪伴分娩：指在整个分娩过程中有一个富有生育经验的妇女时刻陪伴在身边，传授分娩经验、不断提供生理上、心理上、情感上的支持，随时给予分娩指导和生理上的帮助，充分调动产妇的主观能动性，使其主动参与分娩过程，使产妇在轻松、舒适、安全的环境下充分发挥自己的能力，顺利完成分娩过程。根据产妇的需求和医院的条件可选择家属（丈夫、母亲、姐妹）陪伴、接受专门培训的专职人员陪伴、医护人员陪伴。为了产妇享受到导乐陪伴无微不至的帮助，应提供获得导乐陪伴分娩的途径，并安排导乐陪伴人员在产前与孕妇进行沟通联系，较早建立相互信任关系。

（6）经皮电神经刺激疗法（transcutaneous electrical nerve stimulation, TENS）：是通过使用表皮层电极神经刺激器，持续刺激背部胸椎和骶椎的两侧，使局部皮肤和子宫的痛阈提高，并传递信息到神经中枢，激活体内内源性镇痛物质的产生从而达到镇痛目的。此法操作简单，对产妇和胎儿没有危害，产妇还可根据自身耐受程度调节刺激强度和频度。

此外，也可用水疗、芳香疗法、催眠术、穴位按摩、热敷等方法减轻疼痛。

2. **药物性分娩镇痛**   非药物性镇痛方法不能有效缓解分娩过程中的疼痛时，可选用药物性镇痛方法。

（1）药物性分娩镇痛的原则：①对产妇及胎儿不良作用小；②药物起效快，作用可靠，给药方法简便；③对产程无影响或加速产程；④产妇清醒，可参与分娩过程。

（2）方法：①吸入法：起效快，苏醒快，对胎儿影响轻，不影响宫缩、产程及生命体征平稳。但不适合长时间使用，应用时需防止产妇缺氧或过度通气。常用的药物有氧化亚氮、氟烷、安氟烷等；②硬膜外镇痛（连续硬膜外镇痛，产妇自控硬膜外镇痛）：镇痛效果好，常用的药物为局麻药与阿片类镇痛药相结合（布比卡因、芬太尼）。其优点为镇痛平面恒定，较少引起运动阻滞，易于掌握用药剂量，可以长时间保持镇痛效果，被认为是令人满意的产时镇痛方法；③腰麻-硬膜外联合阻滞：镇痛效果快，用药剂量少，运动阻滞较轻；④连续腰麻醉镇痛（连续蛛网膜下隙阻滞镇痛）：镇痛效果比硬膜外阻滞或单次腰麻阻滞更具优势，但存在着对腰麻后的疼痛顾虑。

（3）注意事项：注意观察药物的不良反应，如恶心、呕吐、呼吸抑制等；严密观察是否有硬膜外麻醉的并发症，如硬膜外感染、硬膜外血肿、神经根损伤、下肢感觉异常等，一旦发现异常，应立即终止镇痛，按医嘱对症治疗。

疼痛是个人的主观感受，分娩镇痛干预只能减轻疼痛感而并不是完全无痛。世界卫生组织正常分娩指南中强调，在正常分娩过程中，非药物的镇痛方法是最重要的方法。麻醉镇痛作为一种医疗干预措施，有其并发症和危险性。应对分娩过程有正确的认识，根据产程的进展情况及产妇的不同需求，选择不同的分娩镇痛干预，医护人员应帮助产妇和家属选择最适宜的方法。

第六节   分娩期体位管理

决定分娩的因素包括产力、产道、胎儿及产妇的精神心理因素。若各因素均正常并能相互适应，胎儿能顺利经阴道自然娩出，为正常分娩。1996 年 WHO 在《正常分娩监护实用守则》中提出自由体位是产时应鼓励使用的支持措施，认定产程中采用运动及体位改变对分娩能起到更积极的作用。自由体位方法有卧、走、立、坐、跪、趴、蹲等方式，帮助并指导产妇选择适合她们分娩的体位，实施体位管理对孕妇的分娩结局有着一定的影响。

一、母体体位与产程的关系

分娩是一个正常、健康、自然的过程，是一个动态发展的过程。孕晚期激素的变化使韧带和骨盆关节软组织松弛，允许骶髂关节和耻骨弓有较大的活动度，骨盆的易变性允许骨盆性状和大小发生微妙的变化，这可使胎头在第一产程处于最有利的位置，也有利于第二产程中胎儿最重要的运动：俯屈、内旋转和胎头下降。

产妇变换体位可产生下列有益的作用：①使骨盆骨骼重新调整，有利于骨盆形状和容积发生改变，适应胎儿需要；②引发更频繁、持续时间更长而有效的宫缩；③调整"下降角度"，即胎儿体轴与骨盆轴之间的角度；④有利于发挥重力优势作用；⑤减轻骶部疼痛；⑥增加胎儿氧供。

产程中产妇多变换体位，使胎头与母体骨盆的适应性达到最优。当胎轴与骨盆轴方向一致时,孕妇常感到疼痛减轻。持续运动(骨盆摆动、摇摆、步行)能使骨盆各骨骼之间和骨盆形状发生连续性变化,可能会使胎头移动到更合适的有利位置。没有任何一种单一的体位对临产的产妇均适用,产时个性化、舒适的体位是产妇最需要的,应鼓励没有运动禁忌的产妇尝试采用多种体位来达到舒适分娩的需求。

WHO 对现代产科分娩各种干预措施进行大量研究、评估后,对有用的措施如自由体位、导乐分娩等极力推荐,对无效的措施如缩宫素滴注等正在逐步取消,以求达到减少医疗干预、提高产科助产服务质量的目的。国内也有很多的研究显示,体位的改变利于骨盆性状和容积的改变,使胎头和母体骨盆的适应性达到最优,进而促进孕妇放松,更好地发挥主观能动性,使产程进展更顺利,从而降低由于产程阻滞造成的胎儿窘迫等并发症的发生,同时,会阴侧切率、剖宫产率及医疗干预率都有所降低。

二、自由体位在产程中的应用

(一)自由体位对第一产程、第二产程的影响

第一产程包括潜伏期和活跃期,原有的产程以宫口扩张 3cm 作为活跃期的标志,新产程标准则以宫口扩张 6cm 作为活跃期的标志。在第一产程中要鼓励孕妇放松肌肉,特别是臀部、骨盆底、大腿、腹部和腰骶部肌肉,尝试各种体位和运动,寻求感觉良好、舒适的体位或运动形式,可促进产程进展,促进孕妇心理健康。

第二产程采用自由体位,可使孕妇腰骶部不受固定体位的压迫,减轻腰骶部不适。侧卧位、手膝或站立分娩时,骶骨不受压力作用,骨盆后三角充分扩张,胎头下降阻力减小,胎儿可充分利用后三角娩出。孕妇采用自由体位,可使产后下肢酸痛、麻木感降低。自由体位是产妇双腿不必受强制弯屈、分开的限制,双下肢可伸屈、抬高、蹬脚,或在宫缩和间隙期交替运用,减少双下肢麻木感,发挥最大能动性,以便于产后恢复及母乳喂养。直立体位分娩加强重力的作用,有利于胎儿的旋转下降,尤其是枕后位的胎儿,利用重力作用配合宫缩以及产妇屏气的力量,胎儿更容易恢复利于胎儿娩出的胎位。

分娩体位也影响产妇心理,可以选择自己觉得舒适的体位的产妇更有分娩的控制感,分娩控制感与积极的分娩感受和产后健康有关。临床发现长时间截石位可使产妇产生烦躁情绪,甚至会因小腿抽筋而不能正确运用腹压,导致第二产程时间相对延长。

然而,妇女常常对她们的体位以及体位的利与弊无意识,这也限制了她们选择非平躺体位的能力,建议助产士在低危产妇分娩时告知直立位置的好处,鼓励并协助她们选择任何体位,提高产妇对分娩的认识,从而更好地帮助其分娩。

(二)常见的几种自由体位

1. 侧卧位

(1)具体方法:产妇侧卧于床上,臀和膝盖放松,在两腿之间放一个枕头,或将上面的腿放在腿架上支撑起来(图 6-7)。

(2)作用及优点:使疲劳的产妇得到休息;缓解痔疮;能够缓解由于脐带受压或仰卧位低血压造成的胎心律异常;有助于降低高血压(特别是左侧卧位);与步行交替应用能促进产程进展;避免对骶骨产生压力(与坐位和仰卧位不同),在第二产程,由于没有压力作用在骶骨上(坐位时骶骨会受到压力),当胎儿下降时有利于骶骨向骨盆后方移位,促进枕后位胎儿旋转。

侧卧位时重力对胎儿的影响是不同的。胎儿枕后位时,如果产妇取侧卧位,她应该面

向胎背和胎枕侧躺(胎背朝向床面)这样有助于胎儿从枕后位转向枕横位。胎儿枕后位时，产妇面向胎枕侧躺15~30分钟，能促使胎儿从枕后位转向枕横位。然后，让产妇取手膝位，身体向前倾15~30分钟，促进胎儿从枕横位转向枕前位。

（3）适用情况：①产程进展良好，产妇喜欢侧卧位；②发生仰卧位低血压时；③使用镇静药或硬膜外镇痛；④患有妊娠高血压，在第一产程和第二产程孕妇感觉该体位舒适；⑤产妇疲劳；⑥第二产程仰卧位，痔疮疼痛明显；⑦第二产程进展太快时，能够抵消重力作用。

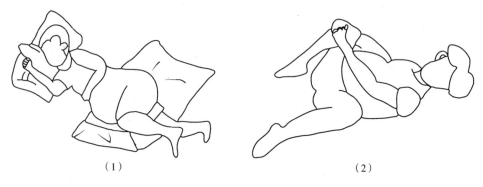

（1）   （2）

图6-7   侧卧位

2. 垂直坐位

（1）具体方法：产妇上身垂直坐于床上、椅子或凳子上（图6-8）。

（2）作用及优点：可以更好地借助重力的作用；便于在肩部、骶部、下腹部冷热敷；能使产妇在摇椅或分娩球上晃动或摇摆身体，缓解腰背部疼痛；与仰卧位相比，更有控制感。

（3）适用情况：①仰卧位孕产妇烦躁不安时；②骶部疼痛；③第一产程和第二产程产妇感觉该体位很舒服；④活跃期产程进展缓慢时，产妇膝盖低于其臀部的坐姿特别有利；⑤硬膜外镇痛或使用镇静药时，也可使用该体位。

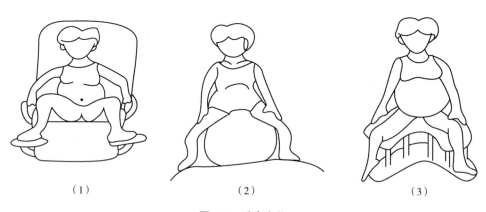

（1）   （2）   （3）

图6-8   垂直坐位

3. 前倾站位

（1）具体方法：产妇站立，身体向前趴在同伴身上、较高的床上、置于床上的分娩球上、固定于墙壁的横栏上或柜台上（图6-9）。

（2）作用及优点：有利于借助重力优势；增大骨盆入口（与仰卧位或坐位比较）；校正胎轴，使胎轴与骨盆入口一致；促进胎头俯屈；促进枕后位胎儿旋转，尤其伴有摇摆运动时；与仰卧位和坐位相比能减轻宫缩痛并使宫缩加强；由于减少胎先露对骶骨的压迫而减轻骶部疼痛;较手膝位易于保持;站立时,产妇被其同伴拥抱和支撑,能使产妇产生幸福感而减少儿茶酚胺分泌;在第二产程能增强产妇向下屏气的力量。

（3）适用情况:①产程进展缓慢或阻滞;②宫缩间隔时间变长而强度减弱;③产妇骶部疼痛;④第一产程和第二产程产妇感觉该体位很舒服。

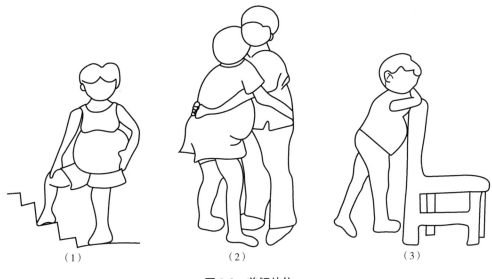

（1）　　　　　　　　（2）　　　　　　　　（3）

图6-9　前倾站位

4. 支撑式前倾跪位

（1）具体方法:孕妇双膝跪在地板或床上,前倾趴在床背、椅座、分娩球或其他支撑物上（图6-10）。

（2）作用及优点:有利于借助重力优势;校正胎轴,使胎轴与骨盆入口一致;与侧卧位、仰卧位或坐位相比,更能增大骨盆入口;容易接受骶部按摩;与手膝位相比,能减轻手和腕关节的劳累;产妇易于运动（摇摆或晃动）;可缓解脐带受压。

（3）适用情况:胎儿枕后位时;产妇骶部疼痛;浴池中洗浴;在仰卧位或侧卧位发生胎儿宫内窘迫;胎头位置较高;产妇感觉舒服。

长时间使用该体位时,可能会造成膝盖疼痛,为了预防膝盖疼痛,产妇可戴上护膝,同时也可经常更换体位。另外由于硬膜外镇痛或镇静药削弱运动神经的控制能力,不建议使用该体位。

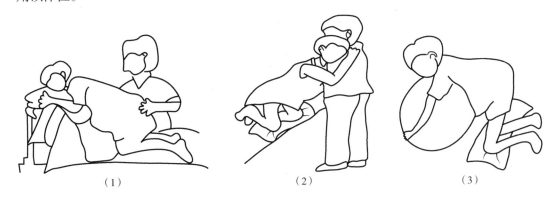

（1）　　　　　　　　（2）　　　　　　　　（3）

图6-10　支撑式前倾跪位

5. 手膝位

（1）具体方法：产妇双膝着地（戴上护膝）身体向前倾屈，双手掌或双手拳着地支撑自己（若有腕骨病变，后者更好），膝下若有垫子会更舒服（图6-11）。

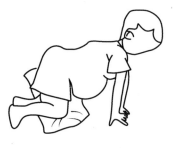

图6-11　手膝位

（2）作用及优点：有助于枕后位胎儿旋转；第一产程晚期有助于宫颈前唇消退；减轻骶部疼痛；允许摇摆、爬行或摇晃，能促进胎儿旋转，增进舒适感；缓解痔疮；解决胎心律问题，尤其是由于脐带受压时；易于进行骶部按压和双臀挤压；易于阴道检查。

（3）适用情况：产妇骶部疼痛；第一产程和第二产程中感觉该体位较舒服；宫颈前唇水肿或消退缓慢者。

（4）注意：硬膜外镇痛或镇静药削弱运动神经的控制能力时，不建议使用该体位。

6. 开放式膝胸卧位

（1）具体方法：产妇双膝和前臂着地，胸部紧贴地板，双臀高于胸部，前臂支撑起身体重量，双大腿与躯干夹角即臀角＞90°，与闭合式膝胸卧位相比，产妇处于紧张状态而较少放松。与膝盖在躯体下的体位不同，更开放的膝胸卧位能使骨盆有不同的倾斜角度（图6-12）。

（2）作用及优点：避免脐带脱垂；潜伏期或胎头未固定时，保持该体位30~45分钟，有助于胎头重新以有利的位置入盆。重力能使胎头移出骨盆，在重新入盆前旋转或俯屈；可解决一些胎心律问题；减轻骶部疼痛；缓解痔疮。

（3）适用情况：有脐带脱垂；临产前或产程早期怀疑胎儿枕后位，宫缩"成对"出现即宫缩持续时间短、频繁、不规则且更加疼痛，尤其是骶部疼痛剧烈而宫颈扩张无进展时；骶部疼痛；产妇过早屏气用力；宫颈水肿或前唇未消失；第二产程枕后位胎头进行徒手旋转。

（4）注意：第二产程进展良好，硬膜外镇痛或镇静药削弱运动神经的控制能力时，不能采用开放式膝胸卧位。该体位很累，若有枕头或同伴支撑可使产妇轻松一些。

7. 闭合式膝胸卧位

（1）具体方法：产妇双膝和前臂着地，前臂支撑起身体重量，胸部尽力放低，双膝和双臀放松并在腹部下方外展打开（图6-13）。

（2）作用及优点：减轻骶部疼痛；较手膝位和开放式膝胸卧位更省力；使坐骨打开，增大骨盆出口径线；缓解痔疮；可解决一些胎心率问题；能够对抗重力而有助于宫颈前唇消退。

（3）适用情况：骶部疼痛；宫颈水肿或前唇未消；脐带受压。

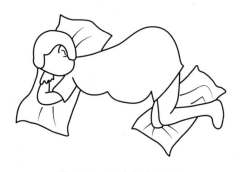

图6-12　开放式膝胸卧位

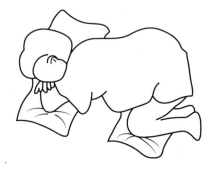

图6-13　闭合式膝胸卧位

（4）注意：以下情况不能采取闭合式膝胸卧位：①临产前或产程早期希望胎儿旋转时；②产妇因疼痛加剧而拒绝或更愿意采取其他体位时；③产妇呼吸短促，胃部不适或有其他不适；④第二产程进展良好（有对抗重力作用）。

8. 蹲位

（1）具体方法：产妇由站位变为蹲位，双脚平放在地板或床上，同时有同伴或栏杆的协助，或有其他方法能维持身体平衡（图6-14）。

（2）作用及优点：有效利用重力；增加坐骨结节间径，从而增大骨盆出口径线；比水平体位更省力；增加用力的欲望；促进胎儿下降；减轻骶部疼痛；产妇可自由降低重心，感觉更舒服；提供机械优势作用：躯体对骨盆底的压力比其他体位更大。

胎头位置较高、头盆倾势不均时，蹲位可能有碍于胎头自然矫正。产妇躯体对骨盆底的压力可能会减少胎儿"蠕动"进入倾势均匀位置所需空间（能够拉长产妇躯体并松弛骨盆关节的体位可能更适合，如支撑式蹲位和悬吊位）。然而，如果胎儿以枕前位衔接很好，胎轴与骨盆轴一致，蹲位可使胎儿快速下降。

如果产程继续延长，蹲位对腘窝内血管和神经的压力持续存在，会阻碍血液循环，可能会造成神经性麻木。一两次宫缩后让产妇站立一会儿，可以避免发生神经性麻木。

（3）注意：以蹲位为习惯性体位的产妇必须无潜在的神经循环系统问题。

第二产程中希望骨盆腔扩大或胎儿下降速度缓慢时可以采取蹲位。但是以下几种情况下不能采取蹲位：踝关节有严重损伤、关节炎或腿部无力；胎头未达到坐骨棘水平；硬膜外镇痛使得腿部的运动神经或感觉神经阻滞。

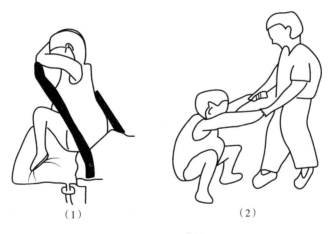

（1）　　　　　　　　　　（2）

图6-14　蹲位

9. 仰卧位

（1）具体方法：产妇仰面平躺或其上身微微抬起（＜45°）仰卧于床上，双腿弯曲放松，双脚平放于床面，或朝产妇肩膀方向拉其双膝（图6-15）。

（2）作用及优点：易于接受阴道手术产；产妇可以得到休息；对抗重力作用，缓解胎儿下降速度，尤其在急产时。

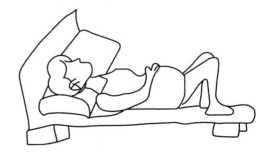

图6-15　仰卧位

（3）注意：仰卧位会造成仰卧位低血压，减少胎儿血氧供应；由于该体位缩小了骨盆径线，易造成头盆不称的假象（应经常变换体位）；妨碍胎儿从枕后位或枕横位转至枕前位；由于该体位有对抗重力的作用，因此胎儿娩出时需要产妇更用力；胎轴与骨盆入口不一致；使宫缩更频繁、更痛苦，但宫缩效果却不如直立体位。因此，仰卧位主要运用于需要医疗干预而不能应用其他体位时，或产妇自己喜欢该体位。

随着二胎政策的开放，人们观念的变化，我们国内的自然分娩也从一直沿用传统的全程仰卧位分娩模式向自由体位分娩模式在转变。让分娩过程回归自然，实行人性化分娩服务是国际围产医学发展的动向，也是我们助产士一直在努力的方向。

知识拓展：

一、新产程标准及处理

综合国内外相关领域文献资料的基础上，结合美国国家儿童保健和人类发育研究所、美国妇产科医师协会、美国母胎医学会等提出的相关指南及专家共识，中华医学会妇产科学分会产科学组专家在 2014 年对新产程的临床处理达成以下共识（见表 6-1），以指导临床实践。

表 6-1　新产程标准及处理的修订

类别	诊断标准及处理
第一产程	
潜伏期	潜伏期延长（初产妇＞20h，经产妇＞14h）不作为剖宫产指征
	破膜后且至少给予缩宫素静脉滴注 12~18h，方可诊断引产失败
	在除外头盆不称及可疑胎儿窘迫的前提下，缓慢但仍然有进展（包括宫口扩张及先露下降的评估）的第一产程不作为剖宫产指征
活跃期	以宫口扩张 6cm 作为活跃期的标志
	活跃期停滞的诊断标准：当破膜且宫口扩张 ≥ 6cm 后，如宫缩正常，而宫口停止扩张 ≥ 4h 可诊断活跃期停滞；如宫缩欠佳，宫口停止 ≥ 6h 可诊断活跃期停滞。活跃期停滞可作为剖宫产的指征
第二产程	
第二产程延长的诊断标准：①对于初产妇，如行硬脊膜外阻滞，第二产程超过 4h，产程无进展（包括胎头下降、旋转）可诊断第二产程延长；如无硬脊膜外阻滞，第二产程超过 3h，产程无进展可诊断。②对于经产妇，如行硬脊膜外阻滞，第二产程超过 3h，产程无进展（包括胎头下降、旋转）可诊断第二产程延长；如无硬脊膜外阻滞，第二产程超过 2h，产程无进展则可以诊断	
由经验丰富的医师和助产士进行的阴道助产是安全的，鼓励对阴道助产技术进行培训。	
当胎头下降异常时，在考虑阴道助产或剖宫产之前，应对胎方位进行评估，必要时进行手转胎头到合适的胎方位。	

临床医师在产程管理时应该及时应用上述新的产程处理理念，在母儿安全的前提下，密切观察产程的进展，以促进阴道分娩，降低剖宫产率，最大程度为孕产妇的安全提供保障。鉴于临床和基础研究的发展日新月异，本共识相关内容将在今后广泛深入的临

床研究实践和研究中加以完善和修订。

二、积极处理第三产程

积极正确处理第三产程能够有效降低产后出血量和产后出血的危险度,为常规推荐(Ⅰ级证据)。

1. 预防性使用宫缩剂 预防性使用宫缩剂是预防产后出血最重要的常规推荐措施,首选缩宫素。应用方法:头位胎儿前肩娩出后、胎位异常胎儿全身娩出后、多胎妊娠最后一个胎儿娩出后,予缩宫素 10U 加入 500ml 液体中以 100~150ml/h 静脉滴注或缩宫素 10U 肌内注射。预防剖宫产产后出血还可考虑应用卡贝缩宫素,其半衰期长(40~50min),起效快(2min),给药简便,100μg 单剂静脉推注可减少治疗性宫缩剂的应用,其安全性与缩宫素相似。预防阴道分娩产后出血还可以考虑联合应用卡前列素氨丁三醇(欣母沛),其 2~3min 起效,能引起全子宫协调强有力的收缩,30min 达到作用高峰,可维持 2h,250μg 深部肌内注射,必要时重复使用,总量不超过 2000μg。如果缺乏缩宫素,也可选择米索前列醇。

2. 延迟钳夹脐带和控制性牵拉脐带 最新的研究证据表明,胎儿娩出后 1~3min 钳夹脐带对胎儿更有利,应常规推荐,仅在怀疑胎儿窒息而需要及时娩出并抢救的情况下才考虑娩出后立即钳夹并切断脐带(Ⅰ级证据)。控制性牵拉脐带以协助胎盘娩出并非预防产后出血的必要手段,仅在接产者熟练牵拉方法且认为确有必要时选择性使用(Ⅰ级证据)。

具体操作如下:

(1)新生儿断脐后,在接近会阴处钳夹脐带并用一只手握住。

(2)控制性脐带牵引时,将另一只手置于耻骨上方提供。

(3)保持脐带轻微的张力并等待一次强有力的宫缩(2~3分钟)。

(4)伴随宫缩鼓励产妇向下屏气用力并轻轻牵拉脐带,耻骨上方的手要持续提供对抗压力固定子宫。

(5)如果使用控制性脐带牵引 30~40 秒后胎盘没有下降,不要持续牵拉脐带,轻轻握住脐带等待,直至子宫再次出现良好收缩;伴随下次宫缩,在对抗压力下再次控制性脐带牵引。在良好宫缩时,脐带牵引(向下拉)和耻骨上对抗牵拉(向上推)的力要同时进行并保持平衡。

(6)当胎盘开始娩出至阴道口时,协助娩出手法见前面第三产程的观察和处理。

三、世界卫生组织促进正常分娩的十点提示

1. 耐心等待 能帮助孕妇正常分娩最有用的做法是耐心。要能让自然生理的现象完成自己的过程,我们应该要对自己的知识和经验非常有信心。要做到这一点,我们需要获取更多正常分娩的知识和经验,并知道把握时机来采取措施。

2. 筑巢 临产时,哺乳类动物会寻找温暖、安全和隐暗的地方来生产,人类也不例外。对我们来说感到安全和有信心比环境更为重要。如果我们能帮助孕妇,感觉到她们有更多自己的空间和信心,将会大大增加她们正常分娩的可能。

3. 鼓励产妇下床走动 重力是分娩中最好的辅助方法,我们需要在产前帮助产妇理解和尝试更换体位,在产时帮助她们感到活动自如和试用各种不同的体位。当产妇感到舒适的时候,尽量不要再移动,除非她想变动,或者由于产妇或胎儿的原因此种体位不可取(而不是医院产房管理的需要)。如需要做阴道检查,可以让产妇坐在椅子上进行。

4. 要有充足的理由才能干预 人工技术虽然好但也不是都需要使用。对这些所谓

很好的新分娩技术,我们现在开始理解到的是,一种技术干预会导致另一种更进一步的干预,造成了越来越多的人工干预,最终导致难产。我们要问自己"干预是否有必要?"除非必要,否则没有必要干预。

5. 听取产妇的意见　要想知道产妇需要什么,她们本身就是最好的信息来源。我们要做的就是要认识产妇的感受、解读产妇非语言表达的技巧,包括体语、姿势、表情、声响等。听她说、理解她和她交谈,想想我们如何能为她建立起自己的生育成功感做一些贡献。

6. 做好日记　我们学到知识的最好源泉之一是自己的观察,特别是当我们能回顾自己的观察记录,并且意识到我们所学到的和发现的事物的时候。因此,做日记是巩固我们经验的最佳方法之一。把今天发生的事,感觉如何,学到了什么都记下来。经常回顾上周、上个月或者去年所写的事。

7. 相信你的直觉　直觉来自于隐蔽的,而易被忽视的多种的感官感觉。当使用我们的感觉时,听、看、嗅、触,这些感觉开始会形成一种模式。从经验和回顾中,我们能明白这些模式在告诉我们什么,从而找出和预计产妇的生育进展、需要和感受。

8. 为人楷模　我们的行为影响他人。如果我们能实践这里的要点(也让别人看到我们在实践这些要点),我们就为他人建立了一个很好的榜样。助产专业需要真正可以促进正常生产的实践、行为和态度楷模。就从今天开始做一个典范!

9. 不断给产妇恢复信心——持肯定的态度　在现实生活中,不管产妇如何准备也是不够的。鼓励产妇有信心地看到宫缩和情绪的波动是正常分娩的一部分。这种鼓励非常关键。你是否认为产妇有力量和能力正常分娩?你准备怎样来支持她度过分娩的高峰和低谷?在分娩时,你也许会成为她们生产过程中唯一的持续的精神支柱,给她们持续的保证。

10. 促进母婴肌肤的接触　母乳哺喂是母婴产后共同分享的美好时刻。及时让母婴肌肤接触,给婴儿提供所需并不受时间限制的母乳,使婴儿得到温暖,可以减少啼哭。还可以使母亲尽早学会识别婴儿的表达和回应。渐渐地,这种关系会变成温柔和疼爱。这种关联将从母婴肌肤接触开始并持续一生。

思　考　题

1. 与分娩相关的骨盆径线有哪些?
2. 第一产程的临床表现有哪些?观察和护理要点是什么?
3. 何谓第二产程延长和胎头下降停滞?其观察和护理要点有哪些?
4. 胎盘剥离征象有哪些?协助胎盘娩出的要点是什么?
5. 减轻分娩疼痛、促进舒适的方法有哪些?
6. 简述分娩期常用自由体位的适应证。

（马冬梅　王　芳）

第七章
正常产妇产褥期的护理

从胎盘娩出至产妇全身器官除乳腺外恢复到正常未孕状态所需的一段时期，称为产褥期（puerperium），通常为6周。在正常产褥期，产妇的全身各系统尤其是生殖系统发生了较大的生理变化，同时伴随着新生儿的出生，产妇及家庭经历着心理和社会的适应过程。这一段时期是产妇身体和心理恢复的一个关键时期。

第一节　产褥期妇女的生理变化

一、生殖系统的变化

1. 子宫　产褥期变化最大的是生殖系统，其中又以子宫变化最大。妊娠子宫自胎盘娩出后逐渐恢复至未孕状态的过程称子宫复旧（involution），主要表现为子宫体肌纤维的缩复、子宫内膜的再生、子宫颈恢复和子宫下段的变化。

（1）子宫体肌纤维缩复：子宫体肌纤维在缩复的过程中，肌细胞数量无变化，肌细胞的长度和体积明显缩小，其多余的细胞质变性自溶，在溶酶体酶系作用下，转化成氨基酸进入循环系统，由肾脏排出。随着肌纤维的不断缩复，子宫体逐渐缩小，于产后1周缩小至妊娠12周大小，在耻骨联合上方可触及。于产后10日，子宫将至骨盆腔内，腹部检查触不到宫底。子宫于产后6周恢复到妊娠前大小。子宫重量也逐渐减少，分娩结束时约为1000g，产后1周时约为500g，产后2周时约为300g，产后6周恢复至50~70g。

（2）子宫内膜再生：胎盘、胎膜从蜕膜海绵层分离并娩出后，遗留的蜕膜分为2层，表层发生变性、坏死、脱落，形成恶露的一部分自阴道排出；接近肌层的子宫内膜基底层逐渐再生新的子宫内膜功能层，内膜缓慢修复，约于产后第3周除胎盘附着部位外，宫腔表面均由新生内膜覆盖，胎盘附着部位全部修复需至产后6周。

（3）子宫血管的变化：子宫复旧导致开放的子宫螺旋动脉和静脉窦压缩变窄，数小时后血管内形成血栓，出血量逐渐减少直至停止。若在新生内膜修复期间，胎盘附着面因复旧不良出现血栓脱落，可导致晚期产后出血。

（4）子宫下段和宫颈的变化：子宫下段与宫颈逐渐恢复，子宫下段收缩恢复为孕前的子宫峡部。产后2~3日，宫颈外口已由胎盘娩出后的袖口状恢复至可容纳2~3指，产后1周宫颈内口关闭，宫颈管复原。产后4周宫颈形态完全正常。宫颈两侧常有轻度裂伤，使宫颈外口呈"一"字型（已产型）。

2. 阴道　分娩后阴道腔扩大，阴道壁松弛、弹性差，皱襞减少或消失，与产后3周阴道皱襞重现，阴道腔逐渐缩小，但未达到孕前状态。

3. 外阴　分娩后外阴轻度水肿，于产后2~3日逐渐消退。会阴出现水肿，产后数日内消退。

4. 盆底组织　分娩时可造成盆底组织(肌肉及筋膜)扩张过度,弹性减弱,一般产褥期内可恢复。但分娩次数过多,间隔时间过短,盆底组织松弛,较难完全恢复正常,这也是导致子宫脱垂、阴道壁膨出的主要原因。

二、乳房的变化

乳房的主要变化为泌乳。由于分娩后雌、孕激素水平急剧下降,抑制了催乳素抑制因子的释放,在催乳素的作用下,乳房腺细胞开始分泌乳汁。婴儿每次吸吮刺激乳头时,催乳素呈脉冲式释放,促进乳汁分泌。吸吮乳头还可反射性地引起神经垂体释放缩宫素,进而促进乳汁排出,此过程又称为喷乳反射。乳汁产生的数量和产妇足够睡眠,充足营养,愉悦情绪和健康状况密切相关。产后 7 日内分泌的乳汁,称为初乳,初乳色偏黄是由于含有较多 β- 胡萝卜素的缘故。

三、循环系统的变化

子宫胎盘循环结束后,大量血液从子宫进入产妇的体循环,加之妊娠期潴留在组织中的液体进入母体血液循环中。产后 72 小时内,产妇血液循环量增加 15%~25%,尤其是最初 24 小时,因此产后 72 小时内心脏负担明显加重,应注意预防心衰的发生。一般产后 2~3 周,血液循环量恢复到孕前水平。

四、血液系统的变化

产褥早期仍处于高凝状态,有利于子宫创面恢复、预防产后出血,此时需注意防止深静脉血栓、肺栓塞及化脓性盆腔血栓性静脉炎。白细胞总数于产褥早期仍较高,一般 1~2 周内恢复正常。血小板逐渐上升恢复正常。产褥早期可继续贫血,一般产后 10 日血红蛋白上升,红细胞沉降率于分娩后逐渐恢复至正常。

五、泌尿系统的变化

产后第 1 周内,一般为多尿期,因孕期潴留在体内的大量液体在产褥早期主要通过肾排出。由于分娩过程中膀胱受压,黏膜充血水肿对尿液刺激敏感性下降以及外阴疼痛使产妇不愿用力排尿,可出现一过性尿潴留,尤其在产后 12 小时内。

六、消化系统的变化

产后 1~2 周内消化功能逐渐恢复正常。产褥早期胃肠肌张力仍较低,产妇食欲欠佳,喜进汤食,加之产妇活动少,肠蠕动减弱,容易发生便秘。

七、内分泌系统的变化

产后 1 周,产妇血清中雌、孕激素水平恢复到孕前水平。产后 2 周内血中 hCG 已测不出。胎盘分泌的胎盘生乳素,一般在产后 6 小时内消失,血中不再能测出。催乳素的水平因是否哺乳而异,哺乳产妇的催乳素于产后下降,但仍高于非妊娠时水平,吸吮乳房使催乳素明显增高;不哺乳产妇的催乳素于产后降至非妊娠时水平。

月经复潮及排卵时间受哺乳影响。不哺乳产妇通常在产后 6~10 周月经复潮,在产后 10 周左右恢复排卵。排卵的恢复与是否哺乳及哺乳时间长短有关,哺乳产妇的月经复潮延迟,有的哺乳期间月经一直不来潮,平均在产后 4~6 个月恢复排卵。产后月经复潮较晚者,首次月经来潮前多有排卵,故哺乳产妇月经虽未复潮,却仍有受孕可能。

第二节　产褥期妇女的心理变化

产后,产妇需要从妊娠期和分娩期的不适、疼痛、焦虑中恢复,需要接纳家庭新成员,这一过程我们称之为心理调适。妊娠、分娩和初为人母是女性一生中最为重大的改变和危机时期。即经过漫长的十月怀胎与临产分娩,接踵而至的是自己身心的复原,以及呵护、哺育新生命的责任。因此,产褥期心理调适的指导和支持相当重要。

一、母子依附关系的建立

分娩后,产妇与新生儿便形成了母子(女)关系,这种关系的形成是往后持续母子依附(parent-child attachment)过程的一项重要因素。依附(attachment)是指婴儿对照顾着的一种察觉与反应,而连接(bonding)则指父母亲对孩子所产生的一种特殊情感,这两种过程是一个相互的关系,亦即母亲的行为会唤起婴儿的反应,而新生儿的行为同样引起母亲的反应。依附过程,实际上远在胚胎和胎儿还在子宫内时已经开始,胎儿和母亲彼此分享着一种非常强烈和特殊的沟通与亲密关系,分娩后母亲与婴儿之间的关系与怀孕期间母亲和胎儿的关系是一样的亲密,这种现象被称为“情绪上的共生”(emotional symbiosis)。连接行为和依附过程在产褥期持续着,直至 4~5 个月,而分离 - 个体化进程(separation-individuation process)也伴随婴儿和母亲之间所形成的依附行为而产生。因此,依附和分离 - 个体化进程在母子关系中平行地进行着,直到婴儿两岁左右,母亲与婴儿逐渐地变成两个独立的个体,即是拥有一个健康与亲爱关系的人母与人子。

二、母亲角色之获得

母亲角色获得(maternal role attainment)的过程远在婴儿出生之前就已开始了,而婴儿出生之后是母子关系发展的一个新起点。母亲角色的获得过程由分娩持续至孩子出生后的 3~10 个月,此间,母亲往往借认同行为(identification behavior),提出所有权行为(claiming)和分极作用(polarization)与孩子建立关系。首先,母亲通过一连串的触摸而认同婴儿,一般母亲会先用手指去触摸婴儿身体的肢端,渐渐地,用整个手掌去摸婴儿的身体,这样可提供新生儿在生理上的触摸需求,而且这种温柔和体贴的感觉正是建立母子关系中必不可少的要素。而在提出所有权行为亦即视觉上的认同过程中,母亲借由婴儿外表和特征与家属或自己相似产生认同,也就是将新生儿的外貌、行为等方面来与母亲本人或家中其他成员产生联结的方式。同时,为新生儿命名也是“提出所有权”过程中很重要的一部分,因为一个名字的赋予,正是母亲和家属确定婴儿存在的一种征象。母亲和新生儿之间的互动方式也会影响到母亲对新生儿的认同,在和谐的母子互动关系中,喂哺关系非常重要,往往母亲能从婴儿对哺喂的反应来印证自己是否为一个好母亲,所以早期的喂奶情境对母亲而言,时常充满着压力,因此,成功的喂哺关系既有助于新生儿的认同,也能增进母亲的自尊心。此时,母亲在认同孩子是属于自己的同时,也尊重孩子是一个独立的个体,有其独特的想法和需求。

三、影响母亲角色获得的因素

许多因素能影响母亲角色的获得,如母亲年龄、母亲对分娩经验的感受、早期的母子分离、社会支持等,必须对具体情形进行具体分析。

1. 母亲年龄 未成年的产妇由于本身在生理、心理及社会等各方面的发展尚未成熟,所以在母亲角色的学习上会遭遇到许多的危机。然而成年的产妇,尤其是年龄较长者,虽然拥有丰富的财力、受过较高的教育和更能胜任母亲的职责,但相对地,高龄产妇在事业和母亲两种角色上面临更多的冲突。

2. 社会支持 一个人拥有的支持网以及从中获取的支持源是应对周围压力的一大资源,社会支持系统不但提供心理的支持,同时也提供物质资助。那些和丈夫或亲友有良好互动关系的产妇,更能胜任新生儿的照顾工作,正说明了产妇接受支持源之多寡与母性行为的适应成正比。近年来,家庭结构极速变迁,小家庭日渐增多,年轻夫妻不再与养育经验丰富的婆婆妈妈们住在一起,产妇不能接受到更多的支持源,故而影响到角色的获得。还有,今日大多数妇女拥有一份职业,职业与养育工作之间的冲突,也影响到产后母亲角色的获得。

3. 母亲对分娩经验的感受 "分娩生产"被女性认为是成为母亲这个角色首要的必备能力,产妇对分娩过程的想法与其具有的分娩知识、对分娩的期望、分娩过程中支持源的获得、分娩的方式以及分娩过程中自我控制能力等都相关。假如产妇在产房的期望和实际得到有很大差异,则会影响其日后的自尊心,进而影响母亲角色的获得。

4. 早期的母婴分离 大多数研究显示母婴早期的接触有助于母婴关系的建立,如因医疗照护需要母婴分离,必然会影响到母亲角色的获得,所以应尽量保证母亲可以与婴儿接触,如建立 NICU 不设限的探视、母亲在婴儿身边挤奶等。

5. 人格特殊品质和自我概念 一个人先天的气质和后天的特性都会影响到母亲角色的获得。如果母亲与婴儿是属于两种截然不同特殊品质时,会造成母亲在养育过程中出现困扰,例如母亲是内向安静的,而婴儿却是活动过度或躁动的,或者产妇与婴儿的生物钟不一致等。另外,一个具有正向的自我概念的产妇可以与婴儿建立正向的关系,同时,正向的母亲角色的获得亦可增进女性的自我概念。

6. 养育的态度 就是有关如何处理婴儿躁动的行为与孩子的互动和沟通方式。产妇的养育态度和信仰会影响她教导孩子社会化的结果,也会影响她执行母亲角色任务的全过程。

7. 产妇和婴儿的健康状况 产妇在怀孕和产褥期生病,都会影响到她对怀孕与分娩的态度,进而影响其母育行为,并且这些行为左右着母亲角色的获得和执行;而婴儿身体状况不佳会造成亲情联结和母亲角色获得的负向影响。例如,一个产妇,因疾病原因而不得不停喂母乳,这就干扰了母子之间的互动关系,影响到母亲角色的执行;同样,一个需要复杂医疗照顾的婴儿,生命受到威胁,母子联结也深受影响,母亲甚至会产生一种无奈和无助的感觉。

8. 婴儿的气质 婴儿气质是婴儿出生后最早表现出来的一种较为明显而稳定的个人特征,是在任何社会文化背景中父母最先能观察到的婴儿的个人特点。婴儿先天有多种不同的气质,这对母亲影响深远。易养型气质的婴儿,吃、喝、睡等生理功能有规律,节奏明显,容易适应新环境,也容易接受新事物和不熟悉的人,情绪一般积极愉快,对成人的交往行为反应积极,具有易养型气质婴儿的母亲在角色的获得和执行上会更充满信心。

四、产褥期妇女的行为态度

经过分娩期的母亲,特别是初产妇将要经历不同的感受:高涨的热情、希望、满足感、幸福感、乐观、压抑及焦虑。理想中的母亲角色与现实中的母亲角色往往会发生冲突。而产褥期妇女的心理调适过程一般要经历三期:

1. 依赖期　分娩后的前 3 天,产妇表现出十分依赖的特性,很多行为需要通过他人来满足,如对孩子的关心、喂奶、沐浴等,同时产妇非常需要睡眠,显得疲倦,喜欢谈论过去的事情,尤其是关于自己的妊娠和分娩的感受。每一对夫妇可能对分娩都有一个理想模式,如想阴道分娩,尽量少用药物等。如果实际的分娩与理想相距甚远,这时,产妇会产生一种失败的感觉。较好的妊娠和分娩的经历、满意的产后休息、营养和较早较多地接触孩子及与孩子间的目视都将帮助产妇较快地进入第二期。在依赖期,丈夫及家属的爱护帮助,医务人员的关心指导都是极其重要的。

2. 依赖 - 独立期　产后 3~14 天,产妇显得活跃,表现出较为独立的行为,对目前的事务较为关切,开始注意周围的人际关系,包括家属、婴儿和朋友等,主动地参与活动,做事情也较有条理,注意力集中在学习和练习护理自己的孩子以及自身功能的恢复上。但这一时期也可产生焦虑、压抑,可能是因为分娩后的产妇感情脆弱,太多的母亲责任,由新生儿诞生而产生爱的被剥夺感以及痛苦的妊娠和分娩过程、产妇的糖皮质激素和甲状腺素处于低水平等因素造成。由于这一压抑的感情和参与新生儿的护理,使得产妇极度疲劳,加重压抑。压抑的情感往往不通过语言而通过行为表达,我们可以见到产妇哭泣,对周围漠不关心,停止该进行的活动等等。产科医护人员的及时护理和指导帮助能纠正这种压抑。

3. 独立期　产后 2 周至 1 个月,此时,新家庭形成并正常运作。产妇、家属与婴儿已形成一个完整系统和新的生活形态。夫妇两人甚至加上孩子共同分享欢乐和责任,开始恢复分娩前的家庭生活包括夫妻生活。在此期间,产妇及丈夫往往承受更多的压力,如兴趣与需要的背离,事业与家庭的背离,哺育孩子、承担家务及维持夫妻关系中各自角色的扮演等等。

第三节　产褥期妇女的护理

一、护理评估

1. 健康史　产妇的健康史包括对妊娠前、妊娠过程和分娩过程进行全面评估。

(1)一般病史:主要收集产妇的内、外科病史,包括过去病史和现在病史的数据。

(2)孕产史:①妊娠史:包括每次妊娠过程、孕期不适情形及处理方法,例如:有无妊娠期出血、前置胎盘、异位妊娠、葡萄胎等。②分娩史:包括分娩经过、分娩方式、分娩时的特殊情况、婴儿的性别、出生体重、出生周数、有无并发症、先天畸形、喂哺方式、产后特殊情况等。③本次孕产史:有无妊娠期并发症或合并症;分娩是否顺利、产后出血量、会阴撕裂程度、新生儿出生状况等。④避孕史:过去避孕方式、使用感受及成效等

2. 症状体征

(1)生命体征:①体温:大多数在正常范围,偶尔产后 1 天内体温稍有升高,但一般不会超过 38℃,产后 3~4 日因乳房血管、淋巴极度充盈也可发热,不超过 39℃,称为泌乳热,一般持续 4~16 小时,体温即下降,不属病态,但需排除其他原因尤其是感染引起的发热。

②呼吸：深慢，14~16 次 /min，是因产妇妊娠期胸式呼吸变为胸腹式呼吸，当产妇有疼痛或焦虑时，则呼吸频率会加快。③脉搏：较缓慢，60~70 次 /min，与子宫胎盘循环停止及卧床休息等原因有关，约产后 1 周恢复正常；心率可反映体温和血容量情况，当心率加快时，应注意有无感染和失血。④血压：血压于产褥初期平稳，若血压下降，需警惕产后出血，对患有妊娠期高血压者，产后仍应监测血压，预防产后子痫的发生。

（2）褥汗：产褥早期，皮肤排泄功能旺盛，排出大量汗液，尤在睡眠和初醒时更明显，一般于产后 1 周左右自行好转。

（3）产后宫缩痛：产褥早期因宫缩引起腹部阵发性剧烈疼痛，称为产后宫缩痛，疼痛时，于产后 1~2 日出现，持续 2~3 日后自然消失，多见于经产妇，哺乳时反射性催产素分泌增多可使疼痛加重。

（4）恶露：产后随子宫蜕膜脱落，含有血液及坏死蜕膜等组织经阴道排出，称为恶露。根据其颜色及内容物分为血性恶露（产后最初 3 日，色红色，含有大量血液、少量胎膜、坏死组织）、浆液性恶露（产后 4~14 日，色淡红、含有少量血液、坏死蜕膜、宫颈黏液和细菌）、白色恶露（产后 14 天以后，色白，含有坏死退化蜕膜、表皮细胞、大量白细胞和细菌等）。正常恶露有血腥味，但无臭味，一般持续 4~6 周，总量可达 500ml。若有胎盘、胎膜残留或感染，可使恶露时间延长，并有臭味。

（5）口渴、疲劳：表现为口唇干、言语活动无力等。

（6）生殖系统恢复的情况：详见本章第 1 节。

3. 心理社会状况

（1）产妇对分娩经验的感受：是舒适或痛苦，这对产妇的产后心理适应关系重大，直接影响到产后母亲角色的获得。

（2）产妇自我形象：产妇对自己及孩子的感受，包括自身体型恢复、孕期不适恢复等，可能会关系到能否接纳孩子。

（3）母亲的行为：评估母亲的行为是属于适应性还是反之。如是否能满足孩子的需要并表现出喜悦、认真学习育儿知识及快乐母乳喂养等为适应性，反之，母亲不愿接触、喂养孩子或表现不悦等为不适应性。

（4）家庭氛围：良好的家庭氛围，有利于家庭各成员角色获得，有利于建立多种亲情关系。

4. 相关检查

（1）产后常规检查：生命体征监测，必要时进行血尿常规、药物敏感试验等检查，但一定得警惕各特殊检查和药物给母体及婴儿带来的不良反应。

（2）霍夫曼征（Homan's sign）：在正常情况下产妇产后下肢应无肿胀现象，膝反射良好，且无血栓性静脉炎。有些产妇于分娩时因为双腿抬高固定在产台上过久而可能引起血栓性静脉炎。评估其霍夫曼征时采取平躺姿势，检查者将脚掌向胫骨方向用力，若产妇主诉小腿腹部有疼痛感即表示霍夫曼征（+）（见图 7-1），有深部静脉血栓形成发生的可能，若有此现象应告知医生。

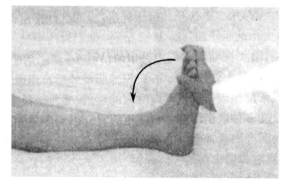

图 7-1　霍夫曼征检查

二、护理措施

1. 一般护理

（1）创造良好的休养环境：病室应保持清洁，通风良好，为产妇提供一个舒适、安静、安全的休息环境，保持室温 22~24℃，相对湿度在 50%~60%，每天开窗通风 2 次，每次 15~30 分钟，但应避免对流风直接吹向母婴。护理活动应不打扰产妇的休息。

（2）观察生命体征：产后 2 小时内极易发生严重并发症，故必须在产房严密观察产妇的生命体征、子宫收缩、阴道流血及排尿等情况；回病房后每日测量体温、脉搏、呼吸及血压，体温超过 38℃，应加强观察，查找原因，并向医生报告。

（3）饮食：产后 1 小时可让产妇进流食或清淡半流饮食，以后可进普通饮食。食物应富有营养、足够热量和水分。若哺乳，应多进食蛋白质、热量丰富的食物，并适当补充维生素和铁剂，推荐补充铁剂 3 个月（具体参见本章第四节产褥期的营养）。

（4）活动：在正常情况下，产后应尽早适当活动，以增强血液循环，促进伤口愈合，亦可增强食欲，增加肠蠕动及腹肌收缩等。经阴道自然分娩的产妇，产后 6~12 小时内即起床轻微活动，于产后第 2 日可在室内随意走动，等体力恢复后可做产后康复操。剖宫产的产妇，可适当推迟活动时间，期间鼓励产妇床上适当活动，预防下肢静脉血栓形成，待伤口不感疼痛时，也应做产后康复锻炼。

（5）排尿与排便：保持大小便通畅。特别是产后 4 小时内要鼓励产妇及时排尿。如出现排尿困难，可采用温开水冲洗会阴及尿道外口周围诱导排尿、热敷下腹部刺激膀胱肌收缩等促进排尿。鼓励产妇早日下床活动及做产后操，多饮水，多吃蔬菜和含纤维素食物，以保持大便通畅。

2. 症状体征护理

（1）观察子宫复旧及恶露：每日应于同一时间手测宫底高度，以了解子宫复旧情况。测量前先嘱产妇排尿后平躺在床上，护理人员用一只手支撑在产妇的下腹部，另一只手从产妇脐上几厘米处逐渐往下触诊，观察宫底高度。如发现子宫底升高或不清，子宫体大而松，阴道流血量多，则是子宫收缩不良的表现。应该用手指按摩子宫底，使子宫收缩变硬，排出宫腔内积血。另外，认真评估恶露情况，包括量、颜色、气味、性状等，每次观察均应按压宫底以免血液积压影响子宫收缩，更换会阴垫并记录宫底高度及出血量。每天均应评估子宫复旧及恶露情况，如发现子宫复旧不全、红色恶露增多且持续时间延长等异常应排空膀胱、按摩腹部（子宫部位）、按医嘱给予宫缩剂，如恶露有异味时常提示有感染可能，应报告医生，做进一步检查和治疗。

（2）会阴及伤口的护理：保持会阴部清洁，会阴部有缝线者应每日检查伤口有无红肿、硬结及分泌物，如发现伤口异常应及时报告医生；如有会阴侧方切开嘱产妇向会阴切口对侧侧卧休息，一周内避免或谨慎做下蹲姿势，以防伤口裂开；有会阴水肿者，可遵医嘱 50% 硫酸镁湿敷，产后 24 小时以后可用红外线照射会阴；产妇主诉会阴伤口疼痛剧烈或有肛门坠胀感应及时报告医生，以排除阴道壁及会阴部血肿。

（3）产褥期并发症的预防及护理（见第十六章产褥期疾病妇女的护理）。

（4）乳房护理（见本章第六节母乳喂养）。

3. 心理护理　产科护士应注意把握产妇的基本心理状态，注意倾听技术的运用，发挥专业优势引导产妇走出心理误区，具体措施有以下几方面：

（1）建立良好的护患关系：良好的护患关系是心理护理实施的前提，因此，在产褥期各个阶段产科护理人员均应与产妇建立良好的护患关系，在工作中态度亲切、热情，注意倾听技巧，在任何操作中注意语气、语调及动作的温柔，富有同理心。

（2）给予专业的指导：通常产后产妇喜欢倾诉，与家人分享分娩经历，同时也会感到疲惫，故护理人员在耐心倾听的同时需要指导产妇合理休息、睡眠，使产妇身体恢复后，依据产妇面临的压力情境，如身体心理的改变、初为人母或身为二胎母亲所需的情绪重整、家庭关系改变等状况，倡导以家庭为中心的产科护理模式，设计个体化的护理方案，指导帮助母乳喂养等技能，有效地获得和执行母亲角色。

（3）介绍缓解心理压力的方法：①积极正向的自我暗示：战胜消极想法，发现自身优势，进行积极自我暗示。如"我和宝宝都很健康，母乳喂养必定会成功"。②情境转移：把注意力从引起不良情绪反应的刺激情境转移到其他事物如听音乐、散步、护理宝宝等力所能及的工作上去。③适当宣泄：选择适合自己的方式宣泄，如写日记、与亲友倾诉、撕纸法（将不愉快的经历写在纸上，然后将纸撕掉）。④冥想：利用恰当的想象为自己创造一个轻松的视觉画面，让自己放松下来。

4. 健康教育

（1）环境和卫生：产褥期需有一个舒适、安静的休养环境。保持室内空气新鲜，温度适宜。产后一周内，由于妊娠期间孕妇体内水钠潴留的水分通过皮肤排出，产妇常常会感觉出汗多，这是正常现象，要经常沐浴，勤换内衣裤，保持身体的清洁。自然分娩的产妇体质许可，产后即可沐浴，若为剖宫产，可待腹部伤口基本愈合后进行沐浴，以淋浴为宜，禁止盆浴、坐浴，以免发生感染。水温控制适当，每次沐浴时间以 10~20 分钟为宜，不宜时间过久或空腹时沐浴，以免发生虚脱等意外。沐浴期间避免产妇滑倒摔伤等意外的发生。产褥期间产妇更要注意口腔卫生，早晚刷牙，进食后温开水漱口，以防止口腔内细菌生长，造成口腔疾病。

（2）休息与睡眠：产褥期产妇充分的休息和睡眠可以消除疲劳，促进组织修复，增强体力。产妇在产褥期需要哺喂、照顾婴儿，加上自己的生活料理，容易造成睡眠不足和休息不够，影响精神和体力的恢复，因此产褥期生活应规律，注意劳逸结合，每天应有 8 小时睡眠，与孩子同步休息，才有助于身体康复，为今后生活和工作打下好的基础。

（3）哺乳期用药安全：产褥期用药应在医生的指导下合理用药（具体见本章第六节母乳喂养）。

（4）产褥期运动：产褥期运动可以促进产后盆底的康复和预防深静脉血栓的形成。（见本章第五节产褥期运动）。

（5）产褥期营养：（见本章第四节产褥期的营养）。

（6）产褥期心理调适：（见本节二、护理措施 3. 心理护理）。

（7）产褥期性知识：产褥期不宜进行性生活，因期间子宫内膜修复尚未完整，性生活易导致子宫内膜炎等产褥期并发症。产后 42 天检查显示盆腔内生殖器官已恢复至正常后，可以恢复性生活。指导产妇避孕措施的选择，不哺乳者，可采用工具法或口服避孕药法，哺乳者宜选用工具避孕。阴道分娩者，产后 42 天恶露已净，会阴伤口愈合，子宫恢复正常可放节育环，剖宫产术后半年放置。

（8）产后复查：产妇出院后由相关产科医疗保健人员分别于产后 3~7 天及 28 天进行家庭访视，产后 42 天应进行母婴健康检查，高危孕产妇及新生儿应酌情增加访视次数。

第四节　产褥期的营养

产褥期营养主要是补偿妊娠和分娩时的消耗。促进母体组织修复和体内各器官尽快恢复到非妊娠时状态,改善机体营养状况,提高机体抗病能力。预防产褥期各种并发症,提高乳汁分泌。

1. 合理安排产褥期膳食　有些产妇在分娩后的头一两天感到疲劳无力或肠胃功能较差,可选择较清淡、稀软、易消化的食物,如面片、挂面、馄饨、粥、蒸或煮的鸡蛋及煮烂的肉菜,之后就可过渡到正常膳食;剖宫产手术的产妇,根据胃肠功能恢复情况,给予流食、半流食,肠道功能完全恢复后再转为普通膳食,并注意膳食均衡多样化。

2. 增加含优质蛋白质和维生素A的动物性食物和海产品　鱼、禽、肉、蛋、奶及大豆类食物是优质蛋白质的良好来源,至少每周摄入一次海鱼、海带、紫菜、贝类等海产品;应采用加碘盐烹调食物。此外,乳母的维生素A推荐量比一般成年女性增加600mgRAE,而动物肝脏富含维生素A,若每周增选1~2次猪肝(总量85g)或鸡肝(总量40g)则平均每天可增加摄入维生素A600μgRAE。

3. 获得充足含钙的食物　哺乳期妇女钙推荐摄入量比一般女性增加200mg/d,总量为1000mg/d;奶类含钙高且易于吸收利用,是钙的最好食物来源。若乳母每天比孕前多喝200ml牛奶,每天饮奶总量达500ml,则可获得约540mg的钙,加上所选用深绿色蔬菜、豆制品、虾皮、小鱼等含钙较丰富的食物,则可达到推荐摄入量。为增加钙的吸收和利用,乳母还应补充维生素D或多做户外活动。

4. 食物种类要多样化　谷类250~300g,薯类75g,杂粮不少于1/5;蔬菜类500g,其中绿叶蔬菜和红黄色等有色蔬菜占2/3以上;水果类200~400g;鱼、禽、蛋、肉类(含动物内脏)每天总量为220g;牛奶400~500ml;大豆类25g,坚果10g;烹调油25g,食盐5g。为保证维生素A和铁的供给,建议每周吃1~2次动物肝脏,总量达85g猪肝,或总量40g鸡肝。

5. 指导科学饮汤　产妇应科学饮用汤水。首先,餐前不宜喝太多汤,以免影响食量。可在餐前喝半碗至一碗汤,待到八九成饱后再饮一碗汤;第二,喝汤的同时要吃肉,肉汤的营养成分大约只有肉的1/10,为了满足产褥期营养需要,应该连肉带汤一起吃;第三,不宜喝多油浓汤,以免影响产妇的食欲及引起婴儿脂肪消化不良性腹泻,煲汤的材料宜选择一些脂肪较低的肉类,如鱼类、瘦肉、去皮的禽类、瘦排骨等,也可喝蛋花汤、豆腐汤、蔬菜汤、面汤及米汤等。第四,可根据产妇的需求,加入对补血有帮助的煲汤材料,如红枣、红糖、猪肝等。还可加入对催乳有帮助的食材,如子鸡、黄豆、猪蹄、花生、木瓜等。

6. 产褥期一天膳食搭配举例　早餐:菜肉包子,小米红枣稀饭,拌海带丝;上午点心:牛奶;午餐:豆腐鲫鱼汤,炒黄瓜,米饭;下午点心:苹果;晚餐:炖鸡汤,虾皮炒小白菜,米饭;晚上点心:牛奶、煮鸡蛋。

第五节　产褥期运动

促进产妇腹壁、盆底肌肉张力的恢复,防止尿失禁、膀胱直肠膨出及子宫脱垂、促使机体复原,保持健康体型。促进血液循环,预防血栓性静脉炎,促进肠胃蠕动,增进食欲和预防便秘。应该根据产妇的情况,由弱到强循序渐进地进行产后健身操锻炼,一般在产后第2日开始,每1~2日增加1节,每节做8~16次(图7-2)。

第1节——仰卧,深吸气,收腹部,然后呼气。

第2节——仰卧,两臂直放于身旁,进行缩肛与放松动作。

第3节——仰卧,两臂直放于身旁,双腿轮流上举与并举,与身体成直角。

第4节——仰卧,髋与腿放松,分开稍屈,足底支撑,尽力抬高臀部及背部。

第5节——仰卧起坐。

第6节——跪姿,双膝分开,肩肘垂直,双手平放床上,腰部进行左、右旋转动作。

第7节——全身运动,跪姿,双臂支撑在床上,左、右腿交替向背后高举。

当然,还有其他多种产褥期保健操,产妇可遵照由轻到强的原则,以其自身条件及爱好,进行自由选择。

产妇在执行产后运动时应注意:①由简单的项目开始,依个人耐受程度再逐渐增加,避免过于劳累;②必须持之以恒,因肌肉张力的恢复需2~3个月;③运动时有阴道出血增加或不适感时,应立即停止;④剖宫产妇女可先执行促进血液循环的项目,如深呼吸运动,其他项目待伤口愈合后再逐渐进行。

运动前准备包括:开窗保持室内空气通畅及新鲜,穿着宽松衣服,排空膀胱、移去枕头,以及简单的床上热身运动。

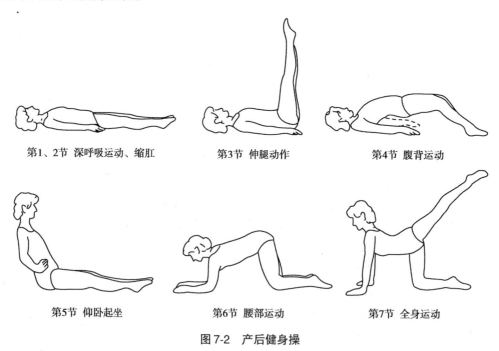

第1、2节 深呼吸运动、缩肛   第3节 伸腿动作   第4节 腹背运动

第5节 仰卧起坐   第6节 腰部运动   第7节 全身运动

图7-2 产后健身操

第六节 母乳喂养

一、人类母乳喂养的特点

1. 母乳喂养在哺乳动物生存中的作用   哺乳动物与其他动物的根本区别是胎生及母

乳喂养,这两个环节是哺乳动物赖以繁衍生息的重要环节。胎盘及母亲乳房是两个重要的营养器官。

2. 人类与其他动物生存意义的区别 人类是最高等的哺乳动物,生存的目的在于有能力寻找适于生存的食物及环境,完成繁衍。但人类除以上的目的外,还需要认识生存环境,改造及保护生存环境,提高后代的质量。

3. 人类子代与其他哺乳动物子代对母乳需求的区别 人类生存时间长,平均寿命比一般哺乳动物长;人类子代生长发育速度比大多数哺乳动物子代慢,对健康质量要求高,不仅体魄健壮而且必须顾及到大脑的发育,因此人类子代对母乳质量上需求更高,要求母乳营养成分与生长需求同步。

二、母乳喂养的好处

(一)人类母乳的成分及功能

1. 水分 水是乳的载体,也是乳中全部成分得以溶解的溶剂,是母乳最主要的成分,约占88%,足以完全满足6个月以内婴儿健康状况下补充水分的需求。

2. 宏量营养成分 包括蛋白质、脂肪、乳糖,其含量不仅随泌乳时间延长而变化,且受种族及孕周等因素影响。美国乳母的母乳蛋白质、乳糖含量高于我国,而母乳脂肪含量无明显差异,这与种族间不同的乳母特征及膳食习惯相关,早产初乳蛋白质含量显著高于足月初乳蛋白质含量,且随泌乳时间延长,两者差异逐渐缩小,至成熟乳期,两者无显著性差异。

(1)蛋白质:包括乳清蛋白、酪蛋白及复合蛋白,其主要来自乳母体内贮存的蛋白质。母乳蛋白质中含量最高的是乳清蛋白,其次为酪蛋白,两者之比为60:40,可促进乳糖蛋白形成,易被消化吸收。蛋白质于初乳中含量最高,随泌乳时间延长,母乳蛋白质含量逐渐降低。早产母乳中蛋白质含量显著高于足月产,其于产后4~6周显著降低,母乳蛋白质浓度随母亲体重指数增加而增加,随乳量增加而下降。

(2)脂肪:由甘油和脂肪酸组成,脂肪酸包括棕榈酸、油酸、亚油酸、亚麻酸、花生四烯酸等,其主要来自乳母膳食。脂肪酸分为不饱和脂肪酸和饱和脂肪酸,母乳中不饱和脂肪酸含量较多,更易于消化吸收,促进脑发育。母乳脂肪含量于初乳中最低,随泌乳时间延长而快速升高,过渡乳中达到高峰,并于成熟乳中维持相对恒定。脂肪是各营养成分中含量波动最大的物质,过渡乳中脂肪含量是初乳的2~3倍,且夜间、清晨脂肪含量显著低于下午。由于母乳脂肪酸构成随乳母膳食结构变化而改变,所以主要摄入 ω-6 脂肪酸和 ω-3 脂肪酸的西方国家,母乳中二十二碳六烯酸(DHA)含量非常低,所以,应注意补充DHA。

(3)乳糖:是一种双糖,人乳中主要为乙型乳糖(β- 双糖),其利于双歧杆菌、乳酸杆菌生长,产生 B 族维生素,促进肠蠕动,利于小肠钙的吸收,并利于脑发育。乳糖含量随泌乳时间延长而逐渐降低,但其不易受母亲膳食及母亲体重指数等因素影响。乳糖含量与泌乳量多少相关,即乳糖含量越高,泌乳量越多。

3. 微量营养成分 母乳中微量营养成分包括矿物质和维生素,主要来自母体贮存和母亲膳食。例如,母乳中的维生素 A、维生素 B_1、维生素 B_2、维生素 B_6、维生素 B_{12}、维生素 D、碘的含量主要受母亲膳食摄入影响。但是,不论乳母膳食营养如何,母乳中维生素 K 含量都很低,因此,美国儿科学会建议产后新生儿注射维生素 K_1 以预防新生儿出血性疾病。母乳中维生素 D 含量亦非常低,尤其是不常进行户外活动的母亲,故提倡健康婴儿出生后 2 周左右补充维生素 D 油剂或乳化水剂,每日补充维生素 D10μg(400IU),可在母乳喂养前将滴剂定量滴入婴儿口中,然后再进行母乳喂养。

4. 母乳生物活性物质

(1)生长因子:母乳中有大量的生长因子,如表皮生长因子(EGF)、神经生长因子(NGF)、胰岛素样生长因子(IGF)、促红细胞生成素(EPO)等,这些生长因子对肠道、血管、神经系统、内分泌系统有广泛作用。EGF在母乳中含量远高于母体血清,其在初乳中含量最高,随泌乳时间延长而逐渐下降,而且,其在早产母乳中含量高于足月母乳。EGF对胃肠发育和损伤修复有重要作用,其可抵抗酸及消化酶,能在肠内刺激肠细胞合成DNA,诱导细胞分化,促进肠黏膜生成,利于水和葡萄糖吸收及蛋白质合成。HB-EGF(肝素结合表皮生长因子)是EGF家族的一员,在坏死性小肠结肠炎引起的损伤性修复中起重要作用。NGF在初乳中含量最高,随泌乳时间延长逐渐降低,并持续至产后3个月。NGF对肠神经系统的生长发育有重要作用,新生儿的肠神经系统发育不成熟,母乳中的脑源性神经营养因子(BDNF)能增强肠蠕动,胶质细胞系源性神经营养因子(GDNF)能促神经元生长,共同促进肠神经系统发育。

(2)免疫细胞和细胞因子:初乳中富含多种免疫活性物质,如免疫细胞、细胞因子、分泌型IgA、乳铁蛋白、溶菌酶、低聚糖、游离脂肪酸等,增强了机体的抗感染能力,提高了早期新生儿的存活率。过渡乳及产后6个月内的成熟乳中仍含有各种免疫成分,其促进婴儿免疫系统发育、诱导免疫耐受,降低婴儿肠道感染及食物过敏的发生率。有研究表明,非母乳喂养婴儿比母乳喂养婴儿腹泻发生率增加9倍。母乳中含有多种免疫细胞,如巨噬细胞、树突状细胞、淋巴细胞等。母乳细胞间通过细胞因子和趋化因子进行信息传递。母乳中含量最多的细胞因子是TGF-β家族,其可以调节炎症反应、促进损伤修复、预防过敏性疾病。母乳中G-CSF能通过胃进入肠,增加肠道绒毛、肠上皮陷窝深度,促进肠细胞增殖,促进肠管发育。初乳富含各种免疫抗体,如免疫球蛋白A(IgA)、免疫球蛋白M(IgM)、免疫球蛋白G(IgG),其中分泌型免疫球蛋白A(sIgA)在婴儿细胞免疫过程中发挥主要作用。然而,母乳中IgA、IgM等抗体含量随泌乳时间延长而逐渐降低,但母乳中IgG抗体含量逐渐增多,其在婴儿免疫过程中发挥的作用亦逐渐增强。

(二)人乳成分的波动

人类母乳最大的特点是其成分与子代的发育同步变化。

1. 初乳与成熟乳　母亲分娩后5日内产生的乳汁很稠,颜色为黄色或橘黄色。10天后转化为成熟乳,期间为过渡乳。成熟乳颜色相对比较淡。

2. 前奶与后奶　母乳不仅在产后不同时间段有所变化,同一次哺乳过程中乳汁成分也略有不同。前奶是在一次哺乳过程中先吸吮到的奶,外观较清亮、稀薄,内含丰富的蛋白质、乳糖、维生素、无机盐和水分。后奶是在一次哺乳过程中后吸吮到的奶,外观较前奶稠厚。后奶中富含脂肪,为母乳提供较多的能量,让婴儿吸吮足够的时间以便吃到后奶,获得更多的营养。

当婴儿需要安慰性吸吮时,进行较短较浅的吸吮,吃的主要是前奶,而饥饿时婴儿会持续较长时间的吸吮获得更多的后奶。这种母乳成分变化可以保证婴儿不会摄入过多的热量,而配方奶没有变化,容易导致热量摄入过多,引发青少年肥胖,这是成年人未来患有高血压、高血糖、高血脂等代谢性疾病的一个危险因素。

(三)母乳喂养的好处

1. 对子代的好处

(1)母乳喂养可满足婴儿同时期生长发育的营养素需求。这些营养素包括糖类、蛋白质、脂肪、矿物质、维生素、水,且母乳易于消化、吸收,促进子代生长发育。

（2）母乳喂养可提供生命最早期的免疫物质,减少婴儿疾病的发生,特别是危及婴儿生命的呼吸系统、肠道系统疾病及过敏性疾病的发生。

（3）母乳喂养可促进子代胃肠道的发育,提高对母乳营养素的消化、吸收和利用。

（4）母乳喂养可促进子代神经系统发育。母乳中含有促进子代神经系统发育的多种必需营养素,而且母乳喂养过程中产生了许多良性神经系统刺激,如温度、气味、接触、语言、眼神等。末梢感觉神经传递良性刺激,促进中枢神经系统发育,形成反射弧,促进子代对外环境的认识及适应。

（5）母乳喂养可减少成年后代谢性疾病,如成年后肥胖、高血压、高血脂、糖尿病、冠心病的发生概率。

2. 对母亲的好处

（1）促进母亲乳汁分泌,也能有效预防母亲乳胀、乳腺炎等的发生。

（2）促进子宫收缩,减少产后出血,加速子宫恢复。

（3）有助于产后体重下降,促进体型恢复。母乳喂养每天可使母亲多消耗大于500kcal热量,研究表明,持续母乳喂养超过6个月时,其降低体重的效果最明显。

（4）母乳喂养具有生育调节的作用。纯母乳喂养可推迟大多数母亲正常卵巢周期及生育能力的恢复,从而在整体上延长生育间隔。进行频繁的纯母乳喂养的妇女,在月经没有恢复的情况下,产后6个月内再次怀孕的可能性低于2%。纯母乳喂养6个月以后继续母乳喂养至第2年,可使生育间隔延长到1年。

（5）母乳喂养可降低母亲乳腺癌、卵巢癌、子宫癌发病风险。研究显示,在女性整个育龄期间如果坚持母乳喂养6~24个月,乳腺癌的患病率会下降11%~25%。另有研究显示,20岁以前母乳喂养史超过6个月的妇女在绝经前患乳腺癌的风险明显降低,20岁以上母乳喂养史在3~6个月的妇女患乳腺癌的风险也低于无任何母乳喂养史的妇女。

（6）母乳喂养促进心理健康。婴儿的吸吮会刺激母亲的身体分泌催乳素,这种激素可促进乳汁分泌,并能使哺乳期妇女的情绪更加平静。

（7）哺乳期母亲的骨密度会降低（约5%）,但断奶后正常,说明哺乳过程能促进骨骼的再矿化,而骨骼的再矿化可能有助于降低绝经后骨质疏松症的发生风险。有研究表明,股骨骨折的发生率随着母乳喂养时间的增加而降低,提示去矿物质和补充矿物质的周期性重复可能使骨质密度增强。

3. 对家庭及社会的好处　对家庭来说,母乳喂养节约了家庭购买奶粉的费用。减少了人工喂养所需的人力,有助于母亲和其他家庭成员更好的休息。母乳喂养能促进家庭和谐,增加父母对家庭子女的社会责任感,也为国家和社会节约了大量的资源和开支。

4. 母乳喂养好处研究进展　有研究显示,纯母乳喂养的婴儿相对于部分母乳喂养以及非母乳喂养的婴儿在1个月时心理发育会更好,并且能够提高两个行动的得分即做任务的主动性和注意力。亦有研究显示,在生命早期母乳喂养时间长对儿童中期的语言发育有积极的作用,能够提高婴幼儿以后的认知功能。

三、乳汁的产生和分泌

乳汁的产生、分泌和射乳是一系列复杂的生理反射活动。乳汁由腺泡细胞分泌并排入腺泡腔内,再通过乳管从乳头排出。乳汁排出需要多种激素参与,最重要的是脑腺垂体分泌的催乳素和神经垂体分泌的催产素。此外，乳母营养物质的摄入及其情绪状态等都会对此产生一定程度的影响。

（一）乳房的结构

1. 乳房组织　乳房是由皮肤、乳腺组织、结缔组织和起到保护作用的脂肪组织组成。成年女性乳腺有 15~20 个腺叶，每个腺叶分成若干个小叶，后由许多腺泡组成。乳腺腺泡是泌乳的场所，腺泡内有泡腔，分泌的乳汁存于此，有小的乳腺管与之相通。每个腺叶有各自相应的导管系统。数个小乳管汇集成小叶间乳管，多个小叶间乳管汇集成 15~25 个主导管，以乳头为中心呈放射状分布在乳腺组织内。大乳腺管近乳头侧 1/3 段略为膨胀，有 4~18 个输乳管（平均 9 个）开口于乳头（图 7-3）。腺叶之间有许多与皮肤垂直的纤维束，起支持固定乳房作用。脂肪组织包裹除乳晕以外的乳腺组织，脂肪组织层厚则乳房大，反之则小。乳房的血液供应及淋巴组织网都非常丰富。乳房和乳头皮肤有丰富的外感受器，腺泡、血管、导管系统有化学、压力等内感受器。

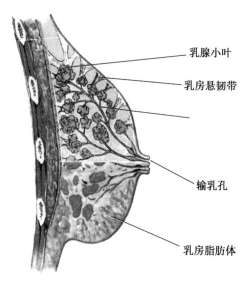

乳腺小叶

乳房悬韧带

输乳孔

乳房脂肪体

图 7-3　女性乳房矢状面

2. 妊娠期乳房的变化

（1）乳房外观的变化：乳房增大，有些孕妇乳房出现皮纹，与腹部皮肤妊娠纹相似，有些在乳房表皮下可以见到纤维或稍有扩张的静脉血管；乳头增大颜色变深，乳晕色素沉着增加及区域扩大；乳晕处的皮脂腺肥大隆起，形成许多圆形结节状突起，称蒙氏结节。蒙氏结节分泌的物质可以起润滑和保护乳头的作用。

（2）乳腺组织变化：妊娠期乳房的组织学变化与妊娠后内分泌激素的变化有关。妊娠早期为维持孕卵的发育，体内雌激素、孕激素、甲状腺素和垂体激素均有不同程度的增加。胎盘发育成熟后，其本身可以分泌多种甾体激素。在雌激素、孕激素和胰岛素的协同作用下，乳腺管增长，乳腺腺泡进一步发育和成熟。妊娠 4~12 周，乳腺管远侧端呈芽状突出及上皮增生，形成腺体，至妊娠末期则有大量新生的乳腺管及腺泡形成。孕 16 周末，腺小叶明显增大，腺泡数量增多，腺腔较孕前扩张，并含少量分泌物。部分孕妇可以有少量黄色稀薄的液体从乳房排出。妊娠 28~36 周，腺体进一步扩张，上皮细胞变为扁平，含空泡，成为乳汁分泌前的腺泡上皮，为乳汁的分泌做好充分准备。

（二）乳汁的分泌及射乳

1. 乳汁分泌的启动　妊娠期间，胎盘和卵巢分泌大量的雌激素和黄体酮，抑制了腺体的分泌功能。妊娠后期，血液中催乳素、肾上腺皮质激素（GCs）浓度较高，具备泌乳条件，但期间由于血液中胎盘生乳素水平较高，对乳腺催乳素受体有封闭作用，无法启动泌乳。分娩后胎盘娩出，胎盘生乳素水平下降，其封闭作用解除；同时，黄体酮水平急剧下降，解除对下丘脑和腺垂体的抑制作用，引起催乳素迅速释放，促进乳汁的生成，从而发动泌乳。另外，分娩应急和前列腺素的作用进一步促进了催乳素和肾上腺素的分泌，为泌乳的启动创造了条件，产妇自觉乳房有明显的充盈、胀满是泌乳启动的一个有效指标。

2. 乳汁分泌的调节　催乳素是由脑垂体产生的一种多肽激素,分泌频率呈脉冲式,每天发生 7~20 次,最长一次峰值可持续 75 分钟,一天之中有很大变化。睡眠 1 小时内,催乳素分泌的脉冲幅度迅速提高,之后在睡眠中分泌量维持在较高水平,醒后开始下降。清晨 3、4 点时血清催乳素分泌浓度比白天同时间增加 1 倍。在喂哺过程中,婴儿吸吮刺激母亲乳头神经末梢,冲动传递到腺垂体,使之分泌催乳素,催乳素被吸收入血液循环运送至乳腺,刺激乳腺分泌乳汁这一过程称为泌乳反射。催乳素的血液浓度随婴儿吸吮频率和强度的增加而升高,使乳腺泌乳增多,这是促进泌乳的关键机制。因此,母亲应根据婴儿的需求进行哺乳,当婴儿吸吮时间在 30 分钟以上时,母亲体内催乳素的水平达到高峰,有利于增加乳汁的分泌。每天 8 次以上的哺乳,可保持血清催乳素水平在下次哺乳时不下降。乳汁分泌在依赖催乳素调节的同时也受乳房局部调节的影响。若没有及时将乳汁排出乳房,乳腺导管内的乳汁积累过多,会反馈性地产生抑制泌乳的蛋白质,导致泌乳量减少。

3. 射乳反射　婴儿要得到足够的乳汁,还需要建立射乳反射。婴儿吸吮乳房时刺激了乳头的神经末梢,由神经反射传递到腺垂体,使之分泌催产素,催产素被吸收入血液循环运送至乳腺,促使乳腺泡周围肌上皮细胞收缩,至使乳腺内的乳汁排入乳腺小管,再经乳腺大管和乳晕下的小囊从乳头的乳腺管口排出,出现射乳现象,这个过程称为射乳反射。人类的泌乳反射还可以通过心理因素来促进或激发,母亲可以通过孩子的声音、目光或嗅到孩子的气味引起这种反射。同时母亲惶恐不安,包括害怕乳汁不足、乳头疼痛等不良情绪会抑制催产素的分泌,抑制这种反射。

四、母乳喂养的技巧

(一)母乳喂养的"三早"

产后最初 3 天是母乳喂养成功的最关键时期,母乳喂养的"三早"是指婴儿出生后 1 小时内进行母婴肌肤早接触、早吸吮、早开奶。早接触、早吸吮可以促进产后泌乳二期的启动,并强化婴儿的吸吮能力,是母乳喂养成功的关键。"三早"要点:①产后 1 小时内开始母婴肌肤接触和早吸吮;②母婴肌肤接触时有目光交流、不打扰、不中断,并鼓励婴儿自主寻乳;③母婴肌肤接触时间不少于 90 分钟,期间注意保暖。

(二)母婴同室、按需哺乳

母婴同室与按需喂养,是母乳喂养成功的关键因素之一。其核心内容是产妇和新生儿 24 小时在一起,每天分离的时间不超过 1 小时;新生儿喂奶间隔时间和持续时间没有限制,只要新生儿饥饿或产妇奶胀就可哺乳新生儿,一般每天有效吸吮次数应不少于 8 次(包括夜间哺乳),以满足新生儿生长发育的需要。

(三)母乳喂养体位

1. 母亲的体位　母亲哺乳时,通常采用坐式或卧式。坐位哺乳时椅子高度要合适,把一个软垫或枕头放在她的后背,如果椅子太高,可放一个小凳子在她的脚下,注意不要将膝盖抬得过高,这样会使婴儿的鼻子不能对着母亲的乳头,如果母亲坐在床上,可将婴儿放在膝上,用枕头托住婴儿的身体,使母亲身体完全放松,避免应背部长期处于前倾位而致腰背酸痛。

2. 抱婴儿的四个要点

(1)婴儿头和身体呈一条直线(如果婴儿的头是扭曲的,就不能轻松地吸吮和吞咽)。

（2）婴儿脸贴近乳房，鼻子对着乳头（如果母亲将婴儿抱得过高，婴儿的鼻子不能对着母亲的乳头，母亲就不容易将乳头放在婴儿嘴里）。

（3）婴儿身体贴近母亲。母亲抱着孩子贴近自己，因为只有将婴儿抱紧，才能含住母亲大部分的乳晕，避免乳头损伤。

（4）若是新生儿，母亲不仅要托住其头部和肩部，还要托住臀部（主要是为了确保新生儿的安全。对于稍大的婴儿，托着上半身就可以了）。

3. 哺乳体位

（1）摇篮式（坐式）：①适应证：足月婴儿或者母亲喜欢这种体位。②方法：母亲将婴儿抱在怀里，让婴儿的脖子靠近母亲肘的弯曲部位，背部贴着母亲的前臂，婴儿的腹部贴着母亲的腹部，头和身体呈一条直线。为了让母亲的胳膊得到支撑不受累，可以在母亲的胳膊下垫枕头（图7-4）。

（2）橄榄球式（环抱式）：①适应证：双胎、婴儿含接有困难、母亲乳腺管堵塞，或者母亲喜欢这种体位。②方法：母亲将婴儿放在胳膊下，用枕头托住新生儿的身体和头部，母亲的手托住婴儿的枕部，颈部和肩部，头稍高于身体（图7-5）。

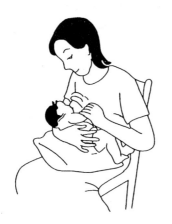 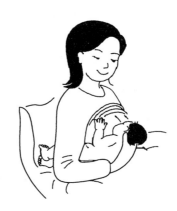

图 7-4　摇篮式（坐式）　　　　　图 7-5　橄榄球式（环抱式）

（3）侧卧式：①适应证：剖宫产术后、正常分娩后第一天或者母亲喜欢这种体位。②方法：帮助母亲侧卧位，身体舒适放松，头枕在枕头的边缘，一只手臂放在枕头旁，新生儿也要侧卧位，头不要枕在母亲的手臂上，母亲不要用手按住新生儿的头部，让新生儿的头能自由活动，避免乳房堵住新生儿的鼻部，引起呼吸不畅，母亲的另一只手搂住新生儿的臀部（图7-6）。

（4）半躺式：①适应证：母亲喜欢这种体位。②方法：所谓半躺式哺乳法，就是母亲先使自己完全舒适、放松向后半躺，借着地心引力将婴儿面对面地抱在胸前。半躺时，妈妈身躯开放，与宝宝间会有更多空间调整姿势。当母婴身躯相贴时，两人都释放所有本能及反射，使哺乳更轻松愉快。这是母婴之间的协调，无须任何规则。是否需要协助婴儿、是否需要调整乳房、还是只需将婴儿放在胸腹部等都由母亲和婴儿决定，让地心引力自然地支持所有重量。注意婴儿脚的放置，至少一只脚底有些支撑，使其有脚踏实地的安全感。

4. 常见问题及处理方法　有些母亲母乳喂养姿势不正确，使婴儿含接困难，不能做到有效吸吮。常见问题有以下几点：

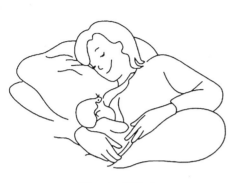

图 7-6　侧卧式

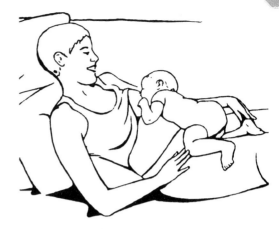

图 7-7　半躺式

（1）座位太低：使母亲膝部抬得过高。应选择合适高度的座位。

（2）座位太高：母亲不容易将婴儿抱在平行于乳房的位置，身体容易前倾，可将母亲腿上放枕头，托住婴儿。

（3）坐姿靠前：没有物品支撑母亲的背，使其身体前倾，既紧张又不舒服。可将母亲背后放靠枕支撑母亲的背部。

（4）对体重较小的婴儿，母亲用手臂的弯曲部托住婴儿，采用交叉式哺乳体位，即用喂哺乳房对侧的胳膊抱婴儿。

（5）婴儿的颈部歪着，身体扭曲且没有贴近母亲，母亲只撑着婴儿头而未托着其臀部。应将婴儿抱紧，使其整个身体几乎都面对着母亲的身体。

（四）托起乳房方法

1. C 字形托起乳房　示指支撑着乳房基底部，手靠在乳房下的胸壁上，大拇指放在乳房的上方，两个手指可以轻压乳房，改善乳房形状，使婴儿容易含接，托乳房的手不要太靠近乳头，如果母亲的乳房大而且下垂，用手托住乳房可帮助乳汁流出，如果乳房小而高，则喂哺时不需要总托住乳房。

指导者尽可能不要直接去碰母亲和婴儿，假如你为了向母亲示范，可以把你的手放在母亲的手或手臂上指导她，让母亲了解你的意图，使她真正掌握正确的方法。注意不要将婴儿的头往乳房上推。

2. 应避免的常见问题

（1）手指靠乳晕太近或捏着乳头往婴儿口中放，影响婴儿含接。

（2）"剪刀"或"雪茄"式或用拇指和示指紧夹乳头或乳晕，使婴儿不能很好地含接和有效地吸吮，"剪刀"式托住乳房会阻断乳汁的流出，但是当射乳反射过强时，可采用"剪刀"式减少乳汁流出，防止婴儿呛奶，此时要注意变换手指按压的部位。

（3）喂哺时，母亲因为担心乳房会堵住婴儿的鼻子，用手指将婴儿鼻子处的乳房组织向后压，这样容易导致乳腺管堵塞。

（4）医务人员用自己的一只手托起母亲的乳房，另一只手将婴儿的头推向乳房，而不是帮助母亲让她自己将婴儿抱向乳房，这样对婴儿的脑后施加压力，婴儿会反射性地将头后仰，如果反复多次，可能会导致婴儿拒绝母乳喂养。

（五）含接姿势

1. 含接方法　母亲用 C 字形的方法托起乳房，用乳头刺激婴儿口周围，使婴儿建立觅食反射，当婴儿的口张到足够大时，将乳头及大部分乳晕送到婴儿嘴中。

2. 是否正确含接的评估要点　婴儿嘴巴张得很大，下唇向外翻，舌头呈勺状环绕乳晕，面颊鼓起呈圆形，婴儿嘴上方有更多的乳晕，慢而深地吸吮，有时突然暂停，能听到吞咽声（图 7-8）。

3. 常见问题　婴儿吸吮时嘴未张大，下唇向内翻，面颊内陷，或一直快而浅地吸吮，或伴有"咂咂"声以及婴儿舌系带过短舌部不能充分伸展呈勺状环绕母亲乳晕等导致吸吮时只含住母亲乳头，未能将大部分乳晕含在口中，不能充分吸出乳汁，并可能导致母亲乳头疼痛及皲裂；婴儿下颌未接触母亲的乳房，鼻子被乳房组织堵塞，影响呼吸（图 7-9）。

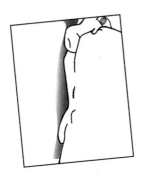
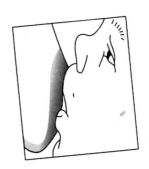

图 7-8　正确的含接　　　　　　　图 7-9　不正确的含接

4. 处理方法　婴儿含接错误时，需要按正确方法重新含接，为避免损伤乳头，母亲不要强行将乳头从婴儿口中拉出，可将清洁的手指放入婴儿口中替换出乳头。

（六）挤奶

1. 挤奶适应证

（1）促进泌乳；

（2）乳胀；

（3）乳腺管堵塞或乳汁淤积；

（4）母婴分离：母亲工作或外出时，母亲或婴儿生病暂停母乳喂养时保持泌乳；

（5）早产儿，低出生体重儿没有吸吮能力时。

2. 建立射乳反射　挤奶前，首先帮助母亲建立射乳反射，射乳反射对乳汁从乳房中流出起重要作用，可以减少挤奶过程中的困难，以下是刺激射乳反射的常用方法。

（1）从心理学角度帮助母亲：建立信心；尽量减少疼痛和焦虑；帮助母亲对婴儿建立美好的想法和感情；给母亲以实际的帮助和建议；母亲处于平静状态；有支持她的好友陪伴她，特别在有挤奶经验的母亲相伴时，更容易挤奶成功；抱着婴儿，尽可能进行皮肤与皮肤的接触，挤奶时把婴儿放在腿上或看着婴儿，如果母婴分离，看着婴儿的照片也有帮助。

（2）喝一些热饮：喝一些热饮如牛奶、汤类，但不要喝咖啡和浓茶。

（3）热敷乳房：用热水袋或热毛巾热敷乳房或热水淋浴。用手指轻轻揉搓或牵拉乳头，轻柔地按摩或拍打乳房，也可用指尖从乳房上方向乳头处轻轻叩打或用梳子梳理。

（4）按摩后背：母亲取坐位，身体前倾，双臂交叉放在桌边，并将头枕于手臂上，脱去上衣,使乳房松弛下垂,帮助者在脊柱两侧向下按摩,双手握拳,伸出拇指,双拇指用力点压,按摩,以小圆周运动形式向下移动,方向为颈部到双肩胛旁,持续按摩2~3分钟。

3. 挤奶方法

(1)准备好储乳容器,可选用大口径的杯子或玻璃瓶,消毒后备用。

(2)洗手,保持手卫生。

(3)母亲坐、站均可,以自己感到舒适及帮助者方便操作为准。

(4)刺激射乳反射,如热敷乳房或按摩后背。

(5)将容器靠近乳房,把拇指及示指放在距离乳头根部2cm处,两指相对,其他手指托住乳房。

(6)用拇指及示指向胸壁方向轻轻下压,不可压得太深,否则可导致乳腺导管堵塞。压力应作用在拇指及示指间,乳晕下方的乳房组织上。

(7)反复一压一放,操作时母亲不觉疼痛,否则提示方法不正确。

(8)以乳头为中心从各个方向按照同样方法按压乳晕。压乳晕的手指不应在皮肤上有滑动或摩擦,应做类似于滚动式的动作。不要挤压乳头,因为压或挤乳头不会出乳汁。

(9)一般一侧乳房先挤3~5分钟,等乳汁少了,再挤另一侧乳房,如此反复数次。双手可交替使用,以免疲劳。为挤出足够的乳汁,持续时间应以20~30分钟为宜。

(10)在乳汁分泌不足的情况下,每次婴儿吸吮完母乳后,也可用手挤奶或使用吸奶器吸奶10分钟,频繁刺激乳房,促进催乳素和催产素的分泌,增加乳汁分泌量。

五、母乳喂养常见问题及处理

1. 乳头扁平或内陷 乳头扁平或内陷的产妇在孕期不需要做过多干预,只需要帮助她们树立母乳喂养的信心,向她们解释:乳头内陷开始哺乳时可能会有困难,但因孕末期受到激素的影响,乳头乳晕会变软,其伸展性会逐步改善,在哺乳时婴儿含接的不仅仅是乳头还包括乳晕,无论乳头内陷程度如何,只要掌握正确的哺乳技巧,都可以让婴儿成功含乳,并实现母乳喂养;注意产后做好"三早",在乳房未充盈前让婴儿学会正确含乳,哺乳前可通过乳房按摩、轻拉乳头、十字操、乳头矫正器或吸乳器等帮助乳头突出;如果经努力婴儿仍不能有效吮吸吮时可以挤出母亲乳汁直接用杯子或小勺子喂婴儿,同时母亲应不断地与婴儿进行肌肤接触,使婴儿频繁地试着含接母亲的乳房;掌握正确母乳喂养姿势和婴儿含乳技巧。

2. 乳头皲裂、乳头疼痛

(1)发生原因:在开始哺乳的最初一段时间里,部分母亲会发生有乳头疼痛的感觉,如果不及时正确处理,乳头疼痛会演变成乳头皲裂。导致乳头疼痛或皲裂最常见的原因是婴儿含接姿势不正确,也可见于乳房充血、哺乳前后过度清洁乳房、母亲强行从婴儿嘴里拉出乳头结束哺乳、吸乳器使用不当、婴儿口腔念珠菌感染向乳头传播、婴儿舌系带过短等。

(2)防治措施:①改善衔乳:帮助母亲改善抱婴儿的体位及含接姿势。②缓解疼痛:教会母亲采用不同的哺乳姿势,不同的姿势可以分解孩子吸吮时对乳房不同部位的压力而缓解疼痛;先喂不疼或相对不疼的那侧乳房;不要等到孩子饿极时再哺乳,不会因吸吮过猛而增加疼痛;保护乳头,用拇指和示指轻轻滑动,将乳晕处的皮肤在乳头底部形成皱褶,保护疼痛的乳头;避免乳房肿胀,影响孩子衔乳,增加疼痛;③乳房护理:每次喂奶前后常规挤出少量乳汁涂在奶头和乳晕上,也可用100%纯羊脂膏涂抹乳头。一般不需要暂停母乳喂养,如两侧乳头严重皲裂难以愈合或母亲觉乳头疼痛难以持续喂哺可以暂停直接吸吮母亲乳房,将乳汁挤出用杯子或小勺喂哺婴儿。

3. 乳房肿胀

（1）乳房充盈：产妇分娩数天（2~3天）后,乳房明显增大,皮肤颜色正常,乳腺管通畅,有乳汁从乳头处溢出,产妇自觉乳房发胀及灼热感明显,称乳房充盈,乳房充盈又称为乳房生理性肿胀。是由于产后激素变化造成血液循环及泌乳快速增长所致。此阶段只需要让婴儿频繁地、正确地吸吮乳房,将乳房中的乳汁尽可能排出,使乳房变软,产妇就会感觉舒适许多,一般不需做特殊处理会自然消退。

（2）乳房肿胀：通常是因为开奶晚、含乳不好、未按需哺乳等导致乳房过度充盈,乳汁排出不顺畅,母亲会感觉乳房痛,水肿、紧绷,局部皮肤发亮、发红,体温可能增高,但一般在24小时内转为正常。处理：坚持让婴儿充分有效吸吮,每天至少喂奶8~12次,如果因乳房肿胀婴儿无法吸吮,可先挤出一些乳汁,使乳晕变软后再让婴儿吸吮,也可以在喂奶前配合热敷按摩乳房或热水沐浴等刺激泌乳反射,疏通乳腺管,便于乳汁排出。

4. 乳腺管阻塞和乳腺炎

（1）临床表现：乳腺管阻塞表现为乳房局部触摸到肿块,肿块表面的皮肤可能发红,母亲通常不发热,全身感觉无异常。乳腺管阻塞不及时处理可以发展成乳腺炎。乳腺炎可分为非感染性和感染性两类。非感染性乳腺炎：乳腺管阻塞使乳汁渗漏至乳腺周围的组织,导致乳房局部皮肤出现红肿、疼痛、发热等反应,此时母亲一般体温不高,无全身不适;感染性乳腺炎：当乳汁渗漏至乳腺周围组织,继发细菌感染,转变为感染性乳腺炎。乳房任何部位乳汁排出不良,母亲乳头皲裂,是造成乳腺炎的主要原因。乳腺炎典型表现为乳房局部红、肿、热、痛,伴有或不伴有畏寒发热、头痛等全身不适。

（2）处理

预防乳腺炎：母亲放松,喂奶方法正确,坚持持续规律的母乳喂养,及时缓解乳房肿胀。

乳腺炎的处理：及时寻找致病原因,促进乳房局部排乳;指导母亲继续频繁地喂哺,排空乳房;采用不同体位喂哺,有助于从乳房的各个部位均衡地排出乳汁,并注意侧卧时避免乳房受压;建议先喂健侧乳房,等射乳反射建立后再换到受累侧乳房;指导母亲选择合适的内衣、充分休息、鼓励摄入相对清淡一些的食物和液体等;遵医嘱使用抗生素。

5. 泌乳启动延迟

产妇产后72h以后才感觉到泌乳启动为泌乳启动延迟。泌乳启动延迟会影响纯母乳喂养率及其持续时间,并增加新生儿病理性体重下降的发生率。延迟哺乳、吸吮无力、含接不正确、母亲自信心不足、剖宫产等是母乳启动延迟的关键因素。早接触、早吸吮、早开奶,为孕产妇提供孕期、产前、产时及产后系统化的健康教育,自然分娩及母亲情绪放松、睡眠充足等可促进泌乳启动。

6. 母乳量足够的评价指标

（1）排泄情况：婴儿排尿和排便情况良好,说明摄入了足够的母乳。出生一周内的母乳喂养新生儿可以通过观察大、小便的次数颜色,判断是否摄入足够的母乳,低于下表中的次数或颜色异常,说明可能母乳摄入不足（表7-1）。

（2）体重：新生儿出生后3~4天体重下降5%~7%是正常的,但一般不超过10%,一般7~10天恢复到出生体重,此后持续增加,满月增加600g及以上。体重增加不理想应查找原因,加强喂养。

（3）神情：婴儿自己放开乳房,表情满足有睡意或情绪安静。

表 7-1　0~7 天母乳喂养新生儿摄入量判断

日龄	小便次数	大便次数	大便颜色
第 1 天（出生当天）	1	1	黑色
第 2 天	2	2	黑色或墨绿色
第 3 天	3	3	棕、黄绿、黄
第 4 天	4	4	棕、黄绿、黄
第 5 天	5	4	黄色
第 6~7 天	6	4	黄色

7. 母亲用药与母乳喂养

如果母亲需要用药治疗，医生应尽可能地选择半衰期短、蛋白结合率高、口服生物利用度低或分子量高、对婴儿安全的药品，若母亲所用药物同时适用于新生儿或婴儿，则一般是安全的；哺乳期用药对于新生儿特别是早产儿应更为谨慎，而对于较大婴儿的顾虑可少一些；短期用药对新生儿的影响较小，而长期用药所致的累积效应会较为明显；产后早期母乳分泌量少，影响较小；如果停止母乳喂养可能会给婴儿带来比药物更大的危险，不建议停止母乳喂养；母亲用药时间建议选择在哺乳刚刚结束后，并尽可能与下次哺乳时间间隔在 4 小时以上，或根据药物半衰期来调整哺乳间隔时间；母亲必须用药又缺乏相关的婴儿安全证据时，建议暂停哺乳，此间母亲应挤奶保持乳房泌乳状态。

8. 母亲患病期间的母乳喂养

多数患病的母亲可以继续母乳喂养。母亲患某些感染性疾病，如呼吸道感染、胃肠道感染期间，母婴密切接触有使婴儿暴露于感染的风险，但其间母体会产生很多抗体，抗体可以进入乳汁，帮助婴儿抵抗感染。突然停止母乳喂养会导致母亲乳房胀痛，也会使母亲发热，婴儿会哭闹增多，甚至出现抑郁的症状。停止母乳喂养后选择人工喂养方法，婴儿受到母亲传染的风险会更高。只有在极少数的情况下，因为母亲或者是婴儿的健康问题，需要建议母亲停止母乳喂养，如：

（1）某些婴儿不能进食母乳或者其他的乳品，只能进食特殊的乳品。如苯丙酮尿症婴儿，目前唯一的治疗方法是采取低苯丙氨酸饮食，即特制的含低苯丙氨酸的配方奶喂养。当患儿血苯丙氨酸达正常水平时，可以采取在部分母乳喂养同时加喂低苯丙氨酸的配方奶，并定期检测患儿血苯丙氨酸水平。

（2）母亲 HIV 感染。提倡人工喂养，避免母乳喂养，杜绝混合喂养。对于具备人工喂养条件者建议人工喂养，并给予指导；对于不具备人工喂养条件而选择母乳喂养的感染母亲及其家属，要做好充分的相关知识教育，指导坚持正确的纯母乳喂养，喂养时间不超过 6 个月，同时积极创造条件，尽早改为人工喂养。加热可以破坏母乳中的 HIV，对纯母乳喂养的母亲，可以挤出母乳加热处理后用奶瓶喂孩子。加热方法：将挤出的母乳放在广口玻璃瓶中，不加盖放在锅中隔水加热到母乳沸腾，持续 15 秒后取出，置于冷水中冷却至合适温度即可喂哺。

（3）使用抗癌药物或免疫抑制剂。此为细胞毒性的化疗，可能抑制免疫系统，应该避免母乳喂养；使用放射性同位素物质，依半衰期暂停母乳喂养数小时至数天，如放射性碘在乳汁中维持 2~14 天；应用镇静剂、抗癫痫药、类鸦片活性肽、吸毒、大量饮酒及咖啡期间应停母乳喂养。

（4）传染病的急性期、母亲孕期或产后有严重并发症需进行抢救时，应暂停或延迟哺乳，可在病情允许情况下，通过挤奶保持泌乳，待母亲病愈后再给婴儿哺乳。

（5）常被担心但仍可母乳喂养或经特殊处理后可以母乳喂养的情况：①甲型肝炎：急性期暂停母乳喂养，隔离期过后可以继续母乳喂养；丙型肝炎母亲母乳喂养不会增加婴儿感染的机会，建议母乳喂养。②乙型肝炎：有研究表明，乙型肝炎母亲所生的婴儿在出生12小时内进行乙肝高价免疫球蛋白（NBIG）和乙肝疫苗联合免疫接种后，可以阻断大部分产时和产后乙肝病毒（HBV）的传播，如果母亲不是处于乙肝活动期，母乳喂养并不增加婴儿感染的机会。③巨细胞病毒（CMV）感染：血清学检测 CMV 阳性的母亲的乳汁中可以检测到CMV。对于足月健康的婴儿，因母乳喂养导致其出现有症状的 CMV 感染较少见，但早产儿患病风险可能增加。CMV 感染母乳经 -20℃冷冻保存会减少 CMV 的传染性。对于早产儿需充分评估母乳喂养的好处和 CMV 感染的风险后，考虑是否母乳喂养。一般建议血清 CMVIgM 阳性的早产儿母亲，暂不母乳喂养，待 CMVIgM 阴性、CMVIgG 阳性后可考虑母乳喂养。

知识拓展

母乳喂养成功相关措施的循证学依据

一、有书面的母乳喂养规定，并常规地传达给全体卫生人员

循证学依据：

Philinpp BL 等人发表文章，他们对美国波士顿医学中心在创建爱婴医院前，1998 年（创建过程中）和 1999 年分别随机筛选完整病历 200 份，将婴儿在住院期间喂养情况进行分类（纯母乳、主要母乳、主要奶粉、纯奶粉）。结果发现，3 组的母婴一般情况没有显著差异，但实施爱婴医院政策，对于提高院内母乳喂养率和纯母乳喂养率有明显作用，提示全面执行《促进母乳喂养成功的十条标准》，形成爱婴医院鼓励母乳喂养的氛围，能够有效提升院内母乳喂养率。

二、对全体卫生人员进行必要的技术培训，使其能实施有关规定

循证学依据：

同样是 2001 年发表的文献，Cattaneo A 等人对意大利的 8 家医疗机构进行非随机对照研究，研究收集了 571 名医务人员培训前后的母乳喂养知识得分，同时收集 2669 对母婴在住院时、3 个月和 6 个月的母乳喂养情况。培训覆盖医院里 54% 的产科医生、72% 的儿科医生、84% 的助产士和 68% 的护士。研究分析表明，出院时的纯母乳喂养率与产后 1 小时早吸吮、母婴同室、不用安抚奶嘴，以及正确及时指导产妇如何吸乳等因素有关。结果证实了 18 小时的母乳喂养培训能够有效提高医护人员母乳喂养知识，从而提高出院时的纯母乳喂养率。

另外，来自一些发展中国家的研究，如巴西 Albernaz E，孟加拉国 Haider R 等人，斯里兰卡 Jayathilaka 等人的研究也显示，专业人士的母乳喂养咨询服务能够有效提升纯母乳喂养率。

三、把有关母乳喂养的好处及处理方法告诉所有孕妇

循证学依据：

关于孕妇的产前母乳喂养宣教对母乳喂养的影响作用，印度的 Niesen B 做了一个社

区层面现况问卷调查(横断面调查),共有1321个产后6个月内的产妇参与调查,结果显示产前接触过母乳喂养信息的产妇,哺初乳的比例和产后2小时内早吸吮的比例显著高于未接受母乳喂养宣教的产妇。

2003年,Guise对孕期护理相关措施对母乳喂养的影响进行了系统性的Meta分析,文献回顾了30篇随机或非随机对照研究和5篇综述性文章,认为母乳喂养宣教项目是最为有效的单个干预措施,能够分别提高最初母乳喂养率23%,短期(3个月)母乳喂养39%,而且电话、面对面辅导对最初哺乳率,3个月母乳喂养率有显著的提高作用,仅提供书面材料的作用不明显。

四、帮助母亲在产后一小时内开始母乳喂养

循证学依据:

Righard L,做过一个令人印象非常深刻的研究,72对自然分娩的母婴随机分入对照组(n=34)和持续接触组(n=38),对照组在产后立即放在母亲胸前进行20分钟皮肤接触,然后抱开20分钟进行常规检查并穿好衣服,然后再回到母亲的胸前。持续接触组始终在母亲胸前进行皮肤接触超过1个小时,或者到婴儿完成第一次吸吮。两组均观察2小时并摄影记录。结果发现持续接触的婴儿在产后20分钟左右开始爬行,先用手脚爬行,再动嘴做吸吮样动作,约50分钟时大多数婴儿开始吸吮乳房。产后2小时观察结束时,持续接触组24/38的婴儿能够正确进行乳房吸吮动作,而对照组仅7/34。因此研究认为,产后应该让婴儿与母亲进行不间断的直接皮肤接触,直至第一次吸吮完成。

研究表明,出生后有足够时间与母亲做皮肤接触的婴儿与躺在婴儿床上的婴儿相比,其体温更为稳定,哭闹较少。

以上的研究可以发现,产后如果母婴一般状况良好,应该尽快开始皮肤接触,给婴儿足够的时间,使其自行寻乳和吸吮,能够减少后续出现吸吮或喂养问题的风险,对于前3个月的母乳喂养率等有积极影响。而且由于得到初乳的能量,并且婴儿在哺乳后减少哭闹,维持体温等耗能行为,因此皮肤接触足够时间的婴儿发生低血糖风险较低。

多项研究认为产后1小时内的皮肤接触即使只有15~20分钟,对于婴儿和母乳喂养都是有益的,但研究也发现其中中断20分钟,会有显著的不利影响,提示皮肤接触可能存在"剂量相关性",因此我们建议应该在分娩后立即开始,并且保证60~90分钟的持续接触时间,直至完成第一次母乳喂养。而且皮肤接触对于母婴情感连接等具有重要意义,即使不打算母乳喂养的母亲也应该鼓励其进行产后皮肤接触。

五、指导母亲如何喂奶,以及在需与其新生儿分开的情况下如何保持泌乳

循证学依据:

Lu发表了对美国2017位0~3岁幼儿家长的电话调查,结果显示医院专业人士鼓励和指导可以提高在院母乳喂养率,接受母乳喂养指导和鼓励的母亲在医院开始母乳喂养的概率是未接受指导母亲的4倍。这种正向影响与社会阶层、种族、文化背景无关。

有多个研究发现剖宫产手术是影响母乳喂养的独立因素,Nissen等人研究对比了剖宫产(n=17)与自然分娩(n=20)的初产妇产后第二天血清催乳素,催产素,糖皮质激素,发现剖宫产的初产妇开始哺乳20分钟催乳素水平没有出现显著升高,结果提示对于剖宫产的初产妇而言,采用促进泌乳激素的临床干预方法,如鼓励皮肤接触,相比自然分娩的初产妇而言更为重要。

产后应该尽可能避免母婴分离,如果发生母婴分离,Meier提出医务人员应该鼓励和帮

助母亲在 6 小时内开始用手挤奶或提供医院级吸乳器并鼓励母亲每 24 小时吸乳 8~12 次。

六、除母乳外，禁止给新生儿吃任何食物或饮料，除非有医学指征
循证学依据：

墨西哥的一篇研究证实，在母婴同室条件下，不随意添加配方奶的母亲开奶早，婴儿放育婴室的母亲开奶迟，产后 1 周、2 个月，4 个月的母乳喂养率与早开奶情况呈正相关，与早添加配方奶、母亲工作情况、母亲体重指数（BMI）和婴儿年龄呈负相关。

而且临床上为了预防和治疗新生儿黄疸需要添加水或者糖水，但有多项研究认为对母乳喂养健康足月儿而言，没有证据证明能够发挥这种作用。

关于低血糖问题，对于刚出生的新生儿而言发生暂时性低血糖是非常常见的，健康足月新生儿即使早期没有哺喂，血糖也会在 2~3 个小时恢复到正常值范围。因此常规检测健康足月新生儿血糖没有必要，可能反而会影响母婴情感联系和母乳喂养的建立。常规补充水、糖水或配方奶是没有必要的，甚至可能干扰母乳喂养，影响正常生理代谢的代偿机制。皮肤接触有助于开始和建立良好的母乳喂养过程，可以刺激婴儿吸吮和乳汁分泌，维持婴儿体温恒定，降低能量消耗，从而有利于胎儿维持正常的血糖值。

七、实行 24 小时母婴同室
循证学依据：

母婴同室的作用和按需哺乳相关。在 Yamauchi Y 等人的研究中，对照组 112 例实行婴儿室看护方式，92 例实施母婴同室，婴儿均为足月健康新生儿，对照组中婴儿每隔 3~4 小时带去给母亲喂奶一次。试验组始终与母亲在一起，哺乳频率和时间不受限制。研究发现在产后的 2~7 天母婴同室组的母乳喂养率显著高于对照组。

八、鼓励按需哺乳
循证学依据：

随着产后胎盘娩出，血清雌激素和孕激素水平迅速下降，催乳素水平上升，作用于乳腺组织，促进乳汁分泌。随后的数周时间，乳房的乳汁分泌开始根据婴儿的需要进行调整，表现为：一方面婴儿吸吮刺激催乳素分泌，调节乳汁分泌（内分泌调节）；另一方面乳房排空，乳汁中的泌乳反馈抑制（Fil）蛋白随乳汁排出，从而乳汁分泌（自反馈调节），这两种作用都需要婴儿吸吮。因此，限制哺乳次数或者哺乳时间都不利于建立乳汁的分泌。而且，De Carvalho 等人观察 46 对纯母乳喂养的按需哺乳的母婴，她们的哺乳频率和哺乳时间差异非常大，最初两周的哺乳，频率为每 24 小时 6.5~16.5 次，产后一个月时哺乳频率为 5~11 次 /24 小时。每天哺乳时间总和产后 2 周时为 86~304 分钟，产后一个月每天哺乳时间总和为 75~405 分钟。另两篇研究中的 De Carvalho 分别限时哺乳和不设限哺乳对乳汁分泌量和乳头疼痛发生概率进行比较，不设限哺乳能够有效地促进产后 15 天的乳汁分泌（$P < 0.0002$）产后 35 天婴儿体重增加也较多（$P < 0.02$）。

在 1984 年的研究中，比较两组产后 10 天的产妇，17 例的限时哺乳和 15 例按需哺乳，按需哺乳婴儿每天吸吮频率显著高于对照组，但乳头疼痛的发生率并不增加。因此应该鼓励母亲注意观察婴儿的哺乳征兆，并给予积极回应，鼓励不设限哺乳。

九、不要给母乳喂养的新生儿吸橡皮奶头或使用橡皮奶头作安慰物
循证学依据：

越来越多的证据表明，使用人工奶嘴和安抚奶嘴，伴随着早期中断母乳喂养和各种母乳喂养问题的发生。第九条措施不应该和第六条措施割裂开考虑，因为产后加奶时使

用奶嘴添加的不在少数。当然有一些研究也证实，使用奶瓶奶嘴是干扰母乳喂养的不利因素。

在婴儿学会正确的哺乳动作前，使用奶瓶、奶嘴或是安抚奶嘴，可能增加乳头混淆的风险，被视为易出现母乳喂养问题的独立的危险因素。

Victora C 等人针对 650 对母婴的队列研究分析，对产妇进行产后第 1 天、1 个月、3 个月、6 个月访视，并针对安抚奶嘴的使用，母乳喂养方式、社会经济情况、环境等各种变量进行考察。结果显示，一直使用安抚奶嘴（白天大部分时间使用直至睡着）的婴儿 6 个月时中断母乳喂养的概率是不使用安抚奶嘴的 4 倍。

十、促进母乳喂养支持组织的建立，并将出院的母亲转给这些组织

循证学依据：

由于产妇产后住院的时间普遍缩短，许多母乳喂养问题，如乳胀、泌乳不足等发生时产妇可能已经离开医院，因此常常会看到母乳喂养率，特别是纯母乳喂养率会在出院后的数周内出现迅速下降的趋势。所以应该鼓励建立母乳喂养支持组织，为出院的产妇提供母乳喂养咨询和指导服务。医院也应该积极提供母乳喂养门诊、家访和电话咨询等多种形式的支持。Barros 等人曾跟踪 605 对中低收入巴西产妇到产后 6 个月，干预组（接受母乳喂养门诊服务，73% 参与 3 次或 3 次以上）的母婴 4 个月、6 个月的纯母乳喂养率显著高于不接受母乳喂养门诊服务的对照组，干预组婴儿疾病发生率低，体重增长态势较好。

另外，在许多国家建立母亲 - 母亲的同伴咨询员，如国际母乳会，它能够为产妇提供母乳喂养技巧和信心支持。

思 考 题

1. 简述产褥期妇女生殖系统复旧的变化。
2. 简述产褥期常见症状及处理。
3. 某产妇产后第 1 天，诉说奶少，担心新生儿没吃饱会发生低血糖，您该如何给以指导？
4. 某产妇产后 15 天，右侧乳旁有一小肿块，您该如何评估指导？

（张 慧 胡 引）

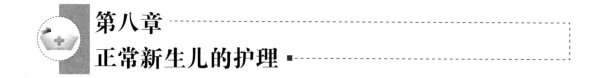

第八章
正常新生儿的护理

第一节　新生儿生理特点

正常新生儿(normal newborn infant)从出生后脐带结扎开始到整28日前的一段时间定为新生儿期。绝大多数新生儿为足月分娩,即胎龄满37周以上,42周以下,出生体重>2500g,<4000g,无任何疾病或畸形的活产婴儿。新生儿期是胎儿的继续,出生后各系统生理功能需进行有利于生存的重大调整,因此必须很好掌握新生儿期特点,针对性护理,以保证新生儿健康成长。

一、新生儿分类

(一)根据出生时胎龄分类

分为足月儿(full term infant)、早产儿(preterm infant)和过期产儿(post term infant)。足月儿是指出生时胎龄满37周和<42周(260~289日),早产儿是指出生胎龄<36周(≤259日),其中胎龄<28周者称为极早早产儿或超未成熟儿;过期产儿是指出生时胎龄≥42周(≥294日)。见表8-1。

表8-1　根据出生胎龄分类

出生时胎龄	
足月儿	≥37周至<42周
早产儿	≥28周至<37周
极早早产儿	≥22周至<28周
过期产儿	≥42周

(二)根据出生体重分类

分为正常出生体重儿(normal birth weight)、低出生体重儿(low birth weight,LBW)、极低出生体重儿(very low birth weight,VLBW)、超低出生体重儿(extremely low birth weight,ELBW)和巨大儿(fetalmacrosomia)。见表8-2。

表8-2　根据出生体重分类

分类	出生体重
正常出生体重儿	2500~3999g
低出生体重儿	<2500g
极低出生体重儿	<1500g
巨大儿	≥4000g

(三)根据出生体重和胎龄关系分类

分为适于胎龄儿(Appropriate for gestational age AGA)、小于胎龄儿(Small for gestational age SGA)、足月小样儿(Small for gestational age infant)和大于胎龄儿(Large for gestational age LGA),见表8-3。

表8-3 根据出生体重与胎龄关系分类

分类	出生体重与胎龄
适于胎龄儿	出生体重在同胎龄平均体重的10~90百分位
小于胎龄儿	出生体重在同胎龄平均体重的10百分位以下
足月小样儿	胎龄已足月,出生体重 < 2500g
大于胎龄儿	出生体重在同胎龄平均体重的90百分位以上

二、新生儿各系统发育特点

(一)呼吸系统

1. 胎儿呼吸处于抑制状态,出生时由于本体感受器及皮肤温度感受器受刺激,反射地兴奋了呼吸中枢,产生呼吸运动发出第一声啼哭。大多数新生儿开始时呼吸比较规则。胎儿肺泡中含有少量液体,因肺泡壁上液面的存在,第一次吸气所需胸腔负压可达 3.92kPa(29.4mmHg),以后正常呼吸的维持则需有足够的肺表面活性物质存在。

2. 新生儿肋间肌薄弱,故以腹式呼吸为主。新生儿呼吸主要依靠膈肌的升降,若胸廓软弱,随吸气而凹陷,则通气效能低。新生儿呼吸运动较浅表,但频率快(35~45 次),故每分钟相对呼吸量并不比成人低。出生 2 周呼吸频率波动大;当快动眼睡眠相时,呼吸常不规则,可伴有 3~5 秒的暂停;在非快动眼睡眠相时,呼吸一般规则而浅表。这是新生儿的正常现象。

(二)循环系统

新生儿血容量的多或少与脐带结扎的迟或早有关;新生儿血红蛋白与成人比较有质的不同,出生时胎儿血红蛋白占 70%~80%,出生 5 周后降为 55%,以后逐渐为成人型血红蛋白所取代。正常足月新生儿心率一般是规则的,为 120~160 次/min。血压在 50/30mmHg~80/50mmHg。出生后新生儿血液循环发生重要动力学变化,与解剖学的变化互为因果:①脐血管的结扎;②肺的膨胀与通气使肺循环阻力降低;③卵圆孔的功能性关闭。此时血液仍经过动脉导管自左向右分流,起着提高周围血氧分压的作用。有的新生儿最初数天听到心脏杂音,可能与动脉导管暂时未闭有关。

(三)消化系统

1. 消化道面积相对较大,肌层薄,能适应较大量流质食物的消化吸收。吞咽功能完善,出生后不久胃囊中就见空气。咽 - 食管括约肌吞咽时不关闭,食管不蠕动。食管下部的括约肌也不关闭,故易发生溢乳。

2. 新生儿唾液分泌少,常呈中性甚至酸性反应,新生儿消化道能分泌足够的消化酶,唯胰淀粉酶要到生后 4 个月才达成人水平。新生儿消化蛋白质的能力好,其胃中的凝乳酶起了较大作用。肠壁有较大的通透性,有利于初乳中免疫球蛋白的吸收。新生儿胃解脂酶对脂肪的消化起较大作用,人乳脂肪85~90%能被吸收,牛乳脂肪吸收率较低。

3. 婴儿出生后不久即可排出墨绿色胎粪,3~4天转为过渡性大便,若生后24小时未见胎粪,宜进行检查以排除先天性畸形如肛门闭锁或巨结肠等症。

(四)泌尿系统

胎儿出生时肾脏已具有与成人数量相同的肾单位,但组织学上还不成熟,滤过面积不足,肾小管容积更不足,因此肾功能仅能适应一般正常的代谢负担,潜力有限。新生儿由于肾功能不足,血氯及乳酸含量较高。人工喂养者血磷、尿磷均高,易引起钙磷平衡失调,产生低血钙。大多数新生儿出生后不久便排尿,如喂养不足,生后第1日可仅排少量的尿。新生儿一般排尿量为40~60ml/(kg·d)。生后24小时未见小便,宜进行检查排除泌尿系统先天性畸形。

(五)免疫系统

1. 胚胎6周时胸腺已形成,12周左右在淋巴细胞表面出现分化抗原,成为T辅助细胞(CD3+、CD4+)和T抑制细胞(CD3+、CD8+)。但由于T辅助细胞的功能尚较弱,其产生的IL-2活力也较低,因而尚不能发挥细胞免疫的防御反应,较易被一些病毒和真菌引起严重感染。

2. B淋巴细胞发育早在胚胎7.5周,出生时血清中的IgA含量极低,IgM一般均在200mg/L以下,IgG由于有来自母体,故出生时已达正常人水平,但实质上由新生儿自己合成的IgG含量很低。

3. 在新生儿非特异性免疫反应中,虽然在胎龄20周已有各种补体形成,但出生时各种补体成分含量仅为成人含量的一半左右,调理素也较缺乏,中性粒细胞的储备较少,趋化能力低,因而容易导致感染扩散而成为败血症。

(六)酶系统

新生儿肝内葡萄糖醛酸转移酶不足,早产儿尤甚,故多数新生儿生后第2天开始表现不同程度的生理性黄疸。此酶的不足还使新生儿不能对多种药物进行代谢处理,产生过量现象,如氯霉素可引起"灰婴综合征"。

(七)内分泌系统

1. 出生后腺垂体已具有功能,神经垂体分泌稍不足。甲状腺功能良好,甲状旁腺常有暂时性功能不足。

2. 肾上腺在胚胎第6周开始形成,出生后胎儿带开始退行性变,到4~35日间成人带则增宽至皮质的50%,到1周岁前胎儿带完全消失。

3. 出生时皮质醇较高,可能是通过胎盘从母体得来,也可能是婴儿自身对分娩的应激反应。肾上腺髓质分泌和存储的激素以去甲肾上腺素为主。

(八)体温调节

1. 因室温较宫内温度低,婴儿出生后体温明显下降,据研究在22~24℃室温条件下,刚分娩的新生儿体核温度平均下降0.1℃/min,体表温度平均下降0.3℃/min,生后半小时深部体温平均下降2~3℃,皮肤温度下降4.6℃,故出生时的保暖非常重要。出生时体温的不稳定是由于体温调节中枢功能未完善及皮下脂肪较薄,体表面积相对较大,容易散热之故。新生儿寒冷时无颤抖反应,而由棕色脂肪产热。寒冷时受去甲肾上腺素的调节而发挥化学产热作用。肩胛间区有特殊的静脉网引流,故寒冷时脊髓上部重要中枢能得到较温暖的血液保护。

2. 室温一般应维持在26~28℃。室温过高时,足月儿能通过增加皮肤水分的蒸发散热,炎热时有的新生儿发热,因水分不足,血液溶质过多之故,故称脱水热。

3. 适中温度(neutral temperature),又称适中温度带(thermoneutral zone),是指在这一环境温度下机体耗氧、代谢率最低,蒸发散热量亦最少,而能保持正常体温。

(九)神经系统

1. 大脑新生儿脑容量相对大,占体重的10%~12%(成人为2%),但脑沟、脑回仍未完全形成。出生时大脑皮质和纹状体发育尚未完善,神经鞘没有完全形成,故常常出现兴奋泛化反应。

2. 脊髓相对较长,其下端在第3、4腰椎水平上。新生儿脑的含水量较多,髓质化不完全,髓鞘未完全形成,因而在CT检查时,足月儿在双侧额部、早产儿在双侧额部和枕部可呈现与发育有关的正常低密度现象。通常在胎龄48周,即生后2个月,这些低密度现象才消失。

3. 新生儿呈现下列各种无条件反射(见表8-4)即觅食、吸吮、伸舌、吞咽、恶心、拥抱及握持反射等;佛斯特征、巴宾斯基征、凯尔尼格征呈阳性;腹壁反射及提睾反射生后几个月不稳定,紧张性颈反射可能要待数周后出现。

4. 味觉发育良好,甜味引起吸吮运动。嗅觉较弱,但强烈刺激性气味能引起反应。视觉对光反应有,但因缺乏双眼共济运动,视觉仍不清晰。听觉出生3~7日后听觉开始增强,响声常可引起眨眼及拥抱反射。其他如触觉及温度觉灵敏,痛觉较钝。

表8-4　不同胎龄的神经反射

反射项目	30~32周	33~34周	35~36周	37~38周	39~40周
觅食反射	无或弱	需扶头强化	有	有	有
拥抱反射	无或弱	伸臂外展	稳定伸臂外展	屈臂内收	屈臂内收
交叉伸腿反射	无	无或屈腿	屈腿	屈伸	屈伸内收

(十)新生儿行为能力

1. 新生儿行为能力

(1)视觉:新生儿在觉醒状态时能注视物体和移动眼睛及头追随物体移动的方向,这是中枢神经系统完整性最好的预测指标之一。眼电图证明,新生儿目光追随物体时,眼睛有共轭功能。动力视网膜镜显示新生儿最优视焦距为19cm。新生儿调节视焦距能力差,远或近了均看不清楚,这种视焦距调节能力至4个月左右达成人水平。34周早产儿视觉功能和足月儿相似。

(2)听觉:如在新生儿耳旁柔声呼叫或说话,觉醒状态的新生儿会慢慢转过头和眼睛向发声的方向,有时会用眼睛寻找声源,但声音频率太高,强度过大时,新生儿的头反而转离声源或用哭声表示拒绝这种干扰。

(3)嗅觉、味觉和触觉:新生儿5日时能区别他们自己母亲的乳汁和其他乳母乳汁的气味,生后第1日对不同浓度的糖溶液吸吮的强度和量不同,这说明新生儿生后不久就有嗅觉和味觉的能力。新生儿对触觉也很敏感,如果你用手放在正在哭的新生儿的腹部或握住他的双手,可使他平静。这就是新生儿利用触觉得到安慰的表现。

(4)习惯形成:睡眠状态的新生儿均有对连续光和声反复刺激反应减弱的能力,这说明新生儿具备了对刺激有反应、短期记忆和区别两种不同刺激的功能,可以认为这是一种简单形式的学习。

（5）和成人的相互作用：新生儿已具有和成年人相互作用的能力。新生儿哭是引起成人反应的方式，使其要求得到满足。此外，新生儿的表情如注视、微笑和皱眉也可引起母亲的反应。

（6）其他能力：新生儿有模仿成人面部表情的能力，如模仿成人张口、噘嘴、吐舌等表情动作；新生儿有条件反射形成能力等。

（7）新生儿状态：新生儿行为能力和状态有密切的关系，在不同状态有不同的行为能力。新生儿状态有 6 种。

1）深睡（非快速眼动睡眠）：眼闭合，无眼球运动和自然躯体运动，呼吸规则。

2）浅睡（快速眼动睡眠）：眼闭合，眼球在闭合眼睑下快速活动，常有吸吮动作、肌肉颤动、间断有大的舞蹈样肢体运动，身体像伸懒腰，偶然发声，呼吸不规则。脸部常出现表情如微笑、皱眉或怪相。

3）瞌睡：眼可张开或闭合，眼睑闪动，有不同程度的躯体运动。

4）安静觉醒：眼睁开，机敏，活动少，能集中注意力于刺激源。

5）活动觉醒：眼睁开，活动多，不易集中注意力。

6）哭：对感性刺激不易引出反应。

新生儿一日中睡眠时间为 14~20 小时，平均 16 小时，睡眠有睡眠周期。从安静睡眠到活动睡眠作为一个睡眠周期。一个睡眠周期平均 45 分钟，活动睡眠和安静睡眠各占一半。每天有 18~20 个睡眠周期。

2. 新生儿行为测定　新生儿行为神经测定能较全面反映大脑的功能状态，可以发现各种有害因素造成的轻微脑损伤，也是观察治疗效果和康复的敏感指标。

（1）布雷寿顿（Brazelton）新生儿行为估价评分（NBAS）：这是一种综合性行为和神经检测法。包括 27 个行为项目和 20 个神经反射。行为项目分 4 个方面：相互作用、运动能力、状态控制和生理应激反应。检查需持续 20~30 分钟，行为项目评分有 9 个分度。此方法能较好地了解新生儿行为特征，但正常和异常行为能力的区别无明显界限。由于测查项目多，需时间长，结果分析较复杂，在我国较难推广应用。

（2）新生儿 20 项行为神经测定（NBNA）：这是吸取美国布雷寿顿的 NBAS 和法国阿米尔 - 提桑（Amiel-Tison）神经运动测定方法的优点，结合临床经验建立的我国新生儿 20 项行为神经测定方法（表 8-5）。

表 8-5　新生儿 20 项行为神经测定方法

项目	检查状态	评分		
		0	1	2
1. 对光习惯形成	睡眠	≥11	7~10	≤6
2. 对声音习惯形成	睡眠	≥11	7~10	≤6
3. 对咯咯声反应	安静觉醒	头眼不转动	头或眼转动 <60°	头或眼转动 ≥60°
4. 对说话的脸反应	同上	同上	同上	同上
5. 对红球反应	同上	同上	同上	同上
6. 安慰	哭	不能	困难	容易或自动

续表

项目	检查状态	评分		
		0	1	2
7. 围巾征	觉醒	环绕颈部	肘略过中线	肘未到中线
8. 前臂弹回	同上	无	慢,弱>3秒	活跃,可重复≤3秒
9. 腘窝角	同上	>110°	90~110°	<90°
10. 下肢弹回	同上	无	慢,弱>3秒	活跃,可重复≤3秒
11. 颈屈,伸肌主动收缩(手竖立)	觉醒	缺或异常	困难,有	好,头竖立1~2秒或以上
12. 手握持	同上	无	弱	好,可重复
13. 牵拉反应	同上	无	提起部分身体	提起全部身体
14. 支持反应直立位	同上	无	不完全,短暂	有力,支持全部身体
15. 踏步或放置	同上	无	引出困难	好,可重复
16. 拥抱反射	同上	无	弱,不完全	好,完全
17. 吸吮反射	同上	无	弱	好,和吞咽同步
18. 觉醒度	觉醒	昏迷	嗜睡	正常
19. 哭	哭	无	微弱,尖,过多	正常
20. 活动度	觉醒	缺或过多	略减少或增多	正常

备注:20项行为神经测查分为5个部分:即行为能力(6项)、被动肌张力(4项)、主动肌张力(4项)、原始反射(3项)和一般估价(3项)。每一项评分有3个分度,即0分、1分和2分。满分为40分。评分均以行为最优表演评定。

三、正常新生儿的特殊生理现象

正常新生儿中普遍存在着一些特殊表现,属于正常范围。但有些则只限于个别新生儿,这些特殊表现或在短时期内存在,或可持续终身。但在实际工作中我们也必须注意鉴别一些特殊表现与正常和异常之间的关系。新生儿的一些特殊表现包括以下三种情况:属正常范围,实质却为异常;看似异常,却属正常现象;介于正常和异常之间,一时或永久难以区分。

1. 生理性黄疸 有50%~80%的正常新生儿,在出生后的第2~3日会出现皮肤、巩膜黄染,于第4~6日最重,足月儿在出生后10~14日消退,早产儿可延迟到第3周才消退,发生生理性黄疸的原因主要是胆红素产生过多,肝酶系统发育不完善,胆红素未及时排泄在血液中积蓄造成的。

2. 头发稀少 新生儿的头发是因人而异,有浓密的也有稀疏的。一般来说,随着婴儿的不断发育成长,头发也会正常生长。

3. 阴道出血 部分女婴出生后第5~7日天可见阴道少量出血称之"新生儿月经",这是由于母体内雌性激素的影响所造成的,持续1~2日会自行消止。

4. 皮肤脱落 新生儿皮肤像头皮似的纷纷脱落,皮肤干燥时便会自然脱下一层白色薄皮,这在出生后一周内最为常见,多发生于超过预产期出生的新生儿。

5. 乳腺肿大 男女新生儿皆可见,多在出生后的第 3~5 日出现,大小如蚕豆或鸽蛋,一般于出生后 2~3 周消退。原因也是孕妇雌性激素对胎儿影响中断所致,不可强力挤压,以免造成继发感染。

6. 板牙 又称马牙,在新生儿上腭线和上齿龈切缘出现黄白色小斑点,常在生后数周到数月内消失,这是上皮细胞堆积或黏液潴留肿胀的缘故,切勿挑破,以免感染。

7. 体重下降 新生儿出生以后 1 周左右,体重会下降 100~200g,这是排出大小便,哺乳量少而且皮肤和肺部也在排出水分的原因,这是"生理性体重下降",10 日左右可恢复。

8. 黑便 新生儿出生后 24 小时内排出一些黑绿色黏稠状,没有臭味的大便,这是消化道中的分泌物、胆红素、肠道脱落的上皮细胞、咽下的羊水等。从第二日开始大便掺有黄色,这段时间称过渡便,之后大便将完全变成黄色。

9. 新生儿脱发 大多数新生儿在出生后 2~3 周内发生显著的脱发,这是由于出生后,大部分头发毛囊会重新形成毛球,并向成长期活动,重新长出新发的缘故。

10. 睡眠 未满月的新生儿 1 日睡眠时间是 16~18 小时,其差别较大。现实生活中吃完奶就酣睡的新生儿占大多数。但有的新生儿比较爱哭,导致睡眠少,其主要原因是母乳少、没吃饱、居室温度差异、环境噪声以及新生儿的皮肤尤其是胯部和背部出现异常等。

11. 螳螂嘴 新生儿两侧颊部出现脂肪垫隆起,对吸奶有利,俗称"螳螂嘴"不必治疗,切忌挑破,以免导致感染。

12. 吐奶 新生儿发生吐奶是一种常见现象,一般来说,吐奶后新生儿气色和精神若无出现异常变化则无大碍。吐奶的主要原因可考虑为:分娩时吸入羊水,胃部受到刺激;吃奶时吸入空气。通常情况下吐奶次数 1 日 1~2 次,数日后会逐渐消失,这叫做初期的呕吐。

13. 红斑 有的新生儿皮肤会出现粉红色斑块,这是由于初生皮肤娇嫩,受到外界刺激充血的缘故,一般 1~2 日消失。

14. 牙床白斑点 新生儿出生后 3~5 日其牙床部位出现直径为 1~2mm 白斑点,这叫做表皮珍珠,不影响吮吸乳汁,一般在 1~2 个月会自然消失。

15. 红痣 新生儿在两眉之间、额头正中、眼皮、鼻和嘴唇之间等部位有红痣叫做血管瘤,接近半数的新生儿或多或少都会有,通常一年左右会自行消失。

16. 青痣 新生儿的屁股和腰部常出现,青痣又称作蒙古斑,青痣最大时一直会延伸到脊背,其不突出于皮肤表面,无任何不良影响,一般会自行消失。

17. 巩膜出血 新生儿出生时巩膜出血是一种常见的现象,这是由于分娩时婴儿的头和脸部受到挤压所致,出血斑一般在 3 周内会自行消失。

18. 打嗝不止 新生儿吃奶后往往会出现打嗝,打嗝是由于吃奶时吸入空气使食管、胃和横膈膜受到刺激所致。打嗝时可少量喂奶。

第二节 新生儿日常护理

产房内早期护理

(一)环境温度管理

新生儿体表面积相对较大,皮下脂肪薄,皮肤汗腺发育不良,且皮肤血管丰富,外周血流量多，散热增多，加之其下丘脑体温调节中枢发育不够成熟，中枢对产热、散热的调节功能差，均导致新生儿出生时易出现体温改变。世界卫生组织定义轻度低体温为 36.0~36.4℃（96.8~97.5℉），中重度低体温为 < 36.0℃（96.8℉）。出生后低体温可能引起多种后果，包括低血糖、酸中毒、脑室内出血、呼吸窘迫、提高气管插管的需求以及增加死亡率。尤其对有低体温危险因素如母亲疾病、早产、胎盘脐带异常、出生窒息复苏的新生儿，更应密切监测体温。国外文献报道新生儿腋温每下降 1℃，死亡率增加 75%，新生儿体温与生后时间的关系密切，研究显示生后 3 小时内，尤其是 0.5 小时内最易发生低体温，需密切关注生后 3 小时内新生儿的保温。WHO 推荐产房温度为 25~28℃（77~82℉），此温度下分娩有益于减少新生儿低体温的发生，预防新生儿低体温的发生要比治疗低体温新生儿更有意义。产房室温恒定，阳光充足，空气流通，并须注意保持适当湿度。室内宜用一日 2 次进行日常湿式清洁拖地，定期消毒。严守无菌操作规程及消毒隔离制度。护理每个新生儿后应洗手，患感染性疾患及带菌者必须隔离。

1. 环境温度偏低对新生儿的影响　环境温度低且持久可引起新生儿寒冷损伤，出现体温降低、代谢性酸中毒、低血糖、微循环障碍、血液黏稠度增高、凝血机制紊乱、尿素氮增高、皮下组织硬肿等病理生理改变，严重者发生大量肺出血。

2. 环境温度偏高对新生儿的影响　保暖过度对新生儿同样不利，可使水分丧失量明显增加，若不注意补充可致脱水和高钠血症；血液浓缩时红细胞破坏增多，进而可引起高胆红素血症；环境温度骤然升高可诱发呼吸暂停的发作；环境温度过高可引起小儿发热，严重者甚至可以致死。

（二）刚出生新生儿的处理

1. 新生儿阿普加评分（Apgar score）　新生儿阿普加评分是目前较普遍的判断新生儿窒息及严重程度的方法。该评分以出生后 1 分钟的心率、呼吸、肌张力、喉反射及皮肤颜色 5 项体征为依据，每项 0~2 分，满分为 10 分。8~10 分属正常新生儿。4~7 分为轻度窒息，又称青紫窒息，需清理呼吸道、吸氧、用药等措施才能恢复。0~3 分为重度窒息，又称苍白窒息，缺氧严重需紧急抢救。对缺氧较严重的新生儿，应在出生后 5 分钟、10 分钟时再次评分，直至连续两次评分均 ≥ 8 分。1 分钟评分是出生当时的情况，反映在宫内的情况；5 分钟及以后评分是反映复苏效果，与预后关系密切。

2. 保暖　出生后体温可有明显降低，体温过低可影响代谢及血液循环，故保暖极为重要。新生儿娩出后应立即用预热的毛巾彻底全面擦干新生儿，取另一清洁已预热的干毛巾覆盖婴儿，给婴儿戴上帽子并和妈妈肌肤持续接触。特殊情况下接生时应预热辐射床等取暖设备。

3. 清理呼吸道　出生后新生儿有活力无需常规挤净口鼻黏液，30 秒内不要常规进行口鼻吸引，除非有胎粪污染且新生儿无活力时才进行气管内插管吸引胎粪。见中国新生儿复苏指南（2016 年版）。

4. 处理脐带　正常新生儿一般娩出后延迟 1~3 分钟内结扎脐带，因新生儿娩出时仍有部分血液残留在胎盘中，足月儿大约有 1/3 胎盘 - 胎儿总血量残留在胎盘中；而早产儿胎盘血液残留量更是达到了胎盘 - 胎儿总血量的 1/2；其中胎儿红细胞高达 60%，并富含造血干细胞，这一过程称为生理性胎盘输血。生理性胎盘输血能增加新生儿血容量，改善心功能，使新生儿的内环境和脑循环更加稳定，以便于胎儿向新生儿的更好过渡。脐带的结扎处理采用不同方法，有用脐带夹夹住或用线双道结扎。护理方法有两种，一是包扎法，即断脐后消毒，采用无菌纱布或脐带卷覆盖并包裹；另一种是曝露法，即自然干燥法，新生儿曝露脐部,不需消毒,不用包扎,保持其干燥清洁,直至脐残端自然脱落。曝露法是世界卫生组织提倡的新生儿断脐方法。

5. 双眼护理　出生后新生儿眼部可用消毒纱布或脱脂棉花清洁,必要时用左氧氟沙星滴眼液(可乐必妥)眼药水护理。

6. 身份标识　新生儿出生应给立即佩戴身份识别的腕带,注明母亲姓名、住院号、婴儿性别及出生日期。

7. 维生素 K_1　新生儿娩出后应予维生素 K 1mg 肌内注射,以预防新生儿出血症。

8. 协助早吸吮(具体要点见第七章第六节母乳喂养)

(三)母婴同室新生儿的日常处理

母婴同室是指母婴 24 小时同室,医疗及其他护理操作每天分离不超过 1 小时。母婴同室的条件是孕周>36 周,体重>2300g,Apgar 评分>8 分,母亲高危妊娠如糖尿病、重度妊娠期高血压疾病等新生儿属于高危儿,应去高危新生儿室观察。母婴同室是一种"以人为本"的新型安全管理理念,产妇成功娩出胎儿后,为实现早期母乳喂养,促进产妇及新生儿的身心健康,应让新生儿与产妇早接触、早吸吮。母婴同室在促进产妇和新生儿健康上有很多优势,但由于工作性质和服务对象的特殊性,母婴同室病房是医院护理安全事故的高风险部门,因此应提高对母婴护理工作中的不安全因素的认识,做好质量监控和预防措施,提高服务质量,防止护理安全问题的发生是非常必要的。

新生儿日常评估及护理

(1)保暖:出生后头 24 小时尤为重要,测体温一日 4 次直至正常后每天测 2 次,36.5℃≥正常新生儿体温<37.5℃,如有体温异常及时评估,保暖是否到位、环境温度是否合适、新生儿的反应及一般情况、四肢末梢的温度等,如有异常体征,及时记录并汇报医生做进一步检查。

(2)面色:正常新生儿面色应红润,如面色苍白或青紫提示呼吸系统、心功能不全、低血糖、败血症等病理情况。出生早期因生理性黄疸可出现头面部皮肤黄染,一周左右逐步消退。

(3)呼吸:新生儿出生后呼吸浅、快,以腹式呼吸为主,每分钟 40~60 次,如呼吸困难、口唇青紫或有呻吟声,要考虑湿肺、呼吸窘迫综合征等疾病。

(4)大小便:新生儿第一次大便的排泄多在出生 12 小时以内,为墨绿色黏稠胎粪,如 24 小时未解,检查是否有消化系统发育异常,及时报告医生。正常新生儿出生后不久即排小便,如 48 小时未解要重视并汇报医生。初次大小便应交班。新生儿小便有时表现为橘红色,多为尿液浓缩后尿酸盐结晶析出所致,鼓励多哺乳增加摄入量即可。

(5)溢乳:大多数发生溢乳的新生儿,于哺乳后即有 1~2 口乳汁反流入口腔及口角边,少数在喂乳后不久因改变体位而引起,不影响生长发育。溢乳多半与新生儿的消化系统发育未完全成熟,胃的贲门肌肉较松弛相关。

(6)新生儿黄疸:生理性黄疸由于胆红素代谢的特点,大多数出生后 2~3 日出现,5~7 日达高峰期,10~14 日消退,早产儿可延迟到 3~4 周消退,一般情况好多不需要治疗。出生后黄疸高峰期内每天监测经皮胆红素值,便于及时发现高危人群。

(7)沐浴:每日或隔日一次,清洁皮肤,评估全身情况,促进舒适。如新生儿体温不稳定或者体温较低一般不宜沐浴,血糖偏低者立即处理不宜沐浴。

(8)脐带护理:严格执行消毒隔离制度,接触新生儿前后洗手;脐带护理的原则为清洁和干燥。如有尿、粪污染,可用清水清洁后,用消毒干棉签擦干。否则,可不做处理,让其自然干燥。发现脐部异常,要遵照医嘱处理。

（9）磅体重:每次沐浴后磅体重,并在新生儿体重单上画曲线记录,如出现体重下降过多,超过出生体重的10%等情况应加强喂养、寻找原因及时处理并报告医生。

（10）五官护理:每天观察新生儿口眼耳鼻,如有异常,及时处理。

（11）皮肤及臀部护理:保持皮肤清洁干燥,每天更换衣物,如有污染及时更换。定时更换尿布,一般在哺乳前更换,用温水清洗臀部,擦干后涂婴儿护臀膏,以防红臀发生。

（12）产瘤与头血肿:产瘤是生产时头皮受挤压发生弥漫性水肿所致,一般24小时内自然吸收,不需特别处理。头血肿是生产时胎头在产道受挤压或产钳等手术导致骨膜下血管破裂而引起的骨膜下血肿。刚出生时可无,1~2日逐渐出现,触及可有波动感,血肿范围一般不超过骨缝,护理时需关注血肿的张力变化和范围变化,如范围有增加或张力增加快,表面有活动性出血,及时记录并告知医生处理。头部血肿机化后逐步吸收消散,一般需1~2个月甚至更长时间后才能消退。

（13）母乳喂养指导（要点见第七章第六节母乳喂养）。

（14）预防接种:正常新生儿生后12小时内常规注射乙肝疫苗针,24小时后接种卡介苗,做好相关记录,将疫苗接种单交给家属,并做好相应的宣教工作。

（15）新生儿出院宣教:随母亲一起出院的新生儿,出院当日晨完成沐浴,当着家长的面取下身份识别标识手腕带,和家长一起核对母亲姓名、婴儿性别（核对时家属参与）,穿好出院衣服、取消各类医嘱、再次评估、针对疫苗接种、随访等问题进行健康宣教。

第三节　新生儿常见问题及应对措施

一、生理性体重下降

新生儿在生后一周内出现体重下降,多为正常生理现象,主要由于出生后胎便和尿液的排出,且通过皮肤、肺等途径丢失了大量水分,加之出生后前几天吃奶较少等原因,大部分新生儿体重可下降4%~7%,一般不超过出生体重的10%。责任护士应向产妇充分解释,避免产妇过度担忧,同时积极帮助新生儿早接触、早吸吮,防止出现病理性体重下降、低血糖等并发症。

（一）原因

生理性体重下降多与新生儿出生后早期胎便和尿液的排出,皮肤、肺等途径丢失大量水分,而哺乳量相对较少,出入量不平衡导致。

（二）护理评估

1. 母体状态评估　评估产妇具体情况,了解乳汁的分泌量,喂奶方式是否正确,对于母乳不足者,应积极地想办法增加新生儿吸吮次数,纠正不正确的吸吮衔接姿势等。

2. 新生儿状态评估　责任护士在新生儿出生一周内可在每日晨间护理时为新生儿测量体重,了解体重下降程度;观察新生儿的喂养情况,如吸吮吞咽是否协调,每次哺乳的时间及量,每日喂养次数,及时评估喂养量是否达到每日所需。

（三）护理措施

根据评估结果给予正确护理与指导。

1. 如果评估后只是正常的生理性体重下降现象，告知产妇相关医学知识，避免不必要的担忧，指导产妇继续按需哺乳。

2. 如果有具体原因存在，应采取具体措施解决。

（1）新生儿喂养方式不正确：责任护士在新生儿出生后 1 小时内协助产妇进行早吸吮；指导产妇掌握正确的喂奶方法；教会产妇正确的抱奶姿势。（具体内容见第七章产褥期护理母乳喂养篇章。）

（2）产妇不能正确判断新生儿是否吃饱：母乳喂养的产妇对新生儿是否吃饱的判断有一定的难度。新生儿出生前责任护士对要成为准妈妈的孕产妇进行健康教育（具体内容见第七章产褥期护理母乳喂养篇章。）

（3）产妇未做到按需哺乳：告诉产妇按需哺乳重要性，只要产妇觉得乳房胀奶或新生儿想吃就喂。不要限定哺乳间隔时间和新生儿在乳房上吸吮的时间。

（四）健康教育

新生儿生理性体重下降趋势停止后，指导家长定期评价。了解产妇是否掌握了生理性体重下降的应对策略；观察产妇是否掌握了正确的喂奶方法及新生儿含接姿势，是否能准确判断新生儿是否吃饱；观察新生儿生后一周内体重及大小便的情况；产妇是否做到按需喂养、哺乳时的感受是否轻松愉快等。对于产妇没有改正或掌握的地方，责任护士应该继续给予指导和帮助，指导产妇全面掌握，保持母乳喂养新生儿。

生理性体重下降最好的方法是尽早预防和干预，应在孕期或新生儿出生之前做好健康教育。新生儿出生 1 小时内即可在产房进行母婴皮肤接触，早吸吮和早开奶，使产妇做到让新生儿频繁有效吸吮，加之正确的抱奶姿势和新生儿含接姿势，按需哺乳，生理性体重下降趋势就可以尽早纠正，恢复出生体重并良性增长。

二、生理性黄疸

新生儿早期由于胆红素代谢特点所致，血清胆红素可增高到一定的范围内，出现新生儿黄疸，是正常的生理现象。早期新生儿有 50%~80% 可出现生理性黄疸，程度轻重不一，轻者仅限于面颈部，重者可延及躯干、四肢和巩膜，粪便色黄，尿色不黄，一般无症状（如血清总胆红素 TSB 超过 136.8μmol/L（8mg/dL，也可出现轻度嗜睡或纳差）。黄疸通常持续 7~10 日消退。早产儿由于血浆白蛋白偏低，肝功能较足月儿更不成熟，黄疸程度较重，消退也较慢，可延长到 2~4 周。

（一）原因

新生儿胆红素代谢特点导致：胆红素形成过多；血浆白蛋白连接胆红素的能力较低；肝细胞摄取胆红素的能力不足；形成结合胆红素的能力低下；排泄结合胆红素的功能不成熟；胆红素的肝肠循环增加。

（二）监测

新生儿出生后的胆红素水平有动态变化的过程，诊断高胆红素血症时需考虑其胎龄和日龄。对于胎龄 ≥ 35 周的新生儿，目前多采用美国 AAP 指南推荐的新生儿小时胆红素列线图。新生儿高胆红素血症的光疗标准很难用统一的数值来界定，不同胎龄、日龄的新生儿都应该有不同的光疗指征，另外还需考虑是否存在胆红素脑病的高危因素，出生胎龄 35 周以上的晚期早产儿和足月儿可参照 2004 年美国儿科学会推荐的光疗标准（见图 8-1），优点是最大程度地减少了过度光疗和延误光疗的可能。

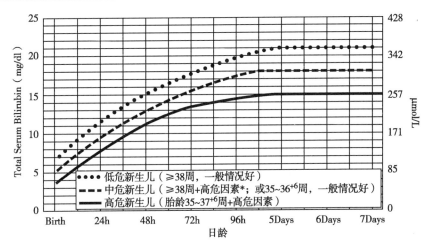

图 8-1 胎龄 35 周以上光疗曲线图

*高危因素：同族免疫性溶血、G-6-PD 缺乏、窒息、显著的嗜睡、
体温不稳定、败血症、代谢性酸中毒、低蛋白血症

（三）护理评估

由于新生儿生理性黄疸程度与许多因素有关，且有些病理因素难以确定，致使生理性黄疸的正常血清胆红素（TSB）值很难有统一标准，目前临床仍采用传统 TSB 值诊断标准，足月儿不超过 220.6μmol/L（12.9mg/dL），早产儿不超过 256.5μmol/L（15mg/dL）。但是对于早期新生儿黄疸，不能只依据 TSB 值，需结合临床其他因素，如个别早产儿 TSB 值虽低于生理性黄疸的诊断标准，即可发生胆红素脑病。相反，部分正常足月新生儿，虽 TSB 值超过生理正常值，但找不到任何病理因素，可能仍属于生理性黄疸。责任护士应进行全面评估，并根据评估情况给予护理。护士需了解新生儿胎龄、分娩方式、Apgar 评分、母婴血型、体重、喂养、保暖、体温变化、大便颜色、药物服用等情况；观察新生儿的反应、精神状态、吸吮力、肌张力情况；监测新生儿体温、呼吸、皮肤黄染的部位和范围；注意观察有无感染灶，有无抽搐等；每日可根据医嘱监测 TCB（经皮胆红素）值，对于高危新生儿可加强监测（每 4~6 小时一次）；同时评估新生儿家长心理状态，对生理性黄疸认知程度。

（四）护理措施

根据评估结果给予正确护理与指导。

1. 正常黄疸的相应护理

如果评估后属于正常的生理性黄疸现象，继续观察病情，做好相应护理：

（1）密切观察病情：注意皮肤黏膜、巩膜的色泽，根据医嘱定期监测 TCB。注意神经系统表现，新生儿如出现拒食、嗜睡、肌张力减退等胆红素脑病早期表现，立即通知医生，做好抢救准备。观察大小便次数、量及性质，如存在胎粪延迟排出，及时根据医嘱给予灌肠等处理，促进粪便及胆红素排出。

（2）喂养：生理性黄疸期间 TSB 超过 136.8μmol/L（8mg/dL），也有部分新生儿出现轻度嗜睡或纳差，常表现为吸吮无力、纳差，应耐心喂养，按需调整喂养方式如少量多餐、间歇喂养等，需保证足够的奶量摄入。

2. 实施蓝光照射治疗 对小部分高危新生儿（如早产儿、有窒息史的新生儿等）即使处于生理性黄疸的诊断范围内，有时也需给予蓝光治疗。对于这部分家属护士应先做好宣教工作,取得家属的配合。光疗前为新生儿进行沐浴(忌用爽身粉涂抹身体),穿好尿不湿,佩戴不透光眼罩,剪短指甲防止抓伤皮肤,必要时包裹新生儿手足,松紧适宜;光疗过程中,新生儿由于舒适度改变,常表现哭闹不安,护士应及时给予安抚;由于光线照射,新生儿不显性失水增加,应勤喂奶或水分,注意观察体温和光疗箱内温湿度,必要时根据医嘱给予补液;注意观察黄疸消退情况,可在光疗中、光疗后使用经皮胆红素仪定时监测 TCB 值,对于血清胆红素值较高者,可在光疗后 4~6 小时再次进行 TCB 检测。

3. 心理护理对存在知识缺乏的产妇及家属进行健康教育,向产妇及其家属提供生理性黄疸的相关知识,对有焦虑情绪的产妇或家属,做好安抚工作。确认其正确掌握黄疸的观察与相应护理知识,帮助了解正确喂养对于减少肝肠循环的重要性。

4. 指导挤奶(要点见第七章第六节母乳喂养)。

(五)健康教育

生理性黄疸的血清胆红素受多种因素影响,必须排除病理性黄疸后方可诊断。应在孕期或新生儿出生之前做好健康教育,最重要的是持续动态观察和早期干预,采用小时胆红素列线图评估发生严重高胆红素血症的危险性,高于第 95 百分位为高危区,第 75 与 95 百分位之间为高中危区,第 40 与 75 百分位之间为低中危区,低于第 40 百分位为低危区。新生儿出院前小时胆红素值在高危区者出院后发生严重高胆红素血症的概率较大,需要密切随访;而处于低危区者发生严重高胆红素血症的危险性非常低。出生后 72 小时内出院者,若胆红素值处于高危区或高中危区,可结合危险因素在出院后 24~48 小时随访。出院时医院应给家长提供书面和口头信息,内容包括黄疸知识的介绍以及出院后如何监测黄疸及随访时间。

三、新生儿低体温

低体温一般指新生儿核心(直肠)温度 ≤ 35℃。当体温低于 32℃时,病死率可达 20%~50%,体温低于 30℃时,新生儿病死率高达 61.1%。新生儿低体温不仅可以引起皮肤硬肿症,还可导致心、脑、肝、肾和肺等重要脏器损伤,甚至导致死亡。

(一)病因

新生儿由于体表面积相对较大,皮下脂肪薄,血管丰富,故易于散热,加上体温调节中枢发育未完善,以致调节功能不全。当环境温度降低,保暖措施不够或热量摄入不足和某些疾病影响时很易发生低体温。

(二)病理生理

1. 新生儿热量散发的途径 新生儿通过 4 个途径向周围散发热量。①辐射:热量由新生儿散失到周围较凉的物体。②传导:热量由新生儿散失到直接所接触的物体表面。③对流:热量由新生儿散失到周围的空气中。④蒸发:热量通过新生儿皮肤水分的蒸发散失。

2. 新生儿低体温的危害 经过以上四个途径,新生儿热量散失过多,加上新生儿产热不足,导致新生儿发生低体温,机体对低体温做出反应,去甲肾上腺素分泌增加。①去甲肾上腺素释放,增加机体新陈代谢,组织耗氧增加,造成组织缺氧,无氧代谢增加,产生过多酸性物质导致酸中毒。②去甲肾上腺素释放,机体新陈代谢增加,棕色脂肪利用增加,游离脂肪酸释放增加,引起酸中毒。③去甲肾上腺素释放,外周血管收缩,向组织供氧减少,无氧代谢增加导致酸性物质堆积引起酸中毒。④去甲肾上腺素释放,肺血管收缩,肺循环向体循环的右向左分流增加,造成体循环低氧血症,无氧代谢增加,引起酸中毒。以上四个病理改变的结果都是缺氧、酸中毒,引起多脏器损害甚至死亡。

（三）护理评估

新生儿低体温时,皮肤温度常因末梢血管收缩而首先下降,患儿全身凉,体温常低于35℃。新生儿的一般情况与低温的严重程度及潜在的疾病或并发症有关,患儿常嗜睡、拒乳、少哭、少动,部分患儿可见皮肤硬肿,始于四肢、大腿、臀部,可遍及全身,严重者可有代谢性酸中毒,血液黏稠,凝血功能障碍和神经功能障碍等多系统脏器损伤。责任护士应密切观察体温变化和全身情况,进行综合评估,并根据评估情况给予有效护理。护士应了解低体温患儿病史,定时监测体温。观察低温患儿的全身情况,分析发病原因(是否受寒冷影响;是否体温调节中枢发育不成熟;是否为早产儿、低出生体重儿;能量摄入是否充足;患儿是否处于疾病期);评估是否对低体温患儿采用了科学有效的复温方式? 复温速度是否合理? 效果是否理想? 询问家属对新生儿是否采用了正确的保温方法,评估家属对新生儿低体温的了解程度。

（四）护理措施

新生儿低体温的主要处理包括复温、控制感染、供给热量、矫正酸中毒和水电解质功能紊乱、纠正器官功能障碍等。

1. 体温测量　根据新生儿具体情况选择合适的测量方式和时机。

（1）肛温:直肠温度最接近机体的中心温度,其结果能准确反应体温的实际变化,是临床测量体温的标准方法。测量方法为:新生儿取屈膝仰卧位,充分暴露臀部,用软膏润滑后将肛表轻轻插入肛门 2~3cm,3 分钟后取出记录读数。腹泻、直肠或肛门手术的患儿不宜测量直肠温度,沐浴后患儿须等待 30 分钟后方可测量。新生儿易躁动,哭闹容易造成肛表断裂,在测量时须有专人看护。

（2）腋温:临床上最常用于新生儿测量体温的方法。测量方法为:擦干测量侧腋下,将体温计水银端放于腋窝深处,屈肘过胸,尽量贴紧皮肤,同时须有专人看护以防体温计脱落,测量时间为 5 分钟。极度消瘦的新生儿不宜采用此法。

（3）颌下温:取平卧头侧位或侧卧位,将体温计水银端放于颌下与颈部皮肤之间夹紧 5 分钟后取出,测量时要有专人巡视体温计是否脱落。

（4）背部测量法:患儿去枕平卧,将体温计水银端由颈后轻轻插入脊柱与肩胛骨之间斜方肌部位,插入深度 5~6cm,以患儿自身体重的重力作用,使其与背部皮肤和床褥紧贴,测得体温。

（5）腹股沟测量法:将体温计水银端放于腹股沟 1/3 与内 1/3 交界处(股动脉搏动处),体温计方向与腹股沟平行并紧贴皮肤,同时该大腿内收,紧靠腹壁。此方法可避免测腋温时需要解衣的繁琐,简便易行。

（6）耳温:将被测新生儿的耳郭轻轻向上方拉,暴露外耳道,将红外线耳式体温计的探头轻轻插入耳道并向下压,按下测量开关,1 秒后取出,记录数据。此方法简单便捷,但需做好消毒隔离,防止交叉感染。

（7）经皮温监测:目前在暖箱、光疗箱、红外线辐射床等新型的仪器上,用热敏电阻为探头的电子体温计,将热传感器电极轻贴在皮肤上记录皮肤温度,缺点是探头不易固定,易受环境温度影响。

2. 复温法　为低体温患儿采取合理的复温法,目前临床常用的新生儿复温法有三种。

（1）慢复温法:将新生儿置于室温在 24~26℃ 的室温中,并以预热的衣被包裹;适用于轻度低体温的新生儿(34~35℃),可在 12~24 小时内使其体温恢复至正常。也可以将新生儿全身裸露，放置在妈妈胸前亲密肌肤接触，模拟袋鼠妈妈护理，通过母亲的体温安全复温。

（2）新生儿暖箱复温法：适用于中度低体温的新生儿，将新生儿放入预热的暖箱中，温度设置需高于皮肤温度 1℃，复温的速度一般为每小时提高暖箱温度 1℃，若新生儿体重小于 1200g、胎龄小于 28 周或体温低于 32℃，复温的速度应减慢（速度不超过 0.6℃/h），在复温过程中，需严密监测体温变化。体表温度与肛门温度差不应超过 1℃。通过对新生儿反应进行适时观察来调节箱温。箱温较低时，新生儿会出现唇周发绀、四肢发凉和反应差等症状；箱温过高时，新生儿会出现面色红、呼吸增快和吵闹不安等症状。

（3）新生儿辐射台复温法：对低体温有并发症需抢救的新生儿，可将其置于远红外线抢救台上复温，复温速度可每 15~30 分钟提高 1℃，直至新生儿的温度达到正常。对于病情不稳定或病情危重需要在辐射台进行抢救治疗的早产儿，使用聚乙烯覆盖，即刻减少散热，也可减少早产儿水分丢失。

（五）健康教育

新生儿低体温恢复后，应定期评价，指导家长观察新生儿的体温变化和全身情况；定时监测体温。对焦虑不安的家属，护士应给予安慰和鼓励，并向其解释新生儿低体温的原因、治疗和预后。耐心解答家属的疑问，确认家属了解定时测量体温的重要性，能正确为新生儿测量体温；并指导其掌握复温的相关措施和护理要点。增强家属的自信心，减轻其担忧及焦虑。

四、新生儿低血糖

新生儿低血糖是临床常见症状，因其临床表现无特异性，正常与危重新生儿均可发生，健康新生儿生后初期因正常生理反射会发生低血糖，但依赖其自身调节与产后喂养可迅速恢复，少部分还可通过体内储存的非葡萄糖代谢燃料，如酮体代偿维持正常代谢需求。对这部分新生儿诊断可能导致临床的过度医疗，而大部分低血糖新生儿由于缺乏典型临床症状，造成诊治上的困难。因此临床上及时准确发现低血糖高风险新生儿，将其纳入统一的血糖筛查、监测程序，在标准化治疗的前提下依据病情采取个性化干预措施显得尤为重要。

（一）定义

新生儿低血糖的定义一直存在争议。目前广泛采用的临床诊断标准是：不论胎龄和日龄，有无临床症状，新生儿全血葡萄糖 < 2.2mmol/L 可诊断为新生儿低血糖。血糖 < 2.6mmol/L 是临床干预与治疗界限值。按低血糖严重程度分：轻度 2.2~2.8mmol/L）、中度（1.1~2.2mmol/L）和重度（< 1.1mmol/L）低血糖。

（二）分类

新生儿低血糖可简单分为一过性低血糖和持续性低血糖。一过性低血糖与出生情况密切相关。

1. 孕母分娩过程中输注葡萄糖或妊娠期间接受降糖治疗导致。

2. 糖尿病母亲所生的新生儿往往需分泌更多胰岛素适应胎儿期高葡萄糖浓度，进而导致出生后低血糖。

3. 早产儿和小于胎龄儿的糖原和脂肪储存较足月新生儿少而胰岛素分泌多，使其更容易发生新生儿低血糖。

4. 窒息及围产期应激的增加，促使无氧代谢消耗大量血糖，造成新生儿的出生后低血糖。

以上新生儿在娩出后短期内常有一过性低血糖,但随着新生儿机体功能的完善和血糖调节系统的成熟,其血糖水平将很快恢复至正常范围。

持续性低血糖往往与高胰岛素血症相关:少见病因如 Beckwith-Wiedemann 综合征,Mosaic Turner 综合征和 Costello 综合征;胰岛 β 细胞分泌相关基因突变致胰岛素过度分泌,抑制酮体产生;代谢性疾病如糖原累积症、糖原异生和脂肪氧化疾病。此类低血糖新生儿高胰岛素血症持续数天甚至数周,治疗难度较大。

(三)低血糖管理

1. 高危新生儿排查　临床上通常对有低血糖风险的新生儿(孕妇因素和新生儿疾病)进行必要的血糖筛查;对高风险或已诊断为低血糖的新生儿,需对其血糖水平进行密切监测。以往无症状性低血糖新生儿能进食者先行进食,每 2 小时测血糖一次,血糖正常后改为4~6 小时一次。现今更强调根据新生儿个体差异、风险程度确定血糖监测的频率和时间,并根据具体情况进行调整。有糖尿病母亲的新生儿可在娩出后 1 小时发生无症状性低血糖,并持续至出生后 12 小时;而小于胎龄儿或大于胎龄儿可在娩出后 3 小时发生低血糖,并可能在出生后 10 日内持续发作。

2. 新生儿低血糖的一般管理　反复长时间的低血糖可引起新生儿严重的全身急性反应和神经损伤,进而导致神经系统不同程度后遗症的发生。因此,做好低血糖高风险新生儿人群的血糖筛查并加强其血糖监测非常重要。对血糖< 2.6mmol/L 或有低血糖症状表现的新生儿需立刻实施临床干预及治疗。对所有新生儿低血糖的治疗管理都应立足于新生儿整体生理和代谢状况,不需阻断母婴关系和母乳喂养。

(四)护理评估

症状性低血糖临床表现尚无特异性,主要以呼吸、神经系统症状为主,且低血糖症状的出现与血糖值无显著相关性。临床出现烦躁、抽搐、萎靡、肌张力降低、喂养不耐受、哭声无力或高调、呼吸增快、发绀、呼吸暂停、心率增快等症状时需检测血糖。任何时候床边血糖< 2.6mmol/L,都应及时通知医师,积极处理。

(五)护理措施

无症状低血糖,推荐临床管理方法:继续母乳喂养(每次间隔 1~2 小时)或按 1~3ml/kg(最高不超过 5ml/kg)喂养挤出的母乳或母乳替代品(如巴氏消毒母乳、配方奶或部分水解奶粉);如若喂养后血糖水平仍很低,纳入高危儿管理,应立即进行静脉葡萄糖输注治疗,在此期间母乳喂养仍可继续,但随着血糖的逐渐恢复相应减少输糖量。

(六)健康教育

对有高危因素的新生儿家长应积极告知父母低血糖发生的原因和预后,以配合治疗。新生儿低血糖的预后与低血糖的持续时间、发作次数、严重程度及潜在病因相关。有症状的、持续的、发生在高危新生儿中的低血糖易引起脑损伤,通常表现为脑瘫、智力低下、视觉障碍、惊厥、小头畸形等。无症状性低血糖的预后目前仍没有一致的结论。

五、发热

发热是新生儿的常见症状,新生儿的正常核心温度(肛温)为 36.5~37.5℃,正常的体表温度为 36~37℃,通常将新生儿的核心温度高于 37.5℃定义为发热。新生儿发热原因复杂,主要由于产热和散热之间关系紊乱造成。

（一）原因

产热增多或散热减少导致体温升高，新生儿的核心温度高于37.5℃。

（二）护理评估

新生儿期由于体温调节中枢发育不成熟，体表面积大，皮下脂肪薄，调节功能差，体温容易波动，易发生低体温也容易发热。新生儿对发热的耐受性差，体温过高可引起心动过速、呼吸急促、呼吸暂停，严重者可引起惊厥、脑损伤甚至死亡。责任护士应密切观察体温变化和全身情况，进行综合评估，并根据评估情况实施正确有效地护理。护士应掌握发热新生儿的病史（胎龄、日龄、体征、分娩史、生后保暖情况、有无宫内感染史等）；观察体温变化，是否在正常范围内；观察发热新生儿的全身情况，分析发病原因，是否为环境因素引起（当新生儿周围的环境温度过高如新生儿包裹过多，新生儿暖箱温度及光疗箱温度设置过高、辐射床温控探头脱落等均可以引起新生儿体温迅速升高）；是否是新生儿脱水热（多发生在生后3~4天正常母乳喂养的新生儿，体温突然升高至39~40℃，患儿多表现为烦躁不安、啼哭、面色潮红、呼吸增快，严重者口唇干燥、尿量减少或无尿。发病原因为摄入水分不足）；是否由新生儿感染引起发热（各种病原体引起局部和全身性感染，如败血症、肺炎、脐炎、尿路感染、化脓性脑膜炎等）；评估是否对发热新生儿采用了安全有效的降温措施；询问家属发热新生儿是否存在其他症状，评估家属对新生儿发热的了解程度。

（三）护理措施

根据评估结果给予正确护理与指导。

1. 保证室内温度的恒定　使新生儿体温保持在36.5~37.5℃，是新生儿健康成长的基本保证。如果体温高于37.5℃，说明过度保暖，应当给予调节。

2. 密切观察病情　对高热患儿应每4小时测量1次体温，待体温恢复正常3日后，可逐渐递减至每日2次，同时要密切观察患儿的面色、脉搏、呼吸，掌握病情进展情况，关注有无惊厥等并症的发生；准确记录患儿的液体进量、尿量，注意有无脱水症状；对使用药物治疗的患儿，需观察退热药和抗生素的疗效和不良反应。

3. 降温措施应用　因新生儿的特殊性，宜首选物理降温如松开包被、温水擦浴等。处理方法是：①室温调整为18~20℃，相对湿度50%~60%；②打开包被，解开衣服以散热；③冷敷降温：将冰袋置于血管丰富处，一般放置部位是在前额、颈部或放于腋窝、腹股沟、腘窝等处。每次放置时间不超过20分钟，以免发生冻伤，或用冷毛巾敷于前额、腋窝、腹股沟等大血管走行处，每2~3分钟更换一次。④如体温高于39.5℃可予温水擦浴，擦浴水温一般为32~34℃。擦浴部位为四肢、颈部、背部，擦至腋窝、腹股沟、腘窝等血管丰富处，停留时间稍长达3~5分钟，以助散热。忌用乙醇擦浴。用物理降温后，需更加密切观察降温情况，须在半小时后测量体温1次。同时加强皮肤护理，退热过程中往往大量出汗，应及时擦干汗液和更换衣服，提高舒适度。

4. 保证营养和水分　必要时通过静脉输液来补充水分、营养物质和电解质等。

5. 家长心理护理　新生儿发热时，家属往往焦虑不安，护士应给其安慰和鼓励，并向其解释发病的原因、治疗和预后。耐心解答家属的疑问，并指导其掌握降温的相关措施和护理要点。增强家属的自信心，减轻其担忧及焦虑。

（四）健康教育

新生儿发热纠正后，指导家长定期评价，观察新生儿体温变化和全身情况。对于感染原因引起的发热，对使用药物的新生儿做好用药疗效及不良反应的观察指导；评估家属是否会为新生儿测量体温,以及正确理解新生儿发热;评估家属对发热新生儿是否能采取合适的降温方法,提供合理的照护,保持新生儿体温稳定。

六、呼吸困难

呼吸困难是新生儿时期的常见症状之一,与其解剖生理特点有关:新生儿呼吸中枢发育不完善,呼吸运动调节能力差。临床常见的新生儿呼吸困难病因较多,主要有呼吸系统疾病、循环异常类病变、神经肌肉及代谢疾病等,其中以呼吸系统疾病所致的呼吸困难最常见。责任护士应全面掌握患儿病情,分析呼吸困难发生的病因,帮助患儿及时解决问题,恢复正常。

(一)概念

新生儿的呼吸频率、节律、强度、深浅度改变,吸气与呼气比例失调,出现呼吸急促、费力、点头、张口呼吸以及由于呼吸肌动作引起的三凹征、鼻翼扇动等统称呼吸困难。

(二)护理评估

呼吸困难既是一组症状,又是一组体征。早期常表现为呼吸增快,然后出现鼻翼扇动和三凹征(胸骨上窝、剑突下窝和肋间隙的吸气性凹陷),表明病情已有进展。听诊肺部呼吸音减低,吸气时可闻及细湿啰音。随着皮肤颜色变暗、发绀、呼吸增快达 100~120 次 / min,出现呼气性呻吟、周期性呼吸甚至呼吸暂停,表示病情进一步恶化。责任护士应密切观察呼吸困难和全身情况,进行综合评估。

生后立即出现呼吸困难,见于胎粪吸入性肺炎、剖宫产儿等;生后 1 天内出现呼吸困难如湿肺者多出现在生后 1~2 小时、肺透明膜病在生后 6 小时内出现、自发性气胸、纵隔气肿、大叶肺不张,可在生后数小时突然出现呼吸困难;生后 1 天至 1 周内出现呼吸困难,多见于肺出血、乳汁吸入、气漏症、肺炎、先心病等;宫内感染性肺炎多在生后 3 天内出现并逐渐加重;1 周后出现呼吸困难,见于肺炎、败血症、脓胸、化脓性脑膜炎、膈肌麻痹、支气管肺发育不良等。评估是否对呼吸困难的新生儿采用了有效的治疗和护理;同时还应关注心脏、神经系统、腹部及代谢状况等;密切关注低氧血症和酸中毒对新生儿的影响。评估家属焦虑程度,及对新生儿呼吸困难的认知程度。

(三)护理措施

根据评估结果,采取有效的护理和干预,并不断地观察和评估患儿对治疗的效果。

1. 保持呼吸道通畅　呼吸困难的患儿,气道分泌物会影响气体流速,也可能堵塞管路,及时清除呼吸道分泌物,保持呼吸道通畅。

2. 给予舒适的体位　采用有利于患儿开放气道的体位,取仰卧位垫小毛巾卷使颈部轻微拉伸,头部位于鼻吸气的位置。避免颈部弯曲或过度拉伸,过度拉伸或屈曲时都会导致气道直径变小。

3. 氧疗的护理与观察　按医嘱给予吸氧,呼吸困难血氧分压小于 50mmHg 时给予氧疗。根据患儿的血氧饱和度和(或)直接或间接的动脉血氧分压及时进行调整,监测吸入氧浓度,缺氧改善后停止给氧,以防氧中毒。

(1)使用氧浓度计指导氧疗,根据 PaO_2 调节给氧浓度,开始较高,以后可逐渐下降,或按医嘱保持需要的氧浓度。

(2)临床常以发绀为给氧的指征,但贫血和周围血管扩张的新生儿缺氧时,可不出现发绀,故测血 PaO_2 和 pH 最为可靠。供氧使 PaO_2 达到 7.98~10.64kPa(60~80mmHg),但不高于

15.96kPa(120mmHg),以免发生氧中毒而引起眼晶状体后纤维增生和慢性肺部疾患。

（3）利用面罩及鼻导管插管给氧,氧气应先加温加湿。

（4）给氧后注意观察新生儿呼吸状态,如呼吸困难症状未缓解或恶化,应报告医师,并做好人工呼吸支持准备。

（5）如新生儿需氧浓度已达60%($FiO_2$0.6),而PaO_2仍在7.98kPa(60mmHg)以下,$PaCO_2$在9.98kPa(75mmHg)以上,血pH小于7.2,为使用人工呼吸器支持通气的指征。

（四）健康教育

评估家属焦虑情况,以及对疾病治愈的信心;了解家属对患儿病情的认知程度,能否为存在呼吸困难发作风险的患儿提供有效的观察和护理;对于家属没有改正或掌握的地方,应该继续给予指导和帮助,指导家属全面掌握。对焦虑不安的家属,护士应给予安慰和鼓励,并向其解释新生儿出现呼吸困难的原因、治疗和预后。耐心解答家属的疑问,用简单易懂的语言向家属解释目前的治疗方针及护理措施,取得家属的理解和信任,增加其对治愈的信心,减少不必要的担忧。

七、青紫

青紫是新生儿期常见症状之一,由多种原因引起,可以发生在肺部疾病、心脏疾病、血液系统和中枢神经系统疾病,也可以发生在少数正常新生儿,引起青紫的原发病可以很轻微,也可能严重威胁生命,应及时做出诊断,给以相应处理。

（一）病因

1. 生理性青紫　新生儿出生由子宫内到子宫外的改变是一个逐渐的过程,健康足月新生儿出生后10分钟才能达到导管前动脉血氧饱和度＞90%,需经1小时达到导管后动脉血氧饱和度＞95%。正常新生儿生后由于肺尚未完全扩张,肺换气功能不完善,以及周围皮肤血流灌注不良可引起青紫;新生儿哭闹时肺动脉压力增高可引起动脉导管和（或）卵圆孔水平的右向左分流致一过性青紫。以上青紫属于生理性。

2. 病理性青紫

（1）外周性青紫:由于环境过冷,血红蛋白含量过高及局部静脉阻塞等,组织耗氧增加,局部缺氧所致,但动脉血氧分压和氧饱和度正常。多见于分娩时局部受压或寒冷致局部血液循环不良的局部血流障碍。

（2）中心性青紫:由于全身性疾病引起动脉血氧饱和度和氧分压降低导致青紫,见于各种呼吸系统疾病如窒息、肺炎、呼吸道先天畸形等,各种青紫型先天性心脏病如左心发育不良综合征、永存动脉干、肺静脉异位引流等。

（3）其他原因高铁血红蛋白血症:如高铁血红蛋白水平超过血红蛋白总量的10%时,可出现皮肤青紫,血液呈棕色;应用某些药物如亚硝酸盐、磺胺类、非那西汀及饮用含亚硝酸盐或硝酸盐的水、吸入一氧化氮等可致高铁血红蛋白血症。红细胞增多症、中枢神经系统疾病也可引起青紫。

（二）护理评估

首先评估确定青紫属于哪一类,是生理性还是病理性,是中枢性还是外周性。生理性青紫为暂时性,随着时间的推移青紫消失,新生儿无任何器质性病变的表现。若青紫仅限于四肢末梢、耳轮、鼻尖等体温较低部位,经保暖及改善微循环后青紫消失属于外周性青紫。如全身皮肤、眼结膜、口腔黏膜和舌广泛青紫,经保暖及改善局部循环后不消退则考虑中心性青紫。

如经过评估确认为中心性青紫者,积极寻找病因。呼吸系统疾病引起的青紫,常有呼吸频率改变、鼻翼扇动和三凹症等呼吸困难症状,多因为肺泡通气不足、弥散功能障碍等引起,吸入100%氧气后青紫有所缓解。新生儿持续肺动脉高压是新生儿青紫的常见原因,如未合并肺部疾患,多无明显呼吸困难,常压吸氧青紫不缓解,需通过进一步检查:

(1)高氧试验:头罩或面罩吸入100%氧5~10分钟,如缺氧无改善,提示有持续肺动脉高压或青紫性先天性心脏病所致的右向左分流。

(2)动脉导管前后血氧分压差:动脉导管开口前(常为右桡动脉)及动脉导管后(常为左桡动脉、脐动脉或下肢动脉)的动脉血氧分压出现差异,当两者差值大于2~2.67kPa(15~20mmHg)或两处的经皮血氧饱和度差>10%,提示新生儿有持续肺动脉高压或先心病。

另新生儿血液中高铁血红蛋白含量增多时也可导致青紫。血液中高铁血红蛋白含量超过30%时,可出现呼吸困难和激惹症状,新生儿有青紫但血氧分压正常。可取新生患儿和正常新生儿末梢血各1滴于滤纸上,空气中暴露30秒,正常对照者血呈红色,高铁血红蛋白血症患儿血呈棕色。红细胞增多症患儿除出现青紫外,患儿肤色较红,有激惹、嗜睡、呼吸暂停等症状,血氧饱和度降低但氧分压可能正常。

(三)护理措施

根据评估结果,采取有效的护理和干预,并不断地观察和评估患儿对治疗的效果。

1. 生理性青紫不需治疗。

2. 外周性青紫应加强局部保温,调整病室温度24~26℃,湿度55%~65%,保持室内空气新鲜,无刺激性气味。维持新生儿正常体温可降低氧耗量。心力衰竭或休克患儿应改善心功能,纠正休克和微循环障碍,保障患儿安静,维持机体氧耗量最低限度。

3. 中心性青紫应寻找病因,针对病因治疗,如为持续肺动脉高压者给予高频通气或一氧化氮吸入,肺部疾病则积极相关治疗,先天性心脏病可选择时机进行手术治疗等。

4. 青紫发作时的护理

(1)及时用氧:新生儿一旦出现青紫应及早吸氧治疗,给氧浓度和方式根据病情决定。吸氧时保持鼻导管通畅,避免分泌物阻塞,影响吸氧效果。

(2)药物治疗:遵医嘱,及时使用强心利尿剂、血管活性药物等,静脉用药时严格掌握输液速度和药物浓度等。

(3)维持呼吸功能:及时清理呼吸道,保持呼吸道通畅。

(4)选择合适体位:选择合适的体位以减少患儿哭吵,减少活动以减少患儿耗氧量。呼吸道感染者抬高床头,保持呼吸道通畅。

(5)关注生命体征的稳定,及时记录。

(四)健康教育

新生儿青紫症状缓解指导家长定期评价,持续观察新生儿全身情况如体温、心率、血氧饱和度、肤色、喂养、大小便等。对焦虑不安的家属,护士应给予安慰和鼓励,并向其解释新生儿出现青紫的原因、治疗和预后。耐心解答家属的疑问,用简单易懂的语言向家属解释目前的治疗方针及护理措施,取得家属的理解和信任。

第四节 新生儿疾病筛查

新生儿筛查是指通过血液检查对某些危害严重的先天性代谢病及内分泌病进行群体筛查，使它们在临床症状尚未表现之前或表现轻微，而其生化、激素等变化已比较明显时得以早期诊断，从而可以早期进行治疗，避免患儿重要脏器如脑、肝、肾等不可逆性的损害所导致的死亡或生长及智能发育的落后。是行之有效的提高人口质量、降低弱智儿发生的重要措施。新生儿筛查是一个集组织管理、实验技术、临床诊治及宣传教育为一体的系统工程。中华人民共和国国家卫生健康委员会妇幼司直接领导、各省市卫生局间接管理新生儿筛查工作。

先天性甲状腺功能低下（Congenital Hypothyroidism CH）和苯丙酮尿症（phenyl ketonuria, PKU）两项筛查在有条件开展的地方实施。CH 和 PKU 患儿在出生时往往缺乏疾病的特异表现，一般要到 6 月龄才逐渐出现固有的临床症状，并日趋加重，然而，一旦出现了疾病的临床症状，表明疾病已进入了晚期。即使治疗，疗效低下且难以恢复；相反若能在出生不久发现疾病，确诊治疗，那么绝大多数患儿的身心将得到正常的发育，其智力亦可达到正常人的水平。

（一）临床意义

新生儿疾病筛查，就是用一种尽可能简单的方法，对全部的新生婴儿进行普查，以期及早发现 CH 和 PKU 患儿，确诊后给予有效的治疗，从而保证了患儿的健康成长，疾病的疗效和预后如何，完全取决于确诊和治疗的早晚。

（二）苯丙酮尿症

苯丙酮尿症是体内缺乏苯丙氨酸羟化酶所致的先天性氨基酸代谢病。由于此酶缺乏，使血中苯丙氨酸（phenylalanine, Phe）不能正常羟化而使其浓度增高，过高的 Phe 可促使苯丙氨酸转氨酶发育，使产生苯丙酮酸的旁路开放，因此尿中出现苯丙酮酸、苯醋酸等代谢产物。过高的 Phe 可影响脑发育而致智能发育落后。

1. 标本采集程序　血标本采集方法：为国际上统一的 Guthrie 法，即使用特定滤纸采取合适的血斑、干燥后，尽快送至新生儿疾病筛查中心进行检测。采血滤纸：采血滤纸必须与标准滤纸一致，厚度、吸水性、渗水性等相当均一的特制纯棉优质滤纸。采血时间：采血应当在婴儿出生 72 小时并吃足 6 次奶后进行，否则，在未哺乳、无蛋白负荷的情况下容易出现 PKU 筛查阴性。此外，在婴儿出生 72 小时后采血，可避开生理性 TSH 上升时期，减少了 CH 筛查的假阳性机会，并可防止 TSH 上升延迟的患儿产生假阴性。因各种原因提前出院、转院的婴儿，不能在 72 小时之后采血的，原则应由接产单位对上述婴儿进行跟踪采血，提高筛查的覆盖率，但时间最迟不宜超过出生后 1 个月。采血部位：多选择婴儿足跟内侧或外侧。其方法是：按摩或热敷婴儿足跟，使其充血，乙醇消毒后用一次性采血针穿刺，深约 3mm，弃去第一滴血后将挤出的血液滴在特定的滤纸上，使其充分渗透至滤纸背面。要求每个婴儿采集 3 个血斑，每个血斑的直径应 ≥ 10mm。血标本的保存与递送：将合格的滤纸血斑平放在室内清洁处，使其自然晾干，后装入塑料袋内，并置 4℃冰箱中保存，每周一次将血标本送相应的市（地）、县新生儿疾病筛查管理中心验收并保存，市、县中心则每 7~10 日将滤纸血斑邮寄给省中心检测。采血卡片的填写：应在采血卡片上逐项填写所有项目，不能漏项。字迹要清楚，文字要规范。血标本和采血卡片验收：为明确职责，把好质量关，各级均应做好滤纸血斑和采血卡片的验收工，即采血单位的质控员、市（县）中心、省中心都要对递送上来的采血卡片和滤纸血斑质量进行验收、签名，以及负责。有不合格的卡片，应给予重新采集。

2. 治疗和随访　正常新生儿血 Phe 浓度 < 120μmol/L（2mg/dL），如 > 240μmol/L（4mg/dL）时应复查，也有人提出 > 120μmol/L 即复查。经筛查诊断的 PKU 患儿，及时治疗疗效满意。血 Phe 浓度 > 600μmol/L（10mg/dL）者应立即停止母乳或牛奶喂养，接受特殊的低或无苯丙氨酸奶方治疗。饮食治疗至少至 10 岁，如能继续治疗至青少年期后，对患者的行为及心理等发育有益。我国 PKU 的发病率约 1/11180。

（三）先天性甲状腺功能减低症

先天性甲状腺功能减低症（congenital hypothyroidism，CH）多由于先天性甲状腺缺如或甲状腺发育不良引起，极少数是由于甲状腺激素合成过程中代谢障碍引起。表现为血液中甲状腺素减少，我国仍采用 TSH 作为甲低的筛查指标。新生儿 TSH 在出生后有生理性增高，一般认为与寒冷刺激有关，2 日后恢复正常。

1. 标本采集程序同 PKU。

2. 治疗和随访　CH 患儿接受治疗越早，效果越好。生后 1 个月内得到正规治疗，智能发育接近正常。国际上多用左旋甲状腺素治疗，国内有用甲状腺素片替代治疗（60mg 干甲状腺素片约相当于 100μg 左旋甲状腺素）。经超声或放射性核素检查确定为甲状腺缺如及异位者需终身治疗；如怀疑暂时性甲低者，在治疗至 2~3 年可考虑停药 1~2 个月，如停药后 T4、TSH 正常则可诊断为暂时性甲低，不需治疗，但仍应定期随访；如停药后 T4 下降，TSH 升高，则终身治疗。某些患儿虽经早期治疗，但智商仍明显落后，这可能与宫内存在甲低有关。CH 的发病率多在 1/4000~1/7000。近几年我国发病率有上升趋势至 1/3600。

（四）健康教育

新生儿疾病筛查初筛后通知复查，并不是所有的复查都代表异常，通知复查有多种原因。最常见的原因是第一次的血样数量不足，无法完成全部试验。为完成全部试验需要再次采血，故临床采样时一定要保障血样足够。当然也有可能发现第一次试验有点问题，但又不能下最后结论，为慎重起见，不得不重做一次试验。只有在重复试验异常时，医生才考虑有重新评价的必要。如果您一旦收到复查通知，尽早安排再次复查，以便及时获得确诊。治疗越早，后遗症越少。

知识拓展

一、美国母婴同室新生儿护理细则与评估细则

1. 不管通过何种方式分娩，所有的新生儿在生后一小时内都要用药预防淋菌性眼炎，将 0.5% 红霉素软膏搽在结膜缘上，如考虑存在红霉素耐药菌使用硝酸银滴眼液滴眼。

2. 出院前，所有的新生儿都应评估出院后风险，尤其是高胆红素血症风险。胆红素可以通过在取代谢性疾病筛查的同时取血进行血清胆红素的监测，也可以通过经皮胆红素测量。数值应记录在专门的时间 - 胆红素曲线图上；口头或书面告诉父母有关新生儿黄疸的知识。

3. 美国儿科协会（APP）指出科学研究证实新生儿包皮环切有潜在好处：降低生后一

年的尿路感染,降低发生阴茎鳞状细胞癌风险,降低性传播疾病风险,尤其是 HIV 感染。但数据不能说明需进行常规新生儿包皮环切术,术前家长知情同意,将手术利害告知家长。

二、新生儿哭闹、烦躁与肠绞痛

1. 新生儿从出生后不久便开始哭闹,可有很多种原因:饥饿、不适、疼痛或者出现了器质性疾病,甚至为严重的威胁生命的疾病。烦躁是指容易心烦、不适和恶劣情绪发作的新生儿。胃肠道内出现空气过多时,可出现烦躁、腹胀甚至腹痛等症状和体征。持久、无法安抚的哭闹和烦躁是新生儿早期常见且特有的症状,不受抚养状况的影响,可能是由神经发育变化所致,是婴儿发育过程中的一个正常过程,更多身体接触和积极响应的照护方式,可使以新生儿在 24 小时内的哭闹次数显著减少。少数新生儿的长时间哭闹和烦躁情绪可能是由于对食物不耐受和其他器官功能失调所致。这类哭闹有别于肠绞痛引起的哭闹。

2. 婴儿肠绞痛诊断,是出生后到 4 月龄小儿具有以下各项:①发作性易激惹、焦躁、哭闹,突然开始、突然停止;②每天发作 3 小时以上,每周至少 3 日;③无生长迟缓。肠绞痛与是否母乳喂养、性别等因素关系不大。病因尚不明确,包括行为异常、胃肠道功能改变、食物不耐受(乳糖酶活性一过性降低)、肠道菌群失调等。严格意义来说,婴儿肠绞痛大多数不是由于器质性疾病引起的,发生无明显原因,突然开始,突然停止,多见于白天,3~4 个月时哭闹自然停止,哭闹高峰大约在 6 周,12 周后减轻。临床干预的重点是:①评估和排除潜在的器质性疾病,如胃食管返流(GERD)、牛乳蛋白过敏(CMA)、嗜酸粒细胞性食管炎和解剖结构异常等;②评估和指导喂养技巧,并向患儿家长解释,着重强调该疾病的自限性;③指导可使患儿安静的方法,如节拍器安静环境下每秒 2~3 次和"止哭"而非止痛的方法(如乘车兜风);④对于母乳喂养的婴儿,应继续母乳喂养。对于人工喂养婴儿,如果怀疑是 CMA、GERD 或嗜酸粒细胞性食管炎可给予试验性治疗如水解蛋白配方奶或抑酸药物。研究表明,乳清蛋白部分水解配方奶对缓解肠绞痛有效,豆基配方粉无效。罗伊乳杆菌可缓解母乳喂养儿的肠绞痛。

思 考 题

1. 简述如何做好初生儿的体温管理。
2. 新生儿出现 10% 左右的体重下降现象,责任护士如何评估。
3. 新生儿呼吸困难常见原因及处理。
4. 高胆红素血症的诊断标准。高危儿如何做好随访。
5. 简述新生儿疾病筛查临床意义。

(李秋芳)

第九章
高危妊娠妇女的护理

妊娠期有个人或社会不良因素及有某种并发症或合并症等，可能危害孕妇、胎儿及新生儿或者导致难产者，称为高危妊娠（high risk pregnancy）。具有高危因素的孕产妇，称为高危孕产妇（high risk gravida）。国内报道高危妊娠发生率为 20.3%~44.2%，随着我国全面二孩政策的实施，孕妇年龄和孕产次数均发生了变化，高龄孕产妇、瘢痕子宫孕产妇等高危孕产妇明显增加，高危妊娠的发生率有升高的趋势。

第一节　高危妊娠母儿的评估及监测

一、母体高危因素的评估

高危妊娠的范围广泛，几乎包括所有的病理产科。常见的高危因素有孕妇本人的基本情况、不良孕产史、妊娠期合并症及并发症等四方面，下列情况列为高危妊娠：

1. 基本情况

（1）基本因素：年龄 ≥ 35 岁，年龄 < 18 岁，身高 ≤ 145cm，体重 < 40kg，或体重 ≥ 80kg，体重指数（BMI）> 24 或 < 18（早孕期）。

（2）全身因素：产道畸形或骨盆狭小，宫颈内口松弛，不良孕产史（≥ 3 次引流产史，异位妊娠，死胎，死产，早产史），瘢痕子宫，辅助生育妊娠者，孕妇及一级亲属有遗传病史。不良嗜好如大量吸烟、饮酒和吸毒等。

（3）外界因素：孕早期接触有害理化因素，孕早期病毒感染。

（4）社会因素：因家庭或社会原因造成孕产妇在保健和就诊上受限。

2. 妊娠期并发症　异位妊娠，妊娠剧吐，早产，妊娠期高血压疾病，HELLP 综合征，胎膜早破，前置胎盘，胎盘早剥，脐带绕颈（≥ 2 圈），脐带脱垂，胎儿窘迫，子宫破裂史，双胎妊娠，多胎妊娠（三胎及以上），羊水过多，羊水过少，过期妊娠，胎死宫内，胎儿畸形，胎儿生长受限，巨大儿，母婴血型不合可能（妊娠前有多次输血史），≥ 36 周胎位异常，妊娠滋养细胞疾病，妊娠期肝内胆汁淤积症，妊娠期糖尿病等。

3. 妊娠期合并症　妊娠合并心脏病，原发性高血压，妊娠合并病毒性肝炎，急性脂肪肝，妊娠合并肝损、肝硬化，妊娠合并糖尿病，妊娠合并甲状腺疾病，妊娠合并肾脏疾病，妊娠合并血小板减少，贫血，妊娠合并阑尾炎，胸廓畸形伴肺功能不全，妊娠合并哮喘，妊娠合并肺结核，急慢性尿路感染，梅毒，妊娠合并免疫系统疾病，艾滋病病毒抗体检测阳性，癫痫，智力低下，严重遗传性疾病，精神性疾病急性期，恶性肿瘤，器官移植术后。其他严重内科疾病：昏迷，脑卒中，严重感染，不明原因的高热。

二、确定是否为高危儿

高危儿包括：①孕龄＜37周或≥42周；②出生体重＜2500g；③小于孕龄儿或大于孕龄儿；④出生后1分钟Apgar评分≤3分；⑤产时感染；⑥高危孕产妇的新生儿；⑦手术产儿；⑧新生儿的兄姐有严重的新生儿病史或新生儿期死亡。

三、胎儿宫内监测的内容

1. 妊娠早期 行妇科检查确定子宫大小及是否与孕周相符；B型超声检查在妊娠第5周见到妊娠囊；妊娠6周时，可见到胚芽和原始心管搏动；妊娠9~13^{+6}周B型超声测量胎儿颈项透明层（nuchal translucency，NT）和胎儿发育情况。

2. 妊娠中期 借助手测宫底高度或尺测子宫长度和腹围，判断胎儿大小及是否与孕周相符；监测胎心率；应用B型超声检测胎头发育、结构异常的筛查与诊断；胎儿染色体异常的筛查与诊断。

3. 妊娠晚期 除产科检查外还应询问孕妇自觉症状，监测心率、血压变化，下肢水肿及必要的全身检查。

（1）定期产前检查：手测宫底高度或尺测子宫长度和腹围，了解胎儿大小、胎产式、胎方位和胎心率。

（2）胎动计数：胎动监测是通过孕妇自测评价胎儿宫内情况最简便有效的方法之一。初孕妇于妊娠18~20周能感到胎动，经产妇感觉略早于初孕妇，随着孕周增加，至妊娠32~34周胎动最活跃，38周后胎动又因羊水量减少和空间减少而逐渐减弱。已有较多的资料证明，胎儿的醒睡周期一般为20~60分钟，在胎儿觉醒时胎动多而强；睡眠期则胎动少而弱或完全没有胎动。若胎动计数≥6次/2小时为正常，＜6次/2小时或减少50%者胎儿缺氧可能。胎动与胎盘功能状态关系密切，胎盘功能低下时，胎动较前期有所减少。

（3）胎儿影像学监测及血流动力学监测：

1）胎儿影像学监测：B型超声是目前使用最广泛的胎儿影像学监护仪器，可以观察胎儿大小（包括胎头双顶径、腹围、股骨长）、胎动及羊水情况；还可以进行胎儿畸形筛查，发现胎儿神经系统、泌尿系统、消化系统和胎儿体表畸形，且能判定胎位及胎盘位置、胎盘成熟度。对可疑胎儿心脏异常者应用胎儿超声心动诊断仪对胎儿心脏的结构与功能进行检查。

2）血流动力学监测：彩色多普勒超声检查能监测胎儿脐动脉和大脑中动脉血流。脐动脉血流常用指标有收缩期最大血流速度与舒张末期血流速度比值（S/D）比值、搏动指数（PI）、阻力指数（RI），随妊娠期增加，这些指标值应下降。尤其在舒张末期脐动脉无血流时，提示胎儿将在1周内死亡。

（4）电子胎儿监护：电子胎儿监护仪在临床广泛应用，能够连续观察和记录胎心率（fetal heart rate，FHR）的动态变化，也可了解胎心与胎动及宫缩之间的关系，评估胎儿宫内安危情况。监护可在妊娠34周开始，高危妊娠孕妇酌情提前。

四、胎儿状况的监测及评估常用手段

（一）胎心听诊

胎心率听诊，是临床上评估胎儿宫内安危的传统而简便的监护方法，已应用了两个世纪，大量的研究表明，产程中定时、规范地听取胎心，与胎心持续监护的效果一样可靠。

胎心音使用听诊器听取,有普通听诊器、木制胎心听诊器和多普勒胎心听诊器 3 种,目前常用后者。胎儿心音通常在胎儿背侧部听诊清晰和响亮,枕先露时胎心音在孕妇脐部的左下或右下方,枕后位时则偏孕妇腹壁外侧或在胎儿肢体侧;臀先露时,胎心音在孕妇脐部的左或右上方;肩先露时胎心音在靠近脐部下方最清楚。

产程中胎心听诊不仅要在宫缩间隙时观察胎心,而且在宫缩前、宫缩时和宫缩后都应连续听诊,连续三次宫缩,以便有胎心减速时,能初步区别早期、晚期和变异等不同类型的减速。听诊时机可依据宫缩强度和产程阶段而定。一般情况下第一产程中,潜伏期应每隔 1~2 小时听胎心一次;活跃期宫缩转频繁时,应每 15~30 分钟听诊一次,每次听诊时间为 1 分钟。第二产程中,每隔 5~10 分钟听诊一次。胎心听诊应在宫缩消失后 30 秒开始,每次需听诊 60 秒。产程中的胎心听诊,正常情况下,胎心率应在 110~160 次 /min,如排除药物、感染或产程中操作的影响,观察 10 分钟持续胎心率 > 160 次 /min 为心动过速、胎心率 ≥ 180 次 /min 为重度心动过速;而持续胎心率 < 110 次 /min 为心动过缓、胎心率 < 100 次 /min 为重度心动过缓。

胎心音听诊的临床价值是:简便易行,节省经费,重复性强,对母胎无损伤,能确定胎儿是否存活,能辨别胎心率是否正常,能听出心律不齐及辨别是真正胎心音还是杂音,是临床上评估胎儿宫内安危的传统而简便的监护方法。但胎心音听诊具有一定的局限性,易遗漏或中断,尤其在宫缩时听不到胎心音,不能确切说明减速与宫缩的关系,不能识别微小的迟发减速,只有当胎心变化较明显时,才能发现胎儿宫内缺氧,一般适用于产程早期。当听到胎心变慢时,需与子宫胎盘杂音,母体腹主动脉搏动相鉴别,子宫胎盘杂音为血流流经扩大的子宫血管时出现的吹风样音响,腹主动脉音则为咚咚样的强音响,两种杂音均与母体心率一致。脐带杂音为脐带血流受阻出现的,与胎心率一致吹风样低音响。

(二)胎儿电子监护

胎儿电子监护(electronic fetal monitoring,EFM),指应用胎心电子监护仪将胎心率曲线和宫缩压力波形持续地描记成供临床分析的图形,即胎心宫缩图(cardiotocography,CTG),是目前评估宫内状况的首选监测手段。近年来,大量循证医学证明,胎儿电子监护在降低新生儿抽搐率的同时,增加了剖宫产和阴道助产率,并对降低新生儿窒息和脑瘫没有明显的改善。这与缺乏有效性和一致性的胎心监护判定、观察者诠释的个体差异以及对评价系统及处理方法的认识不同有关。由此,2008 年美国儿童健康与人类发展研究院、美国妇产科医师学会(ACOG)和母胎医学学会联合举办了专题研讨会,更新了胎儿电子监护的定义和图形判读标准,对于临床研究和实践有很好的指导意义。

1. 胎心率基线水平　胎心率基线水平指持续 10 分钟的胎心率的平均值。正常胎心率为 110~160 次 /min。心动过缓是指胎心率 < 110 次 /min;心动过速是指胎心率 > 160 次 min(图 9-1)。

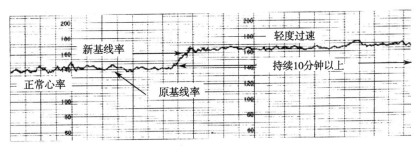

图 9-1　胎心率基线

2. 胎心率基线变异   胎心率基线变异指胎心率基线上的上下周期性波动。中度变异 6~25 次 /min,提示胎儿健康;若变异减少 < 3~5 次 /min 或消失 < 2 次 /min,提示胎儿可能缺氧,需进一步评估;若过度变异 > 25 次 /min,提示存在脐带因素(图 9-2)。

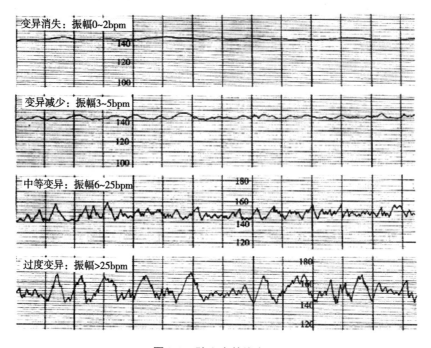

图 9-2   胎心率基线变异

3. 周期性胎心率变化   周期性胎心率变化指与子宫收缩有关的胎心率变化,是评价子宫收缩后胎心改变的参考指标。可分三种类型:

(1)无变化:指子宫收缩后胎心率仍保持原基线率上。表明胎盘功能良好,胎儿有足够的储备力。

(2)胎心率加速:指胎心一过性的增速,也可伴随着宫缩的出现和消失。表示胎儿有良好的交感神经反应,足月胎儿表现为胎心加速 15 次 /min,持续 15 秒;若 < 32 周的胎儿则为加速 10 次 /min,持续 10 秒。

(3)胎心率减速:胎心率周期性的下降,根据与宫缩关系可分早期、晚期、变异减速等。

1)早期减速:指胎心率减速与宫缩同时出现,宫缩达最高峰,胎心同步下降到最低点,胎心率曲线最低点与宫缩的高峰相一致,即波谷对波峰,宫缩结束后胎心率回到原水平,胎心率减速幅度 < 50 次 /min。一般是胎头受压引起。判读要点:减速开始到最低点所需时间 > 30 秒,缓慢下降,缓慢回升(图 9-3)。

2)晚期减速:指减速始于宫缩高峰后出现,即波谷落后于波峰,时间差多在 30~60 秒,下降幅度 < 50 次 / 秒,其特点为下降缓慢,恢复亦缓慢,持续时间较长。多提示子宫胎盘功能不良,胎儿缺氧。判读要点:减速开始到最低点时间 > 30 秒,缓慢下降,缓慢回升(图 9-4)。

3)变异减速:指减速的出现与宫缩无关,减速幅度和持续时间长短不一,图形多变,常呈 "V" 形和 "U" 形,下降及回升较迅速。一般认为是由脐带受压所致。判读要点:减速开始到最低点所需时间 < 30 秒,快速下降,快速回升(图 9-5)。

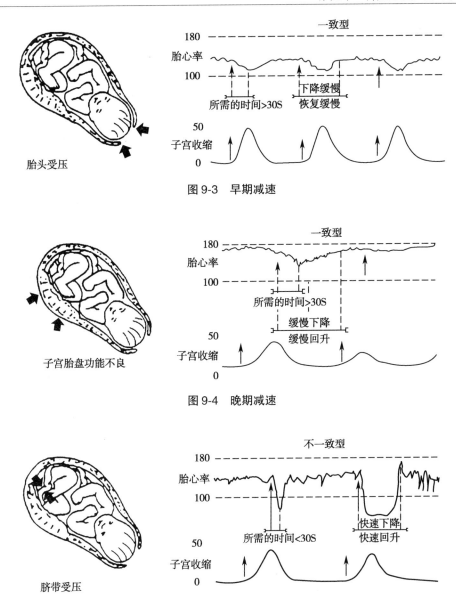

胎头受压

一致型

图 9-3 早期减速

子宫胎盘功能不良

一致型

图 9-4 晚期减速

脐带受压

不一致型

图 9-5 变异减速

4）预测胎儿宫内储备能力：

①无应激试验（non-stress test，NST）：指在无宫缩、无外界负荷刺激下，对胎儿进行胎心率宫缩图的观察和记录，以了解胎儿储备能力。本试验根据胎心率基线、胎动时胎心率变化（变异、减速和加速）等分为有反应型 NST、可疑型 NST 和无反应型 NST，见表 9-1。

表 9-1 NST 的评估及处理（SOGC 指南，2007 年）

参数	反应型 NST	可疑型 NST	无反应型 NST
基线	110~160 次 /min	100~110 次 /min	胎心过缓 < 100 次 /min
		> 160 次 /min < 30 分钟	胎心过速 > 160 次 /min > 30 分钟
		基线上升	基线不确定

续表

参数	反应型 NST	可疑型 NST	无反应型 NST
变异	6~25 次 /min（中等变异）	≤ 5 次 /min（无变异及最小变异）	≤ 5 次 /min ≥ 25 次 /min > 10 分钟 正弦型
减速	无减速或者偶发变异减速持续短于 30 秒	变异减速持续 30~60 秒	变异减速持续时间超过 60 秒晚期减速
加速（足月胎儿）	20 分钟内 ≥ 2 次加速超过 15 次 /min，持续 15 秒	20 分钟内 < 2 次加速超过 15 次 /min，持续 15 秒	20 分钟 < 1 次加速超过 15 次 /min，持续 15 秒
处理	观察或者进一步评估	需要进一步评估（复查 NST）	全面评估胎儿状况 生物物理评分 及时终止妊娠

②缩宫素激惹试验（oxytocin challenge test，OCT）：又称为宫缩应激试验（contraction stress test，CST），其原理为诱发宫缩，并用胎儿监护仪记录胎心率变化，了解胎盘于宫缩时一过性缺氧的负荷变化，测定胎儿的储备能力。有两种方法可以诱导宫缩产生：静脉内滴注缩宫素；乳头刺激法，透过衣服摩擦乳头 2 分钟直到产生宫缩。CST/OCT 的评估及处理（美国妇产科医师学会 ACOG，2009 年），见表 9-2。

表 9-2　CST/OCT 的评估及处理

I 类	满足下列条件： 胎心率基线 110~160 次 /min 基线变异为中度变异 没有晚期减速及变异减速 存在或者缺乏早期减速、加速

提示观察时胎儿酸碱平衡正常，可常规监护，不需采取特殊措施

II 类	除了第 I 类和第 III 类胎心监护的其他情况均划为第 II 类。尚不能说明存在胎儿酸碱平衡紊乱，但是应该综合考虑临床情况、持续胎儿监护、采取其他评估方法来判定胎儿有无缺氧，可能需要宫内复苏来改善胎儿状况
III 类	有两种情况： 1）胎心率基线无变异且存在下面之一 　复发性晚期减速 　复发性变异减速 　胎心过缓（胎心率基线 < 110 次 /min） 2）正弦波型（图 9-6）

提示在观察时胎儿存在酸碱平衡失调即胎儿缺氧，应该立即采取相应措施纠正胎儿缺氧，包括改变孕妇体位、给孕妇吸氧、停止缩宫素使用、抑制宫缩、纠正孕妇低血压等措施，如果这些措施均不奏效，应该紧急终止妊娠。

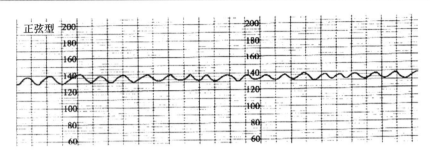

图 9-6　正弦波型

4. 子宫收缩

（1）正常：监护＞30 分钟，每 10 分钟平均宫缩频率≤5 次。

（2）宫缩过频：监护＞30 分钟，每 10 分钟平均宫缩频率监护＞5 次。

（3）宫缩特征：如有宫缩过频，应确定有无相关联的胎心减速。宫缩过频可自发产生，也可能由于药物诱发导致。临床上应根据不同原因进行对症处理。

（三）羊水的评估

羊水与胎儿有密切关系，能反映胎儿的生理和病理状态。目前临床上常借助 B 超检测，羊水呈无回声暗区，清亮。妊娠晚期，羊水中有胎脂，表现为稀疏点状回声漂浮。

1. 羊水量测定

（1）羊水量测定法：测定羊水暗区垂直深度（AFV）≥8cm 为羊水过多，3~7cm 羊水正常，≤2cm 为羊水过少。

（2）羊水指数法（AFI）：以脐与腹白线为标记，将子宫分为四个象限，测量各象限垂直羊水池的最大垂直径线，四者之和为羊水指数（AFI），诊断标准：羊水指数（AFI）≤5cm 为羊水过少，≥25cm 为羊水过多。

2. 羊水性状观察　长期以来，羊水胎粪污染一直被认为是胎儿缺氧的标志，导致临床过度干预。妊娠晚期出现的单纯羊水胎粪污染是胎儿胃肠道发育成熟的表现，属"生理性排便"所致。但羊水胎粪污染伴有其他缺氧监测指标异常时，应考虑胎儿窘迫。

3. 羊水量　羊水量可作为一项参考指标，当仅出现羊水Ⅱ~Ⅲ度污染时，如羊水量正常，可以继续观察；如羊水量减少，则浑浊的羊水易诱发胎盘血管收缩，导致胎儿气道阻塞、缺氧而引起肺损伤。应予及时处理。产程中发现羊水Ⅱ~Ⅲ度污染时，有条件应做胎儿头皮血气 pH 测定，以了解胎儿体内酸碱状况。分娩方式需综合考虑其他监测指标、产程进展情况以及胎儿大小等因素决定。

4. 羊水过少　羊水过少与慢性胎儿窘迫密切相关，也可见胎儿泌尿系统畸形。小于胎龄儿，羊水粪染几乎均出现在羊水指数＜8.0cm 者，此为预测胎儿预后的一项敏感指标。而羊水过多常见原因为胎儿畸形，占 18%~40%，尤其是神经管缺陷、消化道疾病、腹壁缺陷以及染色体异常等。其次，妊娠期糖尿病合并羊水过多发生率为 13%~36%，双胎妊娠羊水过多为 10%。这些胎儿窘迫发生概率也明显大于正常。

（四）脐动脉血流测定

脐动脉血流测定是通过胎儿、胎盘循环的血流动力学改变，来评估胎儿宫内状况和胎盘功能的一种简便、有效、可重复、无损伤的检测手段，大量的临床研究表明多普勒超声检测脐动脉的血流速度波形，能及时地发现胎儿宫内血流动力学改变，并与各种高危妊娠、围产儿预后不良等有密切的关系,脐动脉的血流速度波形指标所能提供独特的关于胎儿安危的信息,是其他胎儿监护方法所不能替代的。

1. 常用指标

(1)S/D 比值:收缩期末最大血流速度(endsystolic velocity)与舒张期末最大血流速度(enddiastolic velocity)之比。

(2)搏动指数(pulse index, PI): PI=(S-D)/Mean(平均血流速度)。

(3)阻力指数(resistance index, RI): RI=(S-D)/S。

2. 妊娠期脐动脉血流变化与参考值　妊娠早期,脐动脉无舒张期血流,随着孕周的增加,三级绒毛逐渐成熟,其中的细小动脉数目逐渐丰富,于孕 12~14 周时,出现舒张期血流,自孕 16 周开始,脐动脉血流速波在舒张期就回到了基线,随孕周进展,胎盘血流阻力逐渐减小的同时,舒张期脐血流速逐渐增加,脐动脉血流速度在收缩期末和舒张期末的比值(S/D)、搏动指数(PI)和阻力指数(RI)也随之下降。S/D 的比值在孕 24 周前下降迅速,以后下降趋缓慢,在 24 周前 S/D 比值为 4,妊娠晚期应降至 < 3。各孕周脐血流正常参考值如表 9-3。

表 9-3　各孕周脐动脉血流 S/D 参考值

孕周	S/D	孕周	S/D	孕周	S/D
26	3.4 ± 0.5	32	2.8 ± 0.4	38	2.2 ± 0.2
27	3.1 ± 0.3	33	2.5 ± 0.3	39	2.1 ± 0.2
28	3.3 ± 0.5	34	2.4 ± 0.3	40	2.2 ± 0.3
29	3.2 ± 0.5	35	2.4 ± 0.3	41	2.2 ± 0.3
30	2.7 ± 0.4	36	2.4 ± 0.2	42	2.2 ± 0.4
31	2.7 ± 0.4	37	2.2 ± 0.3		

3. 脐动脉血流阻力　脐动脉血流阻力随着孕周的增加而逐渐降低,其异常结果与各种高危妊娠、围产儿预后不良等有密切的关系。若脐动脉血流循环阻力增高(S/D、PI 或 RI > 孕周第 95 百分位数)意味着胎盘功能性血管单位减少,应结合羊水量和胎心监护结果,如合并羊水过少或监护异常,应考虑终止妊娠。

4. 妊娠　28 周以后出现舒张末期血流缺失(AEDV)或舒张末期逆流(REDV,统称 AREDV)时,往往提示胎盘血管外周阻力极高,严重胎盘功能障碍,与胎儿生长受限、重度子痫前期以及多种新生儿并发症(呼吸窘迫综合征、坏死性小肠炎、脑损伤等)有关。文献报道孕期 AEDV 的围产儿死亡率为 40%,而 REDV 高达 70%.

5. 足月妊娠　脐动脉 S/D 比值 ≥ 3.0 时,往往提示胎盘血管阻力异常,胎儿有缺氧可能,若 S/D 比值 ≥ 2.5 时为临界值,应引起重视,尤其是有妊娠并发症者,如子痫前期、妊娠合并糖耐量异常等。研究发现,当胎儿大脑中动脉的 S/D < 4、PI < 1.6、RI < 0.6 时,常提示胎儿宫内缺氧。依此预测胎儿缺氧的特异性为 86%,敏感性为 86%,当脐动脉血流出现舒张期缺失时,往往提示胎儿 - 胎盘循环不良,宫内缺氧严重,围产儿预后较差。同时,研究发现 S/D 比值异常可比 NST 早两周出现。

(五)胎儿生物物理相评分法

胎儿生物物理相评分法(BPS)是马宁(Manning)于 1980 年提出的利用电子胎儿监护和

B 型超声联合检测胎儿宫内缺氧和胎儿酸中毒情况的评估方法。Manning 5 项评分法备受围产学者的重视,已广泛用于临床,被喻为"胎儿宫内 Apgar 评分法"。但这些试验较费时,一般需要 30~60 分钟的检查时间。

Manning 5 项评分法(表 9-4),以胎儿电子监护的无应激试验(NST),结合超声显像观察胎儿呼吸样运动(FBM)、胎动(FM)、胎儿肌张力(FT)和羊水量(AFV)所构成并进行综合评分,每项 2 分,满分为 10 分。结果 ≥ 8 分为健康胎儿;5~7 分为胎儿窘迫可疑;应于 24 小时内复测或进一步评估,若仍 < 6 分,则终止妊娠;≤ 4 分,应及时终止妊娠。

Manning 评分的预测及处理原则如表 9-5 所示。

表 9-4 Manning 生物物理指标评分法

指标	2 分(正常)	0 分(异常)
NST	胎心率基线变异 6~25b/min > 2 次胎动,加速 ≥ 15b/min,持续 ≥ 15 秒	胎心率基线变异 < 5b/min,< 2 次胎动,加速 < 15b/min,持续 < 15 秒
FBM	30 分钟内 ≥ 1 次,持续 ≥ 30 秒	30 分钟内无 FBM,或持续 < 30 秒
FM	30 分钟内 ≥ 3 次,躯干和肢体活动(连续出现均计为 1 次)	30 分钟 ≤ 2 次躯干和肢体活动
FT	30 分钟内 ≥ 1 次,胎儿躯干或肢体伸展后恢复到屈曲位,或手张开及合拢	胎儿躯干或肢体缓慢伸展但不能完全恢复到屈曲位,或无胎动
AFV	≥ 1 个羊水暗区,最大羊水区垂直径 ≥ 2cm	无或最大羊水区垂直径 < 2cm

表 9-5 Manning 评分结果与处理原则

评分	胎儿状况	处理原则
10	无急慢性缺氧	每周复查 1 次,高危妊娠每周复查 2 次
8	急慢性缺氧可能性小	每周复查 1 次,高危妊娠每周复查 2 次,羊水过少可终止妊娠
6	可疑急慢性缺氧	24 小时内复查,仍然 ≤ 6 分或羊水过少,可终止妊娠
4	可有急或慢性缺氧	24 小时内复查,仍然 ≤ 6 分或羊水过少,可终止妊娠
2	急性缺氧或伴慢性缺氧	若胎肺成熟,终止妊娠;胎肺不成熟,给予糖皮质激素治疗 48 小时内终止妊娠
0	急、慢性缺氧	终止妊娠,若胎肺不成熟,同时激素治疗

(六)产程中胎儿酸碱状态的测定

胎儿头皮血 pH 的测定(fetal scalp blood sampling, FSB)可反映胎儿酸碱状态,为确定胎儿有无酸中毒提供一个有效检测手段,迄今为止,仍为评价胎儿体内酸碱状况、气体及物质代谢的一项金标准。

胎儿头皮血气分析不仅可测定胎儿的酸碱度(pH),而且还能测定胎儿的二氧化碳分压(PCO_2)、氧分压(PO_2)、氧饱和度及碱储备。其中 pH 为经典的指标,pH < 7.2 为酸中毒,7.20~7.25 为可疑酸中毒,pH=7.25~7.35 为正常。结合碱储备及 PCO_2 可以区分呼吸性或代谢性酸中毒,但因头皮血中动静脉血混合的比例不明,PCO_2 和 PO_2 的应用价值有限。

总之，关于产程中胎儿状况的监测与评估，目前尚无任何一种监测方法是最理想的，需要更多循证医学的评价。应选择恰当方法，进行综合评定，既要降低围产儿死亡率，又要避免不必要的产科干预。

1. 胎心听诊简便易行，对母胎无损伤，但只有当胎心变化较明显时，才能发现胎儿宫内缺氧，具有一定的局限性，常用于产程早期。

2. 胎儿电子监护是目前产程中监测胎儿安全的主要手段，在进行 FHR 图形分析时，既要观察胎心基线及变异、加速及减速又要结合宫缩强度、持续时间和宫缩时的胎心率变化及产程进展情况，综合评判。

在产程中，联合应用 CTG 和头皮血 pH 测定，可避免 CTG 的假阳性，提高胎儿窘迫诊断的正确率。但该操作有创，样本易受空气影响，一次测定只反映当时状态，不能预测以后的变化，故目前较少使用。无论如何，它仍是评价胎儿酸碱状态的金标准。

（七）胎盘功能检查

通过胎盘功能检查也可以间接了解胎儿在宫内的健康状况。有多种检查方法可供选择：

1. 孕妇尿雌三醇值　用于评估胎儿胎盘单位功能。24 小时尿＞ 15mg 为正常值，10~15mg 为警戒值，＜ 10mg 为危险值。也可测尿雌激素 / 肌酐比值，＞ 15 为正常值，10~15 为警戒值，＜ 10 为危险值。有条件者还可测血清游离雌三醇值，正常足月妊娠时临界值为 40nmol/L，低于此值提示胎盘功能低下。

2. 孕妇血清人胎盘生乳素（human placental latogen，hPL）测定　足月妊娠 hPL 值为 4~11mg/L。若该值于足月妊娠时＜ 4mg/L，或突然降低 50%，提示胎盘功能低下。

五、胎儿成熟度检查

测定胎儿成熟度（fetal maturity）的方法，除计算胎龄、测子宫长度、腹围 [胎儿体重（g）=宫高（cm）× 腹围（cm）+200] 及 B 型超声测量（BPD ＞ 8.5cm）外，还可通过经腹壁羊膜腔穿刺抽取羊水，进行下列项目检测。

1. 羊水卵磷脂 / 鞘磷脂（lecithin/sphingomyelin，L/S）比值　该值＞ 2，提示胎儿肺成熟。能测出羊水磷脂酰甘油，提示胎儿肺成熟。此值更可靠。

2. 羊水泡沫试验（foam stability test）或震荡试验　这是一种快速而简便测定羊水中表面活性物质的试验。若两管液面均有完整的泡沫环，提示胎肺成熟。

第二节　高危妊娠母儿的管理

孕前和孕期保健是降低孕产妇、围产儿死亡率和出生缺陷的重要措施。20 世纪 60 年代开始我国建立三级预防保健网，现已普遍实行孕产期系统保健的三级管理，使用孕产妇系统保健手册，对高危妊娠进行重点筛查、监护和管理，以达到降低孕产妇及围产儿患病率、提高母儿生活质量的目标。

1. 高危孕产妇的管理　提高保健工作质量才能有效降低孕产妇、围产儿死亡率，确保母儿安全。高危妊娠母儿的管理与孕妇系统管理同步，指从确诊妊娠或确诊高危妊娠开始，到产后 42 日之内，以母儿共同为监护对象，按照妊娠各期所规定的一些必查和备查项目，进行系统检查、监护和保健指导，及时发现高危情况，及时转诊治疗和住院分娩及产后随访，以确保母婴安全与健康的系统管理。

2. 系统性的孕妇保健三级管理　对孕产妇开展系统管理，现在我国城市开展妇幼保健机构三级管理(市、区、基层卫生院)和医院三级管理(市、区、街道)，在农村也开展了三级管理(县医院和县妇幼保健站、乡卫生院、村妇幼保健人员)，实行孕产妇划片分级管理，并健全相互间会诊、转诊等制度，及早发现高危孕妇并转到上级医院进行会诊和监护处理。做到医疗与预防紧密结合，加强产科工作的系统性以保证产科质量，并使有限的人力物力发挥更大的社会和经济效益。

3. 孕妇系统保健手册的使用　建立孕妇系统保健手册制度，是为了加强对孕妇系统管理，提高产科疾病防治与管理质量，特别是对高危妊娠加强了管理。降低了孕产妇死亡率、围产儿死亡率和病残儿出生率。保健手册需从确诊早孕时开始建册，系统管理直至产后42天。手册应记录每次产前检查时的孕妇与胎儿情况及处理意见，在医院住院分娩时应提交孕产妇保健手册，出院时需将住院分娩及产后母婴情况填写完整后将手册交还给产妇，由产妇交至居住的基层医疗保健组织，以便进行产后访视(共3次，分别是出院3日内、产后14日、产后28日)，产后访视结束后将保健手册汇总至县、区妇幼保健所进行详细的统计分析。

4. 对高危妊娠进行筛查、监护和管理　通过系统的产前检查，尽早筛查出具有高危因素的孕妇，及早给予评估与诊治。妊娠早期应注意孕产史，特别是不良孕产史如流产、早产、死胎、死产史，生殖道手术史，有无畸形胎儿或幼儿智力低下史；有无妊娠合并症，如慢性高血压、心脏病、糖尿病、肝肾疾病、血液病、神经和精神疾病等，及时请相关学科会诊，不宜继续妊娠者应告知并及时终止妊娠；高危孕妇继续妊娠者，应评估是否转诊。筛查出严重高危妊娠的孕妇要填写个案表，并上报相应妇幼保健机构或上传网络上报系统。对妊娠中晚期出现的异常情况，如妊娠期高血压疾病、妊娠期糖尿病、胎儿生长受限、胎盘和羊水异常等高危妊娠者应加强管理及时转诊到上级医院，以确保母儿安全，不断提高高危妊娠管理的"三率"(高危妊娠检出率、高危妊娠随诊率、高危妊娠住院分娩率)，这是降低孕产妇死亡率、围产儿死亡率和病残儿出生率"三率"的重要手段。

第三节　高危孕妇的处理原则及护理

一、处理原则

高危妊娠的处理原则为早期发现、区别对待、加强监护、与内外科医师一起配合治疗，争取较好的妊娠结局。预防与治疗引起高危妊娠的病因因素，维持妊娠的正常进行，减轻妊娠期身心不适症状，早期发现异常及早期处理，预防妊娠合并症的发生，降低新生儿和孕产妇的患病率和死亡率，促进孕产妇和新生儿的健康，期望达到顺利生产和维护母儿健康的目的。

(1)一般处理：注意休息、加强营养指导；提高对缺氧的耐受能力；加强胎儿宫内窘迫诊断和治疗；预防早产。

(2)补充营养：母体营养对妊娠结局将产生直接的至关重要的影响，营养不良孕妇的营养改善能明显改善妊娠结局，并维持母体的健康。若孕妇在妊娠期出现营养不良，会直接影响胎儿生长和智力发育，导致器官发育不全、胎儿生长受限及低体重儿，容易造成流产、早产、胎儿畸形和胎死宫内。在妊娠期进食应保持高热量,富含蛋白质、脂肪、糖类、微量元素和维生素,但要注意避免营养过剩引起巨大儿或摄入微量元素过剩引起中毒反应。

(3)增加休息:休息可改善子宫胎盘血液循环,建议孕妇取侧卧位,以左侧卧位为宜,可避免增大的子宫对腹部椎前大血管的压迫,改善肾脏及子宫胎盘血液循环,减少脐带受压。

(4)病因处理:遗传性疾病做到早发现早处理,以预防为主,做产前筛查和 / 或产前诊断。妊娠并发症如:前置胎盘、胎盘早剥、妊娠高血压疾病等,易引起胎儿发育障碍、死胎或危及母儿生命,应及时发现高危人群,预防并发症和不良妊娠结局的发生。

(5)产科处理

1)提高胎儿对缺氧的耐受力:给孕妇间歇吸氧可减轻胎儿的低氧症,增加胎儿组织的携氧能力,改善胎儿心率,特别对胎盘功能减退的孕妇吸氧可以改善胎儿的血氧饱和度,可给予孕妇吸氧每日 3 次,每次 30 分钟。

2)产前监护:产前监护是对高危妊娠采取全程监护,其中以产前高危门诊定期检查、指导随访最重要,可及时发现孕妇的各种危险因素,及早采取各种措施,并监测胎儿在子宫内的生长发育及安危情况,预测胎儿的成熟度,为临床决策提供依据。预防早产,指导孕妇避免猛烈的运动和活动,必要时遵医嘱使用药物延长怀孕时间。选择适当的时间用引产或剖宫产方式终止妊娠;而胎儿成熟度较差者,可于终止妊娠前用肾上腺皮质激素促进胎儿肺成熟,预防新生儿呼吸窘迫综合征。加强对内外科合并症的处理:与内外科合作、协同管理,早孕期确定能否妊娠到足月;中期治疗围绕如何降低合并症对母儿的影响;晚期妊娠确定分娩时机与方式,决定合适的时间入院待产。产科并发症的处理:确定能否继续妊娠;确定胎儿在宫内的安全性及生长发育情况;确定母亲的安全性及可能再出现的并发症,分别对待处理;如门诊随访困难,可提前住院治疗。

3)分娩期监护:对采取阴道分娩的高危孕妇,产时监护至关重要,监测产程进展,严密观察胎心变化,给予吸氧。采用电子胎儿监护仪观察胎心与宫缩及胎动的关系,判断胎儿在子宫内是否缺氧,并定时观察产妇的全身情况、进食、睡眠及血压、心率等生命体征的变化,应尽量缩短第二产程,如有胎儿窘迫的症状和体征时应及早结束分娩,并做好新生儿的抢救准备。胎儿病情危重,产道条件欠佳,阴道分娩对胎儿不利,应行剖宫产结束分娩。

4)产褥期处理:高危产妇在产后应继续重视,必要时送高危病房进行监护,新生儿按高危儿处理。产后哺乳视产妇具体情况而定。

5)高危儿应加强产时和产后的监护。

二、护理评估

1. 健康史　评估孕妇年龄及孕前健康状况,包括疾病史、手术史、月经史、生育史,有无不良孕产史,了解孕妇本次妊娠早期经过,是否接触过有害物质、放射性检查、病毒性感染等。

2. 身体状况

(1)体格评估:完整体格检查,了解孕妇体重、身高,计算体质指数,测量血压,评估心功能、下肢水肿程度等。

(2)产科评估:测量宫底高度、腹围,评估胎儿大小与孕周是否相符,了解胎方位,听胎心,数胎动。

(3)并发症及合并症评估:重视孕妇主诉,了解有无妊娠期并发症及合并症。

(4)胎儿生长发育及安危评估:通过妊娠图、胎心听诊、胎动计数、胎儿电子监护等了解胎儿生长发育及宫内状况。了解胎心率基线及变异,是否存在早期减速、变异减速及晚期减速,评估胎儿监护结果,了解胎儿宫内储备能力。评估有无胎膜早破、羊水量及性状。

3. 心理社会状况　高危孕妇因为担心母儿健康及安全,妊娠早期担心流产或胎儿畸形,妊娠晚期担心早产、胎死宫内、死产等,常存在焦虑、恐惧、悲哀、失落及无助感,应评估产妇的心理变化、社会支持系统及应对策略。

4. 相关检查

(1)实验室检查:了解孕妇血、尿常规检查;肝肾功能检查;血糖及糖耐量;出凝血时间及血小板计数;血/尿雌三醇、血清胎盘生乳素等。

(2)B超检查:通过B超了解胎儿生长发育情况,如双顶径大小、头围、腹围,羊水量与胎盘成熟度,胎儿是否有畸形。

(3)胎儿心电图:如羊水过多时R波低;过期妊娠、羊水过少时R波可高达50~60mV;振幅超过40~60mV提示胎盘功能不全。

(4)羊膜镜检查:通过羊膜镜,观察羊水性状,了解羊水是否被胎粪污染。

三、护理措施

1. 一般护理

(1)指导孕妇合理饮食,均衡膳食,对妊娠期营养不良者给予高热量,富含蛋白质、脂肪、糖类、微量元素和维生素的饮食。对妊娠合并糖尿病的孕妇指导其控制饮食。

(2)注意卧床休息,取左侧卧位,增加母体心输出量的同时,可能会使胎盘血流达到最大量。妊娠晚期,孕妇若较长时间仰卧位,由于增大妊娠子宫压迫下腔静脉与腹主动脉,使回心血流减少及心排出量减少,血压降低,直接影响子宫、胎盘的血流量,如系后位胎盘,影响将更加严重,所以体位可影响胎儿监护的真实性。母体左侧卧位,可以解除对下腔静脉的压迫,但对胎盘左侧附着者尚有不利的一面,故应注意不断改变母体体位。

(3)住院待产的高危孕妇,按产前常规护理。间歇吸氧,每日2~3次,每次半小时。无产兆者不做阴道检查和肛查,不宜灌肠。

2. 症状体征护理　生命体征及病情观察。每周测体重2次,必要时每日测量体重。测血压每日一次,妊娠期高血压疾病者视病情增加测量频次。观察有无阴道流血、流液、腹痛等,监测胎心率,做胎儿监护,并记录。注意孕妇的主诉,做好各项检查和治疗,并告知检查及治疗的目的,取得其配合。熟悉胎儿电子监护的判读标准,有特殊情况及时发现,及时汇报医生处理。定期测量宫高、腹围,评估胎儿大小,观察宫缩情况,出现宫缩时要测宫缩的持续和间歇时间。

3. 心理护理　评估孕妇的心理状态及应对方式,鼓励其倾诉内心的感受,支持家人的参与。放松情绪,配合治疗。及时告知相关信息和注意事项,减轻其焦虑和恐惧。

4. 用药护理　根据各疾病使用药物治疗,具体药物的用药方法、观察要点、注意事项见相关章节。

5. 健康教育

(1)环境:空气流通,室温20~24℃,相对湿度55%~65%。

(2)休息与活动:生活起居有规律,避免过劳,保持充足的睡眠时间,病情允许可适宜活动。避免仰卧位及各种增加腹压的动作如负重、大笑、剧烈咳嗽等。穿棉质内衣裤,出汗多时勤换。

（3）饮食：多吃蔬菜，适量的水果，保持大便通畅，避免使用腹压。

（4）自我监护指导：包括胎动计数、胎心听诊及测量体重、血压。做无激惹试验（NST）检查时，需排空膀胱。前置胎盘及宫颈功能不全，孕妇做 B 超时要充盈膀胱。

（5）妊娠期并发症的征兆识别：参加孕妇学校听课，对妊娠期并发症的早期征兆有一定的认识，提高其识别能力。

（6）用药安全：告知用药方法、主要作用及注意事项等。

（7）随访：按医嘱或产前检查定期随访。若出现胎动异常、腹痛、阴道流血、流液等异常情况及原发疾病病情变化应随时就诊，并向接诊医生说明病史。

第四节 胎儿窘迫与新生儿窒息

一、胎儿窘迫

胎儿窘迫（fetal distress）是指胎儿在子宫内因急性或慢性缺氧危及其健康和生命的综合症状。急性胎儿窘迫多发生在分娩期；慢性胎儿窘迫常发生在妊娠晚期，但在临产后常表现为急性胎儿窘迫。胎儿窘迫是产科分娩期的严重并发症，发生率约 20/1000，新生儿出生时重度窒息占 3/1000~4/1000，伴有大脑损伤及劳动能力丧失至少 1/10000。因此，早期发现胎儿窘迫，并给予恰当的处理，是预防围产儿预后的关键。

（一）病因

胎儿窘迫是胎儿宫内缺氧的表现。胎儿氧供除依赖母体血液中充足的含氧量外，尚需子宫、胎盘及胎儿自身良好的血液循环及正常的气体交换功能。任何环节异常，均可引起胎儿缺氧，导致胎儿窘迫发生。

1. 母体血液含氧量不足 孕妇合并非产科性疾病，如心脏病或伴心功能不全、肺部感染、慢性肺功能不全、哮喘反复发作及贫血、高热、孕妇应用麻醉药及镇静剂过量抑制呼吸等。

2. 母胎间血氧运输及交换障碍 如：①子宫胎盘血运受阻，子宫收缩过强或不协调性子宫收缩；子宫过度膨胀，如羊水过多和多胎妊娠；羊水过少等。②子宫胎盘血管硬化、狭窄、梗死，使绒毛间隙血液灌注不足导致胎盘功能低下，如妊娠期高血压疾病、慢性肾炎、糖尿病、过期妊娠、胎盘发育障碍（过小或过大）、胎盘形状异常（帆状胎盘等）和胎盘感染、胎盘早剥、严重的前置胎盘等。③脐带血液循环障碍，如脐带绕颈、脐带真结、脐带扭转、脐带脱垂、脐带血肿、脐带过长或过短、脐带附着于胎膜等。④母体严重血循环障碍致胎盘灌注急剧减少，如各种原因导致的休克等。

3. 胎儿因素 胎儿心血管系统发育异常，如胎儿严重的先天性心血管疾病、呼吸系统疾病，胎儿畸形，母儿血型不合，胎儿宫内感染、颅内出血及颅脑损伤，致胎儿运输及利用氧能力下降等。

（二）病理生理变化

子宫胎盘单位提供胎儿氧气及营养，同时排出二氧化碳和胎儿代谢产物。胎儿对宫内缺氧有一定的代偿能力，当产时子宫胎盘单位功能失代偿时，会导致胎儿缺血缺氧（血氧水平降低）。胎儿缺血缺氧会引起全身血流重新分配，分流血液到心脏、脑及肾上腺等重要器官。在胎心监护时出现短暂的、重复出现的晚期减速。如果缺氧持续，则无氧糖酵解增加，发展为代谢性酸中毒。乳酸堆积并出现胎儿重要器官尤其是脑和心肌的进行性损害,若不及时给予干预,则可能造成严重及永久性损害,如缺血缺氧性脑病甚至胎死宫内。重度缺氧可致胎儿呼吸运动加深,羊水吸入,出生后可出现新生儿吸入性肺炎。

妊娠期慢性缺氧使子宫胎盘灌注下降,导致胎儿生长受限,肾血流减少引起羊水过少。脐带因素的胎儿缺氧常表现为胎心突然下降或出现反复重度变异减速,可出现呼吸性酸中毒,若不解除诱因,则可发展为混合性酸中毒,造成胎儿损害。

(三)处理原则

1. 急性胎儿窘迫　应采取果断措施,改善胎儿缺氧状态。

(1)一般处理:左侧卧位,鼻导管或面罩持续吸氧(10L/min),纠正脱水、酸中毒、低血压及电解质紊乱。对于可疑胎儿窘迫者行连续胎心监护或胎儿头皮血 pH 测定。

(2)病因治疗:若为不协调性子宫收缩过强,或因缩宫素使用不当引起宫缩过频过强,立即停用催产素,应给予单次静脉或皮下注射特布他林,也可给予硫酸镁或其他 β 受体兴奋剂抑制宫缩。若为羊水过少,有脐带受压征象,可经腹羊膜腔输液。

(3)尽快终止妊娠:如无法即刻阴道自娩,且有进行性胎儿缺氧和酸中毒的证据,一般干预后无法纠正者,均应尽快手术终止妊娠。

1)宫口未开全或预计短时间内无法阴道分娩,出现下列情况之一者,应立即行剖宫产:①胎心基线变异消失伴胎心基线 < 110 次 /min,或伴频繁晚期减速,或伴频繁重度变异减速;②正弦波;③胎儿头皮血 pH < 7.20。

2)宫口开全:胎头双顶径已达坐骨棘平面以下,应尽快经阴道助娩。

无论阴道分娩或剖宫产均需要做好新生儿复苏准备,稠厚胎粪污染者需在胎头娩出后立即清理上呼吸道,若胎儿活力差则立即气管插管洗净气道后再行正压通气。

2. 慢性胎儿窘迫　应针对病因,根据孕周、胎儿成熟度和缺氧的严重程度决定处理。

(1)一般处理:主诉胎动减少者,应进行全面检查以评估母儿状况,包括 NST 和(或)胎儿生物物理评分。侧卧位(以左侧卧位为主),低流量定时吸氧,每日 2~3 次,每次 30 分钟。积极治疗妊娠合并症及并发症。加强胎儿监护,注意胎动变化。

(2)期待疗法:孕周小,估计胎儿娩出后存活率低,尽量保守治疗延长胎龄,同时促胎肺成熟,争取胎儿成熟后终止妊娠。

(3)终止妊娠:妊娠近足月或胎儿已成熟,胎动减少,胎盘功能进行性减退,胎心监护出现胎心基线率异常伴基线波动异常、OCT 出现频繁晚期减速或重度变异减速、胎儿生物物理评分 < 4 分者,均应行剖宫产术终止妊娠。

(四)母体状况的评估

1. 健康史　了解孕妇年龄,既往孕产史,有无内外科疾病史;本次妊娠经过,孕早期有无患病史,有无用药史;有无妊娠并发症、合并症;产程进展情况、缩宫素使用情况;胎儿生长发育有无异常;胎盘功能是否正常等。

2. 症状体征

(1)急性胎儿窘迫

1)胎心率异常:胎心率的改变是急性胎儿窘迫的重要征象。正常胎心基线为 110 次 /min~160 次 /min。缺氧早期,胎儿电子监护可出现胎心基线代偿性加快的改变 > 160 次 /min、甚至 > 180 次 /min,心音高亢响亮,随后胎心率减慢,随产程进展,尤其在较强宫缩刺激下胎心基线可下降至 < 110 次 /min。当胎心基线 < 100 次 /min,基线变异 ≤ 5 次 /min,伴频繁晚

期减速或重度变异减速时,提示胎儿严重缺氧、常结局不良,可随时胎死宫内。

2)羊水胎粪污染:因胎儿缺氧及二氧化碳蓄积,引起肠蠕动增强及肛门括约肌松弛,使得胎儿排便,共分 3 度:Ⅰ度浅绿色,Ⅱ度深绿色或黄绿色,Ⅲ度棕黄色、黏稠。单纯羊水胎粪污染是胎儿胃肠道发育成熟的表现,属"生理性排便",某些因素也会增加胎粪排出的概率,如妊娠期肝内胆汁淤积症、臀先露、实施分娩镇痛等。10%~20% 的产妇在分娩中会出现羊水胎粪污染,单凭羊水胎粪污染不能诊断胎儿窘迫。出现羊水Ⅱ~Ⅲ度胎粪污染时,如果羊水量和胎心监护正常,可以继续观察;如果羊水量减少、胎心监护异常,存在宫内缺氧情况,会引起胎粪吸入综合征(MAS),造成胎儿不良结局。

3)胎动异常:胎动计数是监测胎儿中枢神经系统发育和功能状态的间接方法之一。缺氧早期可表现为胎动频繁、急剧,缺氧持续存在则胎动逐渐减少变弱。胎动每 12 小时 < 10 次,应考虑低氧状态;若胎动急剧后突然停止,往往提示胎儿因急性缺氧而死亡,常见于脐带脱垂、脐带扭转、重型胎盘早剥等情况。

(2)慢性胎儿窘迫主要发生在妊娠晚期,往往延续至临产并加重。多因妊娠期高血压疾病、慢性肾炎、糖尿病、严重贫血及过期妊娠等所致。常表现为:①胎儿生长受限,使胎儿生长发育指标小于正常;②胎动减少或消失:是胎儿窘迫的最早期征象。当每 2 小时胎动 < 6 次,或 3 天内胎动减少 30% 以上,或逐日下降 50% 而不能恢复者为胎动减少,提示可能存在胎儿窘迫。胎动消失 12 小时为胎动警报信号,提示有胎死宫内的可能。

3. 心理社会状况　当胎儿窘迫发生时,孕产妇及家属常因担心胎儿安危出现焦虑;对阴道手术助产或剖宫产感到恐惧、犹豫;对胎儿不幸夭折感到无助,难以接受。

4. 辅助检查

(1)胎儿电子监护:胎儿电子监护指应用胎心电子监护仪持续监测胎心率和(或)宫缩压力,对所描记的胎心宫缩图(cardiotocograph, CTG)进行临床分析,包括无应激试验(non-stress test, NST)和宫缩应力试验(contraction stress test, CST 或 oxytocin challenge test, OCT)。

1)NST:正常是指在 20 分钟内至少有 2 次胎心加速,每次加速的幅度至少 15 次 /min,持续时间至少 15 秒,胎心变化范围为 110~160 次 /min,基线变异范围为 6~25 次 /min。对于孕周 < 32 周者,胎心率加速定义为每次加速的幅度 ≥ 10 次 /min,持续时间 ≥ 10 秒。当 NST 反复异常时,往往提示胎儿缺氧,需要特别重视。

2)CST/OCT:是产程中鉴别胎儿窘迫和胎儿生理性应激反应的主要手段。当出现胎心率基线变异减少或消失,并伴有心动过缓或反复出现的晚期减速或变异减速,正弦波图形,提示胎儿出现酸碱平衡失调即胎儿缺氧。

(2)生物物理评分(BPS):是应用多项生物物理现象进行综合评定的方法,评分法由 NST 及超声显像观察胎儿呼吸样运动、胎动、胎儿肌张力、羊水量和胎盘分级所构成,并进行综合评分,每项 2 分,满分为 10 分。得分 ≥ 8 分提示胎儿健康;5~7 分提示可疑胎儿窘迫,应于 24 小时内复测或进一步评估,若仍 < 6 分则终止妊娠;≤ 4 分应及时终止妊娠。

(3)多普勒血流测定:

1)胎儿大脑中动脉(middle cerebral artery, MCA)血流测定:是大脑半球血液供应最丰富的血管,可直接反映胎儿颅脑血液循环的动态变化,间接反映胎盘血流量的变化,进而预测胎儿是否缺氧。MCA 血流指数[收缩期最大血流速度(S)与舒张末期最大血流速度(D)比值(S/D)、PI(搏动指数)、RI(阻力指数)]是颅脑血循环的阻力指标,可判断胎儿脑血液循环情况。当胎儿缺氧时,由于"脑保护效应"使得全身血液重新分布,MCA 表现为扩张,阻力下降。MCA 的 S/D < 4、PI < 1.6、RI < 0.6 为预测胎儿缺氧的临界值,尤其是 MCA 血流阻力指数<脐动脉血流阻力指数,提示 MCA 的代偿性调节已不能维持充足的血循环,从而导致胎儿脑缺氧。

2)胎儿脐动脉血流测定:是通过多普勒超声检测胎儿—胎盘循环的血流动力学改变,来评估胎儿状况和胎盘功能的检测手段。胎儿缺氧时脐动脉的频谱生物改变早于胎心率改变;脐动脉的 S/D > 3.0、PI > 1.7、RI > 0.6 可作为胎儿缺氧的临界值;宫内生长受限的胎儿出现进行性舒张期血流降低、脐血流指数升高提示有胎盘灌注不足。若出现舒张末期脐血流缺失或倒置以及静脉导管反向 A 波,提示随时有胎死宫内的危险。

(4)胎儿心电图:胎儿心电图 ST 段是反映胎儿缺氧的主要指标。正常胎儿 ST 段位于等电线,当 ST 段抬高或下移超过 5μV,是胎儿缺氧和酸中毒的表现。

(5)产程中胎儿酸碱状态的测定:胎儿头皮血 pH 的测定(fetal scalp blood sampling,FSB)可反映胎儿酸碱状态,为确定胎儿有无酸中毒提供一个有效检测手段,ACOG 指南建议孕周 > 34 周者,CTG 异常或 NST 缺乏加速反应时,建议行胎儿头皮血 pH 测定,以评估胎儿真实的酸碱状态(ⅢC),对胎儿窘迫判断的准确率达 80%~90%。

胎儿头皮血气分析不仅可测定胎儿的酸碱度(pH),而且还能测定胎儿的二氧化碳分压(PCO_2)、氧分压(PO_2)、氧饱和度及碱储备。其中 pH 为经典的指标,若 pH < 7.20(正常值 7.25~7.35),PO_2 < 10mmHg(正常值 15~30mmHg),PCO_2 > 60mmHg(正常值 33~35mmHg),表明胎儿酸中毒。结合碱储备可以区分呼吸性或代谢性酸中毒,但因头皮血中动静脉血混合的比例不明,PCO_2 和 PO_2 的应用价值有限。

(6)胎儿脉冲血氧饱和度测定法(fetal plus oximetry,FPO):是利用脉冲血氧测定仪进行无创性动脉血氧饱和度的测定方法,需要在破膜后进行。是产程中连续监测胎儿酸碱状态的一种技术。该方法联合其他监护可鉴别胎儿窘迫的假性结果,尤其在胎心宫缩图异常或结果不确定情况下,监测胎儿血氧饱和度可评估是否存在胎儿窘迫。第一产程的血氧饱和度为 50%±10%,第二产程为 49%±10%,如低于 30% 则为异常,提示胎儿缺氧酸中毒。但是,胎儿脉冲血氧度测定法的结果,受到探头放置位置、胎头压力、胎儿皮肤胎脂厚度、胎位、母体姿势、母体运动等因素影响。目前 SOGC 和 ACOG 指南均不推荐作为常规应用于临床。

(7)胎盘功能检查:24 小时尿雌三醇(E_3)值 < 10mg 或连续监测减少 30%~40%;尿雌激素/肌酐比值(E/C)< 10,提示胎儿窘迫。正常足月时血清游离雌三醇值 < 40nmol/L,血清人胎盘生乳素(hPL)测定值 < 40mg/L,或骤然降低 50% 不能恢复,提示胎盘功能低下。

(五)胎儿状况的评估

是否存在胎儿生长受限、严重胎儿溶血症、胎位异常、胎儿未成熟、脐带胎盘异常及严重出生缺陷等情况。

(六)护理措施

1. 一般护理

(1)休息:嘱孕妇取侧卧位(以左侧卧位为宜)。

(2)饮食:慢性胎儿窘迫的孕妇,孕期应加强营养,进高蛋白、高热量、高维生素、富含铁的食物,以促进胎儿生长发育。产程中要做好产妇的入量管理。

2. 病情监护

(1)急性胎儿窘迫:观察胎动变化及羊水性状,每 10~15 分钟听 1 次胎心,并记录;有条件则进行连续胎心电子监护。

（2）慢性胎儿窘迫：加强孕期监护，协助检查胎盘功能，教会孕妇胎动计数和判断胎动异常的方法。

3. 配合治疗改善胎儿缺氧状态

（1）急性胎儿窘迫：①左侧卧位，面罩或鼻导管吸氧（10L/min），每次30分钟。②缓解宫缩，停止缩宫素的使用。③遵医嘱用药。

（2）慢性胎儿窘迫：遵医嘱应用宫缩抑制剂和促胎肺成熟的药物，争取改善胎盘供血，延长孕周。

（3）协助终止妊娠：胎儿缺氧严重或经处理无效者应迅速结束分娩。宫口开全，胎头双顶径已达坐骨棘平面或以下，协助行阴道助产术；宫口未开全，或估计在短时间内不能经阴道分娩者，迅速做好剖宫产术前准备，协助医生尽快娩出胎儿，做好新生儿窒息抢救的准备。

4. 心理护理　耐心听取孕妇的倾诉，了解心理动态，及时予以疏导和帮助，向孕妇提供相关信息，如病因、病情、治疗方案及孕妇需做的配合，减轻孕妇的焦虑。若胎儿已夭折，应帮助产妇及家属度过悲哀期。

5. 健康教育

（1）向孕妇及家属介绍围生期保健知识，指导患妊娠期高血压疾病、心肌病、糖尿病的孕妇的合理作息时间、运动方式、合理饮食、规范用药，增加产前检查次数，酌情提前住院待产。

（2）教会孕妇胎动计数方法：当每2小时胎动＜6次；或12小时胎动＜10次；或3天内胎动减少30%以上；或骤然下降50%而不能恢复者，要及时到医院检查，早期发现胎儿窘迫，及时处理。

二、新生儿窒息

新生儿窒息（neonatal asphyxia）是由于产前、产时或产后的各种病因引起气体交换障碍，使新生儿出生后不能建立正常的自主呼吸，引起缺氧、酸中毒，严重时可导致全身多脏器损害的一种病理生理状况。它可出现于妊娠期，但绝大多数出现在产程中。根据窒息程度可分为轻度（青紫）窒息和重度（苍白）窒息。国内发病率为5%~10%，是围产期新生儿死亡和致残的主要原因之一。

（一）病因

1. 胎儿窘迫　各种原因造成的胎儿缺氧在出生前未得到纠正，胎儿娩出后即可表现为新生儿窒息。

2. 呼吸中枢受到抑制或损害

（1）胎儿颅内出血及脑部长时间缺氧导致呼吸中枢受到损害。

（2）药物影响：在分娩过程中母体使用麻醉剂、镇静剂，抑制了呼吸中枢。

3. 呼吸道阻塞　胎儿在通过产道时吸入胎粪、黏液、羊水，阻塞呼吸道影响气体交换。

4. 先天性发育异常　早产、呼吸道畸形、肺部发育不良，导致新生儿不能进行正常的气体交换。

（二）处理原则

大约90%的新生儿可以毫无困难地完成宫内到宫外环境的过渡。他们需要少许帮助或无需帮助就能开始自主且规律的呼吸。约有10%的新生儿在出生时需要一些帮助才能开始呼吸；约有1%的新生儿需要使用各种复苏措施才能存活。

目前采用的新生儿复苏方案为 ABCD 原则：A(airway)：建立通畅的气道(摆正体位和清理气道)。B(breathing)：建立呼吸，进行正压人工通气。C(circulation)：进行胸外心脏按压，维护循环(评估心率和氧合)。D(drug)：药物治疗。

复苏过程按 ABCD 原则可分为 4 个步骤：①快速评估(或有无活力评估)和初步复苏；②正压通气和脉搏血氧饱和度监测；③气管插管正压通气和胸外按压；④药物和 / 或扩容。每一个步骤的措施实施均要遵循"评估 - 决策 - 实施 - 再评估 - 再决策"的循环程序，直到复苏完成。

(三)护理评估

1. 健康史　了解有无导致新生儿窒息的诱因，如产妇孕期是否患有妊娠期高血压疾病、前置胎盘、胎盘早剥、妊娠合并心脏病、胎膜早破等；胎儿有无心脏、呼吸道先天畸形等；分娩过程中是否有产程延长、脐带脱垂、脐带扭转、胎儿窘迫，母亲使用镇静剂等。了解新生儿有无早产、颅内出血等。

2. 症状体征

(1)胎儿宫内窒息：早期有胎动增加，胎心率 ≥ 160 次 /min；晚期则胎动减少，甚至消失，胎心率 < 110 次 /min；羊水胎粪污染。

(2)新生儿窒息的判断和分度：目前我国新生儿生后仍用 Apgar 评分法进行评价。

Apgar 评分是一种简易的、临床上评价刚出生婴儿有无窒息及其程度的方法，于 1953 年由美国学者 Virginin Apgar 首先提出而命名。内容包括(见表 9-6)：皮肤颜色(appearance)、心率(pulse)、对刺激的反应(grimace)、肌张力(activity)和呼吸(respiration)五项指标；每项 0~2 分，总共 10 分，8~10 分为正常，4~7 分为轻度窒息，0~3 分为重度窒息；分别于生后 1 分钟、5 分钟和 10 分钟进行，如新生儿需复苏，则生后 15 分钟、20 分钟仍需评分。1 分钟评分仅是窒息诊断和分度的依据，5 分钟及 10 分钟评分有助于判断复苏效果及预后。评分越低，低氧血症越严重，若 5 分钟评分 < 3 分，则新生儿死亡率及日后脑部后遗症发病率明显增加。所以必须强调新生儿复苏，不能等待出生 1 分钟来判断新生儿窒息的状况，应及时复苏，以免延误抢救时机。

表 9-6　新生儿 Apgar 评分标准

项目	轻度(青紫)窒息	重度(苍白)窒息
Apgar 评分	4~7 分	0~3 分
心率	心跳规则，强而有力，80bpm ≤心率≤ 110bpm	心跳不规则，慢而弱，心率≤ 80bpm
呼吸	呼吸浅表或不规则	无呼吸或仅有喘息样微弱呼吸
肌张力	四肢略屈曲、四肢活动	四肢松弛、无肌张力
喉反射	存在，如皱眉哭、喷嚏	消失
皮肤颜色	皮肤红润或四肢青紫全身红	全身皮肤颜色青紫或苍白

Apgar 评分易受多种因素影响，如早产儿肌张力低或母亲应用镇静药等，评分均较实际的低，故单独用于诊断新生儿窒息有一定局限性，建议在二级及以上或有条件的医院生后即刻应做脐动脉血气分析，结合血气结果做出窒息的诊断。①轻度窒息：Apgar 评分 1min ≤ 7 分，或 5min ≤ 7 分，伴脐动脉血 pH < 7.2，②重度窒息：Apgar 评分 1min ≤ 3 分或

5min ≤ 5分,伴脐动脉血 pH < 7.0。

未取得脐动脉血气分析结果的,Apgar 评分异常,可称之为"低 Apgar 评分"。考虑到目前国际、国内的疾病诊断编码的现状,对于"低 Apgar 评分"的病例,Apgar 评分 ≤ 3 分列入严重新生儿窒息;Apgar 评分 ≤ 7 分列入轻或中度新生儿窒息(mild or moderate,ICD-9 code 768.6 / ICD10 code21.1)的诊断。

Apgar 评分可作为评价窒息严重程度和复苏效果的部分手段,但不能完全指导复苏,因为它不能决定何时应开始复苏,也不能对复苏过程提供决策。复苏程序要按照新生儿复苏指南流程图的要求进行。因为复苏措施是改变 Apgar 评分的要素,因此在评分时应用的复苏措施也应同时记录。

(3)并发症:缺氧缺血可造成多器官受损,但不同组织细胞对缺氧的易感性各异,其中脑细胞最敏感,其次为心肌、肝和肾上腺;而纤维、上皮及骨骼肌细胞耐受性较高,因此各器官损伤发生的频率和程度则有差异。①中枢神经系统:缺氧缺血性脑病和颅内出血;②呼吸系统:羊水或胎粪吸入综合征、持续性肺动脉高压及肺出血等;③心血管系统:缺氧缺血性心肌损害,表现为心律紊乱、心力衰竭、心源性休克等;④泌尿系统:肾功能不全、肾衰竭及肾静脉血栓形成等;⑤代谢方面:低血糖或高血糖、低钙及低钠血症等;⑥消化系统:应激性溃疡、坏死性小肠结肠炎及黄疸加重或时间延长等。

3. 心理 - 社会支持状况　产妇因担心新生儿死亡或留下后遗症,而表现焦虑、恐惧、悲伤等心理。

4. 辅助检查　新生儿血气分析 pH 下降,$PaCO_2$ 升高,PaO_2 降低。

(四)抢救前准备

1. 新生儿复苏设备和药品齐全,单独集中存放,功能良好,标识清晰、随手可取。

(1)保暖用物:预热辐射保温台、预热毛巾,胎龄 < 32 周的早产儿要准备清洁的塑料袋,或塑料薄膜。

(2)清理呼吸道用物:吸引球囊、低负压吸引器、吸引管(5F、6F、8F、10F、12F)、胎粪吸引管及注射器(20ml)。

(3)吸氧用物:氧气及导管、面罩、复苏气囊。

(4)气管内插管用物:带直镜片的喉镜(镜片:1 号、0 号、00 号)、喉镜的备用灯泡和电池、不同型号的气管导管(2.5mm、3.0mm、3.5mm 和 4.0mm)、金属芯、剪刀、肩垫、导管固定胶布或固定装置。有条件者准备喉罩气道、二氧化碳监测器。

(5)评估用物:无菌手套、听诊器(新生儿钟型听头最好)、秒表等。

(6)正压通气装置:新生儿复苏气囊(气流充气式或自动充气式气囊)或 T 组合复苏器,传送空气和(或)氧气的导管,不同型号的面罩(最好边缘有软垫)、配有气流表和导管的氧源。

2. 复苏常用药物　肾上腺素、等渗晶体液、碳酸氢钠、纳洛酮、注射用水、10% 葡萄糖等药物。

3. 人员　每次分娩时至少有 1 名熟练掌握新生儿复苏技术的医护人员在场,照料新生儿。高危孕妇分娩时需要组成有儿科医师参加的复苏团队。多胎妊娠孕妇分娩时,每名新生儿都应有专人负责。

(五)复苏基本程序及流程(参考第十九章助产技能第八节新生儿复苏)

(六)病情观察

复苏后的新生儿可能有多器官损害的危险并仍有病情再次恶化的可能,应继续密切监护和护理。

1. 一般护理 保持安静,减少刺激。

2. 体温管理 将新生儿置于合适中性温度的暖箱,维持肛温 36.5~37.5℃。

3. 生命体征 监测如心率、血压、呼吸、脉搏血氧饱和度等。

4. 定期监测 发现低血糖者静脉给予葡萄糖。

5. 喂养 应延迟哺乳,以静脉补液维持营养。

6. 早期发现并发症 及时对脑、心、肺、肾及胃肠等器官功能进行监测,早期发现异常并适当干预,以减少死亡和伤残。如合并中、重度缺氧缺血性脑病,有条件的医疗单位可给予亚低温治疗。

(七)心理护理

向家属介绍本病的相关医学知识,告知家长,该病有可能引起缺血缺氧性脑病,发生神经系统严重后遗症,如智力低下、听力下降、瘫痪等,取得家长的理解和配合。

(八)健康指导

对恢复出院的患儿应指导定期复查。对有后遗症的患儿,应早期进行训练干预,指导家长学会康复护理的方法。

知识拓展

1. 胎心率(fetal heart rate, FHR)图形分类的处理

(1)Ⅰ为正常图形,预测胎儿处于正常酸碱平衡状态,可遵从常规的产科临床操作,不需要特别的处理。

(2)Ⅱ为不确定图形,包括了产程中大部分的监护图形,对于这类监护图形并无明确统一的共识。对于Ⅱ类监护,ACOG在2010年提出了宫内复苏措施,包括对孕妇吸气、改变孕妇体位、静脉输液,停止产程中宫缩剂使用、减缓宫缩频率,纠正母体低血压等措施。如果这些措施均不奏效,应尽快终止妊娠。

(3)Ⅲ为异常图形,监测时预示着胎儿酸碱状态失衡即胎儿缺氧,对于预测胎儿正在或即将出现窒息、神经系统损伤、胎死宫内有很高的预测价值。因此,一旦出现,需要立即分娩。

2. 新生儿窒息病理生理

(1)窒息时胎儿向新生儿呼吸、循环的转变受阻正常胎儿向新生儿呼吸循环系统转变的特征为:①胎儿肺液从肺中清除;②表面活性物质分泌;③肺泡功能残气量建立;④肺循环阻力下降,体循环阻力增加,导致动脉导管和卵圆孔功能性关闭。窒息时新生儿呼吸停止或抑制,致使肺泡不能扩张,肺液不能清除;缺氧、酸中毒引起表面活性物质产生减少、活性降低以及肺血管阻力增加,胎儿循环重新开放、持续性肺动脉高压。肺动脉高压可进一步造成组织严重缺氧、缺血、酸中毒,最后导致不可逆器官损伤。

(2)窒息时各器官缺血缺氧改变:窒息开始时,缺氧和酸中毒引起机体产生经典的"潜水"反射,体内血液重新分布,即肺、肠、肾、肌肉和皮肤等非生命器官血管收缩,血流量减少,以保证脑、心和肾上腺等生命器官的血流量。同时血浆中促肾上腺皮质激素、糖皮质激素、儿茶酚胺、精氨酸加压素、肾素、心钠素等分泌增加,使心肌收缩力增强,心率增快,心输出量增加,及外周血压轻度上升,心、脑血流灌注得以维持。如低氧血症持续

存在,无氧代谢使代谢性酸中毒进一步加重,体内储存糖原耗尽,脑、心肌和肾上腺的血流量也减少,导致心肌功能受损,心率和动脉血压下降,生命器官供血减少,脑损伤发生。非生命器官血流量则进一步减少而导致各脏器受损。

(3)呼吸改变

1)原发性呼吸暂停(primary apnea):胎儿或新生儿缺氧初期,呼吸代偿性加深加快,如缺氧未及时纠正,随即转为呼吸停止、心率减慢,即原发性呼吸暂停。此时患儿肌张力存在,血压稍升高,伴有发绀。此阶段若病因解除,经清理呼吸道和物理刺激即可恢复自主呼吸。

2)继发性呼吸暂停(secondaryapnea):若缺氧持续存在,则出现几次喘息样呼吸,继而出现呼吸停止,即继发性呼吸暂停。此时肌张力消失,苍白,心率和血压持续下降,此阶段需正压通气方可恢复自主呼吸,否则将死亡。

临床上有时难以区分原发性和继发性呼吸暂停,为不延误抢救,均可按继发性呼吸暂停处理。

(4)血液生化和代谢改变

1)PaO^{2-}、pH^+ 及混合性酸中毒:为缺氧后无氧代谢、气道阻塞所致。

2)糖代谢紊乱:窒息早期儿茶酚胺及胰高血糖素释放增加,血糖正常或增高,继之糖原耗竭而出现低血糖。

3)高胆红素血症:酸中毒抑制胆红素与白蛋白结合,降低肝脏酶活力,使未结合胆红素增加。

4)缺氧时血压降低,可激活左心房壁的压力感受器,引起抗利尿激素分泌异常,发生稀释性低钠血症;钙通道开放、钙泵失灵钙内流可引起低钙血症。

思 考 题

1. 高危妊娠监护主要有哪些方法?

2. 简述胎儿电子监护晚期减速的特征及临床意义。

3. NST 及 OCT 的判断标准是什么?

4. 王女士,25 岁,孕 2 产 1,孕 38^{+5} 周,昨晚自觉胎动频繁,今早开始明显减少约 50%。请问:

(1)请问要进一步做哪些检查,才能做出正确的评估?

(2)要采取哪些护理措施?

5. 新生儿,男,出生 1 分钟时全身皮肤青紫,呼吸微弱且不规则,四肢肌张力松弛。请问该如何评估和处理?

6. 简述复苏有效的指征。

(全小珍　叶笑梅)

第十章
产前出血妇女的护理

产前出血是妊娠期常见的临床表现,发生率 2%~5%。其主要原因是前置胎盘和胎盘早剥,占所有产前出血的 53%,其他原因占 47%。根据出血的来源又可分为胎盘源产前出血和宫颈阴道源产前出血。胎盘源产前出血主要包括前置胎盘、胎盘早剥、脐带血管前置等,对孕妇和胎儿威胁大,往往不可预测,可致妊娠中晚期大量阴道流血,可在短时间内出现休克,危及母儿生命。宫颈阴道源疾病主要有宫颈息肉、宫颈癌、阴道静脉曲张等,这类疾病多表现为反复多次少量的阴道流血,对母儿影响相对较小。对于流产、早产导致的阴道流血,不在本章节进行阐述。

第一节　产前出血的一般护理原则

一、母体状况的评估

1. 健康史　主要收集与产前出血相关的既往史和现病史,如妊娠以来有无阴道流血的现象,此次出血前有无外伤或性生活史,评估出血量和了解出血的特点(如出血的速度、颜色、有无血块),出血的伴随症状(如有无腹痛或规律性子宫收缩,有无破膜),查看以往的超声检查报告,特别是了解胎盘位置,了解出血后胎动情况。

2. 体格检查

(1)孕妇生命体征的评估:体温、脉搏、呼吸、血压和血氧饱和度的监测。

(2)判断孕妇有无休克的临床表现:观察孕妇有无皮肤湿冷、面色苍白、出冷汗、神志淡漠、尿少、无尿等低血容量性休克症状。

(3)腹部检查:子宫大小是否与孕周相符,测量宫底高度,检查子宫张力,注意有无宫缩,有无压痛。前置胎盘者的子宫张力多为正常,且在两次宫缩之间,子宫肌肉完全松弛,无子宫的压痛感,孕妇偶可能在出血时感到宫缩;胎盘早期剥离者会出现子宫强直收缩的现象,子宫处于高张状态,硬如板状,压痛明显,子宫收缩间歇期不明显。

(4)阴道检查:需要有经验的医生实施。窥器检查可以帮助快速判断出血量、出血来源以及出血的速度。在没有排除前置胎盘的情况下,原则上不做阴道检查。如必须要做,必须在补液和配好血的情况下进行。

3. 辅助检查　超声检查、磁共振检查、实验室检查等。

4. 心理社会状况　评估精神状况及情绪反应,有无愤怒、否认、忧郁、焦虑、激动、不安全感、不适感、反应迟钝、疲乏等。诸如:观察产妇对于医疗措施之反应。观察孕妇及其家人的哀伤过程,评估孕妇的社会支持系统。

二、胎儿状况评估

评估胎儿大小、胎方位、胎心音、胎动情况等。前置胎盘者其胎儿往往胎位不正,如胎儿为横位、臀位、斜位或直位者,可能因胎盘着床位置异常所致;子宫底高度较正常妊娠为高,因胎儿呈直位之故;胎盘早期剥离者则会出现胎动的明显改变,即在疼痛发生时胎儿的活动度会增加然后胎心音消失。

(三)护理措施

1. 在出血量多的情况下必须快速建立静脉通道,给予静脉输液、输血、补充电解质。
2. 立即进行实验室检查,包括血常规、血型、尿常规、生化指标、凝血功能的检查等。
3. 立即监测生命体征,积极预防并治疗各种并发症。
4. 超声检查了解胎盘的位置和评估胎儿情况,胎儿监护了解宫缩和胎心率的变化。
5. 根据临床信息综合判断孕妇和胎儿的情况,采取相应的处理措施。具体措施详见各章节。
6. 心理护理
(1)评估并处理孕妇愤怒、否认、沉默、罪恶感、忧伤或自责等哀伤的情绪反应。
(2)向孕妇解释目前的状况及处理方式。
(3)提供孕妇及其家属咨询,必要时让孕妇有心理准备可能会失去胎儿。

第二节　前　置　胎　盘

一、概述

正常胎盘附着于子宫体的后壁、前壁或侧壁。若妊娠 28 周后胎盘附着于子宫下段,其下缘到达或覆盖子宫颈内口,位置低于胎儿先露部时,称为前置胎盘(placenta previa)。前置胎盘的发生率国外为 0.3%~0.9%,国内为 0.24%~1.57%。前置胎盘是最常见的导致妊娠晚期出血的严重并发症之一,病情易突然加重危及母儿安全。

二、病因

前置胎盘的病因目前尚不明确,可能与以下原因有关。

1. 子宫内膜病变或损伤　当子宫内膜有过损伤或瘢痕(如产褥感染、多产、剖宫产或多次刮宫、子宫内膜炎),都可引起子宫内膜发育不良,使子宫蜕膜血管生长不良、营养不足,致使胎盘为摄取足够的营养而扩大面积,伸展到子宫下段,形成前置胎盘。

2. 胎盘异常　由于多胎或巨大儿形成过大面积的胎盘,伸展至子宫下段或覆盖子宫颈内口;或副胎盘、膜状胎盘延伸至子宫下段。

3. 受精卵滋养层发育迟缓　当受精卵到达宫腔时,因其尚未达到植入条件而继续下移至子宫下段,在该处生长发育而形成前置胎盘。

4. 宫腔形态异常　子宫畸形或子宫肌瘤等原因使宫腔形态改变致胎盘附着在子宫下段。

5. 其他原因　吸烟、吸毒者可引起胎盘血流减少,缺氧使胎盘代偿性增大,从而增加前置胎盘的危险性。

三、分类

按胎盘边缘与子宫颈内口的关系,前置胎盘可分为四种类型(图 10-1)。

1. 完全性前置胎盘 子宫颈内口全部为胎盘组织所覆盖,又称中央性前置胎盘。初次出血时间早,反复出血次数多,出血量也较多。有时一次大量出血即可使患者进入休克状态。

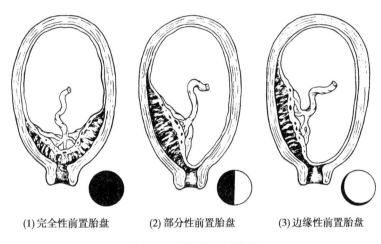

(1) 完全性前置胎盘　　(2) 部分性前置胎盘　　(3) 边缘性前置胎盘

图 10-1　前置胎盘的类型

2. 部分性前置胎盘 子宫颈内口部分为胎盘组织覆盖,出血情况介于完全性前置胎盘和边缘性前置胎盘之间。

3. 边缘性前置胎盘 胎盘附着于子宫下段,其边缘未超过子宫颈内口,初次出血发生时间较晚,多在妊娠末期或临产后,出血量也较少。

4. 低置胎盘 胎盘附着于子宫下段,边缘距宫颈内口 < 20mm,但未达到宫颈内口。

胎盘下缘与宫颈内口的关系可随子宫下段逐渐伸展、宫颈管逐渐消失、宫颈口逐渐扩张而改变。因此,前置胎盘的类型可因诊断时期不同而不同,通常以临床处理前最后一次检查来确定其分类。

根据疾病的凶险程度,前置胎盘又可以分为凶险性前置胎盘和非凶险性前置胎盘。

凶险性前置胎盘指前次有剖宫产史,此次妊娠为前置胎盘,其胎盘粘连、植入发生率高,可引起致命性的大出血。凶险性前置胎盘根据胎盘内膜植入情况分为植入型和非植入型。根据绒毛植入深度分为 3 种类型:粘连型,绒毛直接附着于子宫壁表面;植入型,胎盘绒毛达深部肌层,但未达浆膜层;穿透型,胎盘绒毛穿透宫壁肌层达子宫浆膜甚至达膀胱或直肠,其引起的产后出血往往危及孕产妇生命。

四、处理原则

前置胎盘处理原则是抑制宫缩,制止出血,纠正贫血和预防感染。根据孕妇的一般情况、孕周、胎儿成熟度、出血量及产道条件等综合分析,制订具体方案。

1. 期待疗法 在保证母儿安全的前提下,延长妊娠时间,提高胎儿存活率。适用于妊娠 < 36 周,一般情况良好,胎儿存活,阴道流血不多,无需紧急分娩的孕妇。

2. 终止妊娠 期待治疗期间发生大出血或虽然出血量少,但妊娠已近足月或临产者,应积极采取措施,选择最佳方式终止妊娠。剖宫产是前置胎盘终止妊娠的最常用方法。阴道分娩适用于枕先露、边缘性前置胎盘、低置胎盘、阴道出血少；或部分性前置胎盘，宫颈口已扩张，产妇一般情况好，产程进展顺利、估计短时间内能结束分娩者，在有条件的医疗机构，备足血源，在严密监测下行阴道试产。

3. 纠正贫血　目标是维持血红蛋白含量在110g/L以上，红细胞压积在30%以上，增加母体储备，改善胎儿宫内缺氧情况。血红蛋白含量在70g/L以下输血治疗。

4. 自体输血　众多研究表明，前置胎盘是产科输血的首位风险因素，因此如何对预期需输血产妇降低其输血并发症成为很多研究的热点。在血源日益紧张的今天，尤其是某些特殊血型，自体输血不失为一个经济且安全的方法，值得提倡。当前置胎盘患者需要输血时，输入患者自己预先储存的血液或失血回收的血液，不仅可以避免同种免疫以及输血传播的疾病，还能弥补血源的不足，减少患者的医疗开支，具有深远的社会意义和经济意义。

5. 凶险性前置胎盘的处理　凶险性前置胎盘的处理需多科协作，必须在有良好医疗条件的医院内进行，因此应当尽早明确诊断，及时转诊，平衡母体及胎儿两方面的利益，合理期待，尽量择期剖宫产终止妊娠。必须重视围手术期处理，做好产后出血抢救的准备，由技术娴熟、急救经验丰富的医生实施手术。

6. 转诊及转运　一旦确诊完全性前置胎盘，应在二级以上医院产前检查及治疗。若阴道反复出血或大出血而当地无条件处理，在充分评估母胎安全、输液、输血的条件下，迅速转院。

五、母体状况的评估

1. 健康史　主要收集与前置胎盘有关的既往史和现病史，如有无剖宫产史、人工流产、多次分娩等前置胎盘的易发因素；分娩史中因了解分娩经过、分娩方式、分娩时的特殊情况及产后子宫恢复情况等；此外妊娠经过中特别是28周后，是否出现突发的无痛性、无诱因、反复阴道流血症状。

2. 症状体征

（1）症状：典型的症状为妊娠晚期或临产时，发生无诱因、无痛性反复阴道流血。妊娠晚期子宫峡部逐渐拉长形成子宫下段，临产后子宫收缩使子宫颈管消失而成为产道的一部分。宫颈口扩张，附着于子宫下段及宫颈内口的胎盘前置部分不能相应伸展，与其附着处错位而发生剥离，致血窦开放而出血。前置胎盘出血前无明显诱因，初次出血量一般不多，剥离处血液凝固后，出血停止；也有初次出血即发生致命性大出血而导致休克。阴道流血发生孕周迟早、反复发生次数、出血量多少与前置胎盘类型有关。完全性前置胎盘初次出血时间多在妊娠28周左右，称为"警戒性出血"；边缘性前置胎盘胎盘出血多发生在妊娠晚期或临产后，出血量较少；部分性前置胎盘初次出血时间、出血量及反复出血次数，介于两者之间。

（2）体征：患者的一般情况与出血量有关，大量出血呈现面色苍白、脉搏增快微弱、血压下降等休克表现。腹部检查：因胎盘附着于子宫下段，影响胎先露部入盆，故胎先露高浮，常并发胎位异常。反复多次或大量阴道流血，可致孕妇贫血，严重者可发生休克；胎儿宫内缺氧，严重者胎死宫内。当前置胎盘附着于子宫前壁时，可在耻骨联合上方闻及胎盘杂音。

3. 心理社会状况　前置胎盘患者因反复阴道流血或突然大出血而担心母儿安危，或因出血导致早产可能，导致孕妇及家属感到恐惧、焦虑、紧张。良好的家庭氛围，有利于缓解孕妇的不良情绪。

4. 相关检查

（1）产科检查：子宫大小与停经月份相符，临产时，可触及阵发性宫缩，间歇期子宫能放松。可有胎头高浮、胎位异常。孕妇失血过多时可出现胎心异常，甚至消失。胎盘附着于子宫下段前壁时，耻骨联合上方可闻及胎盘血流杂音。

（2）B 型超声检查：是目前最安全、有效的首选方法，胎盘定位准确率达 95% 以上，可清楚显示子宫壁、胎盘、胎先露及宫颈位置，能准确确定前置胎盘的类型。应采用超声检查确定胎盘位置，如前置胎盘诊断明确，不必再行阴道检查。如必须通过阴道检查以明确诊断或选择分娩方式，可在输液、备血及可立即行剖宫产手术的条件下进行。禁止肛查。

（3）磁共振检查（MRI）：可确诊前置胎盘，并对前置胎盘伴有胎盘植入及穿通提供准确的诊断。

（4）产后检查胎盘及胎膜：胎盘前置部分可见陈旧性血块附着呈黑紫色及暗红色。胎膜破口距胎盘边缘在 7cm 以内为边缘性或部分性前置胎盘。

六、胎儿状况评估

注意胎动及宫缩情况，超声检查了解胎儿大小。大出血可引起胎儿急性缺氧，应立即听取胎心音，并持续胎心监护。

七、护理措施

1. 终止妊娠

（1）紧急剖宫产：出现大出血甚至休克，为挽救孕妇生命，应果断终止妊娠。立即安排孕妇去枕侧卧位，开放静脉通道，交叉配血，做好输血准备。在抢救休克同时，做好术前准备，并做好生命体征监测及母儿抢救准备工作。在期待治疗过程中，若出现胎儿宫内窘迫等产科指征，胎儿已可存活，可行急诊剖宫产。

（2）阴道分娩：需要在输液条件下观察产程，并备血必要时输血。产程中需密切注意胎心变化，必要时采用连续胎心监护。产程中的一个重要步骤是帮助胎先露下降，压迫胎盘前置部位而止血。胎儿娩出后，由于胎盘往往不易自行剥离或剥离不全而出血不止，以人工剥离为宜。胎盘剥离后由于子宫下段收缩不良出血多，在宫缩剂的使用选择上强调使子宫下段收缩的制剂如前列腺素类。

2. 期待疗法

（1）一般护理：保证休息，减少刺激。有出血时卧床休息，以左侧卧位为佳，无出血者可适当活动。间断上氧，每日 2~3 次，每次 30 分钟。避免各种刺激，禁止性生活、阴道检查、肛查和灌肠等刺激，减少出血机会。医护人员进行腹部检查时动作要轻柔。

（2）纠正贫血：除口服铁剂、输血等措施外，还应加强饮食营养指导，建议孕妇多食高蛋白以及含铁丰富的食物，如动物肝脏、绿叶蔬菜等。有助于纠正贫血，增强机体抵抗力，促进胎儿生长。

（3）监测生命体征，及时发现病情变化：严密观察并记录孕妇的生命体征，评估阴道流血的量、色、流血时间及一般状况，监测宫缩及胎儿宫内状况。按医嘱及时完成实验室检查项目，并交叉配血备用。出血增多时应立即监测生命体征，及时报告医生并配合处理。

（4）出血及休克的处理：护士必须对期待治疗孕妇的阴道出血及休克症状保持警觉，突然阴道大出血时应立即通知医生，监测生命体征及听取胎心音，迅速建立静脉通道、平卧、保暖、吸氧、交叉配血,做好输血准备。在抢救休克同时,进行术前准备,并做好抢救记录。

3. 并发症预防

(1)产后出血的预防:胎儿娩出后,及早使用宫缩剂,以预防产后大出血。产后密切观察产妇生命体征及阴道流血情况,发现异常及时汇报医生配合处理,以防止或减少产后出血。

(2)感染的预防:保持会阴清洁、干燥,及时更换护理垫,严格遵守无菌技术操作规程,酌情使用抗生素预防感染。

4. 心理护理　评估孕妇的心理状态,鼓励其倾诉心里焦虑困扰的问题,教会患者自我放松的方法。讲解疾病相关知识,耐心回答患者的问题,鼓励和指导家人的参与和支持,提供安静的环境,避免不良刺激。

5. 用药护理

(1)抑制宫缩药物

1)硫酸镁:子宫收缩可致胎盘剥离而引起出血增多,常用保胎药物有硫酸镁,使用前应评估患者呼吸、尿量、膝反射,使用时应严格控制输液速度及剂量,观察药物不良反应及疗效。(详见本书第十一章第一节妊娠期高血压病)。

2)利托君:能与子宫平滑肌细胞膜上的 β_2 肾上腺素能受体结合,从而抑制平滑肌收缩。用法:首次剂量 50~100μg/min 静脉滴注,每 10 分钟增加剂量 50μg/min,至宫缩停止,最大剂量不超过 350μg/min,也可口服。对合并心脏病、重度高血压、未控制的糖尿病等患者慎用或不用。应注意孕妇主诉及心率、血压、宫缩的变化,限制静脉输液量,控制孕妇心率在 140 次/min 以下,如患者心率＞120 次/min,应适当减慢滴速及药量;出现胸痛,立即停药并做心电监护,应监测血糖,注意补钾。

3)阿托西班:缩宫素受体拮抗剂。用法:首次剂量为 6.75mg 静脉推注 1 分钟,继之18mg/h 维持 3 小时,接着 6mg/h 持续 45 小时。价格较昂贵,不良反应轻,无明显禁忌。

(2)促胎儿肺成熟药物:监测胎儿宫内生长情况,妊娠＜34 周,1 周内有可能分娩的孕妇,应使用糖皮质激素促胎儿肺成熟。方法:地塞米松注射液 6mg 肌内注射,每 12 小时一次,共 4 次。注意在使用利托君保胎同时使用地塞米松时,有增加孕妇心衰、肺水肿风险,用药期间需密切观察孕妇主诉及心率、血压变化。

(3)纠正贫血药物:视贫血严重程度补充铁剂或输血。加强饮食营养指导,有助于纠正贫血,增强机体抵抗力,促进胎儿生长。方法:蛋白琥珀酸铁口服溶液 15ml,每日两次口服。

八、健康教育

护士应加强对孕妇的管理和宣教。指导围孕期妇女避免吸烟、酗酒等不良行为,积极采取有效的避孕措施,避免多次刮宫、引产或宫内感染,防止多产,减少子宫内膜损伤和子宫内膜炎的发生;预防感染。计划妊娠妇女应戒烟、戒毒,加强孕期管理,按时产前检查,对妊娠期出血,无论量多少均应就医,做到及时诊断,正确处理。

知识拓展

前置胎盘合并胎盘植入

前置胎盘合并胎盘植入的发生率为 1%~5%,并随着剖宫产次数增多而明显增高。植入性胎盘根据面积大小分为完全性和部分性。完全性植入是指全部胎盘绒毛种植于子宫肌层,胎盘不能自行剥离,一般无阴道流血。因此对于无产前出血的前置胎盘,更要考虑胎盘植入的可能性。部分性植入是指部分胎盘绒毛种植于子宫肌层,分娩后非植入部分的胎盘已剥离,剩余部分胎盘与子宫壁紧密粘连,不能剥离。因胎盘占据宫腔影响子宫收缩,血窦开放,易导致大出血。

前置胎盘的诊断主要根据临床表现结合辅助检查。①超声诊断:胎盘内多个不规则的无回声区伴丰富血流信号和(或)膀胱壁连续性的中断,强烈提示胎盘植入可能。其他具有提示意义和诊断参考价值的超声征象包括子宫肌层变薄(厚度 < 1mm),胎盘和子宫分界不清。②磁共振检查(MRI)怀疑合并胎盘粘连、植入者,可采用 MRI 辅助检查,超声结合 MRI可提高诊断的准确率,怀疑"凶险性前置胎盘者",MRI 有助于了解胎盘侵入子宫肌层的深度、局部吻合血管分布情况,及是否侵犯膀胱等宫旁组织。动态观察 MRI 图像可见有"沸水症"。

目前介入治疗越来越多地用于胎盘植入的患者,可以明显减少剖宫产术中的出血,它包括以下几种。

(1)经导管子宫动脉栓塞:①适应证:保守治疗无效、生命体征相对稳定的各种难治性产后出血。包括:宫缩乏力、产道损伤和胎盘因素等。②禁忌证:生命体征不稳定不宜搬运;合并有多脏器出血的 DIC;严重的心、肝、肾和凝血功能障碍及对造影剂过敏者。③作用原理:栓塞剂闭塞出血动脉,降低子宫动脉压,减缓血流,促进血栓形成;子宫供血减少,子宫平滑肌缺血缺氧、收缩加强,控制出血。④术后注意事项:及时补充血容量,避免失血性休克,注意预防 DIC 的发生;术后平卧位,动脉穿刺处加压按压 6 小时,穿刺侧下肢制动 24 小时(6 小时后可平移,避免屈伸);注意观察生命体征、局部穿刺伤口、下肢动脉供血等情况,防止褥疮及下肢静脉血栓的形成。

(2)球囊术前阻断术:①适应证:预测可能发生严重产后出血的前置胎盘患者(凶险性前置胎盘;胎盘植入)。②禁忌证:照影剂过敏;生命体征不稳定不宜搬运;射线过敏。③作用原理:在剖宫产术前实施预防性球囊阻断术,进入血管的球囊可选择性到达腹主动脉、髂总动脉、髂内动脉等平面,以控制胎盘植入患者凶猛的产后出血。可联合血管阻断控制产后出血。④球囊使用注意事项:术前选择适宜球囊,控制扩展压力和压迫时间;术中压迫器应定时释压;防止血管损伤及动静脉血栓;拔除后穿刺点指压 2 小时,沙袋压迫 4 小时,密切观察、及时发现下肢栓塞等并发症。

对于诊断为胎盘植入的孕妇需要一个多学科综合团队治疗,产前通过影像学检查确定胎盘的位置,术前请麻醉科、放射介入科、血管科、泌尿外科等多学科的医生共同制订手术方案,备好血制品及凝血因子,做好麻醉评估。对于部分性或完全性的胎盘植入,术前可由放射介入科医生行髂内动脉置管,术中密切监测血流动力学变化,维持孕妇血流动力学稳定,将并发症降至最小化。目标是预防产后出血、失血性休克。

前置血管

前置血管是指胎盘血管行走于子宫下段或宫颈内口处的胎膜及绒毛膜间,位于胎先露的前方。前置血管应归为前置胎盘范畴。前置血管破裂临床上不多见,但一旦发生,胎儿情况危急。典型临床症状是妊娠晚期突然发生的无痛性阴道流血,色鲜红,多发生在胎膜破裂时,伴有羊水的流出,出血往往较多,呈持续性。前置血管发生破裂,胎儿在短时间内缺血、缺氧伴胎心率改变,可导致胎儿窘迫甚至胎死宫内。由于出血主要来自胎儿,孕妇一般没有生命危险。

前置血管产前可无任何临床表现,产前诊断前置血管困难。产时诊断前置血管的要点是:阴道检查扪及索状、搏动的血管;胎膜破裂时伴阴道流血,色鲜红,同时出现胎心率变化,孕妇生命体征平稳。超声检查是诊断前置血管的主要手段。应用经阴道超声多普勒检查发现脐带插入的位置较低,有助于诊断,对于产前无症状的患者诊断率约78%。产前已明确诊断前置血管的患者,RCOG指南建议在晚孕期(30~32周)提前入院,在具备母儿抢救条件的医疗机构进行待产。国内指南建议前置血管孕妇在妊娠34~35周行择期剖宫产终止妊娠。若发生前置血管破裂,胎儿存活,应立刻行剖宫产终止妊娠;胎儿若已死亡,则选择阴道分娩。

第三节 胎 盘 早 剥

一、概述

妊娠20周后或分娩期,正常位置的胎盘在胎儿娩出前,部分或全部从子宫壁剥离,称为胎盘早剥。胎盘早剥的发生率在国外为1%~2%,国内为0.46%~2.1%。属于妊娠晚期严重并发症,也是产前出血常见的原因,往往发病急、发展快,若处理不及时可危及母儿生命。

二、病因

胎盘早剥的病因及发病机制目前尚不明确,可能与以下因素相关。

1. 子宫胎盘血管病变 胎盘早剥多发生于妊娠期高血压疾病、慢性高血压、慢性肾脏疾病的孕妇。这些疾病引起全身血管痉挛、硬化,子宫底蜕膜也可发生螺旋小动脉痉挛或硬化,引起远端毛细血管缺血坏死而破裂出血,在底蜕膜层与胎盘之间形成血肿,导致胎盘从子宫壁剥离。

2. 宫腔内压力骤减 胎膜早破(妊娠足月前);双胎妊娠分娩时,第一胎娩出过快;羊水过多,人工破膜后羊水流出过快,宫腔内压力骤减,子宫骤然收缩,胎盘与子宫壁发生错位而剥离。

3. 机械因素 外伤尤其是腹部直接受到撞击或挤压、性交、外倒转等均可诱发胎盘早剥。脐带过短或因脐带绕颈、绕体相对过短时,分娩过程中胎儿下降牵拉脐带,使胎盘自子宫壁剥离。

4. 子宫静脉压升高 妊娠晚期或临产后,若孕妇长时间处于仰卧位,妊娠子宫可压迫下腔静脉使回心血量减少,血压下降(仰卧位低血压综合征),子宫静脉淤血,静脉压升高,致使蜕膜静脉床淤血、破裂,引起胎盘剥离。

5. 其他高危因素 高龄孕妇、经产妇易发生胎盘剥离;不良生活习惯如吸烟、酗酒及吸食可卡因等是国外发生率增高的原因;胎盘位于子宫肌瘤部位易发生胎盘剥离;宫内感染、有血栓形成倾向的孕妇胎盘早剥发生率增高;有胎盘早剥史的孕妇再次妊娠发生胎盘早剥的风险明显增高。

三、病理生理变化

胎盘早剥的主要病理变化是底蜕膜出血,形成血肿,使该处胎盘自子宫壁剥离。如剥离面小，血液很快凝固而出血停止，临床可无症状或症状轻微。如继续出血，胎盘剥离面也随之扩大，形成较大的胎盘后血肿，血液可冲开胎盘边缘及胎膜经宫颈管流出，表现为外出血，称为显性剥离。如胎盘边缘或胎膜与子宫壁未剥离，或胎头进入骨盆入口压迫胎盘下缘，使血液积聚于胎盘与宫壁之间不能外流而致无阴道流血，称为隐性剥离。由于血液不能外流，胎盘后出血越积越多，子宫底升高，当出血达到一定程度，压力增大，血液冲开胎盘边缘和胎膜经宫颈管流出，即为混合型出血（图10-2）。有时胎盘后血液可穿破羊膜而溢入羊膜腔，形成血性羊水。

胎盘早剥尤其是隐性剥离时，胎盘后血肿增大及压力增加，使血液浸入子宫肌层，引起肌纤维分离、断裂及变性，当血液经肌层浸入浆膜层时，子宫表面可见蓝紫色淤斑，尤以胎盘附着处明显，称为子宫胎盘卒中，有时血液可进一步渗入阔韧带，输卵管系膜，或经输卵管流入腹腔。卒中后子宫收缩力减弱，可造成产后出血。

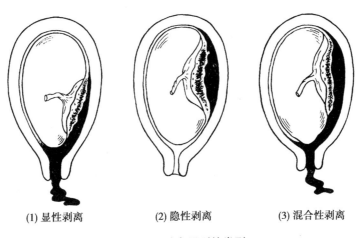

(1) 显性剥离　　　(2) 隐性剥离　　　(3) 混合性剥离

图10-2　胎盘早剥的类型

剥离处的胎盘绒毛及蜕膜可释放大量组织凝血活酶，进入母体血液循环后激活凝血系统，导致弥散性血管内凝血（DIC），在肺、肾等器官内形成微血栓，引起器官缺氧及功能障碍。DIC继续发展可激活纤维蛋白溶解系统，产生大量纤维蛋白原降解产物（FDP），引起继发性纤溶亢进。由于凝血因子的大量消耗及高浓度FDP的生成，最终导致严重的凝血功能障碍。

四、分级

胎盘早剥的病理为胎盘后出血，进而出现临床症状，随着剥离面增大，病情逐级加重，危及胎儿及孕妇生命。在临床上推荐使用胎盘分级标准。作为对病情的判断与评估见表10-1。

表10-1　胎盘早剥的分级

分级	临床特征
0级	胎盘后有小血凝块，无临床症状
Ⅰ级	阴道出血；可有子宫压痛和子宫强直性收缩；产妇无休克发生；胎儿无窘迫发生
Ⅱ级	可能有阴道出血，产妇无休克；有胎儿宫内窘迫发生
Ⅲ级	可能有外出血；子宫强制性收缩明显，触诊呈板状；持续性腹痛，产妇发生失血性休克，胎儿死亡；30%的产妇有凝血功能指标异常

五、处理原则

早期识别、积极处理休克、及时终止妊娠、控制 DIC、减少并发症。终止妊娠的方法根据胎次、早剥的严重程度、胎儿宫内状况及宫口开大等情况而定。此外，对并发症如凝血功能障碍、产后出血和急性肾衰竭等进行处理。

六、母体状况的评估

1. 健康史　孕妇在妊娠晚期或临产时突然发生腹部剧痛，有急性贫血或休克现象，应引起高度重视。护士需结合有无妊娠高血压疾病或高血压病史、胎盘早剥史、慢性肾炎史、仰卧位低血压综合征史及外伤史等，进行全面评估。

2. 症状体征　根据病情严重程度将胎盘早剥分为 3 度。

（1）Ⅰ度：以显性出血为主，多见于分娩期，胎盘剥离面积小，常无腹痛或腹痛轻微。腹部检查体征不明显，子宫无压痛或胎盘剥离处轻微压痛，宫缩有间歇，胎位清楚，胎心率多正常。常常靠产后检查胎盘，发现胎盘母体面有陈旧凝血块及压迹才得以确诊。

（2）Ⅱ度：以隐性出血为主，亦可为混合型出血，胎盘剥离面约为胎盘面积的 1/3，多见于子痫前期、慢性高血压等有血管病变的孕妇。主要症状为突发的持续性的腹痛、腰酸及腰背痛，疼痛程度与胎盘后积血多少呈正相关。常无阴道流血或流血不多，贫血程度与阴道流血量不相符。腹部检查：子宫往往大于妊娠月份，宫底随胎盘后血肿的增大而增高，子宫多处于高张状态，压痛，尤以胎盘剥离处最明显，但子宫后壁胎盘早剥时压痛可不明显。胎位可扪及，胎儿多存活。

（3）Ⅲ度：胎盘剥离面一般超过胎盘面积的 1/2，临床表现较Ⅱ度加重，出现面色苍白、四肢湿冷、脉搏细弱、血压下降等休克征象，且休克的严重程度与阴道流血量不相符。腹部检查：子宫硬如板状，宫缩间歇期不能放松，胎位扪不清，胎心消失。若无凝血功能障碍为Ⅲa，有凝血功能障碍为Ⅲb。

轻型胎盘早剥者症状不明显。严重者可出现恶心、呕吐，以及面色苍白、出汗及血压下降等休克征象；患者可无阴道流血或少量阴道流血及血性羊水，贫血程度与外出血量不相符。腹部检查：子宫硬如板状，有压痛，以胎盘附着处最显著，若胎盘附着于子宫后壁，则子宫压痛不明显，但子宫比妊娠周数大，宫底随胎盘后血肿增大而增高。偶见宫缩，子宫多处于高张状态，子宫收缩间歇期不能放松，因此胎位触不清楚。若胎盘剥离面超过胎盘面积的 1/2，胎儿多因缺氧死亡，故重型患者的胎心多已消失。

因此对胎盘早剥孕妇除进行阴道流血的量、色评估外，应重点评估腹痛的程度、性质，孕妇的生命体征和一般情况，及时、正确了解孕妇身体状况。

3. 心理社会评估　胎盘早剥孕妇入院时情况危急，孕妇及其家属常常感到高度紧张和恐惧。

4. 相关检查

（1）产科检查：通过四步触诊判定胎方位、胎心情况、宫高变化、腹部压痛范围和程度等。

（2）B 型超声检查：可协助了解胎盘的部位及胎盘早剥的类型，并可明确胎儿大小及存活情况。典型图像显示胎盘与子宫壁之间出现边缘不清楚的液性低回声区即为胎盘后血肿，胎盘异常增厚或胎盘边缘"圆形"裂开。同时可排除前置胎盘。需要注意的是，B 超检查准确率在 25% 左右，阴性结果不能完全排除胎盘早剥，尤其是子宫后壁的胎盘。

（3）胎心监护：胎心监护用于判断胎儿宫内状况，胎盘早剥时可出现胎心监护的基线变异消失、变异减速、晚期减速、正弦波形及胎心率减慢等。

（4）实验室检查：主要监测产妇的贫血程度、凝血功能、肝功能及电解质等。严重胎盘早剥患者应检测肾功能及二氧化碳结合力，有条件时应做血气分析，并做 DIC 筛选试验（包括血小板计数、凝血酶原时间、血纤维蛋白原测定），结果可疑者，进一步做纤溶确诊试验（包括凝血酶时间、优球蛋白溶解时间和血浆鱼精蛋白副凝试验）。血纤维蛋白原 < 250mg/L 为异常，如果 < 150mg/L 对凝血功能障碍有诊断意义。

七、胎儿状况评估

通过产科检查判定胎方位、胎心情况，通过胎心监护监测胎心率变化，有无胎儿宫内窘迫，通过超声检查明确胎儿大小及存活情况。

八、护理措施

1. 纠正休克，改善患者一般情况　迅速开放静脉通道，积极补充血容量，改善血液循环。根据血红蛋白的多少，输注新鲜血、红细胞、血浆等，既能补充血容量，又可补充凝血因子，应使血细胞比容提高到 0.30 以上，尿量 > 30ml/h。同时密切监测产妇的生命体征。

2. 监测胎儿宫内情况　持续监测胎心以判断胎儿宫内情况。对有外伤史的孕妇，疑有胎盘早剥时，应至少行 4h 的胎心监护，以早期发现胎盘早剥。

3. 及时终止妊娠　胎儿娩出前胎盘剥离有可能继续加重，一旦确诊 Ⅱ、Ⅲ 度胎盘早剥应及时终止妊娠。

4. 严密观察病情变化，及时发现并发症

（1）产后出血：由于凝血功能障碍及子宫收缩乏力，胎盘早剥的产妇胎儿娩出后易发生产后出血，因此分娩前应配血备用，分娩时开放静脉，胎儿娩出后立即给予宫缩剂如前列腺素等，并配合按摩子宫。未发生产后出血者，产后仍应加强生命体征观察，预防晚期产后出血的发生。

（2）弥散性血管内凝血：胎盘早剥是妊娠期发生凝血功能障碍最常见的原因，约 1/3 伴有死胎患者可发生。一旦发生 DIC，病死率较高，应积极预防。应注意观察患者有无皮肤、黏膜及注射部位出血，阴道出血不凝、血尿、咯血、呕血等现象。

（3）急性肾衰竭：大量出血导致肾灌注严重受损，肾皮质或肾小管缺血坏死，出现急性肾衰竭。应注意观察患者的尿色、尿量，及时发现少尿、无尿。

（4）羊水栓塞：胎盘早剥时羊水可经剥离面开放的子宫血管，进入母血循环，羊水中有形成分栓塞肺血管，引起肺动脉高压。一旦怀疑羊水栓塞，立即抢救。抗过敏，纠正呼吸循环功能衰竭和改善低氧血症、抗休克、防止 DIC 和肾衰竭发生。

（5）胎儿宫内死亡：胎盘早剥出血引起胎儿急性缺氧，围生儿窒息率、死亡率、早产率均升高，胎盘剥离面积超过 50%，胎儿宫内死亡的风险显著增加。因此，一旦确诊，必须及时终止妊娠，抢救胎儿。

5. 心理护理　胎盘早剥孕妇情况危急，孕妇及其家属常常感到高度紧张和恐惧，护士要向孕妇及家属解释相关知识，给予心理安慰，鼓励孕妇面对现实，积极配合治疗和护理。对死产者，责任护士应协助患者及家属度过哀伤期，尽早给予退乳措施。

6. 用药护理

（1）子宫收缩类药物：缩宫素、前列腺素制剂是用于产后出血的常用药物。（具体见产后出血章节）

（2）预防肾衰竭：若患者尿量＜30ml/h，提示血容量不足，应及时补充血容量；若血容量已补足，尿量＜17ml/h，可给予呋塞米20~40mg静脉推注，必要时可重复用药。若短时间尿量不增且血清尿素氮、肌酐、血钾进行性升高，并且二氧化碳结合力下降，提示肾衰竭。出现尿毒症时，应及时进行血液透析治疗。

（3）防治DIC：迅速终止妊娠、阻断促凝物质继续进入母血循环，纠正凝血机制障碍。①补充血容量和凝血因子：及时、足量输入红细胞悬液，同等比例的血浆、血小板是补充血容量和凝血因子的有效措施。②肝素的应用：DIC高凝阶段主张及早应用肝素，可阻断DIC的发展，但禁止在有显著出血倾向或纤溶亢进阶段应用。③抗纤溶治疗：当DIC处于血液不凝固而出血不止的纤溶阶段时，可在肝素化和补充凝血因子的基础上应用抗纤溶药物。常用的药物有氨基己酸（4~6g）、氨甲苯酸（0.1~0.3g）、氨甲环酸0.5~1.0g加于0.9%氯化钠注射液或5%葡萄糖液100ml静脉滴注。

九、预防

健全孕产妇三级保健制度，对妊娠期高血压疾病、慢性高血压、肾脏疾病孕妇，应加强妊娠期管理；行外倒转胎位术纠正胎位时，动作应轻柔；对高危患者不主张行倒转术；应在宫缩间歇期进行人工破膜；处理羊水过多和双胎者时，避免子宫腔压力下降过快；妊娠晚期或分娩期，应鼓励孕妇做适量的活动，避免长时间仰卧；避免腹部外伤；羊膜腔穿刺应在B超引导下进行，以免误穿胎盘。孕妇在妊娠晚期或临产时突然发生腹部剧痛，应引起高度重视。尤其是对于妊娠期有高血压疾病或有外伤史等的患者，要进行全面评估，结合B超、监护、实验室检查，尽早发现异常，及时处理。

思 考 题

1. 简述前置胎盘的病因。
2. 根据胎盘下缘与子宫颈内口的关系，前置胎盘分为哪几类？
3. 简述凶险性前置胎盘的定义及特点。
4. 前置胎盘哪些临床表现？
5. 简述胎盘早剥的病因。
6. 简述胎盘早剥根据病情严重程度如何分类。
7. 简述Ⅲ度胎盘早剥的临床表现。
8. 简述胎盘早剥的常见并发症，如何做好预防。

（李雅岑）

第十一章
妊娠特有疾病妇女的护理

第一节 妊娠期高血压病

妊娠期高血压疾病（hypertensive disorders in pregnancy）是妊娠与血压升高并存的一组疾病，包括妊娠期高血压（gestational hypertension）、子痫前期（preeclampsia）、子痫（eclampsia）、慢性高血压并发子痫前期以及妊娠合并慢性高血压。该病严重威胁母婴健康，是孕产妇及围产儿病死率升高的主要原因之一，综合国内外发病率为5%~12%。

一、高危因素与病因

1. 高危因素　流行病学调查发现妊娠期高血压疾病可能与以下因素有关：①孕妇年龄≤20岁或孕妇年龄≥40岁；②初产、两次妊娠间隔时间≥10年以及妊娠早期收缩压≥130mmHg或舒张压≥80mmHg；③有子痫前期病史或高血压家族史（母亲或姐妹）；④精神极度紧张或受刺激致使中枢神经系统功能紊乱；⑤气温变化过大，尤其是寒冷季节或气温升高时；⑥有慢性高血压、慢性肾炎、糖尿病等病史者；⑦营养不良，如伴贫血、低蛋白血症者；⑧体形矮胖，初次产检时BMI≥35kg/m^{2}者；⑨子宫张力过高者（如羊水过多、多胎妊娠、糖尿病巨大儿等）。

2. 病因　至今病因不明，很多学者认为是母体、胎儿、胎盘共同作用的结果。当前较为合理的学说有以下几种。

（1）子宫螺旋小动脉重铸不足：正常妊娠时，滋养细胞代替子宫螺旋小动脉管壁的平滑肌细胞和内皮细胞，螺旋小动脉充分重铸使得血管腔扩大，形成子宫胎盘低阻力循环，满足胎儿生长发育的需要。妊娠期高血压患者子宫螺旋小动脉管壁的滋养细胞浸润过浅，螺旋小动脉重铸不足导致胎盘血流量减少，从而引发子痫前期的一系列症状。

（2）免疫机制：妊娠被认为是成功的自然同种异体移植，因为胎盘的免疫屏障、母体内免疫抑制细胞及免疫抑制物的作用，妊娠时胎儿在母体内不受排斥。研究发现子痫前期患者胎盘母体面表现出急性移植排斥，其组织相容性抗原明显高于正常孕妇。

（3）血管内皮细胞受损：来源于胎盘及蜕膜的多种炎性介质可引起血管内皮损伤，导致扩血管物质如一氧化氮（NO）、前列环素 I_2 合成减少，缩血管物质如内皮素（ET）、血栓素 A_2 等合成增加，从而促进血管痉挛，血压升高。同时激活血小板和凝血因子，出现一系列病理变化。

（4）遗传因素：妊娠期高血压疾病的家族多发性提示该病的发生与遗传因素有关，但遗传方式尚不明确。现有研究显示血管紧张素原基因变异 T_{235} 的女性妊娠期高血压疾病的发病率较高。遗传性血栓形成还可能导致子痫前期的发生。

（5）营养缺乏：多种营养素如钙、硒、锌、维生素C和维生素E等缺乏均可导致子痫前期发病率增加。研究发现，饮食中钙摄入不足可导致血管平滑肌收缩，血压上升；硒可以使机体免受脂质过氧化物的损害,提高机体的免疫功能;锌对核酸和蛋白质的合成至关重要;维生素 C 和维生素 E 均为抗氧化剂,可抑制磷脂过氧化作用,减轻内皮细胞损伤。

(6)胰岛素抵抗:近年研究发现妊娠期高血压疾病患者存在胰岛素抵抗,高胰岛素血症可导致一氧化氮合成下降及脂质紊乱,影响前列腺素合成,增加外周血管阻力,导致血压升高。

二、病理生理变化

本病基本病理生理变化为全身小动脉痉挛。全身小动脉痉挛可造成血管腔狭窄,从而增大周围血管阻力,损伤内皮细胞,增加血管通透性,造成体液和蛋白质渗漏,临床表现为血压升高、水肿、蛋白尿及血液浓缩等。因灌流量减少,全身各系统各脏器缺血缺氧而受到不同程度的损害,严重时脑、心、肝、肾及胎盘等发生病理生理变化而导致患者出现抽搐、昏迷、脑水肿、脑出血、心肾衰竭、肺水肿、肝细胞坏死及被膜下出血,胎盘绒毛退行性变、出血和梗死,胎盘早期剥离以及凝血功能障碍而导致 DIC 等。主要病理生理变化如图 11-1所示。

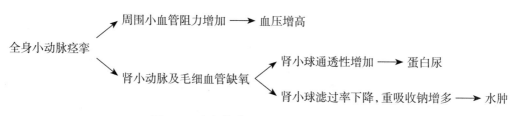

图 11-1 妊娠期高血压病病理生理变化图

三、处理原则

妊娠期高血压疾病的基本处理原则是休息、镇静、解痉,依据指征降压、利尿,严密监测母亲和胎儿情况,适时终止妊娠。请参考妊娠期高血压疾病诊治指南(2012 版)。

1. 妊娠期高血压 此类患者一般可在门诊进行治疗,加强孕期检查,密切观察母胎情况,酌情进行镇静和降压治疗。指导孕妇注意休息、调整饮食、采取左侧卧位并间断吸氧。

2. 子痫前期 应住院治疗,积极处理,预防子痫及其并发症的发生。其处理原则为:解痉、镇静,有指征地降压、扩容和利尿,适时终止妊娠。

(1)解痉:首选药物为硫酸镁。硫酸镁是重度子痫前期预防和控制子痫发作的一线药物。

(2)镇静:镇静剂具有镇静和抗惊厥的双重作用,常用药物有地西泮及冬眠合剂等。可用于硫酸镁无效或有禁忌时,药物可通过胎盘抑制胎儿的神经系统发育,故分娩期应慎用。

(3)降压:不作为常规治疗,但收缩压 ≥ 160mmHg 和(或)舒张压 ≥ 110mmHg 者必须进行降压治疗;收缩压 ≥ 140mmHg 和(或)舒张压 ≥ 90mmHg 者酌情进行降压治疗;妊娠前已用降压药者继续降压治疗。常用药物有拉贝洛尔、硝苯地平、肼屈嗪、卡托普利等。

(4)扩容:仅用于严重的低蛋白血症及贫血者,在严格掌握其适应证和禁忌证的基础上,密切观察患者的脉搏、呼吸、血压及尿量,以防发生肺水肿和心力衰竭。常用胶体扩容剂有血浆、低分子右旋糖酐等,常用晶体扩容剂有平衡液等。

(5)利尿:此类患者不主张常规应用利尿剂,当患者发生全身性水肿、脑水肿、肺水肿、肾功能不全、急性心力衰竭时可酌情使用快速利尿剂,如呋塞米。甘露醇属于高渗性利尿剂,主要用于脑水肿,禁用于心力衰竭患者。

(6)终止妊娠时机:妊娠期高血压、轻度子痫前期孕妇可期待至足月。重度子痫前期患者:妊娠 < 26 周经治疗病情不稳定者建议终止妊娠;妊娠 26~28 周根据母胎情况及当地母儿诊治能力决定是否期待治疗;妊娠 28~34 周,如病情不稳定,经积极治疗 24~48 小时病情仍加重,促胎肺成熟后终止妊娠;如病情稳定,可考虑期待治疗,并建议转至具备早产儿救治能力的医疗机构;妊娠 ≥ 34 周患者,胎儿成熟后可考虑终止妊娠;妊娠 37 周后的重度子痫前期应终止妊娠。子痫:控制抽搐 2 小时后可终止妊娠。

(7)终止妊娠的方式:妊娠期高血压疾病患者,如无产科剖宫产指征,原则上考虑阴道试产。如果不能短时间内阴道分娩,病情有加重可能,可考虑放宽剖宫产指征。

3. 子痫患者的处理　子痫作为妊娠期高血压疾病最严重的阶段,是导致母亲和胎儿死亡的最主要原因,应积极处理。其处理原则为:控制抽搐、纠正缺氧和酸中毒、控制血压,密切监测病情变化,并在子痫控制后 2h 终止妊娠。

四、护理评估

(一)母体状况的评估

1. 健康史　详细询问患者有无原发性高血压、糖尿病和慢性肾炎等既往病史;有无高血压家族史;询问此次妊娠经过以及出现异常症状的时间及治疗经过。特别注意询问妊娠前及妊娠 20 周前是否出现高血压、蛋白尿、水肿、抽搐等症状。

2. 症状体征　患者的典型临床表现为妊娠 20 周后出现高血压、水肿、蛋白尿。病变程度不同的患者临床表现亦存在差异。护士应依据妊娠期高血压疾病的分类标准详细评估患者的症状体征,具体分类如表 11-1。

表 11-1　妊娠期高血压疾病分类

分类	症状与体征
妊娠期高血压	妊娠期首次出现高血压,收缩压(SP)≥ 140mmHg 和(或)舒张压(DP)≥ 90mmHg,且于产后 12 周内恢复正常,尿蛋白(-),可伴血小板减少或上腹部不适,产后方可确诊
轻度子痫前期	妊娠 20 周后出现 SP ≥ 140mmHg 和(或)DP ≥ 90mmHg;伴随机尿蛋白(＋)或尿蛋白 ≥ 0.3g/24h,可伴头痛及上腹部不适等症状
重度子痫前期	常伴以下一项或多项症状:①SP ≥ 160mmHg 和(或)DP ≥ 110mmHg;②随机尿蛋白 ≥(＋＋＋)或蛋白尿 ≥ 5.0g/24h;③持续性头痛、视觉障碍或伴其他脑神经症状;④上腹部持续性疼痛,出现肝包膜下血肿或肝破裂样症状;⑤血清门冬氨酸转氨酶(AST)或丙氨酸转氨酶(ALT)升高;⑥肌酐 > 106μmol/L 或出现少尿(24h 尿量 < 400ml 或每小时尿量 < 17ml);⑦低蛋白血症伴胸腔或腹腔积液;⑧血小板 < 100 × 10⁹/L,贫血、黄疸、血管内溶血或血乳酸脱氢酶(LDH)升高;⑨肺水肿、心力衰竭;⑩羊水过少或胎儿生长受限
子痫	在子痫前期的基础上患者发生抽搐而不能用其他原因解释。具体表现为:抽搐、口吐白沫、面部充血、深昏迷;随之肌肉僵硬,快速发展为全身高张阵挛性惊厥、肌肉呈节律性地收缩,持续 1~1.5 分钟,期间患者没有呼吸动作;之后患者停止抽搐、恢复呼吸,但仍处于昏迷状态,最后恢复意识,但多表现烦躁、易激惹

续表

分类	症状与体征
慢性高血压并发子痫前期	此类患者妊娠前未出现蛋白尿,妊娠后出现蛋白尿 ≥ 0.3g/24h;或妊娠前已出现蛋白尿,妊娠后蛋白尿增加或伴血小板 < $100 × 10^9$/L 或伴血压进一步升高
妊娠合并慢性高血压	妊娠 20 周以前 SP ≥ 140mmHg 和(或)DP ≥ 90mmHg,妊娠期间无明显变化;或妊娠 20 周以后首次诊断为高血压并持续到产后 12 周以后

3. 心理社会状况　患者的心理状况常与其患病的严重程度、对疾病的认知程度、自身性格特点以及社会支持系统等因素有关。面对妊娠期高血压疾病,孕妇及家属会产生一系列的心理变化,如否认、自责、悲观、焦虑、紧张等。也有部分孕妇及其家属误认为是普通的高血压或肝肾疾病而没有引起足够的重视。

4. 相关检查

(1)常规检查:①血常规:测定血红蛋白含量、血细胞比容、全血黏度等了解血液浓缩程度;②尿常规:进行尿蛋白定量、定性检查,可协助判断肾功能受损程度;③肝功能:测定丙氨酸氨基转移酶和血脂等;④肾功能:测定血尿素氮、尿素和肌酐等;⑤胎心监测;⑥心电图。

(2)对于子痫前期和子痫患者,根据病情进展和诊疗需要选择性增加以下检查项目:①眼底检查:眼底视网膜小动脉变化可反映妊娠期高血压疾病的严重程度,测定眼底动静脉管径比例以判定眼底小动脉痉挛程度,正常为 2:3,可变为 1:2,甚至 1:4,可伴视网膜水肿、渗出、出血,甚至视网膜剥离,一时性失明;②凝血功能系列:测定血小板计数、凝血酶时间、凝血酶原时间、纤维蛋白原及进行鱼精蛋白副凝试验(3P 试验)等;③ B 超:检查肝、胆、胰、脾、肾等脏器;④测定血电解质及动脉血气,了解有无电解质紊乱及酸中毒等;⑤心功能检查、子宫动脉血流及其他相关检查。

(二)胎儿状况的评估

常规 B 超检查胎儿、胎盘和羊水,判定胎儿宫内生长情况和成熟度;对于子痫前期和子痫患者,测定脐动脉血流指数。

五、护理措施

(一)一般护理

1. 保证休息　轻度妊娠期高血压疾病患者可选择住院或在家休息,但建议子痫前期患者进行住院治疗。为患者提供安静舒适的环境,保证其每天至少 10 小时的睡眠。指导患者左侧卧位休息,以减轻子宫对腹主动脉、下腔静脉的压迫,增加回心血量,改善子宫胎盘的血供。左侧卧位 24 小时可降低舒张压 10mmHg。

2. 调整饮食　指导患者合理饮食,鼓励轻度妊娠期高血压孕妇增加蛋白质(> 100g/d)、维生素、钙、铁、锌等的摄入。不必严格限制食盐,因为长期低盐饮食可引起低钠血症,易引起产后循环衰竭,加之低盐饮食影响食欲,孕妇各类营养素摄入不足,影响母婴健康。但全身水肿者应限制食盐入量。

(二)症状体征护理

1. 密切监测母婴状态　①每日监测血压,根据病情确定监测次数;②每日测体重,对于发生水肿者,每日观察水肿的部位及程度;③对重度子痫前期、合并心肾功能不全患者应详细记录 24 小时出入量并定期复查尿蛋白、胎儿发育状况和胎盘功能；④询问患者有无头晕、视物模糊等自觉症状；⑤每日监测胎心音；⑥教会患者自我监测胎儿宫内状态的方法，每天自数胎动；⑦注意观察有无并发症的发生。

2. 间断吸氧　增加血氧含量，改善全身主要脏器和胎盘的血氧供应。

（三）心理护理

耐心介绍妊娠期高血压疾病的相关知识，强调积极治疗的重要性和有效性，减轻患者及家属的焦虑情绪。

（四）用药护理

硫酸镁是治疗子痫的一线药物，也是重度子痫前期预防子痫发作的首选用药，护士应掌握硫酸镁的作用机制、用药方法、毒性反应及注意事项。

1. 作用机制　硫酸镁中的镁离子通过以下机制发生作用：①抑制运动神经末梢释放乙酰胆碱，阻断神经肌肉接头之间的信号传导，松弛骨骼肌；②刺激前列环素合成，抑制内皮素合成，降低机体对血管紧张素Ⅱ的反应，缓解血管痉挛状态；③阻断谷氨酸通道，钙离子内流减少，从而缓解血管痉挛、减少血管内皮损伤；④提高母婴血红蛋白的亲和力，促进氧代谢。

2. 用药方法　硫酸镁可采用肌内注射或静脉用药。

（1）静脉给药：负荷剂量硫酸镁 2.5~5g+10% 葡萄糖 20ml，静脉推注（15~20 分钟）；或负荷剂量硫酸镁 2.5~5g+5% 葡萄糖 100ml 快速静脉滴注，继而 1~2g/h 静滴维持。静脉用药后血药浓度迅速达到有效水平，约 1 小时可达高峰，停药后血浓度快速下降，静脉用药可避免肌内注射引起的不适。

（2）肌内注射：25% 硫酸镁溶液 20ml（5g）+2% 利多卡因 2ml 进行臀部深部肌内注射，每日 1~2 次。血药浓度常于用药 2 小时后达高峰，且体内浓度下降缓慢，作用时间长，但局部刺激性强，注射时应选用长针头行深部肌内注射。

3. 毒性反应　硫酸镁的治疗浓度接近中毒浓度，血清镁离子的有效治疗浓度为 1.8~3.0mmol/L，超过 3.5mmol/L 即可出现中毒症状，因此用药过程中应严密观察其毒性反应，严格控制硫酸镁使用的入量、时间和滴速。控制子痫时，24h 硫酸镁的使用总量为 25~30g，疗程 24~48h；预防子痫发作时，一般 24h 使用总量 < 25g，每日静滴 6~12h，且用药期间每日评估病情变化，以决定是否继续用药。主张硫酸镁的滴注速度以 1~2g/h 为宜。硫酸镁过量会抑制呼吸和心肌收缩功能，甚至危及生命。中毒现象首先表现为膝反射减弱或消失，随着血镁浓度的增加可伴全身肌张力减退及呼吸抑制，严重者可发生心搏骤停。

4. 注意事项　用药前及用药过程中均应监测患者血压，用药必备条件包括：①膝腱反射存在；②呼吸 ≥ 16 次 /min；③尿量 ≥ 400ml/24h 或 ≥ 17ml/h，尿少提示肾脏排泄功能受抑制，镁离子易积蓄而发生中毒；④备好 10% 葡萄糖酸钙，出现中毒反应时首先停用硫酸镁，随之静脉缓推 10% 葡萄糖酸钙 10ml（5~10 分钟内完成），由于钙离子可与镁离子争夺神经细胞上的同一受体，拮抗镁离子继续结合，因此可达到解毒效果。

（五）子痫患者的护理

子痫是妊娠期高血压最严重的阶段，是本病导致母婴死亡的最主要原因，采用及时和积极的处理措施至关重要。护理人员应配合医生做好以下护理工作。

1. 快速急救　处理子痫发作时，应立即保持呼吸道通畅，用开口器或置一缠好纱布的压舌板于上、下磨牙间，用舌钳固定舌防止发生唇舌咬伤或舌后坠。置患者于头低侧卧位，以防黏液吸入呼吸道或舌头阻塞呼吸道，也可预防低血压综合征的发生。必要时可用吸引器吸出喉部黏液或呕吐物,以免发生窒息。快速建立静脉通道且为患者留置导尿管,维持患者循环功能的稳定。

2. 控制抽搐 尽快控制患者的抽搐症状。硫酸镁为首选药物,必要时可使用强有力的镇静药物,如地西泮、苯妥英钠或冬眠合剂。

3. 专人护理,防止受伤 安排专人护理,快速给予面罩或气囊吸氧,纠正缺氧和酸中毒。同时,预防患者发生坠床或外伤。在患者昏迷或未完全清醒时,禁止给予饮食和口服药,以防误入呼吸道而致吸入性肺炎。

4. 减少刺激,避免再次诱发抽搐 安置患者于单人暗室,保持病室安静,避免声、光刺激。一切治疗活动和护理操作尽量轻柔且相对集中,保证患者休息,避免再次诱发抽搐。

5. 严密监护 密切观察患者的血压、脉搏、呼吸、体温等生命体征的变化并详细记录出入量。必要时进行血、尿检验以及其他特殊检查,以便尽早发现脑出血、肺水肿、急性肾衰竭等并发症的发生。

6. 适时终止妊娠 子痫发作后多自然临产,应密切观察并及时识别产兆,并做好母子抢救准备。常于抽搐控制后 2 小时考虑终止妊娠。但早发型子痫前期治疗效果较好者,可适当延长孕周,护理人员应当严密监护母婴状态。

(六)妊娠期高血压患者的产时及产后护理

妊娠期高血压患者的分娩方式根据母儿的状态而定,若无产科剖宫产指征,原则上考虑阴道试产。

1. 阴道分娩时,加强各产程护理 在第一产程中,密切监测患者的生命体征和尿量、胎心及子宫收缩情况并询问有无自觉症状;进入第二产程后,尽量缩短时间,持续监测血压并配合医生将血压控制在 ≤ 160/110mmHg,避免产妇用力,必要时行会阴侧切并用产钳或胎吸助产。第三产程时,积极预防产后出血,在胎儿前肩娩出后立即静脉推注缩宫素,禁用麦角新碱,及时娩出胎盘并按摩宫底,持续观察血压变化,关注患者主诉。

2. 开放静脉,测量血压 病情较重者于分娩开始即开放静脉,胎儿娩出后持续监测血压,待病情稳定后方可送回病房。在产褥期仍需继续监测血压,产后 48 小时内应至少每 4 小时观察 1 次血压。

3. 继续硫酸镁治疗,加强用药护理 重度子痫前期患者产后应继续硫酸镁治疗 1~2 天,以预防产后子痫。此类患者产后 3~6 日内高血压、蛋白尿等症状可反复出现或加重,此期间内护理人员应做好血压和尿蛋白的监测。对于使用大量硫酸镁的患者,产后易发生子宫收缩乏力,恶露也较常人多,因此应严密观察其子宫复旧情况,及时识别并预防产后出血。

(七)健康教育

护士应做好孕期健康教育工作,帮助孕妇及家属了解妊娠期高血压疾病的相关知识及其可能对母婴造成的危害,做到早预防、早发现、早治疗。

1. 对于正常孕妇,鼓励其于妊娠早期开始接受产前检查,并坚持定期检查,以及时发现异常。指导孕妇左侧卧位休息以增加胎盘绒毛血供;同时保持心情愉快。合理饮食,减少脂肪和盐的摄入,增加富含蛋白质、维生素以及钙、铁、锌的食物摄入,可从妊娠 20 周开始,每天补充钙剂 1~2g。以上指导对预防妊娠期高血压疾病有一定作用。

2. 对轻度妊娠期高血压疾病患者,应进行饮食指导并注意休息,以左侧卧位为主。加强胎儿监护,教会患者自数胎动并识别自觉症状,加强产前检查,定期接受产前保护措施。

3. 对重度妊娠期高血压疾病患者,教会患者识别不适症状及用药后的不适反应,并掌握产后的自我护理方法,加强母乳喂养的指导。同时,注意患者家属的健康教育,使患者得到全方位的支持。

第二节　妊娠期肝内胆汁淤积症

妊娠期肝内胆汁淤积症(intrahepatic cholestasis of pregnancy,ICP)是一种在妊娠中、晚期出现以皮肤瘙痒和黄疸为主要临床表现的妊娠期特有并发症,主要危害胎儿,使围生儿病死率增高。其发病率为0.1%~15.6%,有明显的种族和地域差异,瑞典、智利以及我国的长江流域等地发病率较高。

一、高危因素与病因

妊娠期肝内胆汁淤积症的发病原因和机制尚不清楚,研究显示可能与女性激素、遗传和环境等因素有关。

1. 女性激素　临床研究发现 ICP 的发生与诸多高雌激素水平状态有关,如多发于双胎妊娠、妊娠晚期、卵巢过度刺激及既往使用口服复方避孕药者。雌激素的作用机制如下:①降低 Na^+-K^+-ATP 酶活性,减少能量提供,导致胆汁酸代谢障碍;②使肝细胞膜中胆固醇和磷脂的比例上升,阻碍胆汁流出;③作用于肝细胞表面的雌激素受体,影响肝细胞蛋白质的合成,从而增加了胆汁回流。关于这些学说仍存在争议,尚待进一步研究证实。

2. 遗传因素　研究显示,ICP 在世界各地的发病率明显不同,智利、瑞典以及中国的长江流域等地发病率较高,且母亲或姐妹中有 ICP 病史的妇女发病率明显增高。这种地区分布性、种族差异和家族聚集性均提示遗传因素影响 ICP 的发病率。

3. 环境因素　流行病学研究发现,ICP 在冬季的发病率高于夏季,提示该病的发生还与季节等环境因素有关。

二、处理原则

ICP 的处理原则是:缓解皮肤瘙痒症状、改善肝脏功能、降低血胆汁酸水平、严密监测胎儿宫内状况,延长孕周并改善妊娠结局。

1. 一般处理　患者以左侧卧位卧床休息为主,间断吸氧。

2. 药物治疗　常用药物有:熊去氧胆酸、腺苷蛋氨酸、地塞米松、苯巴比妥、高渗糖、维生素及能量等,保肝利胆。

3. 产科处理　加强胎儿监护,适时终止妊娠。ICP 不是剖宫产的指征。但因 ICP 容易发生胎儿急性缺氧及死胎,目前尚无有效的预测胎儿缺氧的监测手段,多数学者建议 ICP 妊娠 37~38 周引产,积极终止妊娠,产时加强胎儿监护。对重度 ICP 治疗无效,合并多胎、重度子痫前期等,可行剖宫产终止妊娠。

三、护理评估

(一)母体状况的评估

1. 健康史　询问患者皮肤瘙痒及黄疸发生的部位、开始及持续的时间、有无恶心、呕吐、失眠等伴随症状。评估患者当前所处的妊娠阶段、此次妊娠的胎次以及患者的用药史,如是否使用过含雌激素的避孕药物等。此外,还应仔细询问患者的家族史,尤其是患者的母亲或姐妹是否有 ICP 病史。

2. 症状体征　此类患者常于妊娠晚期出现皮肤瘙痒、黄疸等不适,护理人员应依据该病的主要临床表现详细评估患者的症状和体征。

(1)瘙痒:ICP 的首发症状常表现为无皮肤损伤的瘙痒,约 80% 的患者发生于妊娠 30 周以后,有的甚至更早。常呈持续性,昼轻夜重,瘙痒常从手掌和脚掌开始,随后逐渐延伸至肢体近端甚至可发展到面部,但极少侵及黏膜。瘙痒症状多在分娩后 1~2 天缓解消失,少数在 1 周及以上消失。

(2)黄疸:10%~15% 的患者可出现轻度黄疸,且不随孕周的增加而加重。黄疸常在瘙痒发生后 10 天内出现,此时患者尿色变深,粪便色变浅。ICP 患者有无黄疸关系胎儿预后,伴黄疸者发生羊水粪染、新生儿窒息和围产儿死亡的概率更高。

(3)皮肤抓痕:患者的四肢皮肤可出现因瘙痒而致的抓痕,常呈条状。因此,护士应重点评估患者皮肤是否受损,尤其是重度瘙痒者,应特别评估患者的全身状况。对于伴黄疸症状的患者,护士还应评估患者黄疸的部位、程度,以及有无急慢性肝病的体征。

3. 心理社会状况　皮肤瘙痒和黄疸都会给患者造成不适,出现皮肤抓痕时还会导致患者的自我形象受损,因此患者可表现出焦虑、烦躁等情绪。加之患者及家属可能对该病认识不足,尤其是对胎儿的影响,对可能的妊娠结局没有充分的心理准备,易出现极端的情绪反应。因此,护理人员应仔细评估患者及家属对该病的认知程度,了解他们的情绪状态,给予针对性心理支持。

4. 相关检查

(1)血清胆汁酸测定:血清总胆汁酸(total bile acid,TBA)升高是诊断 ICP 的特异性实验依据,同时也是判断病情的严重程度和治疗效果的重要参考指标。其水平越高,提示病情越重。无诱因的皮肤瘙痒伴 TBA > 10μmol/L 即可诊断为 ICP,TBA ≥ 40μmol/L 时常提示病情较重。

(2)肝功能测定:多数 ICP 患者门冬氨酸氨基转移酶(AST)、丙氨酸转氨酶(ALT)可轻至中度升高,达正常水平的 2~10 倍,一般 ≤ 1000U/L,ALT 较 AST 更敏感。部分患者血清胆红素可轻至中度升高,多不超过 85.5μmol/L,其中直接胆红素占一半以上。

(3)病理检查:肝组织活检可见毛细胆管胆汁淤积及胆栓形成。电镜切片可见毛细胆管扩张合并微绒毛水肿或消失。

(二)胎儿状况的评估

ICP 对胎儿危害重大,胆汁酸的毒性作用可引起胎膜早破、胎儿宫内窘迫、自发性早产或孕期羊水胎粪污染等,新生儿颅内出血和神经系统后遗症,甚至胎死宫内等。因此,孕期定期产检至关重要,通过胎心电子监护和 B 超密切监测和评估胎儿的宫内状态。

四、护理措施

1. 一般护理　嘱患者卧床休息,取左侧卧位以增加胎盘血流量。给予吸氧、高渗葡萄糖、维生素及能量,既保肝又可提高胎儿对缺氧的耐受性。

2. 症状体征护理

(1)皮肤护理:护士应指导患者勿因瘙痒而搔抓皮肤,每日评估患者的皮肤完整状况和黄疸状况,并询问患者的主诉。对重度瘙痒患者,可采取预防性的皮肤保护措施,如指导患者剪短指甲,戴柔软的棉质手套,保持床单位的整洁等。

（2）密切监测胎儿宫内情况：教会孕妇自数胎动,发现异常及时通知医生,并进行积极处理；自妊娠 34 周开始每周进行 NST 试验,必要时进行胎儿生物物理评分,以便及早识别胎儿的隐性缺氧。

3. 心理护理　向患者详细讲解 ICP 的有关知识,对于因皮肤症状感到焦虑不适的患者,告知她们症状可随着妊娠结束而消失,减轻她们的紧张和恐惧心理。告知患者及家属本病可能对胎儿造成的影响,增强其心理准备度,并鼓励患者及其家属参与治疗和护理决策,增强其战胜疾病的信心。

4. 用药护理　护理人员应该掌握 ICP 常用药物的使用方法及疗效观察。

（1）熊去氧胆酸：是治疗 ICP 的一线用药。通过抑制肠道对疏水性胆汁酸的重吸收,降低血胆汁酸,延长孕周,可明显改善患者的瘙痒症状和生化指标。用量为 1g/d 或 15mg/（kg·d）。在用药过程中,每日评估患者的瘙痒症状有无缓解或消失,倾听患者主诉,协助医生进行胆汁酸、肝功能等生化指标的复查,及时掌握病情变化和治疗效果。

（2）地塞米松：通过诱导酶活性,降低雌激素的产生,从而降低胆汁淤积,改善临床症状。但长期使用有降低新生儿出生体重和头围、增加母婴感染率的风险,故不作为 ICP 治疗的常规用药。仅在妊娠 34 周以前,且预计一周内将分娩者,用于促进胎儿肺成熟,避免早产儿呼吸窘迫综合征的发生。常用剂量为每日 12mg,连用 2 日。

（3）辅助治疗：常用的辅助治疗措施有加用葡萄糖、维生素 C、肌苷等护肝药物；使用炉甘石液、薄荷类、抗组胺药物针对性地缓解瘙痒症状；补充维生素 K 预防产后出血；以及加用茵陈、川芎等降低黄疸症状的中药。护士应详细告知患者每种药物的具体用药方法、用药时间和剂量等,且密切监测患者的临床症状,以评估治疗效果。

5. 健康教育　护士应向患者及家属讲解妊娠期肝内胆汁淤积症的相关知识,尤其是该病对胎儿的影响,引起患者及家属的足够重视,从而积极配合治疗。护士还应教会患者进行自我监护胎儿宫内状况的方法,如自数胎动、宫缩监测方法；指导患者左侧卧位休息以改善胎盘血供；教会患者及家属进行心理疏导的方法。

第三节　妊娠期糖尿病

妊娠合并糖尿病是一组以慢性或长期高血糖为特征的妊娠期代谢性疾病。临床包括两种情况,一种是在原有糖尿病（diabetes mellitus, DM）的基础上合并妊娠,即糖尿病合并妊娠,临床中此类患者不足 10%；另一种为妊娠期首次出现糖尿病,妊娠前糖代谢正常,称为妊娠期糖尿病（gestational diabetes mellitus, GDM）,90% 以上的糖尿病孕妇属于 GDM。GDM 的发病率国外报道 1%~14%,我国 1%~5%,近年有增高的趋势。GDM 患者多于产后恢复正常糖代谢,但将来患 2 型糖尿病的机会增加。此病临床经过复杂,严重威胁母婴健康,必须引起高度重视。

一、高危因素和病因

研究发现 GDM 的发生可能与以下因素有关：①孕妇自身因素：年龄 ≥ 35 岁、孕前超重或肥胖、糖耐量异常史、多囊卵巢综合征；②家族史：伴糖尿病家族史；③妊娠分娩史：流产史、原因不明的死胎、死产、巨大儿分娩史、羊水过多和胎儿畸形妊娠史、GDM 史;④此次妊娠情况:胎儿大于孕周、羊水过多;反复外阴阴道假丝酵母菌病。

二、妊娠对糖尿病的影响

妊娠可使原来没有糖尿病的孕妇发生 GDM,也可以使处于糖尿病前期的患者病情加重。

1. 妊娠期 妊娠早期,孕妇空腹血糖较低,对于运用胰岛素进行治疗的孕妇,若未及时调整胰岛素的剂量,部分患者可能会出现低血糖。随着妊娠进展,孕妇体内拮抗胰岛素样物质增加,胰岛素用量也需要相应增加。

2. 分娩期 分娩过程中,产妇进食量减少而体力消耗过大,若未及时减少胰岛素的使用剂量,易发生低血糖。临产后的疼痛和紧张感又可能引起孕妇血糖发生较大波动,此阶段的胰岛素用量不易掌握,因此在产程中应密切观察孕妇的血糖变化,依据血糖水平及时调整胰岛素用量。

3. 产褥期 随着胎盘排出体外,胎盘分泌的抗胰岛素物质也迅速消失,胰岛素用量应立即减少。随之,全身内分泌系统水平逐渐恢复至非孕期。

由于妊娠期糖代谢的变化复杂,若未及时调整胰岛素用量,部分患者可能会出现血糖过高或过低,严重者甚至发生低血糖昏迷及酮症酸中毒。

三、糖尿病对妊娠的影响

妊娠合并糖尿病对母儿的影响及其程度取决于糖尿病病情和血糖控制水平。血糖控制不理想或病情较重者,对母儿的危害极大,母儿发生近、远期并发症的概率较高。

(一)对孕妇的影响

1. 胚胎发育异常 高血糖可致胚胎发育异常甚至死亡,流产发生率达 15%~30%。GDM 患者宜在血糖控制正常后妊娠。

2. 妊娠期并发症 糖尿病导致患者血管发生病变,小血管内皮细胞增厚,从而引起管腔狭窄,组织供血不足,当患者存在严重胰岛素抵抗及高胰岛素血症时,易并发妊娠期高血压疾病,发生率为非糖尿病孕妇的 2~4 倍。当合并肾脏疾病时,妊娠期高血压及子痫前期发病率高达 50% 以上。一旦糖尿病孕妇并发高血压,病情难以控制,母儿发生并发症的概率增加。

3. 感染 感染是糖尿病的主要并发症。孕妇的血糖控制不好则极易发生感染,而感染亦可加重糖尿病代谢紊乱,甚至诱发急性并发症,如酮症酸中毒等。妊娠期与糖尿病有关的感染有:外阴阴道假丝酵母菌病、无症状菌尿症、肾盂肾炎、产褥感染及乳腺炎等。

4. 羊水过多 羊水过多可能由于胎儿高血糖、高渗性利尿导致胎尿排出增多,糖尿病孕妇发生羊水过多的概率较非糖尿病孕妇高 10 倍。糖尿病发现得越晚,孕妇血糖水平越高,羊水过多也更常见。当血糖得到控制后,羊水量也逐渐恢复正常。

5. 巨大儿的发生率升高 因巨大儿的发生率增高,难产、产道损伤、剖宫产率相应增高,产后出血的发生率也增高。

6. 易发生糖尿病酮症酸中毒 妊娠期的代谢变化较复杂,当出现高血糖及胰岛素绝对或相对不足时,代谢紊乱进一步加剧且加速脂肪分解,导致血清酮体急剧升高,甚至引起代谢性酸中毒。糖尿病酮症酸中毒严重危害母儿健康,是本病导致孕妇死亡的主要原因。此外,若发生在妊娠早期可致胎儿畸形,发生在妊娠中、晚期可致胎儿窘迫及胎死宫内。

7. 再次妊娠时复发率升高　GDM 孕妇再次妊娠时,复发率可达 33%~69%。远期患糖尿病概率增加,17%~63% 的 GDM 患者可发展为 2 型糖尿病。同时,远期心血管系统疾病的患病率也增加。

(二)对胎儿的影响

1. 巨大胎儿　发生率达 25%~42%,分析原因为母体高血糖使胎儿长期处于高胰岛素血症环境中,从而促进蛋白质、脂肪合成并抑制脂解作用,导致胎儿躯体过度发育。GDM 孕妇 BMI 过大是发生巨大儿的重要危险因素。

2. 胎儿生长受限(fetal growth restriction,FGR)　胎儿生长受限发生率为 21%。妊娠早期妇女高血糖可抑制胚胎发育,导致妊娠早期胚胎发育落后。当糖尿病孕妇合并微血管病变时,胎盘血管常出现异常,限制胎儿发育。

3. 流产和早产　妊娠早期妇女的高血糖可抑制胚胎发育,导致胚胎死亡而流产。合并羊水过多易发生早产,并发妊娠期高血压疾病、胎儿窘迫时,常需提前终止妊娠,故早产发生率为 10%~25%。

4. 胎儿畸形　胎儿畸形以神经系统畸形和心血管畸形最常见。发生严重畸形的概率为正常妊娠的 7~10 倍,与受孕后最初数周高血糖水平密切相关,是造成围产儿死亡的重要原因。对在孕前即患糖尿病的孕妇,应在妊娠期加强胎儿畸形的筛查。

(三)对新生儿的影响

1. 新生儿呼吸窘迫综合征(neonatal respiratory distress syndrome,NRDS)　孕妇高血糖可刺激胎儿胰岛素分泌增加,形成高胰岛素血症,后者可拮抗糖皮质激素促进肺泡 Ⅱ 型细胞表面活性物质的合成及释放,使胎儿肺表面活性物质的产生和分泌减少,从而延迟胎儿肺成熟。

2. 新生儿低血糖　分娩结束后,新生儿即脱离母体的高血糖环境,但高胰岛素血症仍存在,若未得到及时的糖分补充,易发生低血糖,严重时危及生命。

四、处理原则

妊娠期糖尿病的处理原则是:严格控制孕产妇血糖值处于正常水平,加强孕期母儿监护,选择正确的分娩方式,减少母儿并发症的发生。

1. 患糖尿病者,应于妊娠前判断糖尿病的严重程度,以确定可否妊娠。

2. 可妊娠者,应在内分泌科医师、产科医师及营养师的密切监护和指导下,尽可能将孕妇血糖值控制在正常或接近正常范围内,孕期应加强对母儿的监护,并选择最佳的分娩方式,减少并发症的发生。

五、护理评估

(一)母体状况的评估

1. 健康史　评估孕妇既往病史,有无糖尿病、外阴阴道假丝酵母菌病,反复发生不明原因的流产、死胎,有无巨大儿、畸形胎儿或呼吸窘迫综合征新生儿的分娩史,以及其他不良孕产史;询问患者有无糖尿病家族史;了解此次妊娠经过、糖尿病出现的时间、病情控制及目前用药情况;是否存在胎儿偏大或羊水过多等高危因素。此外,注意评估是否已出现心血管系统、肾脏和视网膜病变等并发症。

2. 症状与体征 大多数妊娠期糖尿病患者并无明显的临床表现,在密切监测血糖值的基础上需结合各系统的变化对患者进行全面综合的评估。

(1)妊娠期:应重点评估孕妇有无三多症状(多饮、多食、多尿),症状明显者多提示病情较重;有无反复发生外阴阴道假丝酵母菌感染;有无体重超重或肥胖;有无皮肤瘙痒,尤其是外阴部位;是否出现视力模糊,因高血糖可改变眼房水与晶体渗透压,从而引起眼屈光改变;评估患者有无妊娠期高血压疾病、糖尿病酮症酸中毒等其他并发症。

(2)分娩期:应密切监测产程进展,注意母体的生命体征、宫缩、胎心率等有无异常。并重点评估孕妇有无低血糖及酮症酸中毒症状,如饥饿感、心悸、出汗、面色苍白或出现恶心、呕吐、视力模糊、呼吸深快且伴有烂苹果味等。

(3)产褥期:主要评估有无高血糖或低血糖症状,有无产后出血及感染发生。

3. 评估糖尿病的严重程度及预后 临床常根据患者发生糖尿病的年龄、病程及是否合并血管病变进行分期,采用 White 分类法,有助于判断病情的严重程度及预后(表 11-2)。

表 11-2 妊娠合并糖尿病的分期

分类发病年龄(岁)		病程(年)	血管合并症或其他
A 级:	任何	妊娠期	无
B 级:	> 20	< 10	无
C 级:	10~19 或	10~19	无
D 级:	< 10 或	≥ 20	或合并单纯性视网膜病
F 级:	任何	任何	糖尿病性肾病
R 级:	任何	任何	眼底有增生性视网膜病变或玻璃体积血
H 级:	任何	任何	冠状动脉粥样硬化性心脏病
T 级:	任何	任何	有肾移植史

注:A 级为妊娠期诊断的糖尿病,分 A1 级和 A2 级。A1 级:经饮食控制,空腹血糖 < 5.3mmol/L,餐后 2 小时血糖 < 6.7mmol/L;A2 级:经饮食控制,空腹血糖 ≥ 5.3mmol/L,餐后 2 小时血糖 ≥ 6.7mmol/L。B 级为显性糖尿病。

4. 心理社会状况 由于妊娠期糖尿病的自我管理对疾病的控制和发展至关重要,故应评估患者及家属对疾病相关知识的掌握程度和认知态度,评估有无紧张、焦虑、恐惧等情绪,以及家庭和社会支持系统是否完善等。

5. 相关检查

(1)对于妊娠前未检查过血糖但存在糖尿病高危因素者,首次产前检查时需明确是否存在妊娠前糖尿病,以下任何一项检查达到标准均应诊断为糖尿病合并妊娠。

1)空腹血糖值(fasting plasma glucose,FPG)≥ 7.0mmol/L(126mg/dL)。

2)糖化血红蛋白(HbA1c)≥ 6.5%(采用 NGSP/DCCT 标准化的方法)。

3)伴典型的高血糖或伴高血糖危象,且随机血糖值 ≥ 11.1mmol/L(200mg/dL)。

若不伴高血糖症状,但随机血糖值 ≥ 11.1mmol/L 者,需次日复测上述 1)或 2)确诊。早期不建议进行葡萄糖耐量试验(oral glucose tolerance test,OGTT)筛查。

(2)有条件的医疗机构,于妊娠 24~28 周及之后,对所有尚未确诊为糖尿病的孕妇,进行 75gOGTT。

OGTT 的方法：前 1 日晚餐后禁食 ≥ 8 小时至次日晨（不超过上午 9 时）。试验前 3 日正常活动和饮食，保证每日摄入糖类 ≥ 150g，检查期间静坐、禁烟。检查时，受试者于 5 分钟内口服下含 75g 葡萄糖的液体 300ml，分别抽取服糖前、服糖后 1 小时、服糖后 2 小时的静脉血（饮下第一口葡萄糖水时即开始计时），注入含氟化钠的试管中采用葡萄糖氧化酶法测定血浆葡萄糖水平。

75g OGTT 的诊断标准：空腹及服糖后 1、2 小时的血糖值分别为 5.1mmol/L（92mg/dL）、10.0mmol/L（180mg/dL）、8.5mmol/L（153mg/dL）。任一时刻的血糖值达到或超过上述标准即可诊断为 GDM。

（3）在缺乏医疗资源的地区或孕妇伴有 GDM 高危因素时，应于妊娠 24~28 周首先测定 FPG。若 FPG ≥ 5.1mmol/L，则直接诊断为 GDM，不必做 75gOGTT；而 4.4mmol/L ≤ FPG ＜ 5.1mmol/L 者，应尽早做 75gOGTT；FPG ＜ 4.4mmol/L，可暂不行 75g OGTT。

（4）检查肝肾功能，进行 24 小时尿蛋白定量，尿酮体及眼底等相关检查。

（二）胎儿状况的评估

主要通过辅助检查严密监护胎儿的宫内发育情况，及早发现有无羊水过多、巨大儿或胎儿生长受限等情况。

（1）胎儿超声心动图检查：监测胎儿宫内发育，特别注意检查胎儿中枢神经系统和心脏的发育。建议妊娠晚期开始每 4~6 周进行 1 次超声检查，尤其注意监测胎儿腹围和羊水量的变化。

（2）无应激试验（non-stress test，NST）：对于口服降糖药物或应用胰岛素者，自妊娠 32 周起，应每周行 1 次 NST 检查，妊娠 36 周后改为每周 2 次，以了解胎儿宫内储备能力，对疑似生长受限的胎儿更应严密监测。

（3）胎盘功能测定：测定孕妇尿中雌三醇及血中 HPL 值可用以判定胎盘功能。

六、护理措施

（一）妊娠前

为确保母婴健康，降低不良并发症的发生率，鼓励妊娠前已确诊糖尿病的妇女主动寻求产前咨询，由内分泌科和产科医师评估后确定患者糖尿病的病情程度。

（二）妊娠期

1. 饮食与运动管理

（1）控制和调整饮食：饮食控制应该达到的理想目标，是在保证妊娠期间孕妇的热量和营养需求的同时，避免出现饥饿性酮症或餐后高血糖，促进胎儿正常生长发育。针对每一位孕妇的体重指数和血糖水平等具体情况，制订个性化的饮食干预方案。糖尿病孕妇在妊娠早期的热量需求与孕前相同，从妊娠中期开始，每日应增加 200kcal 热量供应。其中糖类 50%~60%，蛋白质 20%~25%，脂肪 25%~30%。糖尿病孕妇应做到少量多餐，每日 5~6 餐，早、中、晚三主餐的热量分配分别为 10%、30%、30%，1~2 次加餐热量约占 30%，睡前固定加餐 1 次，并以清淡饮食为主；必要时请营养师协助制订营养餐；糖类应多选择血糖指数较低的粗粮，如荞麦、玉米面、薯类和杂豆类；保证每日优质蛋白的摄入量占总蛋白的 50% 以上，多选择鱼、瘦肉、蛋、牛奶、豆制品等；食用水分充足的茎叶类蔬菜、瓜果（需要进食但必须限量的水果有苹果、梨、橘子等），并相应减少主食量；多食用富含维生素和微量元素的食物如猕猴桃、草莓、牡蛎、坚果、洋葱等食物,苦瓜还被证实有类似胰岛素的生理活性;额外补充铁、钙、锌等微量元素,可每日补充钙剂 1~1.2g,叶酸 5mg,铁剂 15mg等;适当限制钠盐的摄入;忌食生冷、辛辣等刺激性食物;多选用植物油进行烹饪,且多采用蒸、炖等烹饪方式。切记避免过分控制饮食,否则可能导致孕妇饥饿性酮症和胎儿生长受限。

(2)合理运动:安全有效的运动可提高胰岛素的敏感性,改善糖代谢和脂代谢异常,降低血糖水平、控制体重增长并优化妊娠结局。在护理干预中,应充分体现个体化并保证安全性,指导孕妇结合自身条件,科学把握运动的时间和强度,避免在空腹或胰岛素使用剂量过大的情况下运动,避免做剧烈运动如球类等,运动方式以有氧运动最佳,如瑜伽、散步、上臂运动、太极拳、孕妇体操等方式,强度以孕妇自己能够耐受为原则。每周运动 3~4 次为宜,餐后 30 分钟再运动,每次持续 30~40 分钟,运动后休息 30 分钟,以免运动时间过长引起低血糖。不宜下床运动的孕妇,可选择在床上活动,如作上肢和下肢运动。运动可促进消化功能、增加食欲,因此应适当配合饮食控制,否则会影响运动干预的效果,合理安排饮食和运动,使孕期体重增加控制在 10~12kg 内较为理想。避免在酷热或寒冷等恶劣天气做室外运动,以免引起心悸、宫缩和胎心率的变化。先兆流产者或者合并其他严重并发症者不宜采取运动疗法。

2. 症状体征护理

(1)加强产前检查:妊娠早期每周产前检查 1 次至第 10 周;妊娠中期每 2 周产前检查 1次;妊娠 32 周以后每周产前检查 1 次。

(2)孕妇监护:由于妊娠合并糖尿病患者的血糖水平与妊娠结局密切相关,除进行常规的产前检查外,还应对孕妇进行严密监护,降低母儿并发症的发生。①密切监测孕妇血糖值,并控制其达到标准水平:孕妇无明显饥饿感,空腹血糖:3.3~5.3mmol/L;餐前 30 分钟:3.3~5.3mmol/L;餐后 2 小时:4.4~6.7mmol/L;夜间:4.4~6.7mmol/L。②监测肾功能、糖化血红蛋白含量并进行眼底检查,每 1~2 个月一次,同时注意孕妇的血压、水肿、尿蛋白等情况,预防并及早识别并发症的发生。

(3)胎儿监测:了解胎儿的健康状况:①超声波和血清学筛查胎儿畸形;②每周测量孕妇的体重、宫高、腹围,定期监测胎心音,必要时行胎心电子监护,确保胎儿安全;③胎动计数,自妊娠 28 周以后,教会孕妇自数胎动的方法,胎动次数异常时应及时就医;④无激惹试验,自妊娠 32 周开始,每周进行一次 NST 检查,妊娠 36 周以后改为每周 2 次,用于了解胎儿的宫内储备能力;⑤胎盘功能测定,测定孕妇尿中雌三醇和血中 HPL 值。

3. 心理护理　首先,向孕产妇及家属介绍妊娠合并糖尿病的相关知识,使其了解糖尿病对母儿的危害,并强调控制血糖的重要性及降糖治疗的必要性,鼓励其积极配合治疗。但部分糖尿病孕妇得知糖尿病对母儿的危害后,可能因无法完成"确保自身及胎儿顺利安全地度过妊娠期和分娩期"这一母性心理发展阶段而产生焦虑、恐惧及低自尊的反应,严重者造成身体意象紊乱。此时,护理人员应主动为患者提供心理支持,维护孕妇自尊,积极开展心理疏导,鼓励其倾诉心理感受,以积极的心态面对疾病。多学科之间的合作可以有效改善糖尿病管理,同时减轻患者的心理问题。

4. 用药护理　多数 GDM 的孕妇通过饮食、运动等生活方式的干预,使血糖控制在正常范围。不能控制在正常范围的 GDM 患者,首选胰岛素进行药物治疗。显性糖尿病孕妇应在孕前即开始胰岛素治疗。使用胰岛素注意选择正确的注射时间,普通胰岛素须在饭前 30 分钟皮下注射,指导患者注射后 30 分钟内进餐,1 小时之内不宜运动,以免低血糖的发生。胰岛素注射部位应经常更换,以防局部组织硬化、脂肪萎缩导致胰岛素吸收不良。若混合使用两种剂型胰岛素特别需要注意抽取的顺序,应先抽取短效胰岛素,然后再抽取中效或长效胰岛素。用药期间注意观察低血糖反应。

5. 健康教育 告知糖尿病孕妇定期进行产前检查,以及时了解母儿状况。通过多样化的形式进行妊娠期糖尿病相关知识宣教,包括多媒体授课、手机短信、微信、QQ、健康教育短片、床边一对一等多种方式。与患者及家属一同制订有针对性的健康教育干预计划,教会其自我监测血糖的方法,如胰岛素注射的正确方法,进行血糖或尿糖测试,并主动配合控制饮食及坚持运动,提高自我监护和自我护理的能力。告知患者及家属妊娠合并糖尿病可能对母儿产生的危害,教会其对并发症的观察和预防,如预防各种感染的方法。指导患者听一些舒缓的音乐或在专业人员指导下,练习孕期瑜伽或孕妇体操,保持身心愉悦。教会患者识别高血糖及低血糖的症状并掌握紧急处理步骤,鼓励其外出携带糖尿病识别卡及糖果,避免发生不良后果。

(三)分娩期

1. 分娩时机 原则是在没有出现母儿并发症的情况下,严密监测,控制血糖,尽量等待至近预产期(38~39 周)自然分娩。若糖尿病孕妇血糖控制不佳,且伴有严重的合并症或并发症时,如重度子痫前期、严重感染、血管病变、酮症酸中毒、胎儿生长受限和宫内窘迫等情况,则应促进胎儿肺成熟后迅速终止妊娠。

2. 分娩方式 妊娠合并糖尿病不属于剖宫产指征,当糖尿病伴微血管病变及其他产科指征,如胎位异常、巨大儿、胎盘功能不良,考虑到病情严重需终止妊娠时,常选择剖宫产。对决定阴道分娩者,应制订产程中分娩计划,产程中密切监测孕妇血糖、宫缩、胎心变化,避免产程过长。

3. 分娩期的护理

(1)一般护理:保证患者休息、适当镇静,适当给予饮食,临产后仍然给予糖尿病饮食。

(2)症状体征护理:阴道分娩者,鼓励产妇左侧卧位,改善胎盘血液供应。产程中密切监护胎儿状况,避免产程过长而增加酮症酸中毒、胎儿缺氧和感染等危险。

(3)心理护理:糖尿病孕妇在分娩过程中的身心舒适可能会影响产程进展,护理人员应给予支持以减缓分娩压力。

(4)药物护理:对于阴道分娩者,产程中常停用皮下注射胰岛素,孕前患糖尿病者使用 0.9% 氯化钠注射液加胰岛素进行静脉输注,产程中不断复查血糖并调整静脉输液速度。参考标准为:血糖 > 5.6mmol/L,静滴胰岛素 1.25U/h;血糖 7.8~10.0mmol/L,静滴胰岛素 1.5U/h;血糖 > 10.0mmol/L,静滴胰岛素 2U/h。对于剖宫产者,于手术前 1 日停用晚餐前的精蛋白锌胰岛素,手术日停用所有皮下注射胰岛素并在术日晨监测血糖和尿酮体。葡萄糖注射液的配制比例为:3~4g 葡萄糖加 1U 胰岛素,以 2~3U/h 的速度进行静脉滴注。每 1~2 小时复查血糖一次,将术中血糖控制在 6.67~10.0mmol/L 为宜。

4. 新生儿护理 糖尿病产妇娩出的新生儿均按高危儿处理;出生常规血糖筛查;观察有无低血钙、高胆红素血症、呼吸窘迫综合征的临床表现。妊娠合并糖尿病时,孕妇的高血糖通过胎盘到达胎儿体内,刺激胎儿胰岛素分泌增加,形成高胰岛素血症。新生儿脱离母体高血糖环境后,高胰岛素血症仍然存在,容易发生新生儿低血糖。新生儿出生后早期母乳喂养,注意保暖,加强血糖监测。若新生儿血糖 < 2.2mmol/L,给予加配方奶 5ml/kg,1 小

时后复测血糖。口服不能纠正者,应静脉输注 10% 葡萄糖。哺乳不会对新生儿产生不良影响,因此护理人员还应该进行新生儿母乳喂养的指导,促进早开奶。

(四)产褥期

1. 调整胰岛素用量　胎盘娩出后,抗胰岛素物质迅速减少,对于少数仍需进行胰岛素治疗的患者,应重新评估产妇血糖情况并调整胰岛素用量。胰岛素剂量应减少至分娩前的 1/3~1/2,且多在产后 1~2 周逐渐恢复至孕前水平。

2. 防治感染　糖尿病患者抵抗力降低,易合并产褥感染,应做好预防工作并及早识别患者的感染征象,积极处理。

3. 鼓励母乳喂养　鼓励轻症糖尿病产妇进行母乳喂养,早开奶并按需哺乳。重症者不宜哺乳,应指导产妇退乳并进行人工喂养。

4. 提供避孕指导　糖尿病患者产后应长期避孕,建议使用安全套或进行手术结扎,不宜使用避孕药及宫内避孕器具。

5. 产后复查指导　产妇定期接受产科和内科复查,GDM 患者应于产后再次进行 75gOGTT 检查,如产后正常也需每 3 年复查 1 次 OGTT,以减少或推迟 GDM 患者发展成 2 型糖尿病。

知识链接

妊娠合并糖尿病诊治指南(2014)

中华妇产科杂志

糖尿病管理之运动疗法

1. 运动治疗的作用　运动疗法可降低妊娠期基础胰岛素抵抗,是 GDM 的综合治疗措施之一,每餐 30min 后进行中等强度的运动对母儿无不良影响。

2. 运动治疗的方法　选择一种低至中等强度的有氧运动(又称耐力运动),主要指由机体大肌肉群参加的持续性运动。步行是常用的简单有氧运动。

3. 运动的时间　可自 10min 开始,逐步延长至 30min,其中可穿插必要的间歇,建议餐后运动。

4. 运动的频率　适宜的频率为 3~4 次/周。

5. 运动治疗的注意事项　①运动前行心电图检查以排除心脏疾患,并需确认是否存在大血管和微血管的并发症;②GDM 运动疗法的禁忌证:1 型糖尿病合并妊娠、心脏病、视网膜病变、多胎妊娠、宫颈功能不全、先兆早产或流产、胎儿生长受限、前置胎盘、妊娠期高血压疾病等;③防止低血糖反应和延迟性低血糖:进食 30min 后再运动,每次运动时间控制在 30~40min,运动后休息 30min。血糖水平 < 3.3mmol/L 或 > 13.9mmol/L 者停止运动。运动时应随身携带饼干或糖果,有低血糖征兆时可及时食用;④运动期间出现以下情况应及时就医:腹痛、阴道流血或流水、憋气、头晕眼花、严重头痛、胸痛、肌无力等;⑤避免清晨空腹未注射胰岛素之前进行运动。

思 考 题

1. 简述妊娠期高血压疾病妇女硫酸镁使用的护理要点。

2. 简述妊娠期肝内胆汁淤积症患者的主要临床表现及处理原则。

3. 某孕妇,28 岁,妊娠期体格检查,空腹血糖 5.1mmol/L,请为该孕妇提供健康教育指导。

（罗碧如）

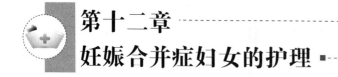

第十二章
妊娠合并症妇女的护理

第一节 心 脏 病

妊娠合并心脏病是围生期严重的妊娠合并症,是孕产妇死亡的重要原因之一,发病率约为1%。在我国,妊娠合并心脏病居孕、产妇死因顺位的第2位,位居非直接产科死因的首位。

一、妊娠期心血管系统的变化

1. 妊娠期 与妊娠前相比,妊娠期孕妇的总血容量增加40%~45%。一般自妊娠第6~8周开始,32~34周达到高峰,此后维持在较高水平,产后2~6周逐渐恢复至孕前水平。血容量增加可引起心排出量增加和心率加快,妊娠早期主要以心排血量增加为主。心排出量受孕妇体位的影响,约5%的孕妇因体位改变导致心排出量减少出现不适,如"仰卧位低血压综合征"。妊娠中晚期则需增加心率以适应血容量的增加,至分娩前1~2个月孕妇心率每分钟增加10~15次。妊娠晚期,子宫增大引起膈肌上升使心脏向左、上、前方移位,心尖搏动向左移位1~2cm,导致出入心脏的大血管扭曲。并且,因心排出量增加和心率增快导致心脏负荷进一步加重,使妊娠合并心脏病的孕妇容易发生心力衰竭。

2. 分娩期 分娩期是孕妇血流动力学变化最显著的阶段,是心脏负担最重的时期。在第一产程中,每次宫缩有250~500ml的液体被挤入体循环使得全身血容量增加;每次子宫收缩时心排出量增加约24%,同时有右心房压力增高,平均动脉压增高10%,加重心脏负担。第二产程,除子宫收缩外,骨骼肌和腹肌的收缩使外周循环阻力增加,并且分娩时由于产妇屏气用力使肺循环压力增加,腹腔压力增高,内脏血液向心脏回流增加,此时心脏前后负荷显著加重;第三产程,胎儿胎盘娩出后,腹腔内压骤减,大量血液流向内脏,造成血流动力学急剧变化,易诱发心力衰竭。

3. 产褥期 产后最初3天仍是心脏负担较重的时期。产后子宫收缩使一部分血液进入体循环,且妊娠期在组织间内潴留的液体也开始回流至体循环,因此体循环血量仍有一定程度的增加;而妊娠期出现的一系列心血管系统变化,在产褥期不能立即恢复至未孕状态,加之产妇切口和宫缩痛、分娩疲劳、新生儿哺乳等负担,此时患心脏病孕妇仍需警惕心力衰竭的发生。

综合妊娠、分娩、产褥期对心脏影响看,妊娠32~34周后、分娩期及产后最初3天内是妊娠合并心脏病患者心脏负担最重、最危险的时期,护理人员应严密监护,避免心力衰竭的发生。

二、心脏病对妊娠、分娩及胎儿的影响

心脏病不影响受孕率。心脏病变较轻,心功能Ⅰ~Ⅱ级,无心力衰竭史及其他并发症

者,在密切监护下可以妊娠,且大部分能顺利度过妊娠期。但有下列情况之一者一般不宜妊娠:心功能Ⅲ~Ⅳ级、有心力衰竭病史、严重心律失常、肺动脉高压、发绀型先天性心脏病、风湿热活动期、并发细菌性心内膜炎,如已妊娠,应于早期终止。不宜妊娠的心脏病患者一旦妊娠,或妊娠后心功能恶化者,其发生流产、早产、死胎、胎儿生长受限、胎儿宫内窘迫、新生儿窒息的概率增加,围生儿死亡率是正常妊娠的2~3倍。心功能良好者,母儿相对安全,多以剖宫产终止妊娠。另外,部分治疗心脏病的药物对胎儿存在潜在的毒性反应,如地高辛。多数先天性心脏病具有较高的遗传倾向,如肥厚型心肌病、室间隔缺损、马方综合征等。

三、心脏病心功能分级

纽约心脏病协会(NYHA)根据患者生活能力状况将心功能分为4级:

Ⅰ级:一般体力活动不受限。

Ⅱ级:一般体力活动轻度受限制,活动后心悸,轻度气短,休息时无自觉症状。

Ⅲ级:一般体力活动明显受限,休息时无不适,轻微日常活动即感不适、心悸、呼吸困难,或既往有心力衰竭史。

Ⅳ级:一般体力活动严重受限,不能进行任何体力活动,休息时有心悸、呼吸困难等心力衰竭的表现。

此种分级的优点是简便易行,不依赖于任何器械检查,但其不足之处是主观症状与客观检查可能不一致,存在一定差距,患者体力活动的能力受平时训练、体质强弱、感觉敏锐性等的影响。因此,NYHA对心功能分级方案进行了多次修订,于1994年开始采用并行两种分级方案。第一种为上述的四级方案,第二种是根据客观的检查手段如心电图、负荷试验、X射线、超声心动图等客观地评估心脏病变程度。后者将心脏病分为A、B、C、D四级:

A级:无心血管疾病客观依据。

B级:客观检查表明属于轻度心血管疾病的客观依据。

C级:客观检查表明属于中度心血管疾病的客观依据。

D级:客观检查表明属于重度心血管疾病的客观依据。

其中,轻、中、重未作具体规定,由医师进行判定。分级结果将患者的两种分级并列,如心功能Ⅱ级B、Ⅲ级C等。

四、处理原则

1. 非孕期 根据患者所患有的心脏病类型、程度、心功能状态,确定能否妊娠,对不宜妊娠者,指导其采取适宜的避孕措施。

2. 妊娠期

(1)终止妊娠:对不宜妊娠的心脏病孕妇,应于妊娠12周前行治疗性人工流产。妊娠超过12周时,终止妊娠的危险性不亚于继续妊娠和分娩,因此应密切监护,积极防治心力衰竭,使其顺利度过妊娠与分娩期。对于顽固性心力衰竭的患者,应在严密监护下,与内科医生配合行剖宫产术终止妊娠。

(2)定期产前检查:在产科医师与内科医师的配合下进行监护,定期产前检查,评估母体及胎儿状况,动态观察心脏功能,积极防治各种引发心力衰竭的诱因,适时终止妊娠。在妊娠20周前,每2周产前检查1次。妊娠20周后,特别是妊娠32周后,发生心力衰竭的概率增加,应每周检查 1 次,并根据病情需要酌情增加检查次数。若发现早期心力衰竭征象,应立即住院,对于妊娠期顺利者也应在 36~38 周提前住院待产。

3. 分娩期

(1)心功能 Ⅰ~Ⅱ 级、胎儿不大、胎位正常以及宫颈条件好者,可考虑在严密监护下经阴道分娩,第二产程行阴道助产,以免发生心力衰竭、产后出血。

(2)心功能 Ⅲ~Ⅳ 级、胎儿偏大、胎位不正、宫颈条件欠佳者,应选择剖宫产终止妊娠。

4. 产褥期　产后最初 3 日内,尤其是产后 24 小时内仍是发生心力衰竭的危险期,产妇应充分休息,并对其进行严密监护。遵医嘱给予抗生素预防感染。对于不宜再妊娠者,建议于产后 1 周行绝育术。心功能 Ⅲ 级及以上者,不宜哺乳。

五、护理评估

(一)母体状况评估

1. 健康史　护士应全面地了解孕妇产科病史和既往病史,尤其是了解有无心脏病史及与心脏病有关的疾病史、心功能分级情况及诊疗经过、有无心衰史等。询问孕妇此次对妊娠的适应状况及遵医行为。了解妊娠对心脏病的影响情况,如日常生活、工作和休息等;了解有无诱发心力衰竭的潜在因素,如上呼吸道感染、贫血、心律失常等。

2. 症状体征

(1)早期心力衰竭

1)症状:①轻微活动后即感心悸、胸闷、气短;②夜间常因胸闷而需做坐起或需到窗口呼吸新鲜空气。

2)体征:①休息时心率超过 110 次 /min,呼吸超过 20 次 /min;②肺底部出现少量持续性湿啰音,咳嗽后不消失。

(2)左心衰竭:以肺淤血和心排出量降低为主。

1)症状:①呼吸困难:根据病情进展表现为不同程度的呼吸困难,最早出现劳力性呼吸困难,后续为端坐呼吸、夜间阵发性呼吸困难、心源性哮喘,急性肺水肿;②咳嗽、咳粉红色泡沫样痰、咯血;③头晕、心慌、乏力、少尿等。

2)体征:①肺部湿啰音。②肺动脉瓣区第二心音亢进及舒张期奔马律。

(3)右心衰竭:以体循环淤血为主。

1)症状:①消化道症状,如腹胀、恶心、呕吐、食欲缺乏等。②劳力性呼吸困难。

2)体征:①下肢水肿,肝大;②颈静脉征;③可因右心室扩张而出现三尖瓣关闭不全的反流性杂音。

(4)全心衰竭:右心衰竭继发于左心衰竭后形成全心衰竭。出现右心衰竭后,肺淤血症状有所减轻,主要表现以心排血量减少的相关症状和体征为主,如头晕、乏力、少尿等。

3. 心理社会状况　由于孕妇担心自身和胎儿安全,又缺乏相关知识,因此可能感到焦虑、恐惧甚至不能配合治疗工作。家庭成员因缺乏妊娠合并心脏病的相关知识,尤其是心力衰竭的预防和急救知识而不能采取有效的应对措施。因此,护士应重点评估孕产妇及家属的有关知识掌握情况及心理状况,以便采取针对性护理措施。

4. 相关检查

(1)心电图检查:提示有无心律失常,如心房颤动、心房扑动、三度房室传导阻滞等。

(2)超声心动图(UCG):准确地反映各心腔大小的变化,心瓣膜结构及功能情况。

(二)胎儿状况评估

利用胎儿电子监护仪做无应激试验或宫缩应激试验,了解宫内胎儿储备能力。胎动评估,了解胎儿状况。

六、护理措施

1. 非孕期 根据患者心脏病的类型、程度、心功能状态等情况,确定能否妊娠。对不宜妊娠者,应指导其在妊娠12周前行治疗性人工流产。采取有效的措施严格避孕。

2. 妊娠期 妊娠期护理重点是预防心力衰竭的发生。一旦发生心力衰竭,应积极配合医生进行抢救。

(1)加强孕期检查:定期的产前检查可早期发现诱发心力衰竭的各种潜在危险因素。因此患有心脏病的孕妇应从确定妊娠时就开始行产前检查,检查次数较普通孕妇多。

(2)一般护理:避免过度劳累,每天保证至少10小时的睡眠,且中午宜休息2h。休息应采取以左侧卧位。特别注意营养的摄取,应指导其摄入高热量、高维生素、低盐低脂、富含多种微量元素的食物。少量多餐,适当限制食盐量,以每日不超过4~5g为宜,多食水果、蔬菜,防治便秘加重心脏负担。并且应控制整个孕期体重增长不超过12kg。

(3)症状体征护理:诱发心力衰竭的因素有心律失常、贫血、感染,尤其是上呼吸道感染,应及时给予有效的抗感染治疗。

(4)心理护理:主动向孕妇及家属讲解妊娠合并心脏病的相关知识,如:妊娠与心脏病相互影响、如何合理饮食与适当运动、预防各种诱发心力衰竭的因素、心力衰竭的症状等,并指导孕妇及家庭成员监测胎儿的方法,以减轻其焦虑情绪,协助安全度过妊娠期。

3. 分娩期

(1)一般护理:患者取左侧卧位,避免仰卧,以免发生仰卧位低血压综合征;分娩时取半卧位,减少回心血量;做好产妇心力衰竭与新生儿复苏的抢救准备;胎儿娩出后,立即在产妇腹部放置沙袋,以防腹压突然骤降而诱发心力衰竭。

(2)症状体征护理:每15分钟测一次心率、脉搏、呼吸、血压;监测胎心胎动;正确识别早期心力衰竭的症状和体征;询问产妇有无心慌、胸闷、气急等不适;观察产程进展情况,发现异常及时处理;宫口开全后,为避免产妇消耗大量体力,应尽早行会阴切开,采用胎头吸引或产钳助产,尽快结束分娩;分娩后严密观察子宫收缩,防止发生产后出血。

(3)心理护理:专人守护,鼓励和安慰产妇,减轻其紧张情绪,必要时遵医嘱应用镇静剂;及时将产妇与胎儿情况告知家属,减轻家庭成员的紧张和焦虑。

(4)用药护理:妊娠合并心脏病患者在胎儿娩出后应立即肌内注射或静脉滴注缩宫素10~20U以预防产后出血,禁用麦角新碱,以防静脉压增高。遵医嘱正确使用抗生素。

4. 产褥期

(1)预防心力衰竭

1)一般护理:治疗护理操作尽量集中进行,以保证产妇有足够的休息时间;产后24小时内应绝对卧床休息,24小时后可根据病情决定能否下床活动;限制陪伴和探视人数。

2)症状体征护理:监测产妇体温、脉搏、呼吸、血压等生命体征以及观察患者有无心慌、胸闷、气急等自觉症状,及早识别早期心力衰竭的征象。

3)用药护理:应严格控制输液速度和输入总量,以免加重心脏负担,诱发心力衰竭。

4)预防感染:注意保暖,预防上呼吸道感染;保持口腔清洁;注意外阴部卫生;保证抗生素及时有效地使用,以防止感染而诱发心力衰竭。

5)喂养指导:心功能Ⅰ~Ⅱ级的产妇可以母乳喂养,心功能Ⅲ级或以上者应及时行回乳指导,并教会家属人工喂养的方法。

(2)防止产后出血:严密观察子宫收缩及阴道流血情况,告知产妇及时排空膀胱,以免发生产后出血。

(3)健康教育:注意休息和营养,摄取清淡饮食,少量多餐,防止便秘;保持情绪稳定,避免过分激动;对于不宜再妊娠者,指导其采取适宜的避孕措施严格避孕;定期产后复查。

5. 急性心力衰竭的抢救 抢救原则:减少回心血量和肺循环血量,增强心肌收缩力,改善肺气体交换功能。

(1)体位:患者取坐位,双腿下垂,以减少静脉回流。

(2)吸氧:立即高流量(6~8L/min)面罩给氧,对于病情严重患者可采用面罩加压给氧。

(3)用药:①强心:常用速效洋地黄制剂毛花苷丙0.4mg稀释后缓慢静脉注射,以增强心肌收缩力,减慢心率。②利尿:呋塞米20~40mg静注,可通过快速利尿,利于缓解肺水肿;③扩血管:可选择硝普钠或硝酸甘油静脉滴注,在用药过程中应注意监测血压,使收缩压维持在100mmHg左右;④镇静:常用吗啡3~5mg静脉注射,使患者镇静,减少躁动所带来的额外心脏负担,且具有舒张小血管的功能,从而减轻心脏负荷;⑤解痉:氨茶碱可解除支气管痉挛,缓解呼吸困难,亦可增强心肌收缩力、扩张血管、利尿。

第二节 缺铁性贫血

贫血是妊娠期较常见的合并症,以缺铁性贫血最多见,占妊娠期贫血的95%。由于妊娠期血容量增加以及胎儿生长发育,对铁的需要量增加,均可导致贫血;并且血浆增加多于红细胞增加,血液呈稀释状态,因此妊娠可导致原有贫血程度加重。

一、妊娠期贫血的诊断

由于妊娠期血液系统的生理变化,孕期贫血的诊断标准不同于非妊娠期妇女。世界卫生组织规定:孕妇血红蛋白<110g/L及血细胞比容<0.33诊断为妊娠期贫血。根据血红蛋白水平分为轻度贫血(100~109g/L)、中度贫血(70~99g/L)、重度贫血(40~69g/L)和极重度贫血(<40g/L)。

二、贫血与妊娠的相互影响

1. 对母体的影响 妊娠可使原有的贫血病情加重,而贫血亦可增加妊娠的风险。贫血可降低孕妇对分娩、手术及麻醉的耐受力以及降低孕产妇的抵抗力,易发生产褥感染。重度贫血可因心肌缺氧导致贫血性心脏病,因胎盘缺氧而导致妊娠期高血压疾病。

2. 对胎儿的影响 孕妇骨髓与胎儿在竞争摄取血清铁的过程中,通常以胎儿组织占优势。由于铁以单向转运方式由胎盘转运至胎儿,因此一般情况下胎儿缺铁程度不会太严重。但当孕妇重度贫血时,经胎盘养分和营养物质不能满足胎儿的生长发育,可造成胎儿生长受限、胎儿宫内窘迫、死胎或早产。

三、处理原则

补充铁剂、输血、治疗并发症；预防产后出血和感染。

1. 妊娠期处理

（1）补充铁剂：以口服补充铁剂为主。如硫酸亚铁 0.3g，每日 3 次，可同时服用维生素 C 0.1~0.3g 和 10% 稀盐酸 0.5~2ml，以促进铁的吸收。也可选用不良反应较少的多糖铁复合物，每日 1~2 次，每次 150mg。对于存在严重胃肠道反应不能口服铁剂或妊娠后期重度缺铁性贫血者，可选用右旋糖酐铁或山梨醇铁进行深部肌内注射。

（2）输血：当缺铁性贫血孕妇血红蛋白 < 70g/L、接近预产期或短期内需行剖宫产手术，应少量、多次输红细胞悬液或全血，以免加重心脏负担诱发左心衰竭。

2. 产时、产后处理　重度贫血患者临产后应配血备用。严密监护产程，为减少产妇体力消耗，可阴道助产缩短第二产程，但应避免发生产道损伤；当胎儿前肩娩出后给予缩宫素 10~20U 肌内注射或静脉注射，预防产后出血；严格遵守无菌操作，产时及产后应用广谱抗生素预防感染。

四、护理评估

（一）母体状况评估

1. 健康史　评估孕妇既往有无慢性消化道疾病史；有无月经过多等慢性失血性病史；有无偏食、挑食不良的饮食习惯。

2. 症状体征

（1）症状：轻度贫血的孕妇多无明显症状；重者可有头晕、乏力、面色苍白、心悸、气短、食欲缺乏等，甚至出现妊娠期高血压疾病性心肌病、贫血性心脏病等相应并发症。同时，由于贫血，患者抵抗力低下，容易发生各种感染性并发症。

（2）体征：皮肤黏膜苍白、毛发干燥无光泽、指甲薄脆或反甲等，可伴发口腔炎、舌炎等，部分患者可出现脾脏轻度肿大。

3. 心理社会状况　评估孕妇因头晕、疲倦而引起的倦怠心理；评估孕妇及家人对缺铁性贫血疾病的相关知识了解情况等。

4. 相关检查

（1）外周血象：外周血涂片为小细胞低血红蛋白性贫血。血红蛋白 < 110g/L，血细胞比容 < 0.33，红细胞计数 < 3.5×10^{12}/L，白细胞及血小板计数均在正常范围。

（2）血清铁测定：血清铁 < 6.5μmol/L。

（3）骨髓象：红系造血干细胞呈轻度或中度增生活跃，以中、晚幼红细胞增生为主。骨髓铁染色可见细胞内、外铁均减少，以细胞外铁减少明显。

（二）胎儿状况评估

重度缺铁性贫血可导致胎儿生长受限、胎儿窘迫、早产、死胎及死产等并发症。因此需通过辅助检查如：胎儿超声心动图检查、无应激试验严密监护胎儿的宫内发育情况，及早发现胎儿异常。

五、护理措施

1. 一般护理　保证充足休息时间，注意安全，以防受伤；指导孕期营养，鼓励孕妇进食高铁、高蛋白、高维生素 C 食物,如肝脏、瘦肉、豆类、黑木耳、深色蔬菜等,纠正偏食、挑食等不良习惯。

2. 症状体征护理　了解实验室检查结果,清楚孕产妇贫血的程度,并注意患者有无头晕、乏力、面色苍白、心悸、气短、食欲缺乏、毛发干燥、指甲脆薄、口腔炎等症状。

3. 用药护理　遵医嘱正确服用铁剂。铁剂对胃黏膜有刺激作用,可引起恶心、呕吐、胃部不适等症状,因此,应选择饭后或餐中服用;并且茶、咖啡、牛奶等不利于铁吸收,不宜与铁剂同服;服用铁剂后,由于铁与肠内硫化氢作用形成黑色便,应给予解释。

4. 健康教育　产前检查时,定期检测血常规,尤其在妊娠晚期应重点复查。注意胎儿宫内生长发育情况的评估,并积极预防各种感染。

第三节　妊娠合并急性阑尾炎

急性阑尾炎是妊娠期最常见的外科合并症之一,发病率为 0.05%~0.1%,其中以妊娠早、中期多见。由于受增大子宫的影响,阑尾位置发生变化,加之妊娠期阑尾炎临床表现不典型,导致早期诊断较困难,误诊率较高;并且炎症不易被包裹局限,常发展到阑尾穿孔与弥漫性腹膜炎,致孕产妇与围产儿病死率增高。

一、妊娠期阑尾位置的变化

阑尾的位置在妊娠初期和非孕期相似,其根部在右髂前上棘至脐连线中外 1/3 处(麦氏点);随妊娠子宫增大,盲肠位置上升,阑尾尾部也随之向上、向外、向后移位。妊娠满 12 周位于髂嵴下 2 横指,妊娠 20 周达髂嵴水平,32 周上升至髂嵴上 2 横指,足月时可达胆囊区。妊娠期阑尾常被增大的子宫覆盖,且被子宫推向外、上、后方,位置相对较深。产后 14 日恢复至非妊娠时的位置。

二、妊娠期阑尾炎的特点

妊娠期阑尾炎的发生有以下两个特点:一是诊断比较困难,二是炎症容易扩散。

(1)导致诊断困难的因素包括:①阑尾炎的消化道症状与早孕反应相似;②多数妊娠期阑尾炎无转移性右下腹疼痛,增大的子宫可导致阑尾尾部移位,腹痛可不在右下腹;③腹痛症状易与其他妊娠期腹痛性疾病相混淆,如肾绞痛、肾盂肾炎、胎盘早剥、子宫肌瘤变性、早产等;④正常妊娠妇女的血白细胞计数也有一定程度的升高;⑤妊娠中、晚期阑尾炎的临床体征不典型。

(2)炎症易扩散的原因:①增大的子宫将腹壁与发炎阑尾分开从而使局部防卫能力减弱;②妊娠期盆腔血液及淋巴循环旺盛,组织蛋白溶解能力与毛细血管通透性增强;③增大的子宫妨碍大网膜游走,使大网膜不能抵达感染的部位发挥防卫作用,导致炎症被大网膜局限包裹的可能性变小;④炎症波及子宫可诱发宫缩,宫缩又促使炎症扩散,容易导致弥漫性腹膜炎;⑤阑尾炎临床症状和体征不典型,容易延误诊疗时机。

三、处理原则

手术治疗并抗感染。妊娠期合并急性阑尾炎一般不主张保守治疗,一旦确诊,应在积极抗感染治疗的同时立即行手术治疗,尤其是在妊娠中、晚期。若一时难以明确诊断,并高度怀疑急性阑尾炎,且病情进展者,应及时果断采取手术治疗,以免延误治疗时机,危及母婴安全。

术后需继续妊娠者,应选择对胎儿影响小、敏感的广谱抗生素,继续抗感染治疗。阑尾炎患者中 75%~90% 为厌氧菌感染,需选择针对厌氧菌敏感的抗生素,建议选用甲硝唑配伍头孢类或青霉素类使用。术后 3~4 日内应给予保胎治疗。

四、护理评估

(一)母体状况评估

1. 健康史　评估孕妇有无腹痛病史;了解孕妇妊娠状况及早孕反应。

2. 症状体征

(1)妊娠早期:急性阑尾炎症状与体征与非孕期基本相同。常表现为:转移性右下腹痛、恶心、呕吐,反跳痛或肌紧张等;急性阑尾炎早期体温正常或轻度升高(<38℃)。

(2)妊娠中、晚期:症状与体征常不典型。增大的子宫使阑尾尾部的位置发生改变,腹痛不明显或不典型,常无明显的转移性右下腹痛。当阑尾尾部位于子宫背面时,疼痛可能位于右侧腰部。增大子宫将壁腹膜向前撑起,因此压痛、反跳痛和肌紧张常不明显。在妊娠期有生理性白细胞增加,当白细胞计数超过 $15 \times 10^9/L$ 才有诊断意义,也存在白细胞升高不明显现象。

3. 心理社会状况　孕妇因腹痛,担心自身与胎儿安全,会出现紧张、焦虑情绪。因此,护士应重点评估孕妇心理状况及妊娠合并阑尾炎相关知识掌握情况。

4. 相关检查　血液检查、B超检查等。

(二)胎儿状况评估

通过胎心与胎动监测,了解胎儿宫内状况。

五、护理措施

1. 手术患者的护理

(1)一般护理:术后患者平卧 6 小时后改为半卧位,以利于引流,减小腹壁张力,减轻切口疼痛。若胎心正常,没有早产、流产等异常先兆,可鼓励患者早期下床活动,避免肠粘连等并发症的发生。充分的营养可有效地促进母体康复及胎儿正常的生长发育。因此术后要注意患者营养、能量的补充。待术后患者肠蠕动恢复后,应循序渐进地采取清淡流质、流质、半流质、普食。

(2)切口和引流管护理:有引流的患者,注意保持引流管的通畅,并妥善固定,防止引流管脱落和引流液逆流。保持伤口敷料清洁、干燥。

(3)用药护理:术后按医嘱继续给予抗感染治疗。对于继续妊娠者,术后 3~4 日内按医嘱给予抑制宫缩药及镇静药保胎治疗。静脉用药时严格控制滴速,密切监测胎心及胎动情况。

2. 症状体征护理　严密监测患者生命体征、胎心、胎动、腹痛等情况。并指导孕妇做好自我监测,出现异常及时通知医师,并做好记录。

3. 心理护理　部分女性对疼痛的耐受性差,应以耐心、和蔼的态度向患者及其家属讲解疼痛相关知识,缓解其紧张、焦虑的情绪。及时提供相关治疗信息,缓解孕妇对胎儿健康状况的担忧。

4. 健康教育　制订出院后康复计划，做好孕妇围生期保健工作。

第四节　急性病毒性肝炎

病毒性肝炎是由肝炎病毒引起的以肝细胞变性坏死为主要病变的传染性疾病。致病病毒类型包括甲、乙、丙、丁、戊型肝炎等，其中以乙型肝炎最为多见。妊娠合并病毒性肝炎是妊娠期妇女肝病和黄疸最常见的原因，威胁母婴健康。妊娠合并重症肝炎是我国孕产妇死亡的主要原因之一。

一、妊娠对病毒性肝炎的影响

妊娠后孕妇基础代谢增高，营养消耗增加，而孕早期妊娠反应使母体摄入减少，肝内糖原储备降低，导致肝脏抗病能力下降；妊娠期孕妇体内产生大量雌激素，而雌激素需在肝内代谢和灭活；胎儿代谢产物部分需靠母体肝脏内解毒；分娩过程中的疲劳、缺氧、麻醉、出血等进一步加重了肝脏负担。

二、病毒性肝炎对妊娠、分娩的影响

妊娠早期合并病毒性肝炎发生流产的概率增高；妊娠晚期合并肝炎使胎儿窘迫、死胎、早产的发生风险增高。妊娠合并肝炎患者分娩时，因肝脏功能受损，凝血因子合成障碍，产后出血率增高，若为重症肝炎，弥散性血管内凝血（DIC）发生率增加，直接威胁母婴生命安全。妊娠亦可使妊娠期高血压疾病的发病率增高，这可能与肝脏对醛固酮灭活能力下降有关。

三、病毒性肝炎的母婴传播途径

1. 甲型病毒性肝炎　主要经粪 - 口途径传播，甲型肝炎病毒不能经胎盘传给胎儿，但分娩时可经接触母血或经粪 - 口途径感染新生儿。

2. 乙型病毒性肝炎　乙型肝炎病毒（HBV）可经消化道、输血或血液制品、注射用具等多途径传播。

（1）宫内感染：HBV 可通过胎盘造成胎儿宫内感染。

（2）产时感染：是母婴传播的主要途径。分娩过程中新生儿经过产道时接触含有 HBV 的母血、羊水等，或子宫收缩使胎盘绒毛细血管破裂，母血进入胎儿血循环引起胎儿感染。

（3）产后传播：可能是由于新生儿接触了母亲的乳汁和唾液而被传播。

3. 丙型病毒性肝炎　孕晚期患丙型肝炎时，以母婴传播为主。

4. 丁型病毒性肝炎　丁型肝炎病毒为一种缺陷性 RNA 病毒，必须依赖 HBV 重叠感染引起肝炎。

5. 戊型病毒性肝炎　有母婴传播的病例报道，传播途径与甲型病毒性肝炎相似。

四、处理原则

肝炎的处理与非孕期妇女相同，产科方面处理如下。

1. 妊娠期 对于非重型肝炎患者主要采取护肝、对症及支持疗法。治疗效果不好,肝功能、凝血功能指标继续恶化的孕妇,应考虑终止妊娠。

2. 分娩期 经阴道分娩者,应备好新鲜血液,必要时行胎头吸引术或产钳助产术,缩短第二产程,待胎肩娩出后立即静脉注射缩宫素;产程中尽量避免损伤和擦伤。

重症肝炎者,应予积极治疗,待病情稳定24小时左右终止妊娠。为避免过度体力消耗增加肝脏负担,孕妇宜选择剖宫产方式终止妊娠。

3. 产褥期 应选用对肝脏损害较小的广谱抗生素预防产褥感染,以免肝炎病情恶化;对不宜哺乳者及时回乳,回乳不宜运用雌激素等对肝脏有损害的药物,可采用生麦芽口服或芒硝外敷。

4. 新生儿处理 产后新生儿联合使用乙型肝炎疫苗和乙型肝炎免疫球蛋白(HBIG)可有效地阻断 HBV 母婴传播。因此在新生儿出生后 24h 内,最好在 12 小时内注射 HBIG100~200IU,同时在不同部位接种重组酵母乙型肝炎疫苗 10μg 或中国仓鼠卵母细胞乙型肝炎疫苗 20μg;在生后 1 个月、6 个月分别再次接种第 2 针和第 3 针乙型肝炎疫苗,可显著提高阻断母婴传播的效果。

五、护理评估

(一)母体状况评估

1. 健康史 详细询问孕妇有无与肝炎患者密切接触史,半年内有无输血、注射血液制品以及使用过污染注射用具史等;了解此次妊娠情况,包括有无乏力、食欲缺乏、恶心、肝区疼痛等症状。

2. 症状体征 妊娠期孕妇出现不明原因的消化系统症状,如食欲缺乏、恶心、呕吐、腹胀、厌油腻等;部分患者有皮肤巩膜黄染、尿色深黄;严重者发生急性肾衰竭及肝性脑病。

(1)急性肝炎:起病急,有乏力、食欲缺乏、恶心、偶伴呕吐、腹胀、厌油、肝区不适等症状。约 1 周后出现黄疸、瘙痒,尿呈深黄,大便颜色变浅。2~6 周后症状逐渐消失。

(2)慢性活动性肝炎:病程长,常在半年以上,有乏力、食欲减退、腹胀不适、面色灰暗、蜘蛛痣、肝掌、肝区叩痛等症状。肝脾大,因受增大子宫影响,常难以触及。

(3)急性重症肝炎:重症肝炎多见于妊娠晚期,起病急、病情重,表现为食欲极度减退、频繁呕吐、腹胀、腹水等;皮肤巩膜黄染迅速加深;有肝臭气味;严重者出现烦躁、嗜睡甚至昏迷。

3. 心理社会状况 孕妇因担心胎儿被感染而感到焦虑、恐惧及矛盾心理,应给予重点评估;评估孕妇及其家属对病毒性肝炎疾病、传播和消毒隔离知识的掌握情况;评估患者家庭社会支持系统是否完善。

4. 相关检查

(1)肝功能检查:丙氨酸氨基转移酶(ALT)是反映肝细胞损伤程度最常用的敏感指标。当 1% 的肝细胞发生坏死时,血清 ALT 水平即升高 1 倍。血清胆红素 > 17μmol/L、尿胆红素阳性也有助于病毒性肝炎的诊断。总胆红素升高在预后评估上比 ALT 更有价值。凝血酶原时间百分活度(PTA)是判断病情严重程度和预后的主要指标,比转氨酶和胆红素更具有临床意义。

(2)血清病原学检测:相应肝炎病毒血清学抗原抗体检测呈阳性。其中,乙型肝炎病毒血清病原学检测及意义见表 12-1。

表 12-1　乙型肝炎病毒血清病原学检测及意义

项目	血清学标志物及意义
HBsAg	HBV 感染的特异性标志,见于慢性肝炎与无症状病毒携带者
抗 HBs 抗体	机体曾感染过 HBV,但已具有免疫力,也是评价接种疫苗效果指标之一
HBeAg	肝细胞内有 HBV 活动性复制,具有传染性
抗 HBe 抗体	血清中病毒颗粒减少或消失,传染性降低
抗 Hbc-IgM	HBV 在体内复制,肝炎急性期
抗 Hbc-IgG	肝炎恢复期或慢性感染

（3）影像学检查：主要是 B 型超声检查。

（二）胎儿状况评估

主要通过辅助检查严密监护胎儿的宫内发育情况,及早发现胎儿有无生长受限情况。包括：胎盘功能测定,测定孕妇尿中雌三醇及血中 HPL 值可用以判定胎盘功能。

六、护理措施

1. 一般护理　保证充足休息时间,避免重体力劳动;加强营养,增加优质蛋白、富含糖类、低脂肪、高维生素食物的摄入;对于妊娠合并重症肝炎患者应严格限制蛋白质摄入,保持大便通畅,禁用肥皂水灌肠。

2. 症状体征护理　肝功能受损者部分凝血因子合成受阻,应注意观察有无口鼻、皮肤黏膜出血倾向;患者易发生产后出血,因此产后应注意观察阴道流血情况,预防产后出血。重症肝炎患者尤需注意有无性格改变、行为异常、扑翼样震颤等肝性脑病的前驱症状。

3. 心理护理　向孕产妇家属介绍病毒性肝炎传播途径、隔离等的相关知识及孕期注意事项,缓解其紧张、焦虑情绪;注意语言保护。

4. 健康教育　乙肝患者的新生儿出生后 12 小时内经主、被动联合免疫后可以进行母乳喂养,但母亲乳头皲裂或新生儿有口腔溃疡时应暂停母乳喂养;母亲与新生儿的用物应分开;新生儿出生后定期检测乙肝病毒抗原和抗体;监测母亲肝功情况。甲、戊型肝炎采取消化道接触隔离,乙、丙、丁型肝炎采取血液、体液等接触隔离;患者用过的物品均需使用 2000mg/L 的含氯消毒液进行消毒处理;提倡生殖健康,夫妻一方患有肝炎者,应使用避孕套防止交叉感染;急性肝炎患者,应于痊愈后半年,最好 2 年后在医生指导下妊娠。

第五节　梅　毒

梅毒是由苍白密螺旋体感染引起的慢性全身性性传播疾病。苍白密螺旋体在体外干燥的条件下不易生存,一般消毒剂可杀死,但其耐寒力强,在 −78℃可保存数年,仍具有传染性。

一、传播途径

性接触直接传播约占 95%,是最主要的传播途径。未经治疗者在感染梅毒后 1 年内传染性最强,随病期延长,传染性逐渐变小,病期超过 4 年者基本无传染性。而患梅毒的孕妇，即使病程超过 4 年，仍可将梅毒螺旋体通过胎盘传给胎儿，引起先天梅毒。新生儿也可在分娩过程中通过软产道被传染。少数患者可通过医源性途径、接吻、哺乳等直接接触患者皮肤黏膜而间接感染。

二、对母儿的影响

梅毒螺旋体可通过胎盘传染给胎儿，并在胎儿内脏和组织中大量繁殖，导致流产、早产、死胎，若胎儿幸存则娩出先天梅毒儿，其病死率及致残率均明显升高。

三、处理原则

早期诊断、及时治疗、用药足量、疗程规范。首选青霉素治疗。妊娠早期治疗或许可以避免胎儿感染；妊娠中晚期治疗可使受感染胎儿在出生前治愈。治疗期间避免性生活，性伴侣同时治疗。请参考妊娠合并梅毒的诊断和处理专家共识。

1. 早期梅毒　包括一、二期梅毒以及潜伏期梅毒：治疗首选青霉素，苄星青霉素 240 万 U 肌内注射，每周 1 次，共 2~3 次。青霉素过敏者，首选脱敏和脱敏后青霉素治疗。

2. 晚期梅毒　包括二期复发梅毒和三期梅毒，治疗首选青霉素，苄星青霉素 240 万 U 肌内注射，每周 1 次，连用 3 次，总量 720 万 U；或普鲁卡因青霉素 80 万 U 每日 1 次肌内注射，连用 20 日。

3. 娩出的先天梅毒新生儿用青霉素治疗。

四、护理评估

母体状况评估

1. 健康史　详细了解妊娠合并性梅毒的感染途径、症状及其出现时间、治疗经过等。

2. 症状体征　梅毒根据其病程分为早期梅毒和晚期梅毒，不同期别的梅毒患者临床表现不同。早期梅毒指病程在 2 年以内，包括一期梅毒（硬下疳）、二期梅毒（全身皮疹）、早期潜伏梅毒（感染 1 年内）。晚期梅毒指病程在 2 年以上，包括皮肤、黏膜、骨、眼等梅毒；心血管梅毒；神经梅毒；内脏梅毒；晚期潜伏梅毒，表现为永久性皮肤黏膜损害，并可侵犯心血管、神经系统等多种组织器官而危及生命。

3. 心理社会状况　患者往往承受着巨大的心理、社会压力；他们常因害羞、害怕遭人耻笑等原因而未及时就诊，或在出现典型的症状后才被迫就医；孕产妇因担心胎儿被感染而感到焦虑、恐惧、绝望，甚至出现失眠、食欲下降等。因此，应重点评估孕产妇心理状况以及家庭社会支持情况。

4. 相关检查

（1）病原体检查：在早期病损部位取少许血清渗出液或淋巴穿刺液放于玻片上，滴加生理盐水后置暗视野显微镜下观察，或直接采用荧光抗体试验检查。

（2）梅毒血清学检查：对所有孕妇均应在首次产前检查时进行梅毒血清学检查。其中包括非梅毒螺旋体试验和梅毒螺旋体试验两种。非梅毒螺旋体试验操作简便，抗体滴度可反映疾病进展情况，敏感性高，但缺乏特异性，主要用于筛查、婚检。梅毒螺旋体试验是直接用经过处理的梅毒螺旋体作为抗原，检测受检者是否存在特异性抗体，具有快速、敏感、特异性强等特点。但由于抗体存在时间长，抗体滴度与疾病活动无关，不适用于疗效观察、鉴别复发或再感染。

（3）脑脊液检查：主要用于诊断神经梅毒。神经梅毒患者脑脊液中淋巴细胞≥10×10^6/L，蛋白含量＞50mg/dL，非梅毒旋体抗原试验阳性。

五、护理措施

1. 一般护理　所有孕妇在首次产前检查时均应进行梅毒血清学筛查；有症状者应注意休息，增加营养，预防感染。

2. 症状体征护理　早期梅毒患者可出现全身皮肤黏膜损害，应指导其按医嘱接受治疗，防止抓伤和感染。晚期患者可出现多器官功能损害，应根据侵犯器官及其发生损害的程度进行相应护理。

3. 心理护理　尊重、关心患者，讲解疾病相关知识，树立其战胜疾病的信心。同时耐心地回答患者的问题，鼓励、安慰她们，教会患者自我放松的方法，并进行针对性心理疏导，消除患者的紧张、焦虑的情绪。

4. 用药护理　及时、准确、足量遵医嘱用药。不能哺乳者遵医嘱采用药物或芒硝、麦芽水回乳。已确诊为先天性梅毒的新生儿均需接受青霉素或红霉素治疗。

5. 健康教育　告知患者及其家属消毒灭菌的重要性，患者用过的物品应严格消毒灭菌，防止交叉感染。应随访2~3年。第一年应每3个月随访1次，以后每半年随访1次，包括临床表现和非梅毒螺旋体试验。

第六节　艾　滋　病

获得性免疫缺陷综合征（AIDS）又称为艾滋病，是由人免疫缺陷病毒（HIV）引起的一种性传播疾病，以人体免疫功能严重损害为主要特征。HIV在外界环境中的生存能力较弱，对理化因素抵抗力差，100℃处理20分钟可使HIV灭活。

一、传播途径

HIV可存在于感染者的血液、脑脊液、泪液、乳汁、精液、阴道分泌物、尿液中，艾滋病患者及HIV携带者均有传染性。传播途径为：①性接触传播：为主要传播途径，包括同性、异性及双性接触；②血液传播：接触HIV感染的血液、体液，接受HIV感染的血液、血制品，与HIV感染者共用注射器等；③母婴传播：孕妇感染HIV可通过胎盘传给胎儿，出生后也可经过母乳喂养感染给新生儿。

二、对母儿的影响

82%左右的HIV感染孕妇无临床症状，12%有HIV相关症状，仅6%为艾滋病；45%~75%无症状孕妇在产后28~30个月后出现相应症状。HIV可经胎盘在宫内传播感染胎儿，引起流产、低体重儿、早产，甚至死胎。鉴于HIV感染对胎儿的高度危害，建议HIV感染妊娠者终止妊娠。

三、处理原则

目前无治愈方法。主要采取一般支持治疗、对症处理、抗病毒治疗。对HIV感染合并妊娠者,建议终止妊娠。

1. 一般支持　治疗包括积极的心理治疗、劳逸结合、注意休息、加强营养等。

2. 免疫调节药物及对症治疗常用的免疫调节药物有 α 干扰素、白细胞介素 2、丹参、香菇多糖、丙种球蛋白等。

3. 抗病毒治疗　常用的抗病毒药物有：核苷类反转录酶抑制剂,如齐多夫定、扎西他滨、阿巴卡韦、地丹诺辛等;非核苷类反转录酶抑制剂,如依非韦伦、奈韦拉平等;蛋白酶抑制剂,如英地那韦、利杜那韦、尼非那韦等。联合用药即鸡尾酒疗法可增加疗效。

四、护理评估

母体状况评估

1. 健康史　询问患者性生活史,有无输血、注射血液制品以及使用过污染注射用具史等;了解此次妊娠情况,包括症状及其出现时间、治疗经过等。

2. 症状体征　约82% 的 HIV 感染孕妇无临床症状,12% 有 HIV 相关症状,仅6% 为艾滋病。妊娠期因免疫功能受抑制,可能加速 HIV 感染者从无症状期发展为艾滋病,并可能加重 AIDS 及其相关综合征的病情。45%~75% 的无症状孕妇在产后 28~30 个月后出现症状,可出现发热、乏力、体重下降、全身淋巴结肿大,常合并各种条件性感染及恶性肿瘤等。

3. 心理社会状况　患者因承受着来自社会、家庭、经济等各种压力而感到焦虑、恐惧,甚至产生自卑、绝望的心理。因此,应重点评估孕产妇心理状况以及家庭社会支持情况。

4. 相关检查

（1）HIV 抗体检测：初筛试验有颗粒凝集试验和酶联免疫吸附试验,确认试验有免疫印迹试验。

（2）病毒载量测定：常用每毫升血浆中 HIV RNA 的拷贝数（c/ml）来表示。常用的方法有逆转录聚合酶链反应系统、分支 DNA 信号放大系统、核酸序列依赖性扩增技术。

（3）病毒相关抗原检测：检测 HIV 相关抗原 p24。

（4）$CD4^+T$ 淋巴细胞检测：采用流式细胞术可直接获得 $CD4^+T$ 淋巴细胞绝对值,或通过白细胞分类,计算后换算为 $CD4^+T$ 淋巴细胞的绝对值。

五、护理措施

1. 一般护理　注意休息,加强营养,增强抵抗力;做好床旁隔离,患者用物严格消毒灭菌;产前注意观察胎心、胎动及宫缩情况,尽早发现胎儿宫内窘迫、早产等征象。

2. 症状体征护理　无症状 HIV 感染者,因免疫功能受抑制,仍需注意增强抵抗力,预防感染;已出现相关症状者,应采取相应护理措施。

3. 心理护理　尊重关心患者,讲解疾病相关知识,同时耐心地回答患者的问题,为患者创造非歧视的就医环境;教会患者自我放松的方法,并进行针对性心理疏导,消除患者恐惧、自责心理。

4. 用药护理　目前尚无治愈方法,主要采取抗病毒药物治疗。应指导患者正确应用抗病毒药物,降低新生儿 HIV 感染率。

5. 健康教育　艾滋病感染母亲所生新生儿应提倡人工喂养,避免母乳喂养,杜绝混合喂养。

知识链接

AIDS 的预防

AIDS 无治愈的方法，重在预防。其主要措施包括：利用各种形式开展宣传教育，了解艾滋病的传播途径及危害程度；严厉打击、取缔吸毒；防止医源性感染；广泛宣传阴茎套对预防 AIDS 传播的作用；对 HIV 感染的高危人群进行 HIV 抗体的检测，对 HIV 阳性者进行教育和随访，防止病毒继续播散，有条件情况下应对其性伴侣检测抗 HIV 抗体；献血人员在献血前检测抗 HIV 抗体；及时治疗 HIV 感染的孕产妇。

思 考 题

某女性，24 岁，平素月经规律，停经 2 个月，B 超提示早孕，有风湿性心脏病病史。于妊娠 36 周时因上呼吸道感染出现心慌、胸闷、呼吸困难，不能平卧，心律不齐，双下肢水肿。故急诊入院。问题：

（1）该孕妇心功能是几级？

（2）该孕妇可能存在的护理问题有哪些？

（3）对该孕妇应采取哪些护理措施？

（罗碧如）

第十三章
双胎与胎儿、胎盘功能异常妇女的护理

第一节 双 胎 妊 娠

一次妊娠子宫腔内同时有两个胎儿时称为双胎妊娠（twin pregnancy）。其发生率在不同国家、地区、人种之间有一定差异。近年来，随着促排卵药物的应用和辅助生育技术的开展，双胎妊娠的发生率有增高趋势。与单胎妊娠相比，双胎妊娠易引起妊娠期高血压疾病、妊娠期肝内胆汁淤积症、贫血、胎膜早破及早产、胎儿发育异常等并发症。单绒毛膜双胎还可能合并双胎输血综合征、选择性生长受限等特殊并发症。因此，双胎妊娠属高危妊娠范畴。

一、发生原因

1. 遗传　孕妇或其丈夫家族中有多胎妊娠史者，多胎的发生率增加。

2. 年龄和胎次　双胎发生率随着孕妇年龄增大而增加，尤其以 35~39 岁者最多。孕妇胎次越多，发生多胎妊娠的机会越多。

3. 药物　曾因不孕症而使用了促排卵作用，导致双胎妊娠的发生率增加。

二、双胎分类及特点

1. 双卵双胎（dizygotic twin）　即由两个卵子分别受精而形成的双胎妊娠。约占双胎妊娠的 70%。两个胎儿的基因不同，其性别、血型、容貌可相同或不相同。胎盘多为两个，有时胎盘紧贴在一起似融合，但两者血液互不相通。胎盘胎儿面有两个羊膜腔，中间隔有两层羊膜和两层绒毛膜。（见图 13-1）

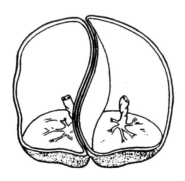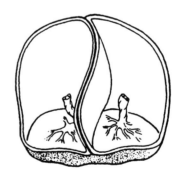

图 13-1　双卵双胎的胎盘及胎膜

2. 单卵双胎（monozygotic twin）　即由一个卵子受精后分裂而形成的双胎妊娠，约占双胎妊娠的 30%。两个胎儿的基因相同，其性别、血型一致，容貌相似。由于受精卵在早期发育阶段发生分裂的时间不同，可形成下述几种单卵双胎膜类型：（见图 13-2）

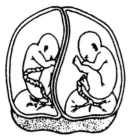
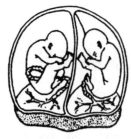
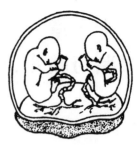

（1）发生在桑椹期前　　　（2）发生在胚泡期　　　（3）发生在羊膜囊已形成

图13-2　受精卵在不同阶段形成单卵双胎胎膜

（1）双羊膜囊双绒毛膜：分裂在桑椹期（即受精后3天内），形成两个独立的受精卵，两个羊膜囊。两个羊膜囊之间隔有两层绒毛膜、两层羊膜、胎盘为两个或单个。此类型占单卵双胎的30%左右。

（2）双羊膜囊单绒毛膜：分裂在囊胚期（受精后4~8天），胎盘一个，两个羊膜囊之间隔有两层羊膜，此种类型占单卵双胎的68%。

（3）单羊膜囊单绒毛膜：受精卵在羊膜囊形成后才分裂（受精后第9~13天），两个胎儿共存一个羊膜腔内、共用一个胎盘，此种情况少见，占单卵双胎的1%~2%，且围生儿死亡率甚高。

（4）联体双胎：受精卵在受精第13日后分裂，原始胚盘已形成后复制者，机体不能完全分裂成两个，则形成联体双胎。发生率为单卵双胎的1/1500。

三、处理原则

1. **妊娠期**　及早诊断并正确判断绒毛膜性。中晚期注意休息，加强营养，增加产前检查次数，加强胎儿监测，积极防治并发症，适当延长孕周。

2. **分娩期**　结合孕妇及胎儿情况选择合适的分娩时机和分娩方式。阴道分娩过程中严密观察产程及胎心变化，发现异常及时处理，正确助产，防止胎头交锁导致难产。

3. **产褥期**　第二胎娩出后立即注射缩宫素，腹部放置沙袋，防止产妇因回心血量骤增而发生心衰。严密监测子宫收缩、阴道出血量及生命体征，预防产后出血。

四、护理评估

1. **母体状况的评估**

（1）健康史：询问孕妇的年龄、胎次及有无重大疾病史；家族中有无多胎史；孕前是否使用促排卵药或使用辅助生育技术；了解本次妊娠经过及产前检查情况，以往妊娠分娩史等。

（2）症状、体征：评估孕妇的早孕反应，妊娠中期后体重增加及腹部增大程度；评估孕妇食欲、血压、呼吸等情况，以及有无贫血、下肢水肿程度、静脉曲张程度；孕妇是否自觉多处胎动而非某一固定部位；产后重视子宫收缩、阴道出血及生命体征等情况，及早识别并发症。

（3）心理社会状况：双胎妊娠的孕妇在孕期必须适应两次角色转变，首先是接受妊娠，其次是当被告知是双胎妊娠时，必须适应第二次角色转变，即成为两个孩子的母亲。双胎妊娠属于高危妊娠，孕妇既兴奋又常常担心母儿的安危，尤其是担心胎儿的存活率。

（4）相关检查

1）产前检查：有下列情况应考虑双胎妊娠：①子宫比孕周大，羊水量也较多；②孕晚期触及多个小肢体和两个胎头；③胎头较小，与子宫大小不成比例；④在不同部位听到两个频率不同的胎心，同时计数 1 分钟，胎心率相差 10 次以上，或两胎心音之间隔有无音区；⑤孕中晚期体重增加过快，不能用水肿及肥胖进行解释者。

2）B 型超声检查：①早期诊断双胎：孕 6~8 周可见两个妊娠囊，孕 6 周时可见两个原始心管搏动，孕 12 周后，胎头显像，可测出各胎头的双顶径。②绒毛膜性判断：妊娠 6~10 周，可通过宫腔内孕囊数目进行绒毛膜性判断，如宫腔内有两个孕囊，为双绒毛膜双胎，如仅见一个孕囊，则单绒毛膜性双胎可能性较大；妊娠 10~14 周，可通过判断胎膜与胎盘插入点呈"双胎峰"或"T"字征来判断双胎的绒毛膜性，前者为双绒毛膜性双胎，后者为单绒毛膜性双胎。③产前筛查及诊断：妊娠 11~13^{+6} 周超声筛查可以通过检测胎儿颈部透明层厚度（nuchal translucency，NT）评估胎儿发生唐氏综合征的风险，并可早期发现部分严重的胎儿畸形；妊娠 18~24 周进行超声双胎结构筛查，不要超过 26 周。有条件的医院可根据孕周分次进行包括胎儿心脏在内的结构筛查，及早发现胎儿畸形。

3）检验结果：动态检查尿常规、血常规、血生化及血胆酸等项目，了解有无合并贫血、妊娠期高血压疾病、肝内胆汁淤积症等并发症。

2. 胎儿状况　评估对双绒毛膜性双胎定期（每 4 周 1 次）B 超监测胎儿生长情况。对单绒毛膜性双胎应每 2 周 1 次 B 超监测胎儿生长，早期排除是否出现双胎输血综合征（TTTS）或选择性胎儿生长受限（sIMGR）。单绒毛膜性双胎如有条件由胎儿医学专家进行随访，内容包括胎儿生长发育、羊水、估测体重相差的情况、多普勒血流评估等。若短期内出现腹围明显增加或腹胀明显时应警惕 TTTS 的发生，单绒毛膜双胎、一胎儿出现羊水过多（孕 20 周前羊水最大深度 > 8cm，孕 20 周后羊水最大深度 > 10cm），同时另一胎儿出现羊水过少（羊水最大深度 < 2cm），要考虑 TTTS。在适当的孕周可以通过胎心电子监护发现胎儿窘迫的早期征象。

五、护理措施

1. 妊娠期护理

（1）休息和卧位：妊娠期注意休息，尤其是妊娠最后 2~3 个月。卧床时最好取左侧卧位，增加子宫、胎盘的血供，减少早产的机会。

（2）营养与体重管理：双胎妊娠的妇女能量消耗增加，基础代谢更高，需要额外的卡路里，应加强营养，尤其是注意补充铁、钙、叶酸等。因孕妇胃区受压致胃纳差、食欲减退，鼓励少量多餐，以满足妊娠的要求，因此双胎妊娠比单胎妊娠具有更高体重增加的风险。建议营养咨询和体重管理，有利于改善围产期结局。

（3）自数胎动指导：胎动计数对胎儿监测有用，双胎孕妇自数胎动及计数比较困难，孕妇重点可放在感觉胎动比之前水平多或少了的知觉上。

（4）产前检查：妊娠中期每月至少进行 1 次产前检查；妊娠晚期适当增加产前检查次数，每次检测宫高、腹围、体重和血压等情况。

（5）病情识别：双胎妊娠的孕妇易伴发妊娠期高血压疾病、羊水过多、前置胎盘、贫血等并发症，因此，应加强病情观察，及时发现并处理。

（6）特殊治疗的护理：目前胎儿镜激光凝固胎盘间吻合血管术为有效治疗 TTTS 的常用

方法,但治疗后可能并发早产、胎膜早破、胎盘早剥及 TTTS 复发等。因此,在围术期要做好心理护理;术中严格无菌操作;控制羊水引流速度为 80~100ml/min,同时观察羊水性状,预防术中出血和胎盘早剥;术后按医嘱进行药物抑制宫缩治疗,观察疗效和药物不良反应,预防流产、早产;观察阴道流液、腹痛等情况,识别胎膜早破、胎盘早剥并得以及时处理。

2. 分娩期护理

(1)决定终止妊娠时机:

1)对于无并发症及合并症的双绒毛膜双胎可期待至孕 38 周时再考虑分娩。

2)无并发症及合并症的单绒毛膜双羊膜囊双胎可以在严密监测下至妊娠 35~37 周分娩。

3)单绒毛膜单羊膜囊双胎的分娩孕周为 32~34 周,也可根据母胎情况适当延迟分娩孕周。

4)复杂性双胎(如 TTTS、sIMGR 及双胎贫血 - 多血序列征等)需要结合每个孕妇及胎儿的具体情况制订个体化的分娩方案。

(2)选择终止妊娠方式:双绒毛膜双胎、第一胎儿为头先露的孕妇,在充分知情同意的基础上可以考虑阴道分娩。但双胎分娩过程中,约 20% 发生第二胎儿胎位变化。因此,阴道试产时产科医师需做好阴道助产及第二胎儿剖宫产术的准备。当第一胎为非头位时建议选择剖宫产。

(3)分娩处理配合:双胎妊娠的阴道分娩应在二级或三级医院实施,并且由有丰富经验的产科医师及助产士共同观察产程。分娩时需新生儿科医师在场处理新生儿。产时应有能够同时监测双胎胎心的电子监护仪,严密观察胎心率的变化。另外,产房应具备床旁超声设备,临产后用超声检查对每个胎儿的胎产式和先露做进一步评估。分娩过程中需作好急诊剖宫产及处理严重产后出血的准备工作。

1)第一胎儿处理:第一胎儿主要扩张宫颈和产道其他软组织,一般当第一胎儿是头位时,可按单胎处理。注意第一胎儿娩出不宜过快,以免发生胎盘早剥。娩出当立即断脐,尤其是单绒毛膜双胎可能因胎盘之间的交通血管导致急性胎 - 胎输血,更加应注意尽快断脐以防第二胎儿失血。

2)第二胎儿处理:第一胎娩出后,专人于孕妇腹部固定第二个胎儿尽可能为纵产式,接生者行阴道检查迅速明确第二胎的胎先露及胎产式,排除脐带脱垂及胎盘早剥,若无异常,在持续胎心监护情况下等待产程进展。如等待 15 分钟仍无宫缩,则可协助人工破膜或遵医嘱静脉滴注催产素促进宫缩。双胎分娩间隔时间延长,第二胎儿脐带脱垂、胎盘早剥、先露异常的风险性会增高,多数认为应该控制在 30 分钟内。总之第二个胎儿分娩时,需要安全的胎儿状态、良好的胎儿体格、稳定的孕妇条件,需进行严密监测。如果第二胎儿横位不能纠正、胎盘早剥、胎儿宫内窘迫、脐带脱垂短时间内无法分娩者,应尽快剖宫产终止妊娠。

3. 产褥期护理

1)积极防治产后出血:预防措施包括静脉通道的建立;第三产程中应用缩宫素、腹部置沙袋防腹压骤降而休克;血型与血交叉提前化验,便于临产时备血;认真评估产后出血、子宫收缩情况并严密监测生命体征。

2)慎防急性肺水肿的发生:双胎妊娠晚期血容量可增加 50%~60%;容易发生贫血、妊娠期高血压疾病、产后出血并发症;产后循环血容量再增加以及因手术和出血带来的输液或扩容治疗等,极易导致血液动力学的急剧变化而引发急性肺水肿。因此一定要重视多因素高危双胎孕产妇;加强双胎围术期的输液管理;补充白蛋白治疗要合理控制、必要时联用利尿剂；严密监测生命体征和氧饱和度、观察有无急性肺水肿早期症状和体征，及早识别及时处理。

4. 孕妇及家庭心理护理　在双胎妊娠的怀孕、分娩的历程中，妊娠分娩的高风险性也增加了孕产妇及其家庭成员的压力，容易引起不同程度的心理障碍。医护人员应识别或早期判断双胎父母存在这种心理障碍的风险，并予以支持，帮助双胎妊娠的孕妇完成两次角色转变。说明保持心情愉快，积极配合治疗的重要性。产后指导母乳喂养技能及育儿知识，促进亲子关系，缓解产妇紧张焦虑情绪，必要时进行专业心理咨询和治疗。

5. 母乳喂养指导　和单胎一样，对于双胎新生儿来说母乳是最佳食物，尤其是早产儿。医护人员在孕早期就应告知孕妇母乳喂养是双胎婴儿的最佳喂养方式。指导母亲多种姿势的母乳喂养方法，尤其是要教会母亲可以同时喂哺两个婴儿的环抱式喂奶姿势，即方便母亲喂奶又可以增加泌乳，增加母亲母乳喂养的信心，促进母乳喂养的成功。

（孙慧连）

知识拓展：

双胎妊娠临床处理指南

中华医学会围产医学分会胎儿医学学组和中华医学会妇产科学分会产科学组组织全国的专家讨论并编写本指南。指南主要通过对国外有关双胎妊娠的重要文献进行综述，结合我国临床实践现状，并参考 2011 年英国皇家妇产科学会（Royal College of Obstetricians and Gynaecologists，RCOG）、2011 年法国妇产科学会、2014 年美国妇产科医师协会和 2006 年香港妇产科学院的双胎妊娠诊治指南编撰而成。本指南分为 3 部分，以下筛选指南其中几个常见问题意见，供参考。

第一部分：双胎妊娠的孕期监护及处理

1. 细胞遗传学诊断

（1）对于有指征进行细胞遗传学检查的孕妇，要及时给予产前诊断咨询（推荐等级 E）。

（2）双胎妊娠有创性产前诊断操作带来的胎儿丢失率要高于单胎妊娠。建议转诊至有能力进行宫内干预的产前诊断中心进行（推荐等级 B）。

（3）对于双绒毛膜双胎，应对两个胎儿进行取样。对于单绒毛膜双胎，通常只需对其中任一胎儿取样；但如出现 1 胎结构异常或双胎大小发育严重不一致，则应对两个胎儿分别取样（推荐等级 B）。

双胎染色体检查的指征与单胎妊娠相似。需要注意，单卵双胎的唐氏综合征发生概率与单胎相似，而双卵双胎其中 1 个胎儿发生染色体异常的概率为同年龄组单胎妊娠的 2 倍。有学者提出，双卵双胎妊娠孕妇年龄 32 岁时发生唐氏综合征的风险与单胎妊娠孕妇年龄 35 岁时相似。双胎妊娠产前诊断咨询需个体化，并由夫妇双方做出决定。双胎妊娠可以进行绒毛穿刺取样或羊膜腔穿刺。有研究显示，羊膜腔穿刺操作导致妊娠 24 周前双胎胎儿丢失率为 1.6%，绒毛穿刺操作导致妊娠 22 周前双胎胎儿丢失率为 3.1%。由于涉及发现 1 胎异常后的后续处理（如选择性减胎），双胎的细胞遗传学检查应在有能力进行胎儿宫内干预的产前诊断中心进行。在羊膜腔穿刺或绒毛穿刺取样前，要对每个胎儿做好标记(如胎盘位置、胎儿性别、脐带插入点、胎儿大小、是否存在畸形特征等)。不建议采用羊膜腔内注射靛胭脂的方法鉴别某个胎儿所在的羊膜腔。对于早期绒毛膜性不清,或者单绒毛膜双胎其中1个胎儿结构异常、2个胎儿体质量相差较大者,均建议行2个羊膜腔的取样(证据等级Ⅱb)。

2. 双胎延迟分娩的处理　双胎妊娠延迟分娩过程中存在发生严重母儿感染的风险,需向患者及其家属详细告知风险利弊,慎重决定(推荐等级C)。双胎延迟分娩是指双胎妊娠中发生一胎流产或早产后(妊娠24~30周早产),将第二胎儿保留在子宫内维持妊娠数天至数周后再分娩,以增加尚未娩出的第二胎儿的生存概率。实施延迟分娩时需要符合以下因素:第一胎儿分娩孕周在妊娠18~30周的双绒毛膜双胎妊娠;拟延迟分娩的胎儿胎膜完整;无胎儿窘迫、胎盘早剥和其他不利于继续妊娠的母体因素。

第二部分:双胎妊娠并发症的诊治

1. 双绒毛膜性双胎孕期并发症

(1)双绒毛膜性双胎生长不一致:双绒毛膜性双胎生长不一致可能与两个胎儿的遗传潜能不同、一胎结构异常、染色体异常或者小胎儿所占胎盘比例异常有关。目前,双绒毛膜性双胎生长不一致的诊断标准尚不统一,我国多数胎儿医学中心推荐以双胎估测体质量相差≥25%为诊断标准。对妊娠中晚期的管理,专家观点或推荐建议将孕妇转诊至有经验的产前诊断中心进行详细的胎儿结构筛查,并咨询及决定是否需要进行胎儿遗传学检查(推荐等级B)。孕晚期应加强监护,综合考虑胎儿估测体质量、孕周、母体情况等因素,选择适宜的分娩时机(证据等级Ⅱb)。

(2)双绒毛膜性双胎中一胎胎死宫内:双绒毛膜性双胎由于胎盘之间无吻合血管,其中一胎死亡一般不会对另一胎造成影响。最主要的风险为早产。如果存活胎儿不存在高危因素或孕周远离足月,通常选择待观察,结局良好。

(3)双绒毛膜性双胎中一胎异常:对于双绒毛膜性双胎中一胎异常(包括结构异常和染色体异常),应综合考虑胎儿异常的严重程度、对母体和健康胎儿的影响、减胎手术的风险,结合患者意愿、伦理及社会因素,制订个体化的治疗方案。

2. 单绒毛膜性双胎孕期特殊并发症

(1)TTTS双胎输血综合征

1)诊断与分期:发病机制尚不明确,但主要与单绒毛膜性双胎共用1个胎盘,在胎盘层面有大量的血管吻合有关。TTTS的诊断标准是:单绒毛膜性双胎超声检查中,一胎儿出现羊水过多(孕20周前羊水最大深度>8cm,孕20周后羊水最大深度>10cm),同时另一胎儿出现羊水过少(羊水最大深度<2cm)。既往采用的"两个胎儿体质量相差20%,血红蛋白相差5g/L"的诊断标准现已被摈弃。TTTS诊断的必需条件是两个胎儿出现羊水过多-过少序列征(twin oligopolyhydramnios sequence, TOPS),而并非两个胎儿体质量是否有差异(证据等级Ⅲ)。目前最常用的是Quintero分期,由美国Quintero医师于1999年首次提出。Quintero分期的主要依据是疾病的严重程度,与疾病的预后无明显相关性,而且TTTS的进展可以呈跳跃式进展。

2)TTTS的治疗:对于Quintero分期Ⅱ期及Ⅱ期以上的孕16~26周的TTTS,应首选胎儿镜激光术治疗。目前,胎儿镜激光术治疗TTTS的指征为QuinteroⅡ~Ⅳ期。2004年至今,胎儿镜激光术治疗TTTS在全世界范围内已开展了10 000多例,治疗TTTS的效果已被广泛认可。近年来，国内已有多个胎儿医学中心开展了胎儿镜激光术治疗，结果提示，接受胎儿镜激光术治疗的 TTTS 患者术后至少一胎存活率为 60.0%~87.9%，两胎存活率为 51.5%，平均分娩孕周为孕 33~34 周。

（2）sIMGR：选择性胎儿生长受限主要表现为两个胎儿间的体质量差异较大。研究发现与以下两个因素有关：供应两个胎儿的胎盘面积比例不均衡、不同类型的胎盘吻合血管的存在。后者是影响该病临床转归的关键因素，这些吻合血管有代偿和保护作用，而在小胎儿状况恶化时有损害作用。单绒毛膜性双胎 sIMGR 的自然病程及转归呈多样性，其临床处理远较 TTTS 棘手，临床咨询往往也更困难（证据等级Ⅲ）。sIMGR 的诊断尚未形成共识。临床上经常会将 sIMGR 与 TTTS 混淆，特别是合并羊水分布不均的病例（其中 1 个胎儿出现羊水过多）。鉴别要点为 TTTS 必须同时符合一胎儿羊水过多和另一胎儿羊水过少这个诊断标准。sIMGR 的分型主要依据彩超对小胎儿脐动脉舒张期血流频谱的评估，共分为 3 型：Ⅰ型：小胎儿脐动脉舒张末期血流频谱正常；Ⅱ型：小胎儿脐动脉舒张末期血流持续性的缺失或倒置；Ⅲ型：小胎儿脐动脉舒张末期血流间歇性的缺失或倒置。Ⅰ型 sIMGR 多具有较好的妊娠结局，可在严密监护下期待治疗，脐血流没有恶化者可期待妊娠至 35 周。对于Ⅱ型 sIMGR，应该充分告知孕妇及家属其胎儿的预后，在充分咨询的基础上根据病情的严重程度、家属的意愿以及医院是否具备宫内干预的条件，制订个体化的治疗方案。治疗的选择包括期待治疗及宫内治疗。目前，常用的宫内治疗方案为选择性减胎术，目的是主动减去濒死的小胎儿，从而保护大胎儿。目前，临床上采用脐带双极电凝或经胎儿腹部脐血管射频消融术以及脐带结扎术，手术方式的选择与孕周大小密切相关，需要制订个体化方案。大多数Ⅲ型 sIMGR 胎儿的健康情况在孕 32~34 周之前仍然保持稳定，但存在胎儿突然死亡的风险和存活胎儿脑损伤的风险。当家属要求期待治疗时，随访频率与Ⅱ型 sIMGR 一致。建议不超过孕 34 周分娩。

（3）单绒毛膜性双胎一胎宫内死亡：单绒毛膜性双胎发生一胎死亡后，由于胎盘之间血管吻合导致存活胎儿的血液倒灌至死胎，从而引起急性的或长期的低血压、低灌注水平，可致另一胎儿死亡，也可能引起存活胎儿各脏器的缺血性损伤，尤其是神经系统的损伤。建议产前诊断中心或胎儿医学中心对单绒毛膜性双胎中一胎死亡孕妇制订个体化的诊疗方案（推荐等级 B）。是否需要立即分娩另一存活胎儿尚存在争议，至今没有证据较强的指导性结论。

（4）单绒毛膜单羊膜囊双胎妊娠（monochorionic monoamniotic，MCMA）：因为脐带缠绕风险较高，一旦诊断为 MCMA，应严密监护，但对于采用何种手段监测以及监测频率目前并无统一认识。建议孕 32~34 周剖宫产终止妊娠。即便如此，仍有 12% 的围产儿死亡不可避免。

第二节 羊水量异常

一、羊水过多

凡在妊娠任何时期内羊水量超过 2000ml 者，称为羊水过多（polyhydramnios）。发生率为 0.5%~1%。羊水的外观和性状与正常无异样，多数孕妇羊水增多缓慢，在较长时间内形成，称为慢性羊水过多；少数孕妇可在数日内羊水急剧增加，压迫症状明显，称为急性羊水过多。

（一）病因

正常妊娠时，羊水量随着孕周的增加而增加，妊娠最后 2~4 周开始逐渐减少，足月时羊水量约 1000ml。约 1/3 羊水过多的病因不明，但多数重度羊水过多可能与以下合并症、并发症有关。

1. 羊水过多　孕妇中多数合并胎儿畸形。其中以中枢神经系统和上消化道畸形最为常见。如无脑儿、脊柱裂胎儿，因为脑脊膜裸露，脉络膜组织增殖，渗出液增加，导致羊水过多；严重脑积水胎儿、无脑儿，由于缺乏中枢吞咽功能，无吞咽反射及缺乏抗利尿激素致尿量增多而引起羊水过多；食管或小肠闭锁时不能吞咽羊水而导致羊水过多。18- 三体、21- 三体、13- 三体胎儿可能出现吞咽羊水障碍，引起羊水过多。

2. 多胎妊娠　羊水过多的发生率约 10%，是单胎妊娠的 10 倍，尤以单卵双胞胎居多。因为单卵单绒毛膜双羊膜囊时，两个胎盘动静脉吻合，易并发双胎输血综合征，受血儿循环血量较多，尿量增加，以致羊水增多。

3. 孕妇患病　13%~36% 羊水过多与孕妇血糖代谢异常有关，孕妇高血糖致胎儿血糖也增高，产生渗透性利尿，胎儿多尿而排入羊水中。ABO 或 Rh 血型不合的孕妇，由于血型不合时胎儿免疫性水肿、胎盘绒毛水肿影响液体交换，导致羊水过多。此外，妊娠期高血压疾病、急性肝炎、孕妇严重贫血等均可导致羊水过多。

4. 胎盘脐带病变　胎盘绒毛血管瘤直径 > 1cm、脐带帆状附着等有时也可引起羊水过多。

5. 特发性羊水过多　其原因不明。约有 30% 羊水过多者，未发现孕妇、胎儿或胎盘有任何异常。

（二）处理原则

取决于孕周大小、胎儿有无畸形及孕妇自觉症状的严重程度而进行处理。

1. 经诊断为羊水过多合并胎儿畸形者及时终止妊娠。

2. 羊水过多但仍为正常胎儿者，则应根据羊水过多的程度与胎龄决定处理方法。

（三）护理评估

1. 健康史　详细询问病史，了解孕妇年龄、有无糖尿病、母儿 Rh 血型不合等妊娠合并症、有无先天畸形家族史及生育史。

2. 症状体征　测量孕妇腹围、宫高、体重，了解增长速度，羊水过多往往伴有宫高、腹围增加过快。检查发现腹壁皮肤紧绷发亮而有触痛；胎位不清、胎心音遥远或不清；巨大子宫压迫下腔静脉影响回流，还会出现下肢和会阴部水肿或静脉曲张。急性羊水过多孕妇易引发一系列压迫症状，如心悸、呼吸困难、腹痛、食欲不良等不适，严重者不能平卧，只能端坐。

3. 心理社会状况　患者及家属因担心胎儿可能会有某种畸形，会感到紧张、焦虑不安，甚至产生恐惧心理。

4. 相关检查

（1）B 超：是羊水过多的重要辅助检查方法。B 超诊断羊水过多的标准有两个：①测量羊水最大暗区垂直深度（amniotic fluid volume，AFV）；≥ 8cm 诊断为羊水过多，其中 8~11cm 为轻度羊水过多，12~15cm 为中度羊水过多，> 15cm 为重度羊水过多。②计算羊水指数（amniotic fluid index，AFI），将孕妇腹部经脐横线与腹白线作为标志线，分为 4 个区，4 个区羊水最大暗区垂直深度之和，即为羊水指数。≥ 25cm 为羊水过多，其中 25~35cm 为轻度羊水过多，36~45cm 为中度羊水过多，> 45cm 为重度羊水过多。

（2）甲胎蛋白（alpha fetopretein，AFP）测定：母血、羊水中 AFP 值明显增高提示胎儿畸形。胎儿神经管畸形(无脑儿、脊柱裂)、上消化道闭锁等羊水 AFP 呈进行性增加。羊水 AFP 平均值超过同期正常妊娠平均值 2 个标准差以上,有助于临床诊断。

(3)孕妇血型及血糖检查:检查孕妇 Rh、ABO 血型,有无母儿血型不合的存在。必要时进行葡萄糖耐量测试,以了解是否合并妊娠期糖尿病。

(4)胎儿染色体检查:需排除胎儿染色体异常时,可做羊水细胞培养,或采集胎儿血培养,做染色体核型分析,了解染色体数目、结构有无异常。

(四)护理措施

1. 一般护理 指导孕妇少量多餐避免进餐过多引起的不适,但没有证据支持需要限制盐分和液体摄入。注意摄入富含纤维素食物防止便秘,减少增加腹压的活动以防止胎膜早破。注意多休息,采取半卧位减轻横膈抬高导致的压迫症状,避免仰卧位防止巨大子宫压迫下腔静脉引起仰卧位低血压综合征。

2. 症状、体征护理 观察孕妇的生命体征,注意孕妇胸闷、心悸、呼吸困难、腹痛等症状。定期测量宫高、腹围和体重,判断病情进展,并及时发现并发症。观察胎心、胎动及宫缩,及早发现胎儿窘迫及早产的征象。自然破膜或人工破膜时应密切观察胎心和宫缩,及时发现胎盘早剥和脐带脱垂的征象。产后应密切观察子宫收缩及阴道流血情况,防止产后出血。

3. 心理护理 主动热情地向孕妇及家属讲解疾病相关知识及临床治疗效果,使孕妇减少心理负担以最佳状态配合治疗。与孕妇家属进行深入沟通,建立良好的护患关系,共同为孕妇营造一个良好氛围。对胎儿畸形等需终止妊娠者,评估孕妇心理必要时进行哀伤辅导等,让患者通过情感宣泄消除负性情绪反应。

4. 配合治疗护理 当羊水 AFI > 40~45cm 或 AFV > 12cm,或者压迫自觉症状严重者建议 B 超监测下行腹腔穿刺放羊水,操作过程中要防止放水速度过快、量过多,每小时约 500ml,一次放羊水量不超过 1500ml,放羊水后腹部放置沙袋或加腹带包扎以防止血压骤降发生休克,密切观察孕妇的血压、心率、呼吸变化,监测胎心、宫缩,预防胎盘早剥和早产。腹腔穿刺放羊水注意无菌操作,防止发生感染,同时按医嘱给予抗感染药物。

5. 健康教育 确诊羊水过多者应定期随访,每 1~2 周 B 超监测羊水情况,每 2 周一次胎心电子监护。告知孕妇注意饮食、休息、卧位、胎动等一般措施的同时,如腹痛、胸闷、气促等压迫症状明显时及时就诊。若家里发生破膜时,要尽可能采取平卧抬高臀部,减轻羊水流出的速度和量,并立即送医院就诊处理,防止脐带脱垂或胎盘早剥等并发症的发生,保障母婴安全。

二、羊水过少

妊娠晚期羊水量少于 300ml 者称为羊水过少(oligohydramnios)。羊水过少的发生率为 0.4%~4%。羊水过少严重影响围生儿的预后,若羊水量少于 50ml,围生儿的死亡率高达 88%,同时增加了剖宫产的概率,故应当引起高度重视。

(一)病因

羊水过少主要与羊水产生减少和羊水外漏增加有关。部分羊水过少的原因不明,临床常见以下几种情况:

1. 胎儿畸形 胎儿畸形主要包括染色体异常、囊性淋巴瘤、泌尿生殖道畸形、小头畸形、法洛四联症、甲状腺功能减退、腹裂、脐膨出等,但以先天性泌尿系统异常最多见。泌尿系统畸形如胎儿先天肾缺如、肾发育不全、输尿管或尿道狭窄等导致的少尿或无尿。

2. 胎盘功能异常 过期妊娠、胎儿宫内生长迟缓、胎盘退行性变等均可导致胎盘功能异常;胎儿慢性缺氧而使胎儿血液重新分配,为保障胎儿脑和心脏血供,肾血流量下降,胎儿尿的生成减少致羊水过少。

3. 羊膜病变 某些原因不明的羊水过少与炎症、宫内感染等导致羊膜通透性改变有关。胎膜破裂,羊水外漏速度大于羊水生成速度,可导致羊水过少。

4. 母体因素 妊娠期高血压疾病可致胎盘血流减少;孕妇脱水,血容量不足时,孕妇血浆渗透压增高,使胎儿血浆渗透压相应增高,羊水形成减少。孕妇服用某些药物,如前列腺素合成酶抑制剂、血管紧张转换酶抑制剂等有抗利尿作用,可发生羊水过少。

(二)处理原则

根据胎儿有无畸形和孕周大小选择治疗方案。

1. 确诊胎儿畸形的应尽早终止妊娠。

2. 胎儿正常者,寻找与去除病因。进行增加羊水量期待治疗、严密胎儿监测,选择合适时机与分娩方式终止妊娠。

(三)护理评估

1. 母体状况的评估

(1)健康史:详细询问病史,了解孕妇月经生育史、用药史、有无妊娠合并症、有无先天畸形家族史等,同时了解孕妇感觉到的胎动情况。

(2)症状、体征:检查时发现宫高、腹围小于正常妊娠孕妇。子宫的敏感度较高,轻微的刺激即可引起宫缩,孕妇于胎动时感觉腹痛。临产后阵痛剧烈,宫缩不协调,宫口扩张缓慢,产程延长。

(3)心理社会状况:患者及家属因担心胎儿可能畸形,常感到紧张无措、焦虑不安。

(4)相关检查

1)产科检查:羊水过少者宫高、腹围增长缓慢。

2)B 超:是最重要的辅助检查方法。①妊娠晚期羊水最大暗区垂直深度(amniotic fluid volume, AFV)≤2cm 诊断为羊水过少,≤1cm 为严重羊水过少。②羊水指数(amniotic fluid index, AFI)≤5cm 诊断为羊水过少,≤8cm 为羊水偏少。B 超还能发现胎儿宫内生长受限,以及胎儿肾缺如、肾发育不全、输尿管或尿道梗阻等畸形。

2. 胎儿状况的评估

(1)胎儿并发症:羊水过少若发生在妊娠早期,可导致胎膜与胎体相连;若发生在妊娠中、晚期,子宫周围压力容易对胎儿产生影响,造成胎儿斜肩、曲背、手足畸形等异常。羊水过少者由于影响胎肺的膨胀发育,可导致肺发育不全、胎儿生长迟缓等。同时,羊水过少容易发生胎儿宫内窘迫与新生儿窒息,所以围生儿死亡率较高。

(2)胎心电子监护仪检查:羊水过少的主要威胁是脐带及胎盘受压,使胎儿储备力减低,NST 呈无反应型,一旦子宫收缩脐带受压加重,则出现胎心变异减速和晚期减速。

(四)护理措施

1. 一般护理 指导孕妇休息时取左侧卧位,改善胎盘供血;指导与督促正确自数胎动;每日吸氧 2 次,每次半小时,吸氧流量 2~3L/min 为宜,增加胎盘供氧。胎膜早破者每日需会阴消毒、保持清洁预防感染。

2. 症状、体征护理 观察孕妇的生命体征,定期测量宫高、腹围和体重,判断病情进展。注意阴道流液情况,评估有无胎膜早破的存在。根据胎盘功能测定结果,胎动、胎心监测和宫缩的变化,及时发现胎儿宫内窘迫的发生,以期得到及时处理。胎儿出生后应认真全面评估,识别畸形。

3. 心理护理　向孕妇及家属介绍羊水过少的可能原因及临床治疗效果,使孕妇以最佳状态配合治疗。因胎儿畸形等需要终止妊娠者,与家属共同了解产妇心理,必要时进行哀伤辅导让产妇宣泄负性情绪缓解创伤应急。

4. 配合治疗护理　羊水过少合并有过期妊娠、胎儿宫内窘迫等需要及时终止妊娠者,应遵医嘱做好阴道助产或剖宫产的准备。若合并胎膜早破者按医嘱给予抗感染药物。对妊娠未足月者配合增加补液量、抑制宫缩预防早产、改善胎盘功能、促进胎儿肺成熟等治疗。期待治疗期间做好胎动观察、B 超监测羊水量及脐动脉 S/D 比值、胎儿电子监护等严密监测胎儿宫内情况。

5. 羊膜腔输液的护理　经腹或宫颈羊膜腔输液可以补充羊水,尽量延长孕周;产程中可缓解脐带受压,提高阴道分娩安全性。治疗过程中要严格掌握禁忌证和适应证;操作时正确选择穿刺部位、严格无菌操作;一般输入 37℃的生理盐水或乳酸林格液 200~300ml,输注速度 10ml/min;严密监测孕妇生命体征,观察有无不适症状,监测腹部张力、宫缩及胎心;术后必要时遵医嘱使用宫缩剂预防流产或早产。

6. 健康教育　教会孕妇自数胎动的方法以监测胎儿情况;告知如出现腹痛或阴道流液等及时就诊处理。胎膜早破等待治疗期间,指导卧床休息、保持会阴清洁预防感染。介绍治疗方案得以良好配合。

第三节　胎儿生长受限

小于孕龄儿(small for gestation age, SGA)指出生体重低于同胎龄应有体重第 10 百分位数以下或低于其平均体重的两个标准差的新生儿,较同孕龄出生的正常体重儿死亡率高。并非所有的 SGA 都是病理性生长受限,25%~60% 是因为种族、产次、父母身高体重等因素造成的"健康小样儿"。这部分胎儿各器官无功能障碍,无宫内缺氧表现。

SGA 可分为三种情况:①正常的 SGA:即胎儿结构及多普勒血流评估均未发现异常。②异常的 SGA:存在胎儿结构异常或遗传性疾病的胎儿。③胎儿生长受限(fetal growth restriction, FGR;或 intrauterine growth retardation, IMGR):指无法达到其应生长潜力的 SGA。

低出生体重儿被定义为胎儿分娩时的体重小于 2500g。

一、病因

影响胎儿生长的因素,包括母亲营养供应、胎盘转运和胎儿遗传潜能。病因复杂,约 40% 患者病因不明确,主要危险因素有:

1. 母体因素(占 50%~60%)

(1)营养因素:孕妇偏食、妊娠剧吐以及摄入蛋白质、维生素及微量元素不足,胎儿出生体重与母体血糖水平呈正相关。

(2)妊娠合并症与并发症:合并症如妊娠合并肾脏疾病、贫血、心脏病等,并发症如妊娠期高血压疾病、多胎妊娠、过期妊娠、妊娠期肝内胆汁淤积症等均可影响子宫和胎盘血流灌注。

（3）其他：与孕妇身高、体重、年龄以及胎产次等有关。如孕妇身材矮小、孕前体重低于54kg、妊娠时年龄过小或过大者，发生 FGR 的机会均增高。此外，孕妇吸烟、酗酒、滥用药物等不良嗜好以及社会状况、经济条件较差时，FGR 的发生机会也增多。

2. 胎儿因素　胎儿生长发育与种族、性别有关，染色体异常，如 21、18 或 13 三体综合征，turner 综合征（45.xo），FGR 出现的时间较早，FGR 可以是胎儿染色体异常的一种特征性表现，约 10% 的 FGR 患染色体疾病；宫内感染，如胎儿感染风疹病毒、巨细胞病毒、单纯疱疹病毒、弓形虫、梅毒螺旋体等导致 FGR；多胎妊娠、双胎输血综合征也可导致 FGR。

3. 胎盘及脐带因素　各种胎盘病变、脐带异常等可导致胎盘血供不足或影响胎儿获得营养，均可引起 FGR。

二、分类

胎儿生长发育基本分三个阶段。第一阶段（妊娠 17 周前）：主要是细胞增殖、细胞数量增多；第二阶段（妊娠 17~32 周）：细胞继续增殖并且体积开始增大；第三阶段（妊娠 32 周之后）：细胞增生肥大、胎儿突出表现脂肪和糖原沉积。妊娠不同期胎儿生长发育受到疾病因素影响，结局不同，临床表现各异。胎儿生长受限根据发生时间、胎儿体重及病因分为 3 型。

1. 内因性均称型 FGR　又称早发型 FGR。发生在第一阶段，常见病因有染色体异常、病毒感染及环境有害物质所致。其特点：①胎儿体重、身长及头径均相称但小于正常值，新生儿身材矮小发育不全，外观无营养不良表现；②脑重量轻，常有脑神经发育障碍，多伴有智力障碍。出生缺陷率高，围产儿死亡率高，预后不良，常伴有小儿智力障碍。

2. 外因性不均称型 FGR　发生于妊娠中、晚期，多因子宫胎盘功能低下，常见于妊娠期高血压疾病、慢性高血压病、糖尿病、胎盘病变等。其特点：①胎儿各器官数量正常，但细胞体积小，以肝脏最为显著；②身长和头径与孕龄相符，但体重偏低；③新生儿的特点为头大、外观呈营养不良表现，发育不匀称；④胎盘体积重量正常，但常有组织学改变，如梗死、钙化等。宫内常有慢性缺氧和代谢障碍，分娩时对缺氧的耐受力下降，易导致新生儿脑神经受损，出生后容易发生低血糖。

3. 外因性均称型 FGR　为上述两型的混合型。致病因素在整个妊娠期发生作用，常因营养不良，缺乏叶酸、氨基酸等重要营养物质，吸烟、酗酒等所致。其特点：①体重、身长、头径均小于该孕龄的正常值，但相称；②外表营养不良表现，常伴智力发育障碍；③各器官体积均小，尤以肝、脾为著；④胎盘外观正常，但体积小。胎儿存在代谢不良，新生儿的生长与智力发育常受到影响。

三、处理原则

积极寻找病因，补充营养，改善胎盘循环、加强胎儿监测，适时终止妊娠。

四、护理评估

1. 母体状况的评估

（1）健康史：评估本次妊娠过程中是否存在导致 FGR 的危险因素，询问既往是否有 FGR 史及慢性高血压病、慢性肾病、严重贫血、营养不良等疾病；有无不良生活嗜好，如吸烟、酗酒、滥用药物等；工作或生活中是否有接触有害、有毒物质。

（2）症状、体征：连续测定宫高、腹围及孕妇体重，判断胎儿宫内发育状况。宫高明显小于相应孕周是 FGR 最明显、最易辨别的体征，宫高测定是筛选 FGR 的基本方法。动态检测宫底高度、腹围增长曲线的变化，若均在第 10 百分位数以下者，预测 FGR 准确率达 13%~86% 以上；还可计算胎儿发育指数，胎儿发育指数 = 宫高（cm）-3×（月份 +1），指数在 -3 与 +3 之间为正常，低于 -3 则提示有 FGR 的可能；妊娠晚期孕妇体重增长缓慢或停滞则有 FGR 可能。

（3）心理社会状况：孕妇是否有担心胎儿合并畸形带来的焦虑不安，或因胎儿生长迟缓而自责等负面情绪。

（4）相关检查：B 超检测评估胎儿的生长发育情况：①腹围（AC）和头围（HC）比值（AC/HC）：若比值小于同孕周平均值的第 10 百分位数，即有 FGR 可能，有助于估算不均称型 FGR。②双顶径（BPD）：连续测定动态观察其变化，每周增长 < 2.0mm，或每 3 周 < 4.0mm，或每 4 周 < 6.0mm，于妊娠晚期每周增长 < 1.7mm，均应考虑 FGR 的可能。③彩色多普勒超声：脐动脉舒张期血流缺失或倒置，对诊断 FGR 意义大。若妊娠晚期 S/D 升高提示可能 FGR。

2. 胎儿状况的评估

（1）胎儿生物物理评分：胎儿生物物理评分即应用 B 超检测胎儿呼吸运动、肌张力、胎动、羊水量及胎儿电子监护 NST 结果进行综合评分，满分为 10 分。FGR 时可能出现异常。

（2）羊水量：可采用 B 超测定羊水量。30% 的 FGR 伴羊水量的减少。

五、护理措施

1. 一般护理　注意休息避免劳累，卧床时取左侧卧位，可纠正子宫右旋，增加子宫胎盘血流量达到最大值；指导和督促孕妇自数胎动；给予孕妇低流量吸氧每日 2~3 次，每次 30 分钟，改善胎盘氧气供给；加强营养，注意微量元素、优质高蛋白摄入。

2. 症状、体征护理　定期测量宫高、腹围和体重，判断胎儿增长的进展。观察血压、贫血貌等情况，判断有无妊娠期高血压疾病及贫血等合并症的存在。观察产妇自觉胎动计数、胎儿胎心电子监护、B 超等综合评估胎儿宫内状况，若有胎儿宫内窘迫情况及时处理。

3. 心理护理　介绍疾病相关知识及治疗方案，取得孕妇积极配合，以及告知放松情绪、做好自数胎动等事项的重要意义，争取孕妇积极心态。

4. 配合治疗护理　使用硫酸镁改善子宫胎盘血流灌注及静脉营养治疗时注意药物不良反应。低分子肝素、阿司匹林治疗抗磷脂抗体综合征，促进子宫胎盘循环，但有发生胎盘早剥和产后出血的风险，做好相应观察，及时识别先兆并处理。

5. 健康教育　纠正不良生活习惯，如吸烟、酗酒、滥用药物及解除有害物质等，并注意营养均衡。正确自数胎动，监测胎儿宫内情况。使用低分子肝素、阿司匹林等药物时，告知关注有无皮肤黏膜出血倾向，异常时及时就诊。

第四节　死　　胎

一、概述

妊娠 20 周后胎儿在子宫内死亡，称为死胎（stillbirth or fetal death）。胎儿在分娩过程中死亡，称为死产，也是死胎的一种。在美国，2004 年死胎的发生率为 6.2%。

二、病因与发病机制

多数因胎儿在宫内缺氧引起。

1. 胎盘及脐带因素　如前置胎盘、胎盘早剥、血管前置、急性绒毛膜羊膜炎、脐带帆状附着、脐带打结、脐带脱垂、脐带绕颈缠体等,胎盘大量出血或脐带异常,导致胎儿缺氧。

2. 胎儿因素　如胎儿严重畸形、胎儿生长受限、双胎输血综合征、胎儿感染、严重遗传性疾病、母儿血型不合等。

3. 孕妇因素　严重的妊娠合并症、并发症,如妊娠期高血压疾病、抗磷脂抗体综合征、糖尿病、心血管疾病、各种原因引起的休克等。子宫局部因素,如子宫张力过大或收缩力过强、子宫畸形、子宫破裂等致局部缺血而影响胎盘、胎儿。

三、治疗原则

死胎一经确诊,首先应该详尽完善病史,包括家族史、既往史、本次妊娠情况。尽早引产,建议尸体解剖,胎盘、脐带、胎膜病理检查及染色体检查,尽力寻找死胎原因,做好产后咨询。即使经过全面、系统评估,仍至少有 1/4 的病例无法明确病因。对于不明原因的低危孕妇,37 周之前死胎的复发率为 7.8‰~10.5‰;37 周之后的复发率仅为 1.8‰。而对于有合并症或并发症的高危孕妇,死胎的复发率明显增加。

引产方法有多种,包括阴道放置米索前列醇,经羊膜腔注入利凡诺尔及高浓度催产素等,应根据孕周及子宫有无瘢痕,结合孕妇意愿,知情同意下选择。原则是尽量经阴道分娩,剖宫产仅限于特殊情况下使用。对于妊娠 28 周前无子宫手术史者,阴道放置米索前列醇是一种比较安全、有效的引产方式。应用方法 200~400μg 经阴道放置,每 4~12 小时 1 次。对于妊娠 28 周前有子宫手术史者,应制订个体化引产方案。妊娠 28 周后的引产应根据产科指南制订。

胎儿死亡 4 周尚未排出者,应行凝血功能检查。若纤维蛋白原 < 1.5g/L,血小板 < 100×10^9/L 时,可用肝素治疗,剂量为每次 0.5mg/kg,每 6 小时给药 1 次,一般用药 24~48 小时后,可使纤维蛋白原和血小板恢复到有效止血水平,然后再引产,并备新鲜血,注意预防产后出血和感染。

四、护理评估

1. 健康史　询问末次月经时间、早孕反应、胎动出现时间,详细询问本次妊娠的过程,了解早期妊娠有无流产等异常;询问既往孕产史,是否患有糖尿病、慢性肾炎等其他疾病。

2. 症状、体征　孕妇自觉胎动停止,乳房胀感消失,体重下降,子宫不再继续增大。检查发现:乳房变软;子宫大小小于孕周,子宫张力降低;胎心音消失。B 超检查可确诊。胎儿死亡后80% 在 2~3 周内自然娩出,若死亡 3 周仍未排出,退行性变的胎盘组织和羊水释放凝血活酶进入母体血循环,激活血管内凝血因子,引起 DIC。胎死宫内 4 周以上,DIC 发生机会增多,可引起分娩时的严重出血。

3. 相关检查　检测产妇的血常规、出凝血时间、生化功能等。B 超检查无胎心、胎动,若胎儿死亡过久可见颅板塌陷,颅骨重叠,呈袋状变形。

4. 身心状况　孕妇及家属知道胎儿死亡后,精神打击很大,部分孕妇因自身疾病导致死胎,故出现内疚心理。部分患者甚至出现创伤后应激障碍,延迟出现或持续存在各种各样的心理障碍,从而引起人际关系敏感、躯体症状和睡眠障碍等,甚至威胁个体生命。尤其,当再次怀孕时出现焦虑和抑郁的机会平均为初孕者的 2.7 及 2.4 倍。临床上,针对三大类心理问题如悲伤、焦虑和抑郁,采用相关的心理评估量表进行评估,如"一般悲伤理论问卷、贝克抑郁量表、医院焦虑和抑郁量表",此外还有 Gordon 十一项功能健康形态评估、爱丁堡产后抑郁量表、一般健康问卷和精神障碍诊断临床定式访谈、瑞典产期悲痛量表短卷、德州悲伤量表、汉密尔顿抑郁量表等等,对孕产妇的身、心、社、灵进行综合的评估,从而明确孕产妇的身心状况,有针对地采取或制订个性化的护理措施。

五、护理措施

1. 一般护理 加强休息、营养,注意观察有无出血征象,发现齿龈出血、注射部位出血时,应及时报告医生并做相应处理。

2. 引产术的护理配合

(1)术前配合医生选择适当的引产方法:可采用利凡诺尔羊膜腔注射引产法或地诺前列酮引产,也可在促宫颈成熟的基础上,用缩宫素静脉滴注或米非司酮加米索前列醇引产。胎儿死亡 4 周,尚未排出者,应积极采血,完成有关凝血功能的检查,并备新鲜血。

(2)胎儿娩出后要协助医生仔细检查:检查胎儿体表有无畸形或异常,脐带有无扭转、打结绕身、脐动脉是否二条、胎盘有无血管瘤等。如果肉眼无法识别,可说服孕妇及家属做尸检、ABO 血型系统及 Rh 血型系统检查、孕妇及丈夫的染色体检查等以查明死胎原因。

(3)产后遵医嘱:给予缩宫素及抗生素,预防产后出血和感染。

3. 心理护理 通过访谈、深度访谈,对患者进行心理疏导,耐心解释死胎可能的原因,是妊娠存在的并发症,并不是患者自身造成的,可减少患者的自责,并鼓励家属给予患者安慰。尤其对曾经有不良妊娠结局的孕妇,其内心的失落、痛苦、愤怒、自责、害怕再次流产等心理冲击和情绪,更要注意沟通和心理的疏导,帮助她们积极面对未来。运用多学科专业团队照护模式,目前已得到专业人员的认可和推广。

4. 健康教育 加强休息,增加营养,促进康复。针对导致死胎的原因进行预防,积极治疗全身性疾病。再孕后加强产前检查,及时发现异常,及早治疗。对死胎原因是遗传因素所致的孕妇,告知在再孕前必须进行遗传咨询,采取科学优生的措施。

第五节 胎膜早破

一、概述

胎膜早破(premature rupture of membrane,PROM)是指胎膜在临产前发生自发性破裂,依据发生的孕周分为足月 PROM 和未足月 PPROM(preterm premature rupture of membrane,PPROM)。足月单胎 PROM 发生率为 8%;单胎妊娠 PPROM 发生率为 2%~4%,双胎妊娠 PPROM 发生率为 7%~20%,PPROM 是早产的主要原因之一。

二、病因与发病机制

足月 PROM 与妊娠晚期生理性宫缩所致的胎膜薄弱有一定的关系,而早产 PROM 更多是由于亚临床绒毛膜羊膜炎所致。具有下述高危因素者更容易发生 PROM。

1. 母体因素 反复阴道流血、阴道炎、长期应用糖皮质激素、腹部创伤、腹腔内压力突然增加(剧烈咳嗽、排便困难)、吸烟、药物滥用、营养不良、前次妊娠发生早产 PROM 史、妊娠晚期性生活频繁等。病原微生物上行性感染,可引起胎膜炎,细菌可以产生蛋白酶、胶质酶和弹性蛋白酶,这些酶可以直接降解胎膜的基质和胶质,使胎膜局部抗张能力下降而破裂。另外,某些微量元素如维生素 C、锌及铜缺乏可使胎膜抗张能力下降,或者细胞因子 IL-6、IL-8、TNF-a 升高,激活溶酶体酶破坏羊膜组织,均可导致胎膜早破。

2. 子宫及胎盘因素 子宫畸形、胎盘早剥、子宫颈功能不全、子宫颈环扎术后、子宫颈锥切术后、子宫颈缩短、先兆早产、子宫过度膨胀(羊水过多、多胎妊娠)、头盆不称、胎位异常(臀位、横位)、绒毛膜羊膜炎、亚临床宫内感染等。子宫内压力增加,覆盖于宫颈内口处的胎膜自然成为薄弱环节而容易发生破裂。另外,胎先露部不能衔接,因手术创伤或先天性宫颈组织结构薄弱,如宫颈内口松弛、宫颈过短(< 25mm)、宫颈功能不全、宫颈锥形切除,使得前羊膜囊所受压力不均导致胎膜破裂,或者胎膜贴近阴道缺乏宫颈黏液保护,受病原微生物感染,导致胎膜早破。

三、治疗原则

1. 足月 PROM 的处理 足月 PROM 明确诊断后,应评估母胎状况,排除胎儿窘迫、绒毛羊膜炎、胎盘早剥、胎位异常、母体合并症等。如无明确剖宫产指征,则宜在破膜后 2~12h 内积极引产,对于子宫颈条件成熟的足月 PROM 孕妇,行缩宫素静脉滴注是首选的引产方法,良好的规律宫缩引产至少需要 12~18h。如仍在潜伏期阶段才可考虑诊断引产失败行剖宫产分娩。对于拒绝引产者应充分告知期待治疗可能会增加母儿感染风险。对子宫颈条件不成熟同时无促宫颈成熟及阴道分娩禁忌证者,可应用前列腺素制剂以促进子宫颈成熟,密切监测宫缩情况和胎儿情况,若发生宫缩过频或胎儿窘迫征象应及时取出药物,必要时应用宫缩抑制剂。

2. PPROM 的处理 依据孕周、母胎状况、当地的医疗水平及孕妇和家属意愿 4 个方面进行决策:放弃胎儿,终止妊娠;期待保胎治疗;如果终止妊娠的益处大于期待延长孕周,则积极引产或有指征时剖宫产术分娩。

(1)立即终止妊娠放弃胎儿:①孕周 < 24 周:以引产为宜。②孕 24~27^{+6} 周尚未进入围产期者,可以依据孕妇本人及家属的意愿终止妊娠。

(2)期待保胎:①孕 24~27^{+6} 周符合保胎条件同时孕妇及家人要求保胎者,要充分告知期待保胎过程中的风险。但如果已经羊水过少,羊水最大深度 < 20mm 宜考虑终止妊娠。②孕 28~33^{+6} 周无继续妊娠禁忌,应保胎、延长孕周至 34 周,保胎过程中给予糖皮质激素和抗生素治疗,密切监测母胎状况。

(3)不宜继续保胎采用引产或剖宫产终止妊娠:①孕 34~36^{+6} 周,90% 以上的胎儿肺已经成熟,早产儿的存活率接近足月儿,则不宜保胎。②无论任何孕周,明确诊断的宫内感染、明确诊断的胎儿窘迫、胎盘早剥等不宜继续妊娠者。

3. 期待保胎过程中的处理

促胎肺成熟:

1)应用指征:< 34 孕周无期待保胎治疗禁忌证者,均应给予糖皮质激素治疗,但建议达孕 26 周后再给予糖皮质激素。对孕 34~34^{+6} 周的 PPROM 孕妇,依据其个体情况和当地

的医疗水平来决定是否给予促胎肺成熟的处理，但如果孕妇合并妊娠期糖尿病，建议进行促胎肺成熟处理。

2）具体用法：地塞米松 6mg 孕妇肌内注射（国内常用剂量为 5mg），每 12 小时 1 次，共 4 次，或倍他米松 12mg 孕妇肌内注射，每天 1 次，共 2 次。孕 32 周前使用了单疗程糖皮质激素治疗，孕妇尚未分娩，在应用 1 个疗程 2 周后，孕周仍不足 32^{+6} 周，估计短期内终止妊娠者可再次应用 1 个疗程，但总疗程不能超过 2 次。对于糖尿病合并妊娠或妊娠期糖尿病孕妇处理上无特殊，但要注意监测血糖水平，避免因血糖过高而引起酮症。

3）抗生素的应用：破膜超过 12h 或有感染征象加用广谱抗生素。鉴于我国抗生素耐药非常严重，在参考 ACOG 推荐的抗生素方案的前提下要依据个体情况选择用药和方案。

4）宫缩抑制剂的使用：常用的宫缩抑制剂有利托君、硫酸镁、依保等 β 受体兴奋剂，前列腺素合成酶抑制剂，钙离子拮抗剂，缩宫素受体拮抗剂等。个体化选择宫缩抑制剂，同时应注意对孕妇及胎儿带来的不良反应。

4. 分娩方式　PPROM 选择何种分娩方式需综合考虑孕周、早产儿存活率、是否存在羊水过少或绒毛膜羊膜炎、胎儿能否耐受宫缩、胎方位等因素。PPROM 不是剖宫产指征，分娩方式应遵循标准的产科常规，在无明确的剖宫产指征时应选择阴道试产，产程中密切注意胎心变化，有异常情况时放宽剖宫产指征。阴道分娩时不必常规会阴切开，亦不主张预防性产钳助产。有剖宫产指征时，应选择剖宫产术分娩为宜；胎儿臀位时应首选剖宫产术分娩，但也要注意根据孕周、当地医疗条件权衡。

四、护理评估

1. 健康史　详细询问阴道开始流液的时间、量、性质，是否伴有其他症状，如腹痛、发热、阴道分泌物有异味等。询问妊娠经过，确定孕周，破膜后有否处理及处理经过等。

2. 症状、体征

（1）症状：孕妇突然感觉不能控制的阴道流液，量多少不一，持续时间亦不同，因破口大小及位置高低而异，可混有胎脂或胎粪。腹压增加如咳嗽、排便屏气时，羊水即流出。

（2）体征：阴道检查触不到前羊水囊，上推胎先露部见羊水流量增多，阴道窥器检查可见液体自宫颈口流出或阴道后穹窿有较多混有胎脂和胎粪的液体。值得注意的是要应用消毒的窥阴器进行检查，并且避免指检以防止上行性感染。羊膜腔感染时孕妇心率及胎心率均增快，孕妇体温升高，子宫有压痛，羊水有臭味。

3. 期待过程中的监测　高臀位卧床休息，避免不必要的肛门和阴道检查，动态监测羊水量、胎儿情况、有无胎盘早剥及定期监测绒毛膜羊膜炎和临产的征象。定期超声监测胎儿生长和羊水量，胎心监护及检测感染指标，保胎时间长者可以考虑行宫颈分泌物培养和中段尿培养，及时发现绒毛膜羊膜炎。卧床期间应注意预防一些并发症，如血栓形成、肌肉萎缩等。若出现感染、胎儿窘迫、胎盘早剥、羊水持续过少时，应考虑终止妊娠，而病情稳定者可期待至孕 ≥ 34 周后终止妊娠。

4. 辅助检查

（1）阴道酸碱度测定：正常阴道液 pH 为 4.5~6.0，羊水 pH 为 7.0~7.5。胎膜破裂后，阴道液 pH 升高（pH ≥ 6.5）。pH 通常采用硝嗪或石蕊试纸测定，如果后穹窿有液池，且试纸变蓝可以明确诊断。但子宫颈炎、阴道炎、血液、肥皂、尿液、精液或防腐剂可能会造成 pH 试纸测定的假阳性。pH 诊断 PROM 的敏感度为 90%，假阳性率为 17%。

（2）阴道液涂片：取阴道液涂于玻片上，干燥后显微镜下观察，出现羊齿状结晶提示为羊水。精液和宫颈黏液可造成假阳性。其诊断 PROM 的敏感度 51%~98%，假阳性率为 6%。通常，在上述检查不能确定 PROM 时使用。

（3）生化指标检测：对于上述检查方法仍难确定的可疑 PROM 孕妇，可采用生化指标检测。临床应用最多的是针对胰岛素样生长因子结合蛋白 1（insulin like growth factor binding protein-1，IGFBP-1），胎盘 α 微球蛋白 1（placental alphamicroglobulin-1，PAMG-1）。但是在有规律宫缩且胎膜完整者中有高达 19%~30% 的假阳性率，所以主要应用于难确诊且无规律宫缩的可疑 PROM 孕妇。

（4）超声检查：对于可疑 PROM 孕妇，超声检测羊水量可能有一定帮助，如果超声提示羊水量明显减少，同时孕妇还有过阴道排液的病史，在排除其他原因导致的羊水过少的前提下，应高度怀疑 PROM，可以结合上述生化指标检测手段诊断 PROM。

5. 身心状况　孕妇自觉一股液体从阴道流出，呈阵发性，时多时少、无法憋住，如流液时间长可出现感染征象。突然大量阴道流液，孕妇常有紧张、焦虑、担心胎儿宫内安危及自身的健康的表现。

五、护理措施

1. 破膜后立即卧床抬高臀部以防脐带脱垂引起胎儿窘迫。同时监测胎心变化，发现异常及时汇报医生。

2. 做好卫生宣教，观察羊水性状，每日吸氧 2 次，每次 30 分钟。胎龄在 37 周前，估计胎儿未成熟应尽量保胎治疗，胎龄达 37 周或以上，破膜超过 2~12h 未临产，遵医嘱给宫缩素静脉滴注引产，临产后做好抢救新生儿的准备。

3. 预防感染　保持外阴清洁。每日测体温 4 次，破膜 12h 后遵医嘱给抗生素预防感染。

4. 加强巡视及时发现孕妇的生活需要，将日常生活用品及呼叫器放在伸手可及之处。

5. 给予心理支持，向孕妇及家属说明病情及其治疗方案，让他们做好心理准备，减少不必要的焦虑，能够面对现实。

6. 健康教育　孕期注意避免任何增加负压的因素。发现胎位不正、宫颈内扣松弛或头盆不称等应及时处理。如为早产，应加强早产儿喂养及护理。

思　考　题

1. 简述双胎的分类。

2. 护士在双胎妊娠围产期应如何配合产科处理？

3. 简述经腹腔穿刺放羊水治疗时的注意事项。

4. 胎儿生长受限近期并发症可能有哪些？

5. 胎膜早破期待治疗期间需注意观察哪些情况？

（孙慧连　王　虹）

第十四章
异常分娩妇女的护理

分娩是一个多因素参与的、复杂的、相互适应的动态过程。它受产力、产道、胎儿和社会心理因素影响,任何一个或一个以上的因素发生异常或多个因素相互不能适应,而使分娩进展受到阻碍,称异常分娩(abnormal labor),俗称"难产"(dystocia)。难产是一个比较难以确定的概念,难产在产前做出诊断的只是一部分,大部分是在分娩过程中不断地综合分析、观察、处理中得出结论的。所以,临床上常用其他相关的用语来描述难产,如"产程不进展",或"产程异常",用来描述宫口扩张的延迟或胎儿下降延迟,或者说两种情况都存在。初次剖宫产的最常见的医学指征是难产,也是再次剖宫产的非直接指征,因此,降低因难产所致的高剖宫产率非常重要。由于分娩是个动态变化的过程,产妇分娩过程中顺产与难产在一定条件下可以相互转化,若处理及时、得当,难产可能转变为顺产;相反,若处理不当或不及时,顺产也可以转变为难产。因此,有必要了解难产的各种因素,给予适当、适时处理,积极预防难产发生,增强分娩的信心,减少产时并发症,以保证母儿安全,也是我们助产工作人员的重要职责。

第一节 产力异常

产力是分娩的动力,以子宫收缩力为主,子宫收缩力贯穿于分娩全过程,具有节律性、对称性、极性及缩复作用等特点。在无其他因素作用影响下,有效的产力能使宫口扩张、胎先露下降,产程不断进展。相反,如产力无效或受到来自胎儿、产道或精神心理因素的影响即可出现产力异常,即在分娩过程中,子宫收缩的节律性、对称性及极性不正常或强度、频率有改变,称为子宫收缩力异常。临床表现为子宫收缩乏力或子宫收缩过强。当子宫收缩乏力时,可导致产程延长,甚至发生滞产及一系列影响母儿健康的问题;当子宫收缩过强时,可导致急产或不协调性子宫收缩过强,可出现胎儿宫内缺氧、宫内死亡,甚至新生儿窒息死亡及母体损伤等。影响产力的因素很多,因此对于产力评价不可能在分娩前做出预测,只能在产程进展中根据其动态变化做出正确判断,给予及时、有效的处理。

一、子宫收缩乏力

子宫收缩乏力是指在临产和分娩过程中,子宫收缩力减弱或是不协调,导致子宫颈内口不能有效扩张和娩出胎儿及其附属物,为子宫收缩力异常中最常见的一种。

(一)原因

子宫收缩功能取决于子宫肌源性、精神源性、激素调节体系中的同步化程度。头盆不称、大剂量解痉及镇静镇痛药、宫缩抑制药,以及麻醉、产妇衰竭等,均可导致子宫收缩乏力。导致子宫收缩乏力的原因较多,易被忽视,常常是多因素相互重叠,或是一种原因未被纠正逐渐引发出更多的原因,放大子宫收缩乏力的后果。

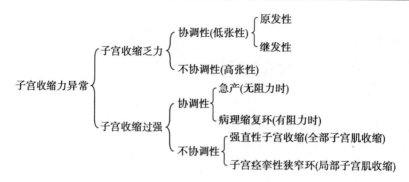

图 14-1 子宫收缩力异常的分类

1. 头盆不称或胎位异常 临产后,当骨盆异常或胎位异常时,胎儿先露部下降受阻,不能紧贴子宫下段及宫颈内口,不能有效刺激子宫阴道神经丛引起有力的反射性子宫收缩。

2. 子宫肌源性因素 子宫肌壁过度膨胀、子宫发育不良、子宫手术瘢痕使子宫肌纤维失去正常收缩功能。

3. 精神源性因素 多见于初产妇,尤其是 35 岁以上的高龄初产妇。由于初产妇缺少产前健康教育和分娩经历,对分娩知识不甚了解,因此对分娩有恐惧心理、精神过度紧张,干扰了中枢神经系统正常功能。

4. 内分泌失调 临产后,产妇体内雌激素、缩宫素、前列腺素合成及释放减少。

5. 药物因素 临产后,不适当地使用大剂量的镇静药、镇痛剂及麻醉剂。有研究提示硬膜外麻醉镇痛,增加了枕后位的发生率,从而间接升高了剖宫产及阴道助产率。

6. 长时间不活动 产妇保持一种体位 30 分钟以上不动,有些因疾病需要卧床的孕妇。

7. 脱水或液体过量 整个产程过程中产妇呕吐频繁或待产妇被要求限制水分摄入,电解质不平衡。

8. 疲劳、营养不良、贫血和一些慢性疾病所致体质虚弱者 临产后进食与睡眠不足,产妇过多的体力消耗致产妇过度疲劳,身体疲劳导致担心、害怕。

9. 子宫酸中毒 不恰当地使用缩宫素,组织缺氧使子宫肌层内乳酸潴留。

10. 其他 膀胱直肠充盈、前置胎盘影响胎先露下降等可导致宫缩乏力。

(二)处理原则

1. 协调性宫缩乏力 不论是原发性还是继发性宫缩乏力,首先应寻找原因,检查有无头盆不称与胎位异常,阴道检查了解宫颈扩张和胎先露部下降情况。

2. 不协调性子宫收缩乏力 处理原则是调节子宫收缩,恢复正常节律性和极性。

(三)护理评估

1. 母体状况的评估

(1)健康史

1)一般病史:首先要评估产前检查的一般资料,了解产妇的身体发育状况、身高与骨盆测量值、胎儿大小与头盆关系等;同时还要收集产妇的内、外科病史,包括过去病史及现在病史数据。

2)孕产史:①妊娠史:既往有妊娠史者要了解每次妊娠过程、孕期不适情形及处理方法;②分娩史:既往有妊娠史者要了解分娩经过、分娩方式、分娩时的特殊情况、产后特殊情况等;③本次孕产史:有无妊娠期并发症或合并症;注意评估临产后产妇的精神状态、饮食的摄入、产妇的休息、体位及排泄情况,重点评估宫缩的节律性、对称性、极性、强度与频率以及宫口开大及先露下降情况,从而了解产程的进展,其次评估产妇的社会支持系统情况。

（2）症状、体征

1）协调性子宫收缩乏力:其特点为子宫收缩具有正常的节律性、对称性和极性,但收缩力弱,持续时间短,间隙期长且不规律,宫缩＜2次/10分钟。当宫缩高峰时,宫体隆起不明显,用手指压宫底部肌壁仍可出现凹陷。

2）不协调性子宫收缩乏力:其特点为子宫收缩的极性倒置,宫缩的兴奋点不是起自两侧宫角部,而是来自子宫下段的一处或多处冲动,子宫收缩波由下向上扩散,收缩波小而不规则,频率高,节律不协调,宫缩时宫底部不强,而是子宫下段强,宫缩间歇期子宫壁也不完全放松,这种宫缩不能使宫口如期扩张,不能使胎先露部如期下降,属于无效宫缩。此种宫缩乏力多属于原发性宫缩乏力,即产程一开始就出现宫缩乏力。故需与假临产鉴别。

3）产程异常:产程的任何一个阶段发生时限异常称为产程异常。产程三个阶段的异常既可单独存在,也可并存。①滞产:目前新产程标准对总产程的时间适当放宽,不再做严格的界定,不再将产程＞24小时称为滞产;②潜伏期延长:潜伏期延长是分娩过程中较为常见的产程异常。根据2014年中华医学会妇产科学分会产科学组提出的"新产程标准及处理的专家共识",将潜伏期规定为从临产出现规律宫缩至宫口开大6cm的阶段,而潜伏期延长是指初产妇＞20小时或经产妇＞14小时。产力、产道、胎儿及产妇精神心理因素四个因素中任何一个或多个因素发生异常,都有可能导致潜伏期延长;③活跃期停滞:活跃期指从宫口扩张6cm到宫口扩张到10cm的阶段。目前我国对活跃期异常的定义:破膜且宫口扩张＞6cm后,如宫缩正常,宫口停止扩张＞4小时,诊断活跃期停滞;如宫缩欠佳,宫口停止扩张＞6小时,诊断活跃期停滞,可作为剖宫产指征。活跃期异常的病因与潜伏期延长相似即产力异常、产道异常和胎儿异常（主要为胎位异常);④第二产程延长:初产妇第二产程超过3小时（硬膜外麻醉镇痛分娩时超过4小时),产程无进展（包括胎头下降和旋转);经产妇第二产程超过2小时（硬膜外麻醉镇痛分娩时超过3小时)产程无进展（包括胎头下降和旋转),可诊断为第二产程延长。

（3）心理社会状况

1）产妇对分娩体验的感受:由于产程延长,产妇出现焦虑状态,对他人的言语和事件的看法显得悲观和负面。

2）产妇自我形象:由于疼痛的刺激,产妇疲劳不堪。

3）母亲的行为:由于疼痛刺激对阴道分娩方式失去信心,由于产程未能随时间而进展,产妇感觉越来越疼痛,她们的乐观情绪和应对能力会逐渐降低。

4）家庭氛围:产妇及家属显得焦虑、恐惧,担心母儿的安危,请求医护人员尽快帮助产妇解除疼痛,结束分娩。

（4）相关检查

1）全身检查:测量产妇的血压、脉搏、呼吸、心率,观察产妇神志、皮肤弹性等特点。

2）产科相关检查:①子宫收缩情况:宫缩持续时间与间隔时间是否规律,有无间隔,产妇在宫缩的间隔是否完全放松,是否有异常出血或伴其他不适;②宫颈成熟度评分:通过行阴道检查评分,了解宫颈口的扩张情况、长度、软硬程度、位置及先露部的位置。估计人工破膜加强宫缩的效果。该评分法满分为13分。若产妇得分≤3分,人工破膜均失败,应该用其他方法;4~6分的成功率约为50%;7~9分的成功率约为80%;＞9分均成功;③胎膜是否破裂:胎膜破裂时间、羊水量、性状与颜色等。

表 14-1 Bishop 宫颈成熟度评分法

指标	分数			
	0	1	2	3
宫口开大(cm)	0	1~2	3~4	≥5
颈管消退(%)	0~30	40~50	60~70	≥80
先露位置(坐骨棘水平=0)	-3	-2	-1~0	+1~+2
宫颈硬度	硬	中	软	
宫口位置	后	中	前	

3)实验室检查:尿液检查可出现尿酮体阳性,血液生化检查,可出现钾、钠、氯及钙等电解质的改变,二氧化碳结合力可降低。

2. 胎儿状况的评估胎儿情况　用多普勒胎心听诊仪监测是否有胎心率减慢、过快或心律不齐,胎心监护仪监测是否有胎心减速。

(四)护理措施

1. 一般护理

(1)环境:减少刺激,创造灯光幽暗、安静舒适的环境,配备浴室、行走的空间、舒适的家具等设施,使产妇放松,有节律呼吸,并注意尊重产妇隐私,以提高产妇的舒适度和幸福感。

(2)饮食:提供饮食能量支持,提倡产妇根据自己意愿进食,鼓励她们喝水或经常供给足够的饮料,建议吃易于消化的食物,活跃期尽量吃流食或半流食,建议记录产程中的出入量。

(3)体位:在不加任何干扰的情况下,步行和体位的改变能改善宫缩的效果,对母体和胎儿均无不良反应,且自由活动增加了产妇的舒适度,促进产程进展。

(4)非药物性舒适护理:热敷和水疗能缓解肌肉紧张、疲劳,提高痛阈;冷敷能降低组织温度来降低局部感觉,减慢疼痛以及其他感觉神经元信号传导;产程中的按摩是一种促进产妇放松及减轻疼痛的真正的抚触,能促进内源性催产素的产生;导乐、护士及助产士的持续分娩支持非常重要。

2. 症状、体征护理　加强宫缩,不协调性子宫收缩经充分休息后恢复为协调性子宫收缩,产程得以顺利进展。如经一般护理措施后子宫收缩仍乏力,在排除头盆不称、胎位异常及骨盆狭窄,无胎儿窘迫,产妇无剖宫产史者,则按医嘱加强子宫收缩。

(1)针刺穴位:通常针刺合谷、三阴交、太冲、关元、中极等穴位,有增强宫缩的效果。

(2)乳头刺激:可加强宫缩。

(3)指压:产程中,按压穴位,可以增强子宫收缩,缓解疼痛并且可能减轻分娩所带来的痛苦。

(4)水疗(池浴或淋浴):浮力、水压、温热、皮肤刺激及其他因素使身体放松,可暂时缓解疼痛及减少儿茶酚胺的释放,加速活跃期进展。

（5）人工破膜：宫颈扩张≥3cm，无头盆不称、胎头已衔接者，可行人工破膜。破膜后先露下降紧贴子宫下段和宫颈内口，引起宫缩加强，加速宫口扩张及产程进展。

（6）缩宫素静脉滴注：适用于产程延长并且有协调性子宫收缩乏力，胎心良好、胎位正常，头盆相称者。

3. 心理护理　产妇的心理状态是直接影响子宫收缩的重要因素，护士必须重视评估产妇的心理状况，明确产妇的想法和降低、消除产妇此阶段的压力，可用语言和非语言性沟通技巧以示关心，防止精神紧张，具有非常重要的意义。

4. 用药护理

缩宫素应用注意事项：

（1）孕妇确定已临产而非假临产。

（2）无明显的机械性梗阻，如严重的头盆不称及胎位异常。

（3）子宫过度膨胀的产妇慎用。

（4）尽量避免应用于5胎以上的经产妇，因其子宫肌壁纤维组织增加，易发生子宫破裂。

（5）子宫较大瘢痕者禁用。

（6）有胎儿窘迫表现者禁用。

（7）应避免应用于不协调性子宫收缩乏力及子宫痉挛性狭窄环。

（8）使用缩宫素应警惕产妇对缩宫素极度敏感而引起子宫强直性收缩，需掌握含有缩宫素的液体进入产妇体内的确切时间，因此，应排空输液管内不含缩宫素的液体，而后再应用于产妇；最小剂量应用后一旦产妇发生强直性子宫收缩，应立即停止输注缩宫素并应用宫缩抑制剂，同时严密监测宫内胎儿情况。

（9）使用缩宫素必须有专人守候，严密观察。

5. 健康教育

（1）自由体位指导：保持自由体位活动是减轻疼痛，促进产程进展最简单有效的方法，也是最基本的方法。告知产妇母亲是分娩的主动者，母亲与胎儿的相互作用，是促进分娩进展的主要力量，产妇通过不断的改变体位并尝试找到适合自己的体位，可以纠正不良胎位，预防胎儿窘迫。

（2）膀胱是否充盈指导：产妇要知晓及时排空膀胱的必要性和重要性，宫缩会降低产妇对排尿的敏感性，需要助产士提醒，一般建议1~2小时要及时解尿，保持膀胱处于空虚状态。

（3）休息和饮示指导：产妇知晓及时补充食物的重要性，能根据情况及时补充能量。

（4）非药物性舒适护理的指导：产妇知晓能有效缓解疼痛的非药物性方法，有效缓解疼痛，促进机体舒适。

二、子宫收缩过强

子宫收缩过强是发生于整个子宫体肌层的过强收缩，其节律性、对称性和极性均正常。若产道无阻力，分娩在短时间内结束，总产程＜3小时，称为急产，以经产妇多见。若存在产道梗阻或瘢痕子宫，宫缩过强时可能出现病理缩复环，甚至发生子宫破裂。

（一）病因

目前尚不十分明确，但与以下因素有关。

1. 急产几乎都发生在经产妇，其主要原因是软产道阻力小。

2. 缩宫素应用不当,如引产时剂量过大,误注射子宫收缩剂或个体对缩宫素过于敏感,分娩发生梗阻或胎盘早剥血液浸润子宫肌层,均可导致强直性子宫收缩。

3. 待产妇的精神过度紧张、产程延长、极度疲劳、胎膜早破及粗暴地多次宫腔内操作等,均可引起子宫壁某部肌肉呈痉挛性不协调宫缩过强。

(二)处理原则

1. 协调性子宫收缩过强　应以预防为主,有急产史的孕妇,应提前住院待产。识别发生急产的高危人群和急产征兆,正确处理急产,预防并发症。

2. 不协调性子宫收缩过强　对于已有子宫痉挛性狭窄环的产妇,及时寻找原因并纠正。

(三)护理评估

1. 母体状况的评估

(1)健康史

1)一般病史:认真阅读产前检查记录,包括骨盆测量值,胎儿情况及妊娠并发症等有关资料;同时还要收集产妇的内、外科病史,包括过去病史及现在病史数据。

2)孕产史:①妊娠史:既往有妊娠史者要了解每次妊娠过程、孕期不适情形及处理方法。②分娩史:经产妇需了解有无急产史。③本次孕产史:有无妊娠期并发症或合并症;注意评估临产后产妇的精神状态、产妇的休息、进食及排泄情况;重点评估临产时间、宫缩频率、强度及胎心、胎动情况。

(2)症状、体征

1)协调性子宫收缩过强:是指子宫收缩的节律性、对称性和极性均正常,仅子宫收缩力过强(宫腔压力大于50mmHg)、过频(10分钟内有5次或以上的宫缩且持续达60s或更长),分娩在短时间内结束,造成急产,即总产程不超过3小时,多见于经产妇。

2)不协调性子宫收缩过强:①强直性子宫收缩:并非子宫肌组织功能异常,而是由于上述外界因素所引起宫颈口以上部分的子宫肌层出现强直性痉挛性收缩,宫缩间歇期短或无间歇,产妇烦躁不安、持续腹痛、拒按。胎方位触诊不清,胎心音听不清。有时可在脐下或平脐处见一环状凹陷,即病理缩复环。导尿为血尿等先兆子宫破裂的征象。②子宫痉挛性狭窄环:子宫壁某部肌肉在上述原因下呈痉挛性不协调性子宫收缩所形成的环状狭窄,持续不放松,称为子宫痉挛性狭窄环。此环与病理缩复环不同,其特点是不随宫缩上升,阴道检查时在宫腔内可触及狭窄环。

(3)心理社会状况

1)产妇对分娩体验的感受:由于临产后宫缩刺激,产妇感腹部宫缩阵痛难忍。

2)产妇自我形象:由于疼痛的刺激,产妇有恐惧和极度无助感。

3)母亲的行为:由于产程进展快,产妇毫无思想准备,担心胎儿与自身的安危。

4)家庭氛围:快速进展的产程让产妇和家属毫无准备,导致高度紧张,担心胎儿和产妇安全。

(4)相关检查

1)全身检查:测量产妇的血压、脉搏、呼吸、心率及一般情况。

2)产科相关检查:①子宫收缩情况:宫缩持续时间与间隔时间是否规律,有无间隔,产妇在宫缩的间隔是否完全放松,是否有异常出血或伴其他不适;②病理缩复环:观察子宫下段是否很薄,有无压痛,膀胱是否充盈和血尿,腹部能否见到一环状凹陷。

3)实验室检查:尿液检查是否有红细胞及血尿。

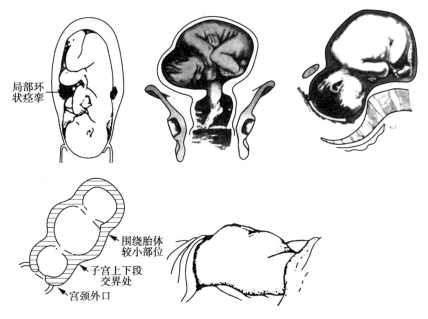

局部环状痉挛

围绕胎体较小部位

子宫上下段交界处

宫颈外口

图 14-2 子宫痉挛性狭窄环

2. 胎儿状况的评估 多普勒胎心听诊仪监测是否有胎心率减慢、过快或心律不齐,胎心监护仪监测是否有胎心减速。

(四)护理措施

1. 一般护理

(1)环境:创造安静舒适的环境,使疲劳的产妇得到休息。

(2)饮食:提供饮食能量支持,协助鼓励经口进食,如不能进食可按医嘱静脉补充液体。

(3)侧卧位或膝胸卧位:协助产妇取侧卧位或膝胸卧位有助于分娩过程中对抗胎儿下降重力,避免由于分娩过快而造成的分娩会阴损伤,增加产妇的舒适度。

2. 症状、体征护理 有产兆后提供缓解疼痛、减轻焦虑的支持性措施。鼓励产妇做深呼吸或哈气,提供背部按摩,嘱其不要向下屏气,以减慢分娩过程。密切观察产程进展及产妇状况,必要时行剖宫产。

(1)宫缩过强时按医嘱给予宫缩抑制剂。

(2)属梗阻性难产时,停止一切刺激,如禁止阴道检查、停用缩宫素。

3. 心理护理 重视评估产妇的心理状况,及时给予解释和支持,通过交谈分散待产妇注意力,减轻其焦虑与紧张,可用语言和非语言性沟通技巧以示关心。

4. 用药护理 硫酸镁应用注意事项:25% 硫酸镁 20ml 加入 25% 葡萄糖 20ml 缓慢静脉推注,不少于 5 分钟。

5. 健康教育

(1)自由体位指导:保持自由体位活动是减轻疼痛,促进产程进展最简单有效的方法,也是最基本的方法。告知产妇母亲是分娩的主动者,母亲骨盆与胎儿的相互作用,是促进分娩进展的主要力量,产妇通过不断的改变体位并尝试,找到适合自己的体位,可以纠正不良胎位,预防胎儿窘迫。

(2)膀胱是否充盈指导:产妇要知晓及时排空膀胱的必要性和重要性,一般建议 1~2 小时要及时解尿,保持膀胱处于空虚状态。

（3）休息和饮示指导：产妇知晓及时补充体液的重要性,能根据情况及时补充能量。

（4）呼吸技巧指导：产妇知晓持续稳定的、有节奏的呼吸能让自己镇定下来,能掌握一种最适合的呼吸节奏模式。

第二节 产 道 异 常

产道指胎儿经阴道娩出的通道,包括骨产道和软产道,产道异常包括骨产道异常和软产道异常,以骨产道异常多见。

一、骨产道异常

骨产道异常主要表现为骨盆的径线或形态异常,导致骨盆腔容积小于胎儿先露部可通过的限度,阻碍胎先露下降,影响产程的顺利进展,是导致头盆不称及胎位异常最常见的原因。

（一）分类

骨盆的异常分为骨盆狭窄和骨盆畸形两大类,骨盆狭窄较为多见。骨盆狭窄可以是一个或多个平面的狭窄,也可以是一个或多个径线的过短。临床上经常遇到临界或轻度骨盆狭窄,是否构成难产,与胎儿大小、胎位、胎儿可塑性、产力和产时处理是否恰当密切相关。

1. 骨盆狭窄

（1）骨盆入口平面狭窄：常见于扁平骨盆,以骨盆入口平面前后径狭窄为主。骨盆入口平面狭窄可分为3级：Ⅰ级为临界性狭窄；Ⅱ级为相对性狭窄,Ⅲ级为绝对性狭窄。扁平型骨盆常见以下两种类型：单纯扁平骨盆、佝偻病性扁平骨盆。

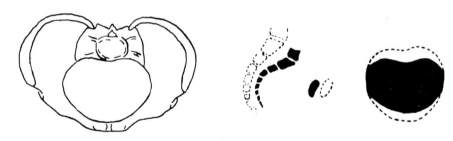

图 14-3 单纯扁平骨盆

（2）中骨盆狭窄：中骨盆狭窄较入口平面狭窄常见。主要见于男型骨盆及类人猿型骨盆,以坐骨棘间径和中骨盆后矢状径狭窄为主。中骨盆平面狭窄可分为3级：Ⅰ级为临界性狭窄；Ⅱ级为相对性狭窄；Ⅲ级为绝对性狭窄。

（3）骨盆出口平面狭窄：出口平面狭窄常伴有中骨盆平面狭窄出口,主要见于男型骨盆,以坐骨结节间径和后矢状径的狭窄为主。骨盆出口平面狭窄分为3级：Ⅰ级为临界性狭窄；Ⅱ级为相对性狭窄；Ⅲ级为绝对性狭窄。中骨盆平面和出口平面狭窄常见于漏斗型骨盆和横径狭窄骨盆两种类型。

（4）骨盆三个平面狭窄：骨盆外型属于正常女性骨盆,但骨盆三个平面径线均比正常值小2cm或更多,称为均小骨盆,多见于身材矮小、体型匀称的妇女。

上述骨盆狭窄的分级可以作为参考,但现在国外对于骨盆入口、中骨盆狭窄等并不重点强调,而更加注意产程的进展和母胎的状况。

2. 病理性骨盆及畸形骨盆 骨基质矿化障碍性骨盆、脊柱病变性畸形骨盆、髋关节及下肢病变性骨盆、先天性骨盆发育异常四种类型。

(二)处理原则

骨盆绝对性狭窄已很少见,临床多见的是骨盆相对性狭窄。分娩时应明确狭窄骨盆的类型和程度,了解产力、胎方位、胎儿大小、胎心率、宫口扩张程度、胎先露下降程度、破膜已否,同时结合年龄、产次、既往分娩史进行综合分析、判断,决定分娩方式。一般轻微狭窄者其他条件较好时可试产,中度狭窄者如胎儿小、产力强亦可在严密观察下短期试产,重度狭窄者应以剖宫产结束分娩。

二、软产道异常

软产道异常包括子宫下段、子宫颈、阴道、外阴的病变和先天畸形。软产道异常也可导致异常分娩,但相对较少。

(一)分类

软产道异常多由先天性发育异常以及后天性疾病引起,主要包括以下几个方面。

1. 外阴异常 包括外阴水肿、外阴感染或肿瘤、外阴瘢痕。

2. 阴道异常 包括阴道横隔、阴道纵隔、阴道闭锁、阴道肿瘤及肛提肌痉挛性收缩。

3. 宫颈异常 包括宫颈病变、宫颈管狭窄或粘连、宫颈水肿及宫颈坚韧。

4. 子宫异常 包括子宫畸形、子宫脱垂、子宫扭转、子宫肌瘤。

5. 瘢痕子宫 瘢痕子宫产生的原因有剖宫产术、子宫肌瘤剔除术、宫角切除术等,其中以剖宫产术最为常见。瘢痕子宫是分娩过程中子宫破裂的高危因素之一。近年来,剖宫产后再孕分娩者增加,但并非所有曾行剖宫产的妇女再孕后均需剖宫产,有阴道分娩意愿的患者经评估后可选择自然分娩。

6. 盆腔肿瘤包括妊娠合并卵巢囊肿和子宫肌瘤。

(二)处理原则

阴道横隔与纵隔坚厚,阻碍胎先露部下降,则需行剖宫产结束分娩。如阴道横隔与纵隔在胎先露部下降时被撑满或自行断裂,分娩无阻碍,分娩后可用可吸收线间断或连续缝合残端。阴道包块阻碍胎先露部下降,阴道分娩可能造成严重的会阴裂伤,以行剖宫产为宜。严重宫颈瘢痕、宫颈坚韧和宫颈水肿经过处理不见缓解、宫颈癌、子宫畸形临产后出现异常情况,应行剖宫产术。瘢痕子宫处理详见章节拓展内容。

(三)护理评估

1. 母体状况的评估

(1)健康史

1)一般病史:仔细阅读产妇产前检查的有关资料,尤其是骨盆各径线测量值及妇科检查记录、曾经处理情况及身体反应。重点了解既往分娩史,内、外科疾病史,如佝偻病、脊柱和关节结核及外伤史等。为预防软产道异常导致的难产,在孕前或妊娠早期应详细询问病史,并行阴道检查了解生殖及盆腔情况。孕期有阴道出血时应做阴道检查,以了解外阴、阴道及宫颈情况以及盆腔有无其他异常等,尤其是注意宫颈情况,避免宫颈癌漏诊。

2)孕产史:①妊娠史:既往有妊娠史者要了解每次妊娠过程、孕期不适情形及处理方法；②分娩史：既往有妊娠史者要了解分娩经过、分娩方式、分娩时的特殊情况、产后特殊情况等；③本次孕产史：评估本次妊娠经过及身体反应，了解产妇情绪，妊娠早、中、晚期的经过，是否有病理妊娠问题与妊娠并发症的发生，以及产妇的心理状态及社会支持系统等情况。

（2）症状、体征：

1）骨盆入口平面狭窄的临床表现：①胎先露及胎方位异常：一般情况下初产妇在预产期前1~2周胎头已衔接，在骨盆入口平面狭窄时，即使已经临产胎头仍未入盆。常见初产妇腹形呈尖腹，经产妇呈悬垂腹。胎位异常如臀先露和肩先露等异常胎位发生率显著高于正常骨盆者，约为后者3倍以上。即使在头先露胎位中，也常见已临产的初产妇，胎头却迟迟不入盆，经检查其胎头跨耻征阳性，在产程早期胎头常呈不均倾位或仰伸位入盆；②产程进展异常：因骨盆入口平面狭窄而致相对性头盆不称时，常见潜伏期及活跃期早期产程延长。经充分试产，一旦胎头衔接则后期产程进展相对顺利。绝对性头盆不称时，常导致宫缩乏力及产程停滞；③其他：因头盆不称或胎头高浮对前羊膜囊压力不均，使胎膜早破及脐带脱垂等分娩期并发症增加，头盆不称孕妇脐带脱垂风险为正常产妇的4~6倍以上。偶有骨盆狭窄伴宫缩过强者，因产道梗阻使孕妇出现腹痛拒按、排尿困难甚至尿潴留等症状，查体时可见孕妇下腹压痛明显、耻骨联合分离及宫颈水肿，甚至可出现病理缩复环、肉眼血尿等先兆子宫破裂征象，若未及时处理则会发生子宫破裂。

2）中骨盆平面狭窄的临床表现：①胎方位异常：胎头能正常衔接，潜伏期和活跃早期进展顺利。但中骨盆狭窄多为男型及类人猿型骨盆，骨盆入口平面均呈前窄后宽形状，易致枕后位衔接。当胎头下降至中骨盆平面时，由于中骨盆横径狭窄致使胎头内旋转受阻，易出现持续性枕后（横）位。如在第一产程孕妇常过早产生排便感，应及时行阴道检查，以便及时发现并纠正此方位，并充分预测头盆相称程度。若中骨盆狭窄程度严重，宫缩较强，可发生先兆子宫破裂或子宫破裂；强行阴道助产可导致新生儿产伤和严重产道裂伤；②产程进展异常：胎头多于宫口近开全时完成内旋转，因此持续性枕后（横）位可使活跃期及第二产程延长，尤其导致第二产程延长及胎头下降延缓与停滞。

3）骨盆出口平面狭窄的临床表现：骨盆出口平面狭窄常与中骨盆平面狭窄并存。若为单纯骨盆出口平面狭窄，第一产程进展顺利，胎头达盆底后受阻，会导致第二产程延长或停滞。强行阴道助产可导致新生儿产伤和严重产道裂伤。

4）软产道异常的临床表现：软产道异常可使胎位异常或胎头旋转异常，导致胎膜早破，还可引起产程延长，乏力异常，孕妇疲劳，不利于分娩。引起胎儿缺氧、酸中毒，新生儿窒息。手术产率将增加，容易导致难产和产伤，会阴严重裂伤。

（3）心理社会状况

1）产妇对分娩体验的感受：由于产程延长，产妇出现腰背疼痛，有便意感，甚至出现肠胀气、排尿困难等

2）产妇自我形象：由于疼痛的刺激，产妇疲劳不堪。

3）母亲的行为：由于胎方位异常等原因，产妇往往出现无法控制的过早屏气用力。

4）家庭氛围：产妇及家属显得焦虑、恐惧，担心母儿的安危，请求医护人员尽快帮助产妇解除痛苦，结束分娩。

（4）相关检查

1）全身检查：观察产妇的体型、步态有无跛足，有无脊柱及髋关节畸形，米氏菱形窝是

否对称,有无悬垂腹等体征。身高小于145cm者,应警惕均小骨盆。

2)产科相关检查:①测量子宫底高度和腹围,估计胎儿大小;②胎位检查:四步触诊判断胎位是否正常;③胎头跨耻征检查:该检查的目的在于判断头盆是否相称;④骨盆测量:包括骨盆外测量和内测量;⑤胎位及产程监测:产力和胎位正常而产程进展缓慢时,提示狭窄骨盆的可能,应及时进行产科检查,明确狭窄骨盆的诊断。

3)B型超声检查:观察胎先露与骨盆的关系,测量胎头双顶径、胸径、腹径、股骨长度,预测胎儿体重,判断能否顺利通过骨产道。

2. 胎儿状况的评估多普勒胎心听诊仪监测胎心音位置是否正常,是否有胎心率减慢、过快或心律不齐,胎心监护仪监测是否有胎心减速。破膜后立即听胎心,并注意密切观察胎心、羊水变化情况。

(四)护理措施

1. 一般护理

(1)环境:创造安静舒适的环境,使产妇放松、休息。

(2)饮食:提供饮食能量支持,协助鼓励经口进食,必要时按医嘱补充水、电解质、维生素C。

(3)体位:运用分娩的生物机械力学机制,通过产妇的体位、运动改变重力作用及骨盆的径线,同时改变子宫腔内及骨盆关节的压力,从而促进胎头位置的改变。

2. 症状、体征护理

(1)有明显头盆不称、不能从阴道分娩者,按医嘱做好剖宫产术的术前准备与术中、术后护理。

(2)轻度头盆不称者在严密监护下可以试产,试产过程一般不用镇静、镇痛药。试产过程提供以下护理:

1)专人守护,保证良好的产力。

2)注意产程进展情况,发现胎心或宫缩异常,立即停止试产,及时通知医师及早处理,预防子宫破裂。

3)骨盆入口平面狭窄的处理,对骨盆入口除估计其形态外,对径线之长短亦须全面加以考虑,对轻度头盆不称者均给予试产机会,规律宫缩后6~10小时内观察胎头下降与宫口扩张。对入盆困难的悬垂腹或尖腹,可尝试通过托起腹部法进行纠正,因托起腹部能使胎儿长轴与骨盆入口一致,有利于胎头入盆及发挥宫缩的效果,缓解腰背痛及加速产程。

中骨盆狭窄时胎头衔接与下降不受影响,宫颈扩张无明显异常,但胎头在中骨盆内的俯屈和内旋转受阻,易发生持续性枕横位或枕后位。产妇表现为活跃期或第二产程延长或停滞,继发性宫缩乏力。

当怀疑胎位异常、头盆不称时母体可进行以下体位及运动:①前倾位:促使胎头在分娩过程中转成有利于分娩的最佳位置。②产妇采取侧卧位或侧俯卧位,作用于胎儿的重力显著,有利于枕后位胎头内旋转。③弓箭部位及运动:通过抬起一侧腿改变骨盆内腔的形态,增大该侧骨盆的径线,为胎头旋转提供更大空间。④手膝

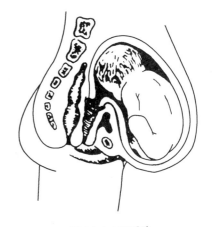

图14-4　悬垂腹

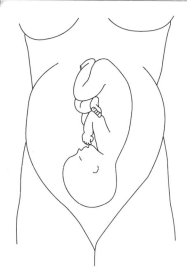

图 14-5　持续性枕横位 1

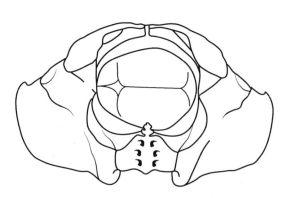

图 14-6　持续性枕横位 2

卧位：通过重力作用将胎头作用于宫颈的压力解除，同时也解除了作用于阴道后壁的压力，从而缓解过早屏气用力的症状。⑤翻滚法：对难以确定胎背方向的，可以尝试该方法，即半坐位、左侧卧位、左侧俯卧位、手膝卧位、右侧卧位、再回到半坐位，每种体位 20~30min。⑥指法或徒手旋转胎头：前面的干预措施无效，宫口扩张 ≥ 7cm 时是手法旋转胎头的最佳时机，操作中需排空膀胱，给予支持，让产妇放松，并注意监测胎心，了解胎儿的耐受情况。

4）骨盆出口平面狭窄的处理，临床常用坐骨结节间径与出口后矢状径之和估计出口平面大小。当坐骨结节间径与出口矢状径之和 > 15cm 时，多可经阴道分娩。可尝试以下方法：①直立位（蹲位或站立）：解除骶骨受压，有利于胎头内回转及下降，反射性地刺激向下屏气用力。②骨盆按压：通过压迫骨盆以增宽第二产程中中骨盆及坐骨结节间径，有利于胎头内回转和下降，尤其是胎头位置不正或出口稍狭窄时。但若两者之和 < 15cm 时，足月胎儿不易经阴道分娩，应行剖宫产术结束分娩。

5）骨盆三个平面均狭窄在胎儿小、产力好、胎位及胎心正常的情况下可以试产，通常可通过胎头变形和极度俯屈，以胎头最小径线通过骨盆腔，可以经阴道分娩，当胎儿较大合并头盆不称及出现胎儿窘迫时，应行剖宫产术结束分娩。

6）畸形骨盆应根据畸形骨盆种类、狭窄程度、胎儿大小及产力等情况具体分析。对畸形严重、头盆明显不称者，应及时行剖宫产结束分娩。

7）对宫颈前唇持续不消退的，使用改变体位等方法无效时，可以考虑上推宫颈前唇。产程中若宫颈扩张缓慢，阴道检查发现宫颈狭窄，可在宫缩间隙时用手指环形轻轻按揉分离粘连的宫颈，此时，宫颈就像拉链松开，很快扩张。

3. 心理护理　当产妇有焦虑和抑郁情绪时，评估其精神、心理状况，给予淋浴或池浴、温柔按摩等抚慰、指导放松和呼吸等方法，同时可给予适时心理干预，耐心地满足产妇需求，尊敬、友善地对待产妇，帮助产妇表达恐惧，稳定情绪。

4. 健康教育

（1）自由体位指导：根据产妇的临床表现及症状体验，给予恰当的体位指导，通过体位改变，促进产妇的舒适，促进产程进展。

（2）膀胱是否充盈指导：产妇要知晓及时排空膀胱的必要性和重要性，一般建议1~2小时要及时解尿，保持膀胱处于空虚状态。

（3）休息和饮食指导：产妇知晓及时补充体液的重要性，能根据情况及时补充能量。

（4）帮助树立分娩信心：产妇及家属能清楚明白阴道分娩的可能性及优点，能建立对医护人员的信任感，增强分娩的自信心。

第三节　胎位及胎儿发育异常

胎位异常包括肩先露、臀先露及头先露的胎头位置异常，而头先露胎头位置异常包括持续性枕横位及枕后位、胎头高直位、枕横位中的前不均倾位、面位、额位等，是引起难产的常见原因，以头为先露的难产，又称头位难产。随着围产医学的进展，横位、臀位等异常胎位的发生率现已明显下降，97%的胎位是头先露，如何从97%的头先露中将难产识别出来是产科医生、助产士每天都要遇到的问题。在头位分娩中，顺产和难产没有明显界限，除有明确骨盆狭窄者外，绝大多数的难产都需经历一段产程后才能表现出来。因此，产时早期发现与正确处理胎头位置异常是目前降低围产期母婴发病率的关键。

一、持续性枕后位、枕横位

（一）定义

临产后胎头以枕横或枕后位衔接，经充分试产，胎头枕部仍位于母体骨盆后方或侧方，不能转向前方致使分娩发生困难者，称为持续性枕后位或持续性枕横位。

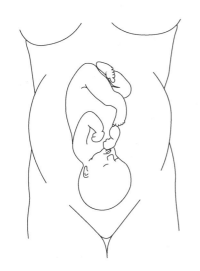

图14-7　持续性枕后位1

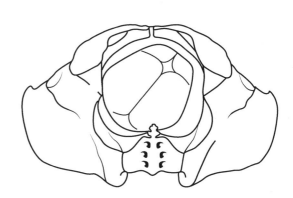

图14-8　持续性枕后位2

（二）原因

1. 骨盆异常　常发生在男型骨盆或类人猿型骨盆。这两类骨盆入口平面前半部较狭窄，后半部较宽，胎头容易以枕后位或枕横位衔接。同时常伴有中骨盆狭窄，影响胎头在中骨盆平面向前旋转，为适应骨盆形态，而成为持续性枕后位或持续性枕横位。

2. 胎头俯屈不良 持续性枕后(横)位胎头俯屈不良,以较枕下前囟径(9.5cm)增加1.8cm的枕额径(11.3cm)通过产道,影响胎头在骨盆腔内旋转。

3. 子宫收缩乏力 影响胎头下降、俯屈及内旋转,容易造成持续性枕后位。反过来,持续性枕后(横)位使胎头下降受阻,也容易导致宫缩乏力,两者互为因果关系。

4. 其他 前壁胎盘、膀胱充盈、宫颈肌瘤、头盆不称、胎儿发育异常等均可影响胎头内旋转,形成持续性枕后(横)位。

(三)处理原则

若骨盆无异常、胎儿不大时,可以试产。试产时应严密观察产程,注意胎头下降、宫口扩张程度、宫缩强弱及胎心有无改变。

二、额先露或面先露

(一)定义

额先露是胎头以最大径线枕颏径入盆通过产道,持续以额为先露称为额先露。额先露是胎头枕先露与面先露之间的过渡姿势,若胎头俯屈良好可成枕先露,若仰伸则成面先露,多于临产后发生,比较少见,且多见于经产妇。

面先露是胎头以颜面部为先露称为面先露,多于临产后发现。常由额先露仰伸形成。面先露以颏骨为指示点,有颏左(右)前、颏左(右)横、颏左(右)后6种胎位,以颏左前及颏右后较多见。我国发生率为0.08%~0.27%,国外资料为0.17%~0.2%,经产妇多于初产妇。

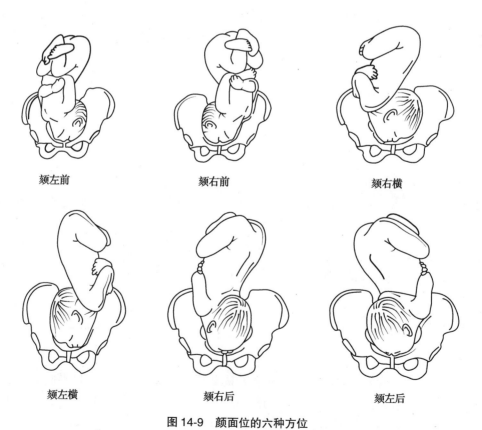

颏左前　　　　　　　　　颏右前　　　　　　　　　颏右横

颏左横　　　　　　　　　颏右后　　　　　　　　　颏左后

图14-9 颜面位的六种方位

（二）原因

1. **骨盆狭窄** 骨盆入口狭窄时，胎头衔接受阻，阻碍胎头俯屈，导致胎头极度仰伸。
2. **头盆不称** 临产后胎头衔接受阻，造成胎头极度仰伸。
3. **腹壁松弛** 经产妇悬垂腹时胎背向前反屈，颈椎及胸椎仰伸形成面先露。
4. **脐带过短或脐带绕颈** 使胎头俯屈困难。
5. **畸形** 无脑儿因无顶骨，可自然形成面先露。先天性甲状腺肿，胎头俯屈困难，也可导致面先露。

（三）处理原则

面先露均在临产后发生。如出现产程延长及停滞时，应及时行阴道检查。颏前位时，若无头盆不称，产力良好，有可能经阴道自然分娩。持续性颏后位时，难以经阴道分娩，应行剖宫产术结束分娩。

三、胎头高直位

（一）定义

胎头高直位是指胎头以不屈不伸的姿态进入骨盆入口平面，即胎头的矢状缝落在骨盆入口平面的前后径上，大囟门及小囟门分别位于前后径两侧。其发病率仅次于持续性枕横位及枕后位，国外报道占分娩总数的 0.06%~1.6%；国内报道占 1.08%。胎头高直位分胎头高直前位及高直后位。

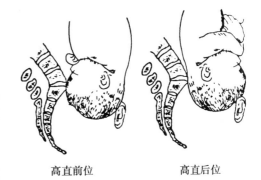

高直前位　　　　　高直后位

图 14-10　胎头高直位

（二）原因

1. 头盆不称是胎头高直位发生最常见的原因。常见于骨盆入口平面狭窄、扁平骨盆、均小骨盆及横径狭小骨盆，特别是当胎头过大、过小及长圆形胎头时易发生胎头高直位。
2. 腹壁松弛及腹直肌分离使胎背易朝向母体前方，胎头高浮，当宫缩时易形成胎头高直位。
3. 胎膜早破是胎膜突然破裂，羊水迅速流出，宫缩时胎头矢状缝易固定于骨盆入口前后径上，形成胎头高直位。

（三）处理原则

高直前位时，若骨盆正常、胎儿不大、产力强，应给予阴道试产机会。高直后位一经确诊，应行剖宫产术。

四、前不均倾位

（一）定义

枕横位的抬头以前顶骨先入盆即称为前不均倾位。胎头不论以何种头位入盆均可发生不均倾势，但枕前位和枕后位罕见，在枕横位中多数以后顶骨入盆，形成后不均倾势，在不均倾势中多见，而前不均倾势较为少见，发生率在 0.68% 左右。

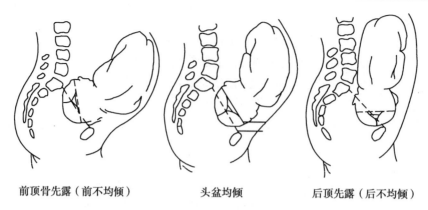

前顶骨先露（前不均倾）　　　　头盆均倾　　　　后顶先露（后不均倾）

图 14-11　不均倾位

（二）原因

骨盆入口面前后径缩短时，因耻骨联合后面直而无凹陷，前顶骨嵌顿于耻骨联合后方，使得后顶骨无法越过骶岬而无法入盆。

（三）处理原则

前不均倾位不论是否伴有头盆不称，常需以剖宫产结束分娩。

五、臀先露

（一）定义

臀先露是最常见的异常胎位，占妊娠足月分娩总数的 3%~4%。臀先露以骶骨为指示点，有骶左（右）前、骶左（右）横、骶左（右）后 6 种胎位。

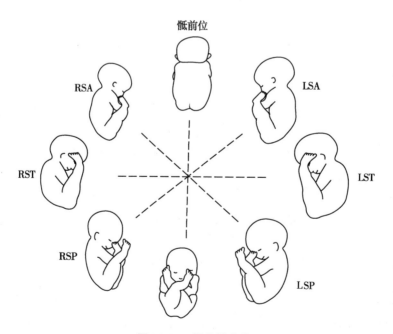

图 14-12　臀位的分类

（二）原因

1. 胎儿在宫腔内活动范围过大　羊水过多、经产妇腹壁松弛及早产儿羊水相对偏多，胎儿易在宫腔内自由活动形成臀先露。

2. 胎儿在宫腔内活动范围受限　子宫畸形、胎儿畸形、双胎妊娠及羊水过少等，容易发生臀先露。胎盘附着在宫底及宫角，臀先露的发生率为73%，而头先露为5%。

3. 胎头衔接受阻骨盆狭窄、前置胎盘、肿瘤阻塞骨盆腔及巨大胎儿等，也易发生臀先露。

（三）处理原则

目前臀位阴道分娩的新生儿产伤和围产儿的死亡仍较突出。国内外产科工作者大多认为臀位剖宫产对新生儿是最安全的方法。临产初期根据产妇年龄、胎产次、骨盆类型、胎儿大小、胎儿是否存活及发育是否正常，臀先露类型以及有无并发症等，对分娩方式做出正确判断与选择。

六、肩先露

（一）定义

当胎体横卧于骨盆入口以上，其纵轴与母体纵轴相垂直，先露部为肩时称为肩先露。占妊娠分娩总数的0.25%。以肩胛骨为指示点，有肩左前、肩左后、肩右前、肩右后4种胎位。是最不利于分娩的胎位。

（二）原因

1. 经产妇腹壁松弛，如悬垂腹时子宫前倾使胎体纵轴偏离骨产道，斜向一侧或呈横产式。

2. 早产儿尚未转至头先露时。

3. 前置胎盘，骨盆狭窄、子宫异常或肿瘤，影响胎头入盆；羊水过多。

（三）处理原则

根据胎产次、胎儿大小、胎儿是否存活、宫口扩张程度、胎膜是否破裂、有无并发症等，综合判断决定分娩方式。

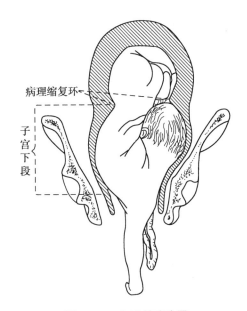

图14-13　忽略性肩先露

七、复合先露

（一）定义

胎头或胎臀伴有肢体（上肢或下肢）作为先露部同时进入骨盆入口，称为复合先露。临床以一手或一前臂沿胎头脱出最常见，多发生于早产者，发病率为0.08%~0.1%。

（二）原因

胎先露部与骨盆入口未能完全嵌合，或在胎先露部周围有空隙均可发生。以经产妇腹壁松弛者、临产后胎头高浮、骨盆狭窄、胎膜早破、早产、双胎妊娠及羊水过多等为常见。

（三）处理原则

发现复合先露，若有明显头盆不称或伴有胎儿窘迫征象，应尽早行剖宫产术。

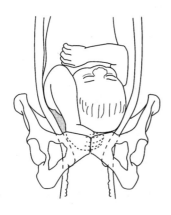

图 14-14　头合并手复合先露

（四）护理评估

1. 母体状况的评估

（1）健康史

1）一般病史：首先要评估产前检查的一般资料，了解产妇的身体发育状况、身高与骨盆测量值、胎儿大小与头盆关系，羊水量、有无前置胎盘及盆腔肿瘤等；同时还要收集产妇的内、外科病史，包括过去病史及现在病史数据。

2）孕产史：①妊娠史：既往有妊娠史者要了解每次妊娠过程、孕期不适情形及处理方法；②分娩史：既往有妊娠史者要了解分娩经过、分娩方式、分娩时的特殊情况、产后特殊情况等，注意有无头盆不称、糖尿病史等。了解是否有分娩巨大儿、畸形儿等家族史；③本次孕产史：有无妊娠期并发症或合并症；注意评估临产后产妇的精神状态、产妇的休息、进食及排泄情况；重点评估宫缩的节律性、对称性、极性、强度与频率以及宫口开大及先露下降情况，从而了解产程的进展；其次评估产妇的社会支持系统情况。

（2）症状、体征

1）持续性枕后位、枕横位：产程延长，尤其胎儿枕骨持续位于母体骨盆后方，直接压迫直肠，产妇自觉肛门坠胀及排便感，子宫颈口尚未开全时，过早用力屏气使用腹压，使产妇疲劳，宫颈前唇水肿，胎头水肿，影响产程进展。持续性枕后位常致第二产程延长。如阴道口虽已见到胎头，但历经多次宫缩屏气却不见胎头继续顺利下降时，应考虑持续性枕后位。

2）额先露或面先露：颏前位时，胎儿颜面部不能紧贴子宫下段及宫颈，引起子宫收缩乏力，产程延长。由于颜面部骨质不易变形，容易发生会阴裂伤。颏后位可发生梗阻性难产，处理不及时，可致子宫破裂。

3）胎头高直位：由于临产后胎头未俯屈，入盆困难，活跃期早期宫口扩张延缓或停滞；一旦胎头入盆后，产程进展顺利；若胎头不能衔接，表现活跃期停滞。高直后位时，胎头不能进入骨盆入口，胎头不下降，先露部高浮，活跃期早期延缓或停滞，即使宫口开全，由于胎头高浮也易发生滞产、先兆子宫破裂或子宫破裂。

4）前不均倾位：胎头后顶骨不能入盆，使胎头下降停滞，产程延长。前顶骨与耻骨联合之间的膀胱颈受压，产妇过早出现尿潴留。

5）臀先露：孕妇常感肋下或上腹部有圆而硬的胎头，由于胎臀不能紧贴子宫下段及子宫颈，常导致子宫收缩乏力，产程延长，手术产机会增多。

6）肩先露：临产后由于先露部不能紧贴子宫下段，常出现宫缩乏力和胎膜早破，破膜后可伴有脐带和上肢脱垂等情况，可导致胎儿窘迫甚至死亡，足月活胎不可能经阴道娩出。

7）复合先露：仅胎手露于胎头旁，或胎足露于胎臀旁者，多能顺利经阴道分娩。但在破膜后，上臂完全脱出则能阻碍分娩。下肢和胎头同时入盆，直伸的下肢也能阻碍胎头下降，若不及时处理可致梗阻性难产，威胁母儿生命。胎儿可因脐带脱垂死亡，也可因产程延长、缺氧造成胎儿窘迫，甚至死亡等。

（3）心理社会状况

1）产妇对分娩体验的感受：产妇因产程时间过长，极度疲乏失去信心而产生急躁情绪，同时也十分担心自身及胎儿的安危。

2）产妇自我形象：由于疼痛的刺激，产妇疲劳不堪。

3）母亲的行为：由于胎方位异常等原因，产妇往往出现无法控制的过早屏气用力及排尿困难等。

4）家庭氛围：产妇及家属显得焦虑、恐惧，担心母儿的安危，请求医护人员尽快帮助产妇解除痛苦，结束分娩。

（4）相关检查

1）全身检查：测量产妇的血压、脉搏、呼吸、心率，观察产妇神志、皮肤弹性等特点。

2）产科相关检查：①子宫收缩情况：宫缩持续时间与间隔时间，是否规律，有无间隔，产妇在宫缩的间隔是否完全放松，是否有异常出血或伴其他不适。②腹部检查：腹部四步触诊时需注意腹型、胎儿肢体、胎心音的位置，枕后位时，腹部较易触及小肢体，当胎背与胎儿肢体分别位于母腹部两侧时应考虑为枕横位。③阴道检查：阴道检查是确定胎头位置异常的重要方法，破膜后检查结果更为准确。胎方位主要依靠矢状缝、囟门位置及耳郭方向决定。枕后位时矢状缝在骨盆斜径上，大囟门在骨盆前方，而小囟门在骨盆后方。耳郭朝向后方可作枕后位的标记，但常只能在宫颈完全扩张时才能实行。持续性枕横位时，矢状缝与大、小囟门的位置与骨盆的横径基本一致，小囟门在左侧者为枕左横位，反之，为枕右横位。胎头高直位时胎头矢状缝衔接于骨盆入口平面的前后径上，有时可略偏左或偏右，但不超过15°，阴道检查时若小囟门靠近耻骨联合，大囟门靠近骶骨时为高直前位，反之，为高直后位。前不均倾位是枕横位中胎头以前不均倾势入盆者，阴道检查时胎头之前顶紧紧嵌于耻骨联合后，盆腔前半部被塞满，而盆腔后半部空虚，胎头后顶大部分留在骶岬之上，而胎头之矢状缝在骨盆横径上但向后靠近骶岬，这是由于胎头侧屈加深所致。额先露时阴道检查可扪及额骨及额缝，额缝一端为大囟门的前半部，另一端为眼眶及鼻根部，这些是产时诊断额先露的可靠依据。

3）实验室检查：可疑为巨大儿的孕妇，产前应做血糖、尿糖检查，孕晚期抽羊水作胎儿肺成熟度检查、胎盘功能检查。

4）超声检查：利用产时 B 超及早确诊胎方位异常，产时 B 超确定胎方位需依据胎儿脊柱、胎枕、脑中线、眼眶、鼻及下颌等声像图进行综合判断。

2. 胎儿状况的评估　多普勒胎心听诊仪监测是否有胎心率减慢、过快或心律不齐，胎心监护仪监测是否有胎心减速。

（五）护理措施

1. 一般护理

（1）环境：创造灯光幽暗、安静舒适的环境，使产妇放松，睡眠休息。

（2）饮食：鼓励待产妇进食，保持待产妇良好的营养状况，按医嘱必要时给予补液，维持水、电解质平衡。

（3）腹压使用：指导产妇合理用力，避免体力消耗；枕后位者嘱其不要过早屏气用力，以防宫颈水肿及疲乏。

2. 症状、体征护理

（1）加强孕期保健，通过产前检查及时发现并处理异常情况。

（2）考虑持续性枕后位时可以利用体位，借助重力作用进行纠正。已知或高度怀疑胎儿为枕后位的产妇采用侧卧位的正确位置使胎背"朝向床"，如果胎儿为 ROP 位，产妇应该右侧卧位,重力将胎儿枕骨和躯干拉向 ROT 位。胎儿为枕后位产妇采用侧俯卧位的正确位置使胎背"朝向天花板"。如果胎儿为 ROP 位,产妇应当采用左侧俯卧位,重力将胎儿枕骨和躯干拉向 ROT 位,然后是 ROA 位。

(3)怀疑持续性不均倾位时可以采用骨盆按压、悬吊位或支撑蹲位,拉长躯干,解除对骨盆的压迫,为胎头提供更大的活动空间从而变成均倾位或使骨盆轻度变形,与胎头平面更相适应。

(4)防止胎膜早破,孕妇一旦胎膜早破,立即观察胎心,抬高床尾,如胎心有改变,及时报告医师,并立即行阴道检查,及早发现脐带脱垂情况。

(5)有明显头盆不称、胎位异常或确诊为巨大胎儿的产妇,按医嘱做好剖宫产的术前准备。

(6)协助医师做好阴道助产及新生儿抢救的准备,必要时为缩短第二产程可行阴道助产。新生儿出生后应仔细检查有无产伤。第三产程仔细检查胎盘、胎膜的完整性及母体产道的损伤情况。按医嘱及时应用宫缩剂与抗生素,预防产后出血与感染。

3. 心理护理 针对产妇及家属的疑问、焦虑与恐惧,护士在执行医嘱及提供护理照顾时,给予充分解释,消除产妇与家属的精神紧张状态,并将产妇及胎儿状况及时告诉本人及家属。为待产妇提供分娩过程中增加舒适感的措施,增强对分娩的自信心,安全度过分娩。

4. 健康教育

(1)自由体位指导:保持自由体位活动是减轻疼痛,促进产程进展最简单有效的方法,也是最基本的方法。告知产妇母亲是分娩的主动者,母亲与胎儿的相互作用,是促进分娩进展的主要力量,根据产妇的临床表现及症状体验,给予恰当的体位指导,通过体位改变,促进产妇的舒适,促进产程进展。

(2)膀胱是否充盈指导:产妇要知晓及时排空膀胱的必要性和重要性,有尿意但排尿不畅时需告知医生及时处理。鼓励产妇 1~2 小时要及时解尿,保持膀胱处于空虚状态。

(3)休息和饮食指导:产妇知晓及时补充食物的重要性,能根据情况及时补充能量。

第四节 瘢痕子宫妊娠的管理

近些年,我国剖宫产率居高不下,已超出世界卫生组织推荐的剖宫产率上限,同时腹腔镜下子宫肌瘤剔除术等的广泛开展,造成育龄妇女的瘢痕子宫逐年增多,瘢痕子宫再次妊娠后相关风险的处理,分娩方式及时机的选择,日益成为临床上产科医生面临的十分棘手的问题。

一、处理原则

瘢痕子宫再次妊娠的分娩方式有选择性再次剖宫产(elective repeal cesarean section, ERCS)和剖宫产术后再次妊娠阴道试产(trial of labor after cesarean section, TOLAC),选择何种方式分娩,一直是备受争论的问题。当前我国瘢痕子宫再次妊娠阴道试产率并不高,这与孕妇害怕疼痛及阴道试产的风险有关,但很大程度上也受到产科医生的影响,与过多强调 VBAC 引起的子宫破裂风险有关,而据国内很多研究显示剖宫产术后再次妊娠阴道分娩(vaginal birth after cesarean, VBAC)的成功率在 60%~80% 不等。因而,对于有剖宫产史的孕妇，若孕妇及家属有阴道分娩意愿，如果前次剖宫产的指征已不存在，没有其他高危因素，且为子宫下段横切开口，符合阴道试产的条件，应给予阴道试产的机会。

二、护理评估

1. 母体状况的评估

（1）健康史：

1）一般病史：首先要评估产前检查的一般资料，了解产妇孕妇年龄、体重指数、孕周及估计胎儿体重、宫颈条件、头盆关系等；同时还要收集产妇的内、外科病史，包括过去病史及现在病史数据。

2）孕产史：①妊娠史：要了解既往妊娠过程、孕期不适情形及处理方法。②分娩史：要了解既往有妊娠史者分娩经过、分娩方式、分娩时的特殊情况、产后特殊情况等。③本次孕产史：有无妊娠期并发症或合并症；注意评估临产后产妇的精神状态、产妇的休息、进食及排泄情况；重点评估宫缩的节律性、对称性、极性、强度与频率以及宫口开大及先露下降情况，从而了解产程的进展；其次评估产妇的社会支持系统情况。

（2）症状、体征：

1）分娩前的评估：TOLAC 前应充分评估，可提高 TOLAC 的成功率并减少并发症的发生。建议在孕 36~37 周由高年资产科医师为孕妇确定分娩方式、计划分娩日期、是否引产等。①严格掌握并充分分析 TOLAC 的适应证及禁忌证。②评估孕妇骨盆情况、胎产式、胎方位，估计胎儿体重等，是否存在头盆不称及生殖道畸形等。③建议妊娠满 36 周开始超声评估子宫切口处肌层的连续性。④建立本医院的剖宫产术后再次妊娠孕妇分娩方式的评估表及规范的 VBAC 知情同意书。

2）分娩期的监护及管理：为 TOLAC 孕妇提供严密的母儿监护、严格的产程管理、迅速的应急处理及新生儿复苏，以保障母儿安全。自然临产者：①备血、留置导尿，开放静脉通路，做好紧急剖宫产的术前准备。②建议行持续电子胎儿监护，观察胎心率变化，判断胎儿宫内状态。③注意产妇主诉，监测生命体征变化、子宫下段是否存在压痛、血尿等情况。④产程进展缓慢，需要缩宫素静脉点滴加强宫缩时，尽量使用小剂量。⑤当产程停滞或胎头下降停滞时，可放宽剖宫产指征。⑥第二产程时间不宜过长，应适当缩短第二产程，必要时可行阴道手术助产，助产前需排除先兆子宫破裂。⑦发现胎心异常、先兆子宫破裂或子宫破裂等征象时应实施紧急剖宫产，尽快娩出胎儿，手术中请新生儿科医师到场协助抢救新生儿。TOLAC 的引产者：TOLAC 孕妇的引产指征同非剖宫术后再次妊娠孕妇，但引产方式的选择及引产过程的监测与围产期预后密切相关。关于引产的安全性，目前尚缺少循证医学证据。因此，需要由高年资医师通过评估母儿状态、引产条件及方式，并与孕妇及家属沟通后再决定引产。①引产前的准备：评估母儿状态、胎儿体质量、骨盆情况、胎头下降、子宫颈条件、子宫下段等情况来判断是否具备 TOLAC 的适应证。引产前需充分向孕妇及家属交代母儿情况、引产条件、引产方式、子宫破裂的风险、子宫破裂对母儿的危害、医院的监护及应急处理措施，并签署知情同意书。备血、留置导尿，开放静脉通路，做好紧急剖宫产的手术准备。②引产方法的选择：有引产指征的孕妇可考虑使用水囊引产或小剂量缩宫素引产。缩宫素引产要特别注意缩宫素的剂量、宫缩强度、产程进展、胎头下降及母儿状态。不建议使用前列腺素类药物（如米索前列醇）促子宫颈成熟，可增加子宫破裂的风险。

3）产后管理：产后管理是保障 VBAC 成功的重要环节，不可忽视。①生命体征：VBAC

后应持续监测产妇生命体征2小时,若发生产妇烦躁、心率增快、血压下降等情况,应除外子宫破裂的可能。②子宫收缩及阴道流血情况:密切观察宫缩及出血情况,直至产后2小时。若出现子宫轮廓不清、阴道流血较多、明显下腹部压痛等,应警惕子宫破裂,必要时进行阴道检查或盆腔超声检查。③血红蛋白及血细胞比容:产后监测血红蛋白、血细胞比容变化情况,判断有无活动性出血。

（3）心理社会状况:剖宫产术后再次妊娠的产妇心理较为复杂,对阴道试产抱有期望,但又恐惧胎儿及自身因子宫瘢痕破裂而出现生命危险。

（4）相关检查:

1）全身检查:测量产妇的血压、脉搏、呼吸、心率,观察产妇神志、皮肤弹性等特点。产妇有无心动过速、低血压、晕厥或休克情况。观察有无严重腹痛,尤其是宫缩间隙期持续存在的腹痛。

2）产科相关检查:①子宫收缩情况:宫缩持续时间与间隔时间,是否规律,有无间隔,产妇在宫缩的间隔是否完全放松,有效宫缩是否有突然停止,产前或产后是否有异常阴道出血;②宫口扩张情况:宫口、先露、胎方位、骨盆是否空虚、尾骨活动度等;③胎膜是否破裂:胎膜破裂时间、羊水量、性状与颜色等。④子宫瘢痕部位是否有压痛和反跳痛。⑤腹部轮廓是否在以往位置不能探及。

3）实验室检查:血常规检查可见血红蛋白下降,白细胞计数增加,尿液检查可出现尿红细胞或血尿。

4）超声检查:观察子宫瘢痕厚度,子宫前壁下段肌层连续性、胎心变化等。

2. 胎儿状况的评估　持续胎心监护,观察胎心率变化,特别注意是否有心动过缓、变异减速或晚期减速等。

三、护理措施

1. 一般护理

（1）环境:创造安静舒适的环境,使产妇放松、休息。

（2）饮食:提供饮食能量支持,适时静脉补充液体。

（3）体位:协助产妇取舒适的体位并鼓励其按自我感觉更换,找到自感舒适的位置,可取蹲位或跪、手膝支撑俯卧位、晃动骨盆等。

2. 症状、体征护理

（1）引产过程管理:

1）应由专人监护和观察。

2）建议持续电子胎儿监护,及时发现胎心律异常。

3）有条件者应对孕妇持续心电监护,观察孕妇的生命体征;注意孕妇的主诉及一般状况。

4）密切注意产程进展、胎头下降情况;尽量缩短第二产程。如引产≥8小时仍未临产应再次评估是否适合阴道分娩,并再次与家属交代病情,必要时中转剖宫产。

5）发现胎心异常、先兆子宫破裂或子宫破裂等征象应实施紧急剖宫产,尽快娩出胎儿,并做好新生儿复苏的准备。

（2）分娩镇痛:建议对于计划TOLAC的孕妇应早期采用椎管内麻醉,以减轻孕妇疼痛,或满足手术产的麻醉需求。分娩镇痛应由麻醉科医师制订相应的用药方案,尽量通过最小剂量达到最佳的镇痛效果。使用分娩镇痛可增加产妇阴道分娩的信心,且不会增加TOLAC

产妇并发症的发生率,通常不会掩盖子宫破裂的症状和体征,但可增加第二产程延长和手术助产的风险。

(3)并发症及处理:VBAC的主要并发症为先兆子宫破裂和子宫破裂,是导致母儿不良预后的主要原因。改善母儿结局的关键是尽早发现子宫破裂,及时处理。因此,尽早发现及识别子宫破裂征象十分重要。

1)子宫破裂的征象:①胎心监护异常,特别是出现胎儿心动过缓、变异减速或晚期减速等。②严重的腹痛,尤其在宫缩间歇期持续存在的腹痛。③子宫瘢痕部位的压痛和反跳痛。④孕妇心动过速、低血压、昏厥或休克。⑤产程中胎先露位置升高。⑥先前存在的有效宫缩突然停止。⑦血尿、产前或产后阴道异常出血。⑧腹部轮廓改变,在以往的位置不能探及胎心。

胎心监护异常是子宫破裂最常见的临床表现,发生率为66%~75%,但超过一半的孕妇会出现两个以上的症状,最多见为胎心监护异常和腹痛,子宫破裂的诊断通常在紧急剖宫产或产后剖腹探查时做出。

2)处理:疑诊先兆子宫破裂或子宫破裂时,争取在最短时间内剖宫产终止妊娠,同时,严密监测产妇的生命体征、出血等情况,维持生命体征稳定,纠正出血的相关并发症,必要时输血治疗,并积极预防感染。

3)应急预案:TOLAC应在有母儿急救措施和剖宫产条件成熟的医院开展。制订TOLAC紧急事件的应急预案与急救绿色通道。在TOLAC过程中,应由有经验的医师对分娩过程进行监护。当发现先兆子宫破裂或子宫破裂征象时,应迅速启动院内急救绿色通道及急救预案。

3. 心理护理及健康教育 告知产妇VBAC的安全性、可行性、注意事项、可能出现的并发症等,消除其心理顾虑。

知识拓展

新产程标准及处理的专家共识(2014)

产程正确处理对减少手术干预促进安全分娩至关重要。目前,针对分娩人群的特点,如平均分娩年龄增高,孕妇和胎儿的平均体质量增加,硬脊膜外阻滞等产科干预越来越多,审视我们沿用多年的Friedman产程曲线,一些产程处理的观念值得质疑和更新。

近年来,越来越多的产科研究再次回到了对正常产程曲线的描述中,并且有了许多与以往不一样的发现。Zhang等对美国19所医院中62415例单胎、头位、自然临产并阴道分娩,且新生儿结局正常产妇的产程进行了回顾性研究,结果发现:①无论初产妇还是经产妇,宫口从4cm扩张到5cm可能需要6小时以上,从5cm扩张到6cm可能需要3小时以上;②初产妇和经产妇的产程在宫口扩张6cm以前基本一致,在此之后,经产妇的产程进展明显加快;③初产妇第二产程中位持续时间的第95百分位数在应用硬脊膜外阻滞组及未应用硬脊膜外阻滞组分别为3.6小时和2.8小时。由此可见,即使产程进展比较缓慢,最终仍然可以顺利经阴道分娩。

在综合国内外相关领域文献资料的基础上,结合美国国家儿童保健和人类发育研究所、美国妇产科医师协会、美国母胎医学会等提出的相关指南及专家共识,中华医学会妇产科学分会产科学组专家对新产程的临床处理达成以下共识:

第一产程:潜伏期,潜伏期延长(初产妇>20h,经产妇>14h)不作为剖宫产指征;破膜后且至少给予缩宫素静脉滴注 12~18 小时,方可诊断引产失败;在除外头盆不称及可疑胎儿窘迫的前提下,缓慢但仍有进展(包括宫口扩张及先露下降的评估)的第一产程不作为剖宫产的指征。活跃期,以宫口扩张 6cm 作为活跃期的标志。活跃期停滞的诊断标准:当破膜且宫口扩张 ≥ 6cm 后,如宫缩正常,而宫口停止扩张 ≥ 4h 可诊断活跃期停滞;如宫缩欠佳,宫口停止扩张 ≥ 6h 可诊断活跃期停滞。活跃期停滞可作为剖宫产的指征。

第二产程:第二产程延长的诊断标准:初产妇,如行硬脊膜外阻滞,第二产程超过 4h,产程无进展可诊断为第二产程延长;如无硬脊膜外阻滞,第二产程超过 3h,产程无进展则可诊断。经产妇,如行硬脊膜外阻滞,第二产程超过 3h,产程无进展可诊断为第二产程延长;如无硬脊膜外阻滞,第二产程超过 2h,产程无进展则可诊断。

当抬头下降异常时,在考虑阴道助产或剖宫产之前,应对胎方位进行评估,必要时进行手转胎头到合适的胎方位。

临床医师在产程管理时应该及时应用上述新的产程处理理念,在母儿安全的前提下,密切观察产程的进展,以促进阴道分娩,降低剖宫产率,最大程度为孕产妇的安全提供保障。鉴于临床和基础研究的发展日新月异,本共识相关内容将在今后广泛深入的临床实践和研究中加以完善和修订。

剖宫产术后再次妊娠阴道分娩管理的专家共识(2016)

近年来,有剖宫产史再次妊娠的女性人数逐年增加。剖宫产术后再次妊娠时存在瘢痕子宫妊娠、凶险性前置胎盘、子宫破裂等风险。关于剖宫产术后再次妊娠的分娩方式有选择性再次剖宫产(elective repeat cesarean section, ERCS)和剖宫产术后再次妊娠阴道试产(trial of labor after cesarean section, TOLAC)两种。TOLAC 的成功率各国报道不一,从 60%~80% 不等;且子宫破裂的风险高于 ERCS,但整体风险率不足 1%,一旦发生子宫破裂,孕妇输血率、子宫切除率和围产儿发病率、死亡率明显增加。因此,对剖宫产术后再次妊娠但有 TOLAC 意愿的孕妇必须在产前充分评估、具备阴道分娩适应证、规范的产时管理、具备相应的应急预案的前提下实施 TOLAC。为规范 TOLAC 的适应证、产时管理及应急预案,中华医学会妇产科学分会产科学组根据近年来国内外的研究经验以及美国、加拿大、英国、法国等国家的相关指南,结合我国目前的现状,制订了"剖宫产术后再次妊娠阴道分娩(vaginal birth after cesarean, VBAC)管理的专家共识"。由于很多方面尚缺乏有效的、高质量的循证医学证据,尤其是缺乏我国的循证数据,需要在将来的临床实践中不断完善本共识。

一、TOLAC 的适应证

1. 孕妇及家属有阴道分娩意愿,是 TOLAC 的必要条件。

2. 医疗机构有抢救 VBAC 并发症的条件及相应的应急预案。

3. 既往有 1 次子宫下段横切口剖宫产史,且前次剖宫产手术顺利,切口无延裂,如期恢复,无晚期产后出血、产后感染等;除剖宫产切口外子宫无其他手术瘢痕。

4. 胎儿为头位。

5. 不存在前次剖宫产指征,也未出现新的剖宫产指征。

6. 2 次分娩间隔 ≥ 18 个月。

7. B 超检查子宫前壁下段肌层连续。

8. 估计胎儿体质量不足 4000g。

二、TOLAC 的禁忌证

1. 医疗单位不具备施行紧急剖宫产的条件。

2. 已有 2 次及以上子宫手术史。

3. 前次剖宫产术为古典式剖宫产术、子宫下段纵切口或 T 形切口。

4. 存在前次剖宫产指征。

5. 既往有子宫破裂史；或有穿透宫腔的子宫肌瘤剔除术史。

6. 前次剖宫产有子宫切口并发症。

7. 超声检查胎盘附着于子宫瘢痕处。

8. 估计胎儿体质量为 4000g 或以上。

9. 不适宜阴道分娩的内外科合并症或产科并发症。

三、提高 VBAC 成功率的因素

1. 有阴道分娩史，包括前次剖宫产术前或术后的阴道分娩史。

2. 妊娠不足 39 周的自然临产。

3. 子宫颈管消失 75%~90%、宫口扩张。

4. 本次分娩距前次剖宫产 > 18 个月。

5. 孕妇体重指数（BMI）< 30kg/m^2。

6. 孕妇年龄 < 35 岁。

四、剖宫产术后再次妊娠的产前宣教

1. 孕妇及家属应了解 VBAC 的利弊，及发生胎儿窘迫、子宫破裂等的紧急处理措施，利于做出分娩方式的选择。

2. 适宜的孕期营养及运动，合理控制孕期体质量，降低巨大儿发生率。

五、分娩前的评估

TOLAC 前应充分评估，可提高 TOLAC 的成功概率并减少并发症的发生。建议在孕 36~37 周由高年资产科医师为孕妇确定分娩方式、计划的分娩日期、是否引产等。

1. 严格掌握并充分分析 TOLAC 的适应证及禁忌证。

2. 评估孕妇骨盆情况、胎产式、胎方位、胎儿估计体质量等，是否存在头盆不称及生殖道畸形等。

3. 建议妊娠满 36 周开始超声评估子宫切口处肌层的连续性。

4. 建立本医院的剖宫产术后再次妊娠孕妇分娩方式的评估表及规范的 VBAC 知情同意书。

六、分娩期的监护及管理

为 TOLAC 孕妇提供严密的母儿监护、严格的产程管理、迅速的应急处理及新生儿复苏，以保障母儿安全。

（一）自然临产者

1. 备血、留置导尿，开放静脉通路，做好紧急剖宫产的术前准备。

2. 建议行持续电子胎儿监护，观察胎心率变化，判断胎儿宫内状态。

3. 注意产妇主诉，监测生命体征变化、子宫下段是否存在压痛、血尿等情况。

4. 产程进展缓慢，需要缩宫素静脉点滴加强宫缩时，尽量使用小剂量。

5. 当产程停滞或胎头下降停滞时，可放宽剖宫产指征。

6. 第二产程时间不宜过长，应适当缩短第二产程，必要时可行阴道手术助产，助产前需排除先兆子宫破裂。

7. 发现胎心异常、先兆子宫破裂或子宫破裂等征象时应实施紧急剖宫产,尽快娩出胎儿,手术中请新生儿科医师到场协助抢救新生儿。

(二)TOLAC 的引产

TOLAC 孕妇的引产指征同非剖宫产术后再次妊娠孕妇,但引产方式的选择及引产过程的监测与围产期预后密切相关。关于引产的安全性,目前尚缺少循证医学证据。因此,需要由高年资医师通过评估母儿状态、引产条件及方式,并与孕妇及家属沟通后再决定引产。

1. 引产前的准备

(1)评估母儿状态、胎儿体质量、骨盆情况、胎头下降、子宫颈条件、子宫下段等情况来判断是否具备 TOLAC 的适应证。

(2)引产前需充分向孕妇及家属交代母儿情况、引产条件、引产方式、子宫破裂的风险、子宫破裂对母儿的危害、医院的监护及应急处理措施,并签署知情同意书。

(3)备血、留置导尿,开放静脉通路,做好紧急剖宫产的手术准备。

2. 引产方法的选择

(1)有引产指征的孕妇可考虑使用水囊引产或小剂量缩宫素引产。缩宫素引产要特别注意缩宫素的剂量、宫缩强度、产程进展、胎头下降及母儿状态。

(2)不建议使用前列腺素类药物(如米索前列醇)促子宫颈成熟,可增加子宫破裂的风险。

3. 引产过程中的注意事项

(1)应由专人监护和观察。

(2)建议持续电子胎儿监护,及时发现胎心律异常。

(3)有条件者应对孕妇持续心电监护,观察孕妇的生命体征;注意孕妇的主诉及一般状况。

(4)密切注意产程进展、胎头下降情况;尽量缩短第二产程。如引产 ≥ 8h 仍未临产应再次评估是否适合阴道分娩,并再次与家属交代病情,必要时中转剖宫产。

(5)发现胎心异常、先兆子宫破裂或子宫破裂等征象应实施紧急剖宫产,尽快娩出胎儿,并做好新生儿复苏的准备。

(三)分娩镇痛

建议对于计划 TOLAC 的孕妇应早期采用椎管内麻醉,以减轻孕妇疼痛,或满足手术产的麻醉需求。分娩镇痛应由麻醉科医师制订相应的用药方案,尽量通过最小剂量达到最佳的镇痛效果。使用分娩镇痛可增加产妇阴道分娩的信心,且不会增加 TOLAC 产妇并发症的发生率,通常不会掩盖子宫破裂的症状和体征,但可增加第二产程延长和手术助产的风险。

七、并发症及处理

VBAC 的主要并发症为先兆子宫破裂和子宫破裂,是导致母儿不良预后的主要原因。改善母儿结局的关键是尽早发现子宫破裂,及时处理。因此,尽早发现及识别子宫破裂征象十分重要。

(一)子宫破裂的征象

1. 胎心监护异常,特别是出现胎儿心动过缓、变异减速或晚期减速等。

2. 严重的腹痛，尤其在宫缩间歇期持续存在的腹痛。

3. 子宫瘢痕部位的压痛和反跳痛。

4. 孕妇心动过速、低血压、昏厥或休克。

5. 产程中胎先露位置升高。

6. 先前存在的有效宫缩突然停止。

7. 血尿。

8. 产前或产后阴道异常出血。

9. 腹部轮廓改变，在以往的位置不能探及胎心。

胎心监护异常是子宫破裂最常见的临床表现，发生率为 66%~75%，但超过一半的孕妇会出现两个以上的症状，最多见为胎心监护异常和腹痛，子宫破裂的诊断通常在紧急剖宫产或产后剖腹探查时做出。

（二）处理

疑诊先兆子宫破裂或子宫破裂时，争取在最短时间内剖宫产终止妊娠，同时，严密监测产妇的生命体征、出血等情况，维持生命体征稳定，纠正出血的相关并发症，必要时输血治疗，并积极预防感染。

（三）应急预案

TOLAC 应在有母儿急救措施和剖宫产条件成熟的医院开展。制订 TOLAC 紧急事件的应急预案与急救绿色通道。在 TOLAC 过程中，应由有经验的医师对分娩过程进行监护。当发现先兆子宫破裂或子宫破裂征象时，应迅速启动院内急救绿色通道及急救预案。

八、产后管理

产后管理是保障 VBAC 成功的重要环节，不可忽视。

1. 生命体征 VBAC 后应持续监测产妇生命体征 2 小时，若发生产妇烦躁、心率增快、血压下降等情况，应除外子宫破裂的可能。

2. 子宫收缩及阴道流血情况密切观察宫缩及出血情况，直至产后 2 小时。若出现子宫轮廓不清、阴道流血较多、明显下腹部压痛等，应警惕子宫破裂，必要时进行阴道检查或盆腔超声检查。

3. 血红蛋白及血细胞比容产后监测血红蛋白、血细胞比容变化情况，判断有无活动性出血。

思　考　题

1. 导致异常分娩的因素有哪些？

2. 协调性子宫收缩乏力的临产表现及护理措施？

3. 王某，26 岁，因"停经 40+ 周，下腹痛 5 小时"于上午 10 时入院，宫口 2cm，15：00 主诉便意感强，查宫口 5cm，孕妇因疼痛难忍要求剖宫产，您该如何给予指导？

4. 新产程的诊断标准？

（徐萌艳）

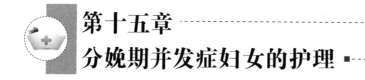

第十五章
分娩期并发症妇女的护理

在分娩过程中可出现一些严重威胁母婴生命安全的并发症,如子宫破裂、羊水栓塞、产后出血等,是导致孕产妇死亡的主要原因。

第一节 子宫破裂

一、概述

子宫破裂(rupture of uterus)是指子宫体部或子宫下段于妊娠晚期或分娩期发生的破裂,是产科极严重的并发症,威胁母儿生命。其发病率为判断一个地区产科质量标准之一。国内发生率0.1%~0.55%,发达国家如美国发生率0.04%~0.1%。在发展中国家,孕产妇死亡率高达40%~60%,我国为5%~12%,围产儿死亡率为50%~90%。随着城乡妇幼卫生三级保健网的建立和逐步完善,子宫破裂的发病率已明显降低。近年来由于剖宫产率上升,瘢痕子宫破裂的发生率有所增加,应当引起高度重视。

二、分类

子宫破裂根据发生部位分为子宫体部破裂和子宫下段破裂。根据破裂程度,可分为完全性子宫破裂(子宫肌壁全层破裂,宫腔与腹腔相通)与不完全性子宫破裂(子宫肌层部分或全部破裂,但浆膜层完整,宫腔与腹腔不相通,胎儿及其附属物仍在宫腔内)。根据发生原因分为子宫自然破裂、瘢痕破裂、损伤性破裂。根据发生时间可分为妊娠期、分娩期子宫破裂。根据发生的不同阶段可分为先兆子宫破裂、子宫破裂。

三、病因与发病机制

子宫破裂多发生于难产、高龄多产和子宫曾有过手术或有过损伤的产妇。根据破裂的原因,可分为无瘢痕子宫破裂和瘢痕子宫破裂。

(一)无瘢痕子宫破裂

1. 自然子宫破裂　梗阻性难产为最主要和最常见的发病原因,尤其好发于子宫肌壁有病理改变者,如畸形子宫肌层发育不良、过去有多次分娩史或多次刮宫史、子宫穿孔史、人工剥离胎盘史等。骨盆狭窄、头盆不称、软产道阻塞、宫颈瘢痕、胎位异常(如忽略性肩先露)、胎儿异常(如脑积水)时,均可使胎先露部下降受阻,为克服阻力引起子宫强烈收缩,使子宫下段过分伸展变薄导致子宫破裂。

2. 损伤性子宫破裂　主要由于子宫收缩剂使用不当和分娩时手术创伤造成。

(1)子宫收缩剂使用不当:在分娩前肌注缩宫素或过量静滴缩宫素、前列腺素栓剂及其他子宫收缩药物使用不当或子宫对缩宫素过于敏感,均可引起子宫收缩过强,加之先露下降受阻时,可发生子宫破裂。

（2）产科手术创伤:发生于不适当或粗暴的阴道助产手术（如宫口未开全行产钳或臀牵引术）,常可发生宫颈撕裂,严重时可波及子宫下段,发生子宫下段破裂。穿颅术、忽略性肩先露强行内转胎位术操作不慎,或植入胎盘强行剥离,也可造成子宫破裂。

（二）瘢痕子宫破裂

是近几年来发生子宫破裂的主要原因。如剖宫产术后、子宫肌瘤剔除术后、宫角切除术、子宫成形术后。在妊娠晚期或分娩期由于宫腔内压力增高可使瘢痕破裂。前次手术采用单层缝合、术后伴感染、切口愈合不良、多次剖宫产、剖宫产后间隔时间过短再次妊娠者,发生子宫破裂的危险更大。体部瘢痕破裂多为完全破裂,而子宫下段瘢痕多为不完全破裂。

四、处理原则

1. 先兆子宫破裂　立即采取有效措施抑制宫缩:吸入或静脉全身麻醉、肌注哌替啶100mg等缓解宫缩。并给患者吸氧,立即备血同时,尽快行剖宫产术,迅速结束分娩,防止子宫破裂。

2. 手术治疗　子宫破裂一旦确诊,无论胎儿是否存活,均应在积极抢救休克的同时,尽快手术治疗。在子宫破裂发生的 30min 内施行手术是降低永久性损伤及胎儿死亡的主要治疗手段。对于子宫破裂伴休克的患者,尽可能就地进行抢救。手术方式应根据产妇的全身情况、破裂的部位及程度以及有无严重感染而决定,手术前后应予大剂量抗生素控制感染。如需转院时,应在大量输血、输液、抗休克条件下及腹部包扎后再行转运。

五、护理评估

（一）母体状况的评估

1. 健康史　主要收集与子宫破裂相关的既往史和现病史,如是否有子宫瘢痕、剖宫产史;此次妊娠胎位是否不正或头盆不称;是否滥用缩宫素史,是否有阴道助产手术操作史等。

2. 症状、体征

（1）症状:①先兆子宫破裂:常见于产程长、有梗阻性难产因素的产妇。子宫呈强直性或痉挛性过强收缩,产妇烦躁不安、呼吸急促、脉搏加快、下腹疼痛难忍、拒按。由于胎先露部紧压膀胱使之充血,出现排尿困难,甚至形成血尿。②子宫破裂:产妇突感下腹部撕裂样剧痛,子宫收缩骤然停止,腹部稍缓解后不久又出现全腹持续性疼痛,伴有面色苍白、呼吸急促、脉搏细速、血压下降等休克症状。如子宫不完全破裂,常缺乏先兆子宫破裂症状,仅在不完全破裂处有明显压痛。③瘢痕子宫先兆破裂症状常不明显,特别是子宫下部剖宫产切口瘢痕裂开,瘢痕裂开多为不完全性,出血很少,且因有腹膜覆盖,因而缺乏明显症状。可有瘢痕部局部疼痛或压痛,以及子宫敏感性增高。有时可有少量阴道流血。由于不一定出现破裂时突发性腹痛的典型症状,常常在剖宫产术时才发现,有时在产妇出现休克时才发现。

（2）体征:①先兆子宫破裂:子宫呈强直性收缩,强有力的阵缩使子宫下段拉长变薄而宫体更加增厚变短,两者间形成明显环状凹陷,随产程进展,此凹陷会逐渐上升达脐平甚至脐上,称病理缩复环(pathologic retraction ring)。子宫下段膨隆,压痛明显（图 15-1）。由于子宫收缩过频,胎儿供血受阻,表现为胎儿宫内窘迫。胎心表现为先加快后减慢或听不清楚,胎动频繁。这种状况若不迅速解除,子宫将在病理缩复环处及其下方发生破裂。②子宫破

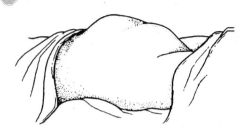

图 15-1 先兆子宫破裂时腹部外观

裂：完全性子宫破裂：产妇可出现全腹压痛、反跳痛等腹膜刺激征。腹壁下可清楚扪及胎体，子宫缩小位于侧方，胎心、胎动消失。阴道检查可见鲜血流出，曾扩张的宫口回缩，下降中的胎先露升高甚至消失（胎儿进入腹腔内）；不完全性子宫破裂：产妇腹部检查时在子宫不完全破裂处有压痛，若破裂发生在子宫侧壁阔韧带两叶之间，可形成阔韧带内血肿，此时在宫体一侧可触及逐渐增大且有压痛的包块，胎心音多不规则；瘢痕子宫破裂：即使是完全性，胎儿尚未完全排入腹腔前，行胎心监测时胎心率图形可表现为早期减速、变异减速，随后出现晚期减速，持续时间较长而不恢复，是瘢痕子宫破裂的最早征象。

3. 心理社会状况　评估产妇的精神状态及情绪变化，有无烦躁不安、疼痛难忍、恐惧、焦虑等；是否担心母儿健康，盼望尽早结束分娩。

4. 相关检查

（1）腹部检查：可以发现子宫破裂不同阶段相应的临床症状和体征。

（2）实验室检查：血常规检查可见血红蛋白值下降，白细胞计数增加。尿常规检查可见有红细胞或肉眼血尿。

（3）其他：腹腔穿刺可证实腹腔内出血；行超声波检查可协助发现子宫破裂的部位及胎儿与子宫的关系，仅适用于可疑子宫破裂病例。

（二）胎儿状况评估

通过产科检查判定胎方位、胎心情况，通过床边胎儿监护，监测胎心率的变化，有无胎儿宫内窘迫现象。

六、护理措施

1. 子宫破裂的急救

（1）给氧，立即建立两路静脉通道，快速备血，积极输液、输血抗休克，同时补充电解质及碱性药物，纠正酸中毒，维持有效血循环，改善组织细胞的缺血缺氧。

（2）心电监护，密切观察、动态记录患者生命体征、面色、意识、皮肤黏膜及出入量；及时采集送检血常规、凝血功能等实验室标本，动态评估失血量。

（3）在抢救休克同时快速完成术前准备，原则上就地手术，麻醉快速从简，如胎儿存活，及时呼叫新生儿医生抢救。如需转运，应保证路途转运安全与畅通。

（4）关注孕妇及家属的心理状态，配合医生做好沟通解释工作，使其了解正在进行的抢救工作，确信获得最佳的治疗方案，缓解紧张焦虑的情绪，积极配合抢救。

2. 一般护理　保持环境安静无噪音，备齐抢救物品，抢救时置单人病房。

3. 症状、体征护理　密切观察产程的进展，及时发现导致难产的诱因，注意胎心率的变化。产程中出现宫缩过强、下腹部压痛或腹部出现病理性缩腹环时，应立即报告医生并停止缩宫素引产及一切操作，同时监测产妇的生命体征，按医嘱给予宫缩抑制剂、吸氧并做好剖宫产的术前准备。

4. 心理护理

（1）向产妇及家属解释子宫破裂的治疗计划及对再次妊娠的影响。

（2）对胎儿已死亡的产妇，倾听其诉说内心感受，允许产妇表达悲伤情绪、甚至哭泣，帮助产妇及家属渡过悲伤阶段。

（3）为产妇及家属提供舒适的环境，给予生活上的护理和更多的陪伴，鼓励其进食，以更好地恢复体力。

（4）为产妇提供产褥期休养计划，帮助产妇尽快调整情绪，接受现实，以适应现实生活。

七、预防

1. 建立完善的孕产妇系统保健手册，加强围生期保健。

2. 对有剖宫产史或有子宫手术史的患者，孕期加强监测，增加产前检查次数，在预产期前 1~2 周住院待产。

3. 对前次剖宫产切口、子宫体部切口、子宫下段切口有撕裂、术后感染愈合不良者，均应行剖宫产终止妊娠。

4. 严格掌握缩宫素、前列腺素等子宫收缩剂的使用指征和方法，避免滥用。应用缩宫素引产，需将缩宫素稀释后小剂量静脉缓慢滴注，根据宫缩、产程进展和胎儿情况逐步调整滴速，以免子宫收缩过强，导致子宫破裂。瘢痕子宫孕妇引产禁用前列腺素制剂。

5. 瘢痕子宫孕妇防范子宫破裂措施见第十四章第四节瘢痕子宫妊娠的管理。

6. 及时识别异常征象①严密观察产程的进展，警惕并尽早发现先兆子宫破裂征象如产程中出现病理性缩复环、血尿等，并及时处理。②正确掌握产科手术助产的指征及操作常规，阴道助产术后应仔细检查宫颈及宫腔，及时发现损伤给予修补。

第二节　羊　水　栓　塞

一、概述

羊水栓塞（amniotic fluid embolism，AFE）指在分娩过程中羊水突然进入母体血循环引起过敏样综合征、肺动脉高压、弥散性血管内凝血（DIC）、炎症损伤、休克、肾衰竭等一系列极严重的综合征。以起病急骤，病情凶险，难以预料，病死率高为特点。羊水栓塞发病率为 1.9/10 万 ~7.7/10 万，死亡率高达 60%~70% 或以上。羊水栓塞在我国占孕产妇死亡率的 9.2%，是引起孕产妇死亡的重要原因。羊水栓塞可发生在足月分娩，也可发生在早、中期的流产、引产或钳刮术时。近年研究认为，羊水栓塞主要是过敏反应，建议更名为妊娠过敏样综合征（anaphylactoid syndrome of pregnancy）。

二、病因

一般认为羊水栓塞是由于羊水中的有形物质（胎儿毳毛、角化上皮、胎脂、胎粪）进入母体血循环所引起，羊膜腔内压力增高（子宫收缩过强）、胎膜破裂和宫颈或宫体损伤处有开放的静脉或血窦，是导致羊水栓塞发生的基本条件。高龄初产妇和多产妇（较易发生子宫损伤）、自发或人为导致的宫缩过强、急产、胎膜早破、前置胎盘、胎盘早剥、子宫不完全破裂、剖宫产和钳刮术术中生理、病理性血窦开放是羊水栓塞发生的诱发因素。

三、病理生理

羊水进入母体血循环后,可引起一系列复杂而严重的病理生理变化。

1. 过敏样综合征 羊水中的有形物质作为致敏原作用于母体,引起Ⅰ型变态反应,在此反应中肥大细胞脱颗粒异常的花生四烯酸代谢产物产生,包括白三烯、前列腺素、血栓素等进入母体血液循环,出现过敏样反应,同时使支气管黏膜分泌亢进,导致肺的交换功能降低,反射性地引起肺血管痉挛。

2. 肺动脉高压 羊水中的有形物质直接形成栓子进入肺循环,阻塞小血管并刺激血小板和肺间质细胞释放白三烯、PGF_{2a} 和 5- 羟色胺等血管活性物质,导致肺小血管痉挛;同时羊水内含有大量激活凝血系统的物质,使肺毛细血管内形成弥散性血栓,进一步阻塞肺小血管致肺动脉高压,右心负荷加重致急性右心扩张,出现充血性右心衰竭。同时左心房回心血量减少,左心排出量明显减少,导致周围循环衰竭,血压下降,出现休克,甚至死亡。

3. 弥散性血管内凝血(DIC) 羊水中含多量促凝物质类似于组织凝血活酶,进入母血后易在血管内产生大量的微血栓,消耗大量凝血因子及纤维蛋白原而发生 DIC。DIC 时,由于大量凝血物质消耗和纤溶系统激活,产妇血液系统由高凝状态迅速转为纤溶亢进,血液不凝,极易发生严重产后出血及失血性休克。甚至有些患者没有心肺等其他系统的症状,唯一表现就是凝血功能障碍,常常是羊水栓塞死亡的主要原因。

4. 急性肾衰竭 由于休克和 DIC 使得母体多脏器受累,常见为急性肾缺血导致的肾功能障碍和衰竭。

5. 炎症损伤 羊水栓塞和肺动脉阻塞的血流动力学改变明显不同,并且更加复杂。可能涉及炎性介质系统的突然激活,引起类似于系统炎症反应综合征(systemic inflammatory response syndrome, SIRS),从而导致多器官损伤。

四、治疗原则

一旦怀疑羊水栓塞,立刻抢救。抗过敏、纠正呼吸循环功能衰竭和改善低氧血症、抗休克、纠正凝血障碍、防止 DIC 和肾衰竭发生。多学科协作参与羊水栓塞患者抢救,包括麻醉科,呼吸科,重症监护和母胎医学等。当羊水栓塞引起心搏骤停时,孕龄超过 23 周立即终止妊娠。在第一产程发病者剖宫产终止妊娠,第二产程发病者阴道助产,若产后出血经积极处理仍不能止血者应行子宫切除,争取抢救时机。

五、护理评估

1. 健康史 评估发生羊水栓塞的各种诱因,如年龄、生育史、是否有胎膜早破或人工破膜、前置胎盘或胎盘早剥、宫缩过强或强直性宫缩、子宫破裂、中期妊娠引产或钳刮术及羊膜腔穿刺术等病史。

2. 典型的羊水栓塞 典型的羊水栓塞表现为骤然的低氧血症、低血压和凝血功能障碍(也称羊水栓塞三联症),一般经过三个阶段。

(1)心肺功能衰竭和休克:在分娩过程中,尤其在破膜后不久,产妇突感寒战,出现呛咳、气急、烦躁不安、恶心、呕吐等前驱症状,继而出现呼吸困难、发绀、抽搐、昏迷、脉搏细数、血压急剧下降(血压与失血量不符合)、心率加快、肺底部湿啰音等心肺功能衰竭和休克表现。病情严重者仅惊叫一声或打一个哈欠或抽搐一下后呼吸心搏骤停,于数分钟内死亡。

（2）出血：患者度过心肺功能衰竭和休克后，进入凝血功能障碍阶段，表现以子宫出血为主（血液不凝），伴全身出血倾向，如全身皮肤黏膜出血，切口、针眼渗血，血尿，消化道大出血等。

（3）急性肾衰竭：本病全身脏器均受损害，除心脏外，肾脏是最常受损器官。因全身循环衰竭，肾脏血流量减少，出现肾脏微血管栓塞、肾脏缺血缺氧导致肾脏器质性损害，表现为少尿（或无尿）和尿毒症表现。

羊水栓塞临床表现的三阶段通常按顺序出现，有时也可不完全出现。

3. 不典型羊水栓塞　不典型羊水栓塞病情发展缓慢，缺乏急性呼吸循环系统症状或症状较轻，有些患者羊水破裂时突然一阵呛咳，之后缓解；也有仅表现为分娩或剖宫产时的一次寒战，几小时后才出现大量阴道出血，无血凝块，伤口渗血，酱油色血尿等，并出现休克症状。

4. 羊水栓塞的前驱症状　羊水栓塞通常发生于分娩过程中或产后短时间内，最迟可发生于产后 12h 内。约一半的患者可有非特异性前驱症状，如焦虑、麻木、恶寒、头晕、惊恐感、胸痛、恶心呕吐、咳嗽等。前驱症状与羊水栓塞发生之间的时间间隔，从即刻到 4h 不等，在临床观察中要特别重视上述症状。如果羊水栓塞发生在胎儿娩出前，多数会有无法解释的严重胎心率异常（胎儿心动过缓等）的表现。早期识别关系到母婴预后，须高度重视。

5. 相关检查　不建议使用任何特殊的实验室诊断技术确诊或排除羊水栓塞的诊断，目前，羊水栓塞仍然是临床诊断。

（1）血涂片查找羊水有形物质：采集下腔静脉血，镜检见到羊水有形成分支持诊断。

（2）床旁胸部 X 线摄片：双肺弥散性点片状浸润影，沿肺门周围分布，伴右心扩大。

（3）床旁心电图或心脏彩色多普勒超声：检查提示右心房、右心室扩大，而左心室缩小，ST 段下降。

（4）与 DIC 有关的实验室检查示凝血功能障碍。

（5）若尸检，可见肺水肿、肺泡出血，主要脏器如肺、胃、心、脑等血管及组织中或心内血液离心后镜检找到羊水有形物质。

6. 心理社会状况　神志清楚的患者会有紧张恐惧的情绪或濒死感觉，家属多表现为恐惧无助感，患者死亡的家属容易产生愤怒或悲哀的情绪。

六、护理措施

1. 急救与配合

（1）有效给氧：立即高浓度面罩给氧，流量 5L~10L/min。如 5min 不改善，应及时行气管插管、人工呼吸机正压给氧。保持血氧饱和度在 90%、动脉血氧分压 65mmHg（1mmHg=0.133kPa）以上，以保证母儿重要器官的氧供给。

（2）抗休克、纠正 DIC：尽快开放静脉通道至少两路，其中一路为中心深静脉，用于输血，另一路输注药物，同时抽取下腔静脉血 5ml 用于诊断；液体复苏首选乳酸林格液，保持收缩压 ≥ 90mmHg；对于顽固性低血压，遵医嘱尽快使用升压药物如多巴胺或去甲肾上腺素。做好出入量记录。实施大量输血时需要考虑消耗性凝血功能障碍以及液体输注导致的稀释性凝血功能障碍，红细胞、血浆、血小板的输注比例为 1∶1∶1；注意纤维蛋白原的额外补充，1000ml 新鲜冰冻血浆包含约 1g 纤维蛋白原，额外补充 4~6g 纤维蛋白原可以提高孕妇血循环中 1g/L 的纤维蛋白原，因而至少需要额外补充 6~8g 纤维蛋白原。

（3）心搏骤停者立即进行有效的心肺复苏：①快速有力的胸外按压，速率 100~120 次/

min，深度 5~6cm，并确保胸廓完全回弹；②在未行气管插管时，按压给气比例是 30∶2，如果已行气管插管，每 6s 用面罩气囊进行 1 次通气；③尽量不中断胸外按压，避免延长脉率检查（不超过 5~10s），除颤后立即恢复胸外按压；④每 2 分钟替换按压者，避免过度疲劳；⑤如果宫底高度超过肚脐水平，应该由一位急救人员徒手将子宫推向左边，有助于在胸部按压时减轻主动脉、下腔静脉压力，由另一位急救人员施行胸外按压；⑥当孕产妇发生不可存活的创伤或无脉搏时间延长，CPR 无效，应该在开始 CPR 后 4 分钟考虑给孕妇进行"濒死剖宫产（perimortem cesarean delivery，PMCD）"，即 4 分钟时紧急剖宫产，5 分钟时（1 分钟内）娩出胎儿，以提高胎儿生存机会。文献报道羊水栓塞孕妇若在出现症状后 4 分钟内开始复苏，其存活率约 50%，10 分钟以上开始复苏，其存活希望极低。

（4）监护措施：在积极处理的同时要对羊水栓塞患者进行严密的监护，包括心电监护、持续血压监测、血氧饱和度及出入量监测；有条件时进行呼吸功能的监测、肺动脉导管监测（包括监测心输出量、中心静脉压、肺毛细血管楔压以及肺动脉压）等；还包括血气分析以及凝血功能、血常规和血生化的动态监测。

（5）救治羊水栓塞的可用技术：包括盆腔血管栓塞、体外循环心肺支持、体外膜肺氧合、主动脉内球囊反搏、血液过滤和血液置换、抑肽酶和丝氨酸蛋白酶抑制剂、雾化吸入选择性肺血管扩张剂 NO、肺动脉血栓取栓术以及溶栓组织型纤溶酶原激活剂，血栓弹力图有助于凝血障碍环节的准确定位。

2. 用药护理

（1）抗过敏：氢化可的松 100~200mg 加于 5%~10% 葡萄糖液（GS）50~100ml 快速静脉滴注，随后 300~800mg 加于 5%GS500ml 静脉滴注，日用量可达 500~1000mg；或地塞米松 20mg 加于 25%GS20ml 静脉推注，再加 20mg 于 5%~10%GS500ml 静脉滴注。

（2）解除肺动脉高压，改善低氧血症：①盐酸罂粟碱，可松弛平滑肌，扩张冠状动脉、肺和脑小动脉，降低小血管阻力。罂粟碱 30~90mg 加于 10%~25%GS20ml 缓慢静脉推注，日用量不超过 300mg。②前列地尔（1μg/ml）静脉泵入，10ml/h；③阿托品 1mg 加于 10%~25%GS10ml，每 15~30min 静脉推注一次，直至面色潮红、症状缓解为止，总量不超过 300mg/d。阿托品能阻断迷走神经反射所致肺血管和支气管痉挛，心率超过 120 次/min 时慎用；④氨茶碱 250mg 加于 25%GS20ml 缓慢推注。可松弛支气管平滑肌，解除肺血管痉挛。

（3）抗休克：①补充血容量。尽快补充新鲜血和血浆。低分子右旋糖酐 -40、葡萄糖注射液 250~500ml 静脉滴注扩容抗休克治疗，滴速 20~40ml/min，日量不超过 1000ml。随时动态测定中心静脉压（central venous pressure，CVP），了解心脏负荷状况、指导输液量及速度；②使用升压药物。适用于严重休克，或血容量已补足而血压仍不稳定者。多巴胺 20~40mg 加于 10% 葡萄糖液 250ml 静脉滴；间羟胺 20~80mg 加于 5% 葡萄糖液静脉滴注，根据血压调整速度。③纠正酸中毒。5% 碳酸氢钠液 250ml 静脉滴注；④纠正心衰，常用毛花苷丙 0.2~0.4mg 加于 10% 葡萄糖液 20ml 静脉缓注；或毒毛花苷 K0.125~0.25mg 同法静脉缓注，必要时 4~6 小时重复用药。

（4）防治 DIC：①肝素钠用于治疗羊水栓塞早期的高凝状态，尤其在发病后 10 分钟内使用效果更佳。首次应用肝素 25~50mg，以生理盐水 100ml 稀释或加于 5%~10% 葡萄糖液 100~150ml 内，1 小时内滴注完毕，同时监测凝血时间，维持凝血时间在 20 分钟左右为好。肝素过量有出血倾向时，可用鱼精蛋白对抗，1mg 鱼精蛋白对抗肝素 100U。②补充凝血因子应及时输新鲜血或血浆、冷沉淀、纤维蛋白原等。③抗纤溶药物纤溶亢进时，用氨基己酸

（4~6g）、氨甲苯酸（0.1~0.3g）、氨甲环酸（0.5~1.0g）加于0.9%氯化钠注射液或5%葡萄糖液100ml静脉滴注，抑制纤溶激活酶，使纤溶酶原不被激活，从而抑制纤维蛋白的溶解。补充纤维蛋白原2~4g/次，使血纤维蛋白原浓度达1.5g/L。

（5）预防肾衰竭：羊水栓塞发生的第三阶段为肾衰竭阶段，注意观察尿量。当血容量补足后，若仍少尿应遵医嘱予呋塞米20~40mg静脉注射，或20%甘露醇250ml快速静脉滴注（10min），扩张肾小球动脉（有心衰时慎用）预防肾衰，无效者提示急性肾衰竭，应尽早采取血液透析等急救处理。

（6）预防感染：应选用肾毒性小的广谱抗生素预防感染。

3. 产科处理　发生在胎儿娩出前的羊水栓塞，须积极改善呼吸循环功能，防止DIC，纠正凝血功能障碍，抢救休克，好转迅速结束妊娠。

（1）临产者监测产程进展、宫缩强度与胎儿情况。在第一产程发病者应立即考虑行剖宫产结束分娩以去除病因；在第二产程发病者可根据情况经阴道助产结束分娩；无论何种分娩方式均应做好新生儿窒息的复苏准备，通知新生儿科医生参加抢救；并密切观察出血量、血凝情况，如子宫出血不止，应及时报告医师子宫切除术的术前准备。

（2）中期妊娠钳刮术中或于羊膜腔穿刺时发生者应立即终止手术，及时进行抢救。

（3）发生羊水栓塞时如正在滴注缩宫素者应立即停用，同时严密监测患者的生命体征变化，定时测量并记录。

4. 心理护理　将患者置单独房间，对神志清楚的患者给予安慰和鼓励，使其相信自己的病情会得到控制，增强信心。对家属的恐惧、焦虑情绪表示理解，必要时允许家属陪伴患者，介绍患者病情，取得理解和支持。如产妇死亡，帮助产妇家庭渡过悲哀期。

七、预防

1. 注意诱发因素　有前置胎盘、胎盘早剥、妊娠过期、胎儿窘迫、胎膜早破等合并症时，应提高警惕，争取尽早发现与诊断羊水栓塞。

2. 早期识别轻型一过性症状　如宫缩剂静滴后出现过敏反应，产程或手术中氧饱和度突然下降，无原因的产后出血、血液不凝，分娩过程中有胸闷、发绀、低血压等低氧血症的症状。

3. 重视迟发性羊水栓塞的临床表现。

4. 人工破膜时应避开宫缩最强时期，且人工破膜时不应强行剥膜，以免剥膜损伤小血管，破膜后羊水易直接与受损的小静脉接触，宫缩增强时羊水被挤入母血循环。

5. 避免在娩出胎儿过程中强力按压腹部及子宫，以防羊水被压入母体血液循环。

6. 掌握剖宫产指征。

7. 剖宫产手术中动作应准确轻柔，子宫切开后及时吸净羊水再娩出胎儿，术中刺破羊膜前保护好子宫切口上的开放性血管，以免羊水进入子宫创口开放的血窦内。

8. 正确使用缩宫素　严格掌握缩宫素应用指征。用缩宫素引产或加强宫缩时，必须有专人观察，随时调整缩宫素剂量与速度，避免宫缩过强，特别对胎膜早破或人工破膜后使用缩宫素者更应注意。对有产程加速指征者宜人工破膜30分钟后观察宫缩无好转再用宫缩剂。产程中高张力性宫缩或出现宫缩过强且羊膜囊明显者不宜滴注宫缩剂和灌肠。

9. 有宫缩过强时，可适当考虑应用镇静剂，如哌替啶100mg肌内注射或地西泮10mg静脉注射。

10. 做大孕周人工流产钳夹手术时，应先破膜，待羊水流净后再钳夹。

知识拓展

表 15-1　羊水栓塞的多学科团队流程化抢救措施

抢救流程	具体措施
紧急处理	(1)呼叫抢救团队,包括产科、麻醉科、心内科、新生儿科、护理、手术室医护团队,通知血库 (2)准备复苏设备
应急措施	(1)面罩或气管插管,保证气道通畅,提供充足的氧气供给 (2)开放静脉通路(16号针头),快速补充晶体液体(常用林格液) (3)必要时给予升压药物,如去甲肾上腺素、多巴胺 (4)急诊化验:血气分析、凝血功能、血型和交叉配血 (5)给予肾上腺皮质激素 (6)快速娩出胎儿(急诊剖宫产或助产) (7)心肺复苏的准备或实施
监测	ICU监测血压、血氧饱和度、心电图等,监测尿量
进一步抢救措施	(1)ICU监护、动脉插管、中心静脉置管 (2)在等渗晶体溶液输注的基础上补充血容量 (3)根据病情输注纤维蛋白原、红细胞悬液、新鲜冰冻血浆、血小板、冷沉淀或凝血因子Ⅶa等,注意避免容量超负荷及输血相关的急性心脏负荷过重 (4)宫缩乏力者可以使用宫缩剂,必要时行子宫切除术 (5)必要时NO或前列环素吸入
进一步的监测	循环监测、实验室测试、经食管超声心动图检查、肺动脉导管监测

第三节　产后出血

一、概述

产后出血(postpartum hemorrhage,PPH)指阴道分娩胎儿娩出后 24h 内失血量超过 500ml,剖宫产时超过 1000ml,是分娩期严重的并发症,在我国占分娩总数 2%~3%,居孕产妇死亡首位。国内外文献报道发病率为 5%~10%,由于临床上估计的产后出血量比实际出血量低 30%~50%,因此产后出血实际发病率更高。严重产后出血是指胎儿娩出后 24h 内出血量 ≥ 1000ml。难治性产后出血是指经宫缩剂、持续性子宫按摩或按压等保守措施无法止血,需要外科手术、介入治疗甚至切除子宫的严重产后出血。在我国,由 PPH 所致的孕产妇死亡中,至少有一半是可避免或创造条件可避免的。

二、病因与发病机制

产后出血的原因包括子宫收缩乏力、胎盘因素、软产道裂伤和凝血功能障碍。四大原因可以合并存在,也可以互为因果。每种原因又包括各种病因和高危因素。所有孕产妇都有发生产后出血的可能,但有一种或多种高危因素者更易发生。值得注意的是,有些产妇因为血容量不足或其他原因,耐受出血的能力较低,虽然出血量未达到产后出血的诊断标准,仍可能出现严重的病理生理改变如重度子痫前期、子痫、妊娠合并严重贫血、慢性肾功能不全、脱水或身材矮小的产妇等。

1. 子宫收缩乏力 子宫收缩乏力是产后出血最常见的原因。妊娠足月时,血液以平均600ml/min 的速度通过胎盘,胎儿娩出后,子宫纤维收缩和缩复使胎盘剥离面迅速缩小;同时其周围的螺旋动脉得到生理性结扎,血窦关闭,出血控制。所以,任何影响子宫收缩和缩复功能的因素,均可引起子宫收缩乏力性出血。常见因素如下。

(1)全身因素:产妇体质虚弱、过度疲劳、合并急慢性疾病史、高龄产妇或精神紧张等。

(2)子宫因素:子宫纤维过度伸展(羊水过多、巨大胎儿、多胎妊娠等)、子宫壁损伤(瘢痕子宫、子宫肌瘤剔除术后、多次妊娠或流产等)、子宫发育不良、子宫畸形、子宫肌瘤。

(3)产科因素:产程延长、产妇体力消耗过多或产程过快,可引起子宫收缩乏力。前置胎盘附着在子宫下段,子宫下段收缩力较弱,血窦不易关闭。胎盘早剥、妊娠期高血压疾病、严重贫血、宫腔感染等产科并发症及合并症可使子宫肌层水肿或渗血引起子宫收缩乏力。

(4)药物因素:临产后过度应用麻醉剂、镇静剂、子宫收缩抑制剂(如硫酸镁、沙丁胺醇)以及缩宫素使用不当等,均可造成产后子宫收缩乏力。

2. 胎盘因素

(1)胎盘滞留:胎盘多在胎儿娩出后15分钟内娩出,若30分钟后胎盘仍不排出,将导致出血。常见原因有:①膀胱充盈:使已剥离胎盘滞留宫腔;②胎盘嵌顿:子宫收缩药物应用不当,宫颈内口附近子宫肌出现环形收缩,使已剥离的胎盘嵌顿于宫腔;③胎盘剥离不全:第三产程过早牵拉脐带或按压子宫,影响胎盘正常剥离,胎盘已剥离部位血窦开放而出血。

(2)胎盘粘连、胎盘植入或胎盘穿透:是指胎盘绒毛在其附着部位与子宫肌层紧密连接。胎盘植入主要引起产时出血、产后出血、子宫破裂和感染等并发症,穿透性胎盘植入也可导致膀胱或直肠损伤。其常见病因有:多次人流、宫腔感染、胎盘附着子宫下段或宫颈、多次剖宫产术等。

(3)胎盘部分残留:指部分胎盘小叶、副胎盘或部分胎膜残留于宫腔,影响子宫收缩而出血。

3. 软产道损伤 任何能够导致会阴、阴道、宫颈或子宫损伤的医源性、非医源性因素都可能导致产后出血,因损伤形成的血肿常表现为隐性出血。

(1)会阴、阴道、宫颈损伤的常见原因有:①巨大儿、胎先露异常、头盆不称、急产、宫缩过强;②接产时未保护好会阴或阴道助产术操作不规范;③会阴及阴道因水肿、炎症、静脉曲张等致弹性降低;④会阴切开缝合时,止血不彻底,宫颈或阴道穹窿的裂伤未能及时发现并修补。

(2)子宫损伤、破裂:瘢痕子宫、难产、剖宫产、剖宫产子宫切口延伸或裂伤、子宫切除等。

(3)子宫内翻:宫底胎盘、第三产程处理不当等。

4. 凝血功能障碍 任何原发或继发的凝血功能异常,均能发生产后出血。见于:①妊娠期或分娩期并发症,如羊水栓塞、妊娠急性脂肪肝、重度子痫前期、子痫、胎盘早剥、死胎、严重感染以及不恰当的抗凝治疗等均可并发 DIC;②产妇合并凝血功能障碍性疾病,如原发性血小板减少、再生障碍性贫血、血友病、重症肝炎等。

三、治疗原则

针对出血原因,迅速止血;补充血容量,纠正失血性休克;防止感染。

1. 针对产后出血原因的处理

（1）子宫收缩乏力的处理:

1）加强宫缩可迅速止血。导尿排空膀胱后可采用以下方法:按摩子宫;应用宫缩剂如缩宫素、卡贝缩宫素、卡前列素氨丁三醇、米索前列醇、卡前列甲酯栓以及麦角新碱等;如果宫缩剂止血失败,或者出血可能与创伤相关,可考虑使用止血药物,如氨甲环酸。

2）上述处理效果不佳时,可根据患者情况选用下列手术方法。①宫腔填塞术:有宫腔水囊压迫和宫腔纱条填塞两种方法,阴道分娩后宜选用水囊压迫,剖宫产术中可选用水囊或纱条填塞。②子宫压迫缝合术:最常用的是 B-Lynch 缝合术,适用于子宫收缩乏力、胎盘因素和凝血功能异常性产后出血,子宫按摩和宫缩剂无效并有可能切除子宫的患者。③盆腔血管结扎术:包括子宫动脉结扎和髂内动脉结扎,子宫血管结扎术适用于难治性产后出血,尤其是剖宫产术中子宫收缩乏力或胎盘因素的出血,经宫缩剂和按摩子宫无效,或子宫切口撕裂而局部止血困难者。④髂内动脉或子宫动脉栓塞:经保守治疗无效的各种难治性产后出血（包括子宫收缩乏力、产道损伤和胎盘因素等）,孕产妇生命体征稳定。禁忌证:生命体征不稳定、不宜搬动的患者;合并有其他脏器出血的 DIC;严重的心、肝、肾和凝血功能障碍;对造影剂过敏者。⑤子宫切除术:适用于各种保守性治疗方法无效者。一般为子宫次全切除术,如前置胎盘或部分胎盘植入子宫颈时行子宫全切除术。对子宫切除术后盆腔广泛渗血者,可用大纱条填塞压迫止血并积极纠正凝血功能障碍。

（2）胎盘因素的处理:胎儿娩出后,尽量等待胎盘自然娩出。

1）胎盘滞留伴出血:对胎盘未娩出伴活动性出血者可立即行人工剥离胎盘术,并加用强效宫缩剂。对于阴道分娩者术前可用镇静剂,手法要正确、轻柔,勿强行撕拉,以防胎盘残留、子宫损伤或子宫体内翻的发生。

2）胎盘残留:对胎盘、胎膜残留者应用手或器械清理,动作要轻柔,避免子宫穿孔。

3）胎盘植入:胎盘植入伴活动性出血,若为剖宫产可先采用保守治疗方法,如盆腔血管结扎、子宫局部楔形切除、介入治疗等;若为阴道分娩应在输液和（或）输血的前提下,进行介入治疗或其他保守性手术治疗。如果保守治疗方法不能有效止血,则应考虑及时行子宫切除术。

4）凶险性前置胎盘:即附着于子宫下段剖宫产瘢痕处的前置胎盘,常常合并有胎盘植入,出血量大。此处将其单独列出以引起重视。如果保守治疗措施如局部缝扎或楔形切除、血管结扎、压迫缝合、子宫动脉栓塞等无法有效止血,应早期做出切除子宫的决策,以免发展为失血性休克和多器官功能衰竭而危及产妇生命。对于有条件的医院,也可采用预防性髂内动脉球囊阻断术,以减少术中出血。

（3）产道损伤的处理:

1）软产道损伤:应彻底止血,按解剖层次逐层缝合裂伤。软产道损伤血肿应切开清除积血,彻底止血、缝合或碘伏纱条填塞血肿压迫止血（24~48h 后取出）。应充分暴露手术视野,在良好照明下,查明损伤部位,注意有无多处损伤,缝合时注意恢复解剖结构,并应在超过裂伤顶端 0.5cm 处开始缝合,避免遗漏死腔,必要时应用椎管内麻醉。

2）子宫体内翻:如发生子宫体内翻,产妇无严重休克或出血,子宫颈环尚未缩紧,可立即将内翻子宫体还纳,还纳困难者可在麻醉后还纳。还纳后静脉滴注缩宫素,直至宫缩良好后将手撤出。如经阴道还纳失败,可改为经腹子宫还纳术,如果患者血压不稳定,在抗休克同时行还纳术。

3)子宫破裂:立即开腹行手术修补或行子宫切除术。

(4)凝血功能障碍的处理:一旦确诊为凝血功能障碍,尤其是DIC,应迅速补充相应的凝血因子。

1)血小板计数:产后出血尚未控制时,若血小板计数低于(50~75) × 10^9/L或血小板计数降低并出现不可控制的渗血时,则需考虑输注血小板,治疗目标是维持血小板计数在$50 × 10^9$/L以上。

2)新鲜冰冻血浆:是新鲜抗凝全血于6~8小时内分离血浆并快速冰冻,几乎保存了血液中所有的凝血因子、血浆蛋白、纤维蛋白原。应用剂量为10~15ml/kg。

3)冷沉淀:输注冷沉淀主要为纠正纤维蛋白原的缺乏,如纤维蛋白原水平高于1.5g/L不必输注冷沉淀。冷沉淀常用剂量为0.10~0.15U/kg。

4)纤维蛋白原:输入纤维蛋白原lg可提升血液中纤维蛋白原0.25g/L,1次可输入纤维蛋白原4~6g(也可根据患者具体情况决定输入剂量)。补充凝血因子的主要目标是维持凝血酶原时间及活化凝血酶原时间均< 1.5倍平均值,并维持纤维蛋白原水平在1g/L以上。

2. 产后出血的输血治疗

(1)成分输血:在治疗产后出血尤其是严重产后出血中起着非常重要的作用。产后出血输血的目的在于增加血液的携氧能力和补充丢失的凝血因子。应结合临床实际情况掌握好输血的指征,既要做到输血及时、合理,又要做到尽量减少不必要的输血及其带来的相关不良后果。

1)红细胞悬液:产后出血何时输注红细胞尚无统一的指征,往往是根据产妇出血量的多少、临床表现如休克相关的生命体征变化、止血情况和继续出血的风险、血红蛋白水平等综合考虑来决定是否输注。一般情况下,血红蛋白水平> 100g/L可不考虑输注红细胞,血红蛋白水平< 70g/L应考虑输血,而血红蛋白水平< 60g/L几乎都需要输血,如果出血较为凶险且出血尚未完全控制或继续出血的风险较大,可适当放宽输血指征。每个单位红细胞悬液是从200ml全血中提取的,每输注两个单位红细胞悬液可使血红蛋白水平提高约10g/L,应尽量维持血红蛋白水平> 80g/L。另外,在剖宫产术中如果出血量超过1500ml,有条件的医院还可考虑自体血过滤后回输。

2)凝血因子:补充凝血因子的方法同上述,包括输注新鲜冰冻血浆、血小板、冷沉淀、纤维蛋白原等。另外,在药物和手术治疗都无法有效止血且出血量较大并存在凝血功能障碍的情况下,有条件的医院还可考虑使用重组活化Ⅶ因子(rFⅦa)作为辅助治疗的方法,但由于临床研究证据不足而不推荐常规应用,应用剂量为90μg/kg,可在15~30min内重复给药。

(2)止血复苏:强调在大量输注红细胞时,早期、积极地输注血浆及血小板以纠正凝血功能异常,无需等待凝血功能检查结果。限制早期输入过多的液体来扩容(晶体液不超过2000ml,胶体液不超过1500ml),允许在控制性低压的条件下进行复苏。过早输入大量的液体容易导致血液中凝血因子及血小板的浓度降低而发生"稀释性凝血功能障碍",甚至发生DIC及难以控制的出血;过量的晶体液往往积聚于第三间隙中,可能造成脑、心、肺的水肿及腹腔间隔室综合征等并发症。

（3）产科大量输血：大量输血指成人患者在 < 24h 输注红细胞悬液 ≥ 18U，或 < 24h 输注红细胞悬液 ≥ 0.3U/kg，在处理严重产后出血中的作用越来越受到重视，应用也越来越多，但目前并无统一的产科大量输血方案，按照国内外常用的推荐方案，建议红细胞、血浆、血小板以 1∶1∶1 的比例（如 10U 红细胞悬液 +1000ml 新鲜冰冻血浆 +1U 机采血小板）输注。

四、护理评估

1. 健康史　评估与产后出血有关的病史，如出血性疾病、重症肝炎、子宫肌壁损伤史、多次人工流产史及产后出血史。此次妊娠有无合并高血压疾病、前置胎盘、胎盘早剥、多胎妊娠、羊水过多；评估分娩期产妇精神状态，是否过多地使用镇静剂、麻醉剂，有无产程过长，产妇衰竭或急产以及软产道裂伤等。

2. 症状、体征

（1）阴道流血：胎儿娩出后立即发生阴道流血，色鲜红，应考虑软产道裂伤；胎儿娩出后数分钟出现阴道流血，色暗红，应考虑胎盘因素；胎盘娩出后阴道流血较多，应考虑子宫收缩乏力或胎盘、胎膜残留；胎儿娩出后阴道持续流血，且血液不凝，应考虑凝血功能障碍；失血表现明显，伴阴道疼痛而阴道流血不多，应考虑隐匿性软产道损伤，如阴道血肿。剖宫产时主要表现为胎儿胎盘娩出后胎盘剥离面的广泛出血，宫腔不断被血充满或切口裂伤处持续出血。

（2）低血压症状：当出现头晕、面色苍白、烦躁、皮肤湿冷、脉搏细数、脉压缩小时，产妇已处于休克早期。

（3）凝血功能障碍：由于失血过多可引起继发性凝血功能障碍，表现为持续阴道流血、血液不凝，全身多部位出血、身体瘀斑。根据临床表现及血小板计数、纤维蛋白原、凝血酶原时间等凝血功能检测可做出诊断。

3. 相关检查

（1）子宫收缩：产后应触摸宫底，了解子宫收缩情况。正常情况下胎盘娩出后，宫底平脐或脐下一横指，子宫收缩呈球状、质硬。子宫收缩乏力时，宫底升高，子宫质软、轮廓不清，阴道流血多，按摩子宫及应用缩宫剂后，子宫变硬，阴道流血减少或停止，可确诊为子宫收缩乏力。

（2）胎盘因素评估：胎儿娩出后 10 分钟内胎盘未娩出，阴道大量流血，应考虑胎盘因素，如胎盘部分剥离、嵌顿、胎盘部分粘连或植入、胎盘残留等是引起产后出血的常见原因。胎盘娩出后应常规检查胎盘及胎膜是否完整，确定有无残留。胎盘胎儿面如有断裂血管，应想到副胎盘残留的可能。徒手剥离胎盘时如发现胎盘与宫壁关系紧密，难以剥离，牵拉脐带时子宫壁与胎盘一起内陷，可能为胎盘植入，应立即停止剥离。

（3）软产道检查：疑有软产道裂伤时，应立即仔细检查宫颈、阴道及会阴处是否有裂伤。①宫颈裂伤：巨大儿、手术助产、臀牵引等分娩后，常规检查宫颈。裂伤常发生在宫颈 3 点与 9 点处，有时可上延至子宫下段、阴道穹窿。如宫颈裂口不超过 1cm，通常无活动性出血。②阴道裂伤：用中指、示指压迫会阴切口两侧，仔细查看会阴切口顶端及两侧有无损伤及损伤程度，有无活动性出血。如有严重的会阴疼痛及突然出现张力大、有波动感、可触及不同大小的肿物，表面皮肤颜色有改变为阴道壁血肿。③会阴裂伤：按损伤程度分为 4 度，Ⅰ度裂伤指会阴部皮肤及阴道入口黏膜撕裂，出血不多；Ⅱ度裂伤指裂伤已达会阴体筋膜及肌层，累及阴道后壁黏膜，向阴道后壁两侧沟延伸并向上撕裂，解剖结构不易辨认，出血较多；

Ⅲ度裂伤指裂伤向会阴深部扩展，肛门外括约肌已断裂，直肠黏膜尚完整；Ⅳ度裂伤指肛门、直肠和阴道完全贯通，直肠肠腔外露，组织损伤严重，出血量可不多。

（4）评估产后出血量：产后出血的关键在于对出血量有正确的测量和估计，低估将会丧失抢救时机。突发大量的产后出血易得到重视和早期诊断，而缓慢、持续的少量出血和血肿容易被忽视。失血速度也是反映病情轻重的重要指标，重症的情况包括：失血速度>150ml/min；3h内出血量超过血容量的50%；24h内出血量超过全身血容量。同时，需要注意的是估测的出血量往往低于实际失血量。注意观察阴道出血是否凝固，同时估计出血量。目前临床上常用的方法有：

1）称重法：失血量（ml）=胎儿娩出后接血敷料湿重（g）-接血前敷料干重（g）/1.05（血液比重 g/ml）。此法可以准确评估出血量，在估计产后显性出血量时应用较多。但如果敷料被羊水浸湿，将无法准确估计，且不包含集聚在会阴、阴道、宫腔或盆腔内的隐性出血。

2）容积法：用产后接血容器收集血液后，放入量杯测量出血量。临床上主要应用于阴道分娩过程中，第二产程结束后在产妇的臀下置一接血器，计量产时出血量。若有条件还可使用标有刻度的一次性产后血液收集袋，可直接于收集袋上读出产后出血的量。

3）休克指数（shock index，SI）：用于未做失血量收集或外院转诊产妇以及隐匿性产后出血的失血量估计，为粗略计算。休克指数=脉率/收缩压（mmHg）。当 SI=0.5，血容量正常；SI=1，失血量为 10%~30%（500~1500ml）；SI=1.5，失血量为 30%~50%（1500~2500ml）；SI=2.0，失血量为 50%~70%（2500~3500ml）。根据休克指数以及患者的症状、生命体征，可以快速做出产后出血的诊断。

4）血红蛋白的测定：血红蛋白每下降 10g/L，累计失血 400~500ml，但是在产后出血早期，由于血液浓缩，血红蛋白值常不能准确反映实际出血量；对于有溶血的患者或者弥散性血管内凝血、大量补液的患者，血红蛋白值也不能准确反映实际出血量。

5）面积法：按事先测定了的血液浸湿纱布、无菌巾的面积来计算出血量。如 10cm×10cm 纱布浸湿后含血量为 10ml，15cm×15cm 纱布浸湿后含血量为 15ml 等。由于不同质地的纱布或无菌巾吸水能力的不同以及浸湿范围的不均匀等因素，此法测定的出血量是一个大概的估计值。

6）目测法：目测法估计出血量通常比实际出血量少 30%~50%，因此实际产后出血量=目测法×2。

7）血污染羊水时出血量的估计（用于剖宫产）：记录分娩过程中羊水和血的混合液体量（负压瓶中事先放入肝素 12500U 抗凝），测定血液与羊水混合液中血细胞比容（HCT）含量，通过公式计算羊水中血量。公式：羊水中血量=（总羊水和血混合液体量×羊水中 HCT）/产前血 HCT×100%。

（5）早期识别产后出血：除上述评估失血量的方法，还应根据产妇的症状和生命体征的变化，做出产后出血的早期诊断。尤其对于隐匿性产后出血，常常通过监测产妇的生命体征变化和临床表现来发现。产后出血 80% 发生在分娩后 2h，阴道分娩或剖宫产术中术后，须严密监测产妇的生命体征和临床表现，包括脉搏、心率、血压、呼吸、面色、尿量和精神意识状态等，密切注意并连续计量以及时发现并评估产后出血量。产后出血量在 500~1000ml 时，收缩压一般维持在正常范围，主要表现为心悸、心率增快、头晕等；出血量>1000~1500ml 时为轻度休克，收缩压轻度下降，波动在 80~100mmHg，主要表现为乏力、心率增快、大汗淋漓；失血量>1500~2000mL 时为中度休克，收缩压降至 70~80mmHg。主要表现为：心率增快，烦躁，面色苍白，少尿；失血量＞2000~2500ml 时为重度休克，收缩压降至 50~70mmHg，主要表现为：器官功能衰竭、气促、无尿。见表 15-2。

表 15-2 产后出血的临床表现

失血量占血容量比例（出血量）	脉搏（次/min）	呼吸（次/min）	收缩压	脉压差	尿量（ml/h）	毛细血管再充盈速度（s）	神经系统表现
＜20%（1000ml）	正常	14~20	正常	正常	正常	＞30	正常
20%~30%（＞1000~1500ml）	＞100	＞20~30	稍下降	偏低	20~30	延迟	不安
＞30%~40%（＞1500~2000ml）	＞120	＞30~40	下降	低	＜20	延迟	烦躁
＞40%（＞2000ml）	＞140	＞40	显著下降	低	0	缺少	嗜睡或昏迷

4. 心理社会状况 产后出血一旦发生，产妇会表现出异常惊慌、恐惧、担心自己生命安危，把全部希望寄托于医护人员。但由于精神过度紧张，部分产妇很快进入休克昏迷状态。

五、护理措施

1. 预防产后出血

（1）妊娠期：①加强孕期保健，定期接受产前检查，积极治疗基础疾病，充分认识产后出血的高危因素。②高危孕妇应于分娩前转诊到有输血和抢救条件的医院，提前住院。

（2）分娩期：①第一产程：密切观察产程进展，防止产程延长，保证产妇基本需要，避免产妇衰竭状态，必要时给予镇静剂以保证产妇休息。②第二产程：严格执行无菌技术，指导产妇正确使用腹压，适时适度做会阴侧切；胎头、胎肩娩出要慢，一般相隔 3 分钟左右；头位胎儿前肩娩出后、胎位异常胎儿全身娩出后、多胎妊娠最后一个胎儿娩出后，预防性应用缩宫素，使用方法为缩宫素 10U 肌内注射或 5U 稀释后静脉滴注，也可 10U 加入 500ml 液体中，以 100~150ml/h 静脉滴注。③第三产程：胎儿娩出后（45~90s）及时钳夹并剪断脐带，有控制地牵拉脐带协助胎盘娩出，仔细检查胎盘、胎膜是否完整；胎盘娩出后按摩子宫，产后 2h 是发生产后出血的高危时段，应密切观察子宫收缩情况和出血量变化，并应及时排空膀胱。

（3）产后：产后 2 小时内，产妇仍需留在产房接受监护，因为 80% 的产后出血是发生在这一阶段，应分别在第 15 分钟、30 分钟、60 分钟、90 分钟、120 分钟监测生命体征，按压子宫，监测阴道出血量、子宫高度、膀胱充盈情况。及早发现出血和休克。鼓励产妇及时排空膀胱，与新生儿早接触、早吸吮，可刺激子宫收缩，减少阴道出血量。

2. 启动急救团队，针对病因止血，纠正失血性休克

（1）一旦产后 2 小时出血量超过 400ml 或产妇出现任何低血容量休克的表现，应即刻启动产后出血抢救流程，首要步骤是向有经验的助产士、上级产科医师、麻醉医师等求助，组建抢救小组，通知血库和检验科做好准备，医护人员密切配合，争分夺秒抢救产妇生命。

（2）协助产妇采取平卧位下肢略抬高，注意保暖。

（3）快速建立两路静脉通道，最好选用相对较粗的导管（14 号或 16 号）以保证能快速补

充血容量。同时,及时交叉配血,留取其他实验室检查所需的血液标本(血常规、凝血功能、肝肾功能等)并行动态监测。

(4)做好呼吸管理,保持气道通畅,必要时给氧。

(5)密切监测血压、脉搏、呼吸、氧饱和度及神志变化。观察皮肤、黏膜、嘴唇、指甲的颜色及四肢温度。留置尿管,保持尿管通畅,注意尿量及颜色,记录尿量,及时发现休克早期征兆。

(6)密切观察子宫收缩情况,严密监测出血量。

(7)根据产后出血的不同原因,配合医生实施不同的止血措施。

1)对子宫收缩乏力者予按摩子宫:①腹部子宫按压:可一手置于宫底部,拇指在前壁,其余4指在后壁,均匀有节律地按摩宫底;②腹部—阴道子宫按压:采用双合诊按压子宫,一手于阴道前穹窿,顶住子宫前壁,另有一手在腹部按压子宫后壁(图15-2)。注意按摩子宫一定要有效,评价有效的标准是子宫轮廓清楚、收缩有皱褶、阴道或子宫切口出血减少。按摩时间以子宫恢复正常收缩并能保持收缩状态为止,有时可长达数小时,按摩时配合使用宫缩剂。

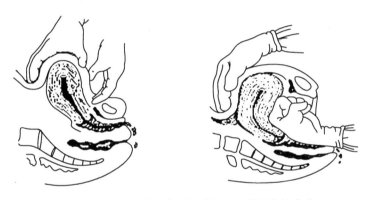

图 15-2 腹部子宫按摩法与腹部—阴道子宫按摩法

2)宫腔填塞术后护理:密切观察出血量、子宫底高度、生命体征变化等,动态监测血红蛋白、凝血功能状况,以避免宫腔积血,水囊或纱条放置24~48h后取出,注意预防感染。

3. 防治感染 保持环境清洁,定期通风、消毒,每日用0.5%的碘伏棉球擦洗外阴两次,并垫上消毒巾,遵医嘱给予抗生素防治感染。

4. 鼓励产妇进食营养丰富易消化饮食 多进食富含铁、蛋白质、维生素的食物,如瘦肉、鸡蛋、牛奶、绿叶蔬菜、水果等,注意少量多餐。

5. 用药护理

(1)缩宫素(oxytocin):为预防和治疗产后出血的一线药物。缩宫素10~20U加入生理盐水或乳酸钠林格氏500ml中,快速静脉滴注,速度为5~10ml/min,也可肌内注射或宫体注射缩宫素10U。因缩宫素有受体饱和现象,无限制加大用量反而效果不佳,并可出现不良反应,故24小时总量控制在60U内。

(2)卡贝缩宫素:100μg静脉推注或肌内注射,可减少治疗性宫缩剂的应用,其安全性与缩宫素相似。

(3)卡前列素氨丁三醇:250μg深部肌内注射或子宫肌层注射,能引起全子宫协调强有力的收缩,必要时重复使用,总量不超过2000μg。哮喘、心脏病和青光眼患者禁用,高血压患者慎用,不良反应常见的有暂时性的呕吐、腹泻等。

（4）米索前列醇：200~600μg 顿服或舌下给药，可引起全子宫有力收缩。但米索前列醇不良反应较大，恶心、呕吐、腹泻、寒战和体温升高较常见；高血压、活动性心、肝、肾疾病及肾上腺皮质功能不全者慎用，青光眼、哮喘及过敏体质者禁用。

（5）卡前列甲酯栓：为治疗产后出血的宫缩剂，可直肠或阴道给药，偶有一过性胃肠道反应或面部潮红但会很快消失。

（6）氨甲环酸：止血药物，具有抗纤维蛋白溶解的作用，1 次 1.00g 静脉滴注或静脉注射，24 小时用量为 0.75~2.00g。

6. 心理护理　大量失血后，产妇抵抗力低下，体质虚弱，活动无耐力，生活自理有困难。若继发垂体前叶有缺血坏死、功能减退，出现激素水平下降等席汉综合征表现。医护人员应主动给予产妇关爱，使其增加安全感。教会产妇一些放松的方法，鼓励产妇说出内心感受，及时给产妇及其家属提供心理安慰和帮助，指导其如何加强营养，有效地纠正贫血，逐步增加活动量，促进身体早日康复。

六、健康指导

做好出院指导，教会产妇有关自我保健技巧，继续观察子宫复旧及恶露情况，明确产后复查时间、目的和意义，以便及时发现问题，调整指导计划，使其恢复得更好。部分产妇分娩 24 小时后，于产褥期内发生子宫大量出血，为晚期产后出血，多于产后 1~2 周发生，也可推迟至 6~8 周甚至 10 周发生，应予以高度警惕，以免导致严重后果。

七、转诊条件

如果缺乏严重产后出血的抢救条件，应尽早合理转诊。转诊条件包括：

1. 产妇生命体征平稳，能够耐受转诊；

2. 转诊前与接诊单位充分沟通、协调；

3. 接诊单位具有相关的抢救条件。对于已发生严重产后出血且不易转诊者，应当就地抢救，可请上级医院会诊。

知识拓展

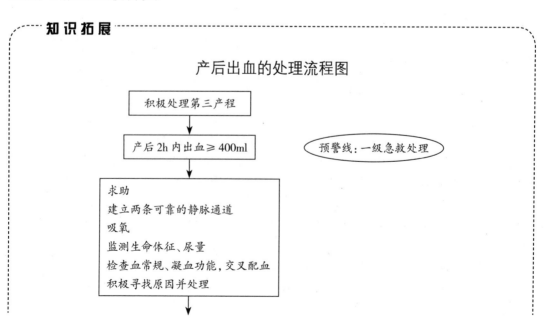

产后出血的处理流程图

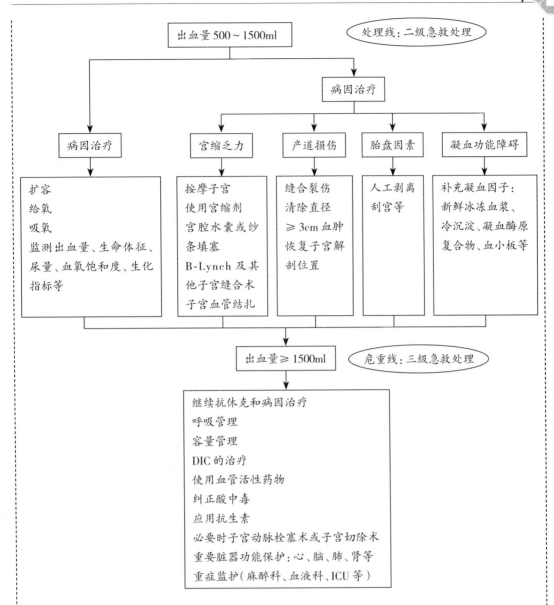

2015年美国妇产科医师学会"产后出血孕产妇安全管理共识"解读

产科出血性疾病是导致孕产妇患病及死亡的最常见原因。近年来的研究数据表明，发达国家（包括美国）产后出血发病率增加，且出血导致的孕产妇发病率高于其他产科原因或内科疾病导致的，而绝大多数产后出血所导致的孕产妇死亡，是由于诊断和处理延误所致，是可以避免或创造条件可以避免的。美国妇产科医师学会（American College of Obstetricians and Gynecologists, ACOG）继2013年发布产后出血指南后，2015年再次发布了"产后出血孕产妇安全管理共识"。此安全共识并不是一个新的指南，而是对现有指南及建议的综合，目的是为了指导临床实践，强调应该在全美范围内推广，并在每个母婴机构得到实施。所有母婴机构必须有适当的设施、人员、设备，能够妥善地处理这些急症，并推荐进行临床培训及演练，建立评审制度，以提高临床医生对孕产妇出血的处理水平。

1. 产后出血定义的改变目前尚无统一的、令人满意的产后出血定义。对分娩过程的失血量估计往往不准确,在现行的测量方法下常会低估失血量。由于分娩时准确收集和测量失血量比较困难,估计失血量偏少,产后出血的实际发病率更高。既往 ACOG 指南关于产后出血定义为:阴道分娩后 24h 累计失血量＞ 500ml;剖宫产术后累计失血量＞ 1000ml。此次共识提出新的定义:产后 24h 内,累计出血量≥ 1000ml 或出血同时伴有低血容量的症状和体征,并着重提出"当临床表明累计出血量在 500~999ml 时应当启动 / 增加监护和干预措施"。因此,累计出血量的估计是此安全共识至关重要的组成部分。在产后出血诊治过程中,"拒绝"和 / 或"延误"现象很常见,因此该共识提到应重视和杜绝这种现象,并不断改进和提高。临床上,大量失血,丢失总血量的 10% 或以上时会出现低血压、头晕、苍白、少尿等症状。由于临床上常常低估失血量,该共识建议当患者出现低血容量的症状和体征时临床医生应当警惕,并启动监护和干预措施。

2. 共识内容该共识不再单纯从产后出血的处理等方面来阐述,而是提升到了管理层的角度,建议管理层应制订详细的规范并组织监督具体实施,且制订了产后出血从准备、识别预防、应急、报告和系统学习 4 个方面 13 项要素的流程和规范(表 1),以不断提高各级母婴机构处理产后出血的能力,降低孕产妇死亡率。并且强调在临床实践中应根据患者个体化的需求、母婴机构自身的资源及限制,采取多样性、个体化的临床处理原则。

表 1　产后出血孕产妇安全管理共识要点

准备工作(每个机构)

1. 抢救车:包括必需品、手册、子宫压迫球囊及压迫缝合的缝线等

2. 即刻获得所需药物(药品箱等)

3. 建立产后出血应急团队,发生产后出血时能即刻到位(血库、高级妇科医生等其他支持)

4. 建立紧急发放血液制品及大输血方案(O 型、Rh 阴性血或未交叉配血者)

5. 机构定期演练培训及总结

识别和预防(每例患者)

6. 评估出血风险(产前、入院或其他恰当的时候)

7. 测量累计出血量(正式、尽可能量化)

8. 积极处理第三产程(广泛应用)

应急(每次出血)

9. 机构标准化的、分阶段的产科出血紧急处理方案

10. 所有重大出血时,对患者、家属及医务人员的支持

报告和系统学习(每个机构)

11. 针对高风险患者,建议建立相关讨论会议,以总结成功和不足之处

12. 严重出血的多学科评审会,以便发现系统问题

13. 围产期质量改进委员会,监测结局和进展指标

3. 安全共识内容的解读

(1)准备工作(针对每个机构,包含 5 项要素)

1)抢救车和药物的准备:医疗机构平时应准备好急救车及急救药品箱,并列出详细的清单,包括产科、麻醉、护理、助产等所需要的器械及药品,以及止血所需的子宫压迫

球囊及缝线等,随时备用并定期检查,以保证在抢救时能立即获得所需的器械或药物。共识建议将几种标准的子宫收缩药物放在一个药品包中,在发生产后出血事件时可以迅速获取药物。可与药剂部门合作,联合制订储存和即刻获得药物的策略,并监测从发出宫缩药物到最后使用药物所需时间,不断改进,且应当作为产后出血常规处理演练的一部分。

2)建立产后出血应急团队:共识建议建立产后出血应急团队,成员应包括经验丰富的妇产科、麻醉科、血库、药师、重症监护室、手术室、介入放射科医生和护士等,并且提到需社会支持。方案的关键是确定一个简单可靠的方法,能够应用现有的手机、呼机号码以及"快速反应"或"代码"系统,通知团队成员及时到位参加抢救。共识强调平时应建立详细的流程,定期组织培训及演练,在培训及演练中不断提升临床医生处理产后出血的能力及水平。

3)建立紧急发放血液制品及大输血方案:针对产后出血的输血方案提出了紧急发放血液制品方案和大输血方案,并且提出需要不断完善。紧急发放血液制品方案主要用于在维持液体药物输注情况下生命体征仍然不平稳的活动性出血患者;若机构血库血源充足,紧急发放血液制品应快速;血库血源不足的机构应立即启动紧急血液运输方案;对于可能需要大量输注血液制品的出血高风险患者,需转诊到血源充足的医疗机构。关于大量输血方案:紧急发放血液制品时,可将红细胞、血浆、血小板以预定比例打包发放,以预防稀释性凝血障碍的发生(凝血障碍可发生在患者大部分血液被大量的晶体、胶体和红细胞悬液替换的情况下)。建议红细胞和血浆的比例在1:1到2:1之间,每输入6~8单位的红细胞应输入1个单位血小板。共识建议连续动态监测患者出血情况及凝血功能,可应用床旁检测技术评价孕产妇凝血情况,以进一步指导纠正凝血功能。产科出血中纤维蛋白原消耗迅速,应监测纤维蛋白原水平,需要时可及时应用冷沉淀替代治疗。

4)机构定期演练培训及总结:母婴机构一旦制订了产科出血的处理方案,关键的一步就是方案的培训及总结。为使每个团队成员熟悉整个安全共识和处理方案,可进行机构演练。培训可用于复习、铭记方案,识别存在的系统问题和练习重要的临床技能;并且通过对演练的不断总结,可加强演练中进展顺利的部分、讨论需要改进的部分、分享经验教训以及突出系统问题以形成解决方案。演练后总结模拟真实出血发生后的过程。在演练中可以使用简单的工具来练习那些不常用的产后出血处理技能(如安置气囊填塞或者压迫缝合),以不断提高处置水平。

(2)识别和预防(针对每例患者,包含3项要素)

1)评估出血风险:早期识别产后出血可以起到提早准备、加强监护和早期认识,提前预防的作用,同时让团队做好启动早期积极应对出血的准备。风险评估应在孕期的不同时间点进行,包括产前、临产晚期(如绒毛膜羊膜炎、产程延长)、入院分娩、产时和产后。产前风险评估为产后出血高风险的孕妇(如胎盘植入或凶险性前置胎盘),应转诊至经验丰富且具有强大血库资源的三级诊疗中心。评估出血风险可以借助多种工具量表,尽管证明有效,但尚不完善。使用风险评估工具能筛查出25%的高风险妇女,但这些只占严重出血病例(需要输血)的60%,而大约40%的出血发生在低风险妇女。因此需警惕,任何一个孕妇都存在出血风险。

2)测量累计出血量:产时产后对实际出血量的评估不准确是导致应对延迟甚至导致不良结局的主要原因之一。对产后出血的处理主要基于对出血量的准确评估,因此对出血量的准确评估非常重要。一是应使用细致的、直接的和准确的方法测量出血量(比如出血量定量法);二是应对所有孕产妇,在整个分娩过程中记录累计出血量。评估出血量的方法包括容积法和称重法等。肉眼估计会导致低估 33%~50% 的出血量,尤其是出血量很大时。通过视觉辅助训练,临床医生可以显著提高估测技能,但是这种技能在培训 9 个月后会减弱,所以需要频繁的再训练以保持这种能力。因此,直接测量出血量的技术仍在研究之中。直接测量出血量可以通过两种互补的方式来实现。第一种最容易,方法是用有刻度的容器收集血液(容积法),阴道分娩可利用臀部铺巾或者剖宫产中标有刻度的容器收集。在胎儿娩出之后再测量出血量,可以避免误测非血液液体。第二种方法是称重浸血的纱布或血凝块(称重法)。应用这种方法,总重量减去干纱布的重量就是实际出血量。对于每一例孕产妇,都应该尽量使用最准确的方法估测出血量。另外,共识强调测量累计出血量非常重要,应设定在分娩的不同时间点进行测量,如果有活动性出血,应增加测量频率。

3)积极处理第三产程:积极处理第三产程是预防产后出血最重要的方法之一。包括 3 个经典的组成部分:缩宫素、子宫按摩和有控制地脐带牵拉。最近的研究表明缩宫素是关键的步骤。2013 年一篇系统评价认为,与麦角生物碱(主要不良反应是恶心和呕吐)或米索前列醇(主要不良反应是高热)相比,缩宫素是最有效且不良反应最小的药物。将缩宫素的使用推迟到延迟钳夹脐带之后不会增加产后出血风险。早期研究表明,在胎儿前肩娩出后或胎盘娩出后使用缩宫素,其差异没有统计学意义。建议所有机构在产后立即使用缩宫素预防产后出血。世界卫生组织,ACOG,美国家庭医生学会,妇女健康、产科和新生儿护士协会都推荐所有孕妇应产后使用缩宫素。

(3)产后出血处理(针对每次出血,包含 2 项要素)

1)产后出血紧急处理方案:每个分娩中心都应制订一个详细的产后出血紧急事件应急处理方案。产后出血的诊断方法很多,确定病因是关键的第一步。产后出血病因中虽然子宫收缩乏力占了约 70%,但是仔细检查排除阴道宫颈裂伤、胎盘残留亦非常重要。当发现产妇有发生产后出血的预兆时,分阶段处理可以促进有组织的、分级的应急,可以尽量保证患者能接受最佳治疗,同时不会浪费资源。应急处理方案包括:①确定病因;②监测每个阶段重要的体征及出血情况;③确定应急团队的成员及他们在每个阶段的角色;④建立一个用于启动应急的沟通方案;⑤确定每个阶段人员所需的装备、药品或其他所需物资。标准化的产后出血应急方案有助于培训、演练、沟通以及促进团队建设。但在加利福尼亚、纽约和佛罗里达现场测试了几个相似案例,发现没有一个方案适用于所有的医疗机构。有研究调整并且测试了加利福尼亚方案,在一个包含 37 家医院的卫生系统的产科出血处理方面,获得了引人瞩目的效果。所有的医疗机构需要根据自身的资源及条件来调整方案。一旦确定方案,建议用来指导正式的演练,并应在真实事件后进行深入地总结和讨论,以不断改进。

2)严重产后出血事件后的多方支持:严重产后出血事件对患者及其家庭成员,甚至医务人员都是高度创伤性事件。产后出血进展迅速,当医务人员处理紧急出血的时候,分娩所带来的兴奋和喜悦突然消失,抢救过程持续紧张。家属在产妇需要进行侵入性操作时需回避,由于时间限制临床医生难以给家属充分解释,但是产妇及家属需要与医务人员及时沟通并知晓病情,且希望得到保证及支持。最后即使出血事件得到了圆满的解决,医疗机构无论是对患者及其家庭成员还是医务人员都应认识到潜在的创伤后应激障碍,对遭受了严重出血的产妇及家属予以关怀的同时,对医务人员也应该提供心理咨询,以预防创伤后应激障碍。

(4)报告和系统学习(针对每个机构,包含3项要素)

1)针对高风险患者,建立相关讨论会议:多学科之间应该多建立吹风会(briefs)、碰头会(huddles)和总结会等,且应该被作为例行会议。吹风会是指规划会议,用来成立团队、制订角色和职责、形成风气和目标并促使团队成员积极参与。碰头会是一个简短而特别的团队会议,旨在促进感情、讨论问题等。总结会是在事件发生之后的一个简短、非正式的反馈会议,旨在改善团队协作、提高技能和改善临床结局。将这些观念构建到出血安全共识中,目的是促进团队成员间互相交流沟通。应当将吹风会和碰头会列为常规,有助于应急团队成员更好地认识自身角色,充分利用已有资源,从每次事件中不断学习、总结和提高。

2)建立严重出血的多学科评审会:多学科评审会不同于总结会,它是正式会议,成员包括参与出血事件的医务人员、机构领导以及风险管理人员。评审会的目的是发现可能影响事件结局的因素,应在严重出血事件发生后尽快举行。可建立多学科围产期质量委员会,以总结出血事件并跟踪事件进展和结局。如最近ACOG和母胎医学会共识声明所强调的提高孕产妇保健水平,中心地区大型医院应帮助小医院进行质量审查并促使其改进工作。母婴机构应当支持评审会免受法律诉讼,评审会工作包括详细的审查记录、出血事件时间表和根本原因分析。自2015年1月起,对所有严重产科出血事件(输入4个单位或更多红细胞或入住重症监护病房的出血),联合委员会推荐进行多学科的、系统的评审会。

3)监测结局和进展指标:监测事件进展及其结局指标等对于改进项目实施质量具有重要意义。事件进展指标主要用于说明一种新方法(比如风险筛查、吹风会、出血量定量法、总结会)的实际应用频率,能预测机构对出血事件的准备和应急工作效果。进展指标能加快改进进程和提供前进动力,可提高员工士气和改善事件的结局。在出血事件发生之后立即使用简要的工具进行总结,对追踪出血处理方案的效果有重要作用。通常用结局的改善来评估事件处理成功与否。该共识总体目标是减少产后出血发生率和改善孕产妇结局。共识建议应追踪那些输入4个单位或更多红细胞或者转入重症监护病房的孕妇的数量,尽管这些事件的发生相对较少[(2~4)/1000例次分娩]。且不适用于不同医院间的比较,但经过一段时间这些指标可以用于总结分析处置情况。对于确认和追踪这些事件的医院质量管理部门,联合委员会推荐评审会创立奖励机制。提倡在需要时鼓励恰当地应用血液制品。

4. 总结共识的总体目标是减少严重出血的发生率和改善孕产妇结局。共识是多学科性的,旨在协助建立有关于孕产妇安全的文化氛围。每个母婴机构应当努力实施共识中的4个方面13项要素,并且根据自身资源将方案个体化及细节化,并且希望得到越来越多的综合资源以及社会资源的支持。

第四节 脐带异常

脐带是胎儿与母体进行物质和气体交换的唯一通道,是胎儿生命的桥梁。若脐带发生异常,造成胎儿血供受限或受阻,将导致胎儿窘迫、发育异常,甚至胎儿死亡。

一、脐带先露和脐带脱垂

（一）概述

胎膜未破时脐带位于胎先露部前方或一侧，称为脐带先露（presentation of umbilical cord）或隐性脐带脱垂。胎膜破裂脐带脱出于宫颈口外，降至阴道内甚至露于外阴部，称为脐带脱垂（prolapse of umbilical cord）（图 15-3）。

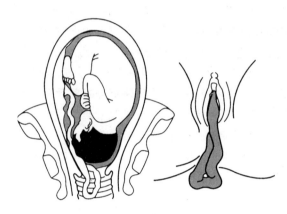

图 15-3　脐带脱垂

（二）病因

脐带脱垂多发生在胎先露部不能衔接时，常见原因：①胎位异常：因胎先露部与骨盆之间之间有间隙使脐带滑落，多见于足先露或肩先露；②胎头高浮或头盆不称，使胎头与骨盆入口间存在较大间隙；③胎儿过小或双胎妊娠分娩第二胎儿时；④羊水过多、羊膜腔内压力过高，破膜时脐带随羊水流出；⑤球拍状胎盘、低置胎盘；⑥脐带过长。

（三）对母儿的影响

1. 对产妇影响　增加剖宫产率及手术助产率。

2. 对胎儿影响　发生在胎先露部尚未衔接、胎膜未破时的脐带先露，因宫缩时胎先露部下降，一过性压迫脐带导致胎心率异常。胎先露部已衔接、胎膜已破者，脐带受压于胎先露部与骨盆之间，引起胎儿缺氧，甚至胎心完全消失；以头先露最严重，肩先露最轻。若脐带血循环阻断超过 7~8min，可胎死宫内。

（四）治疗原则

1. 脐带先露　经产妇、胎膜未破、宫缩良好者，取头低臀高位，密切观察胎心率，等待胎头衔接，宫口逐渐扩张，胎心持续良好者，可经阴道分娩。初产妇或足先露、肩先露者，应行剖宫产术。

2. 脐带脱垂　发现脐带脱垂，胎心尚好，胎儿存活者，应争取尽快娩出胎儿。

（1）宫口开全：胎头已入盆，胎先露部在 +2 及以下者行产钳术，臀先露行臀牵引术。

（2）宫口未开全：立即取头低臀高位，将胎先露部上推，应用抑制子宫收缩的药物，以缓解或减轻脐带受压；严密监测胎心同时，尽快行剖宫产术。

（五）护理评估

1. 健康史　评估发生脐带脱垂的各种诱因，如胎位、胎头入盆情况、胎儿大小、胎盘、羊水情况，是否有胎膜早破或人工破膜。

2. 及时发现脐带先露或脐带脱垂　对存在脐带脱垂危险因素的孕妇,须高度警惕脐带脱垂的发生。胎膜未破,胎动或宫缩后胎心率突然变慢,改变体位、上推胎先露及抬高臀部后迅速恢复者,应考虑脐带先露的可能,可行胎心监护,超声及彩色多普勒超声检查有助于明确诊断;胎膜已破,胎心率异常,或胎心监护出现胎心基线慢、平直等,应立即进行阴道检查,在胎先露旁或前方及阴道内触及有搏动的条索状物或脐带脱出于外阴,即可确诊。

(六)护理措施

1. 脐带先露　经产妇、胎膜未破、宫缩良好者可先行阴道试产,帮助孕妇取头低臀高位,密切观察胎心率,注意产程进展、宫口扩张情况,做好紧急手术准备,一旦出现胎心变化等异常及时手术。初产妇或足先露、肩先露者,做好术前准备,行剖宫产术。

2. 脐带脱垂　宫口开全,胎心尚好,胎先露部在 +2 及以下者配合医生行产钳术,臀先露者行臀牵引术,加快娩出胎儿,分娩过程中严密监测胎心;宫口未开全者,将戴有无菌手套的两根手指伸入阴道,将胎先露向上推,避免或减轻脐带受压。立即采集血交叉,简单术前准备后立即送手术室,尽快手术。注意保持转送路途通畅与转运路上安全,提前通知手术室做好手术和新生儿抢救器械、药品的准备,通知儿科医生做好抢救准备。

(七)预防

1. 胎产式异常的孕妇可在妊娠 37 周后入院,如果出现分娩先兆或怀疑出现胎膜破裂时,应视为紧急情况紧急处理。

2. 胎先露为非头先露以及出现未足月胎膜早破(PPROM)的孕妇均建议入院治疗。

3. 如果胎先露未固定或者位置较高时,应尽量避免人工破膜,但是如果必须人工高位破膜时,则需在可实施紧急剖宫产的情况下进行操作,使羊水缓慢流出。

4. 如果进行阴道检查发现脐带低于胎先露,则应避免人工破膜。

5. 人工破膜应避免在宫缩时进行。

6. 因在胎膜破裂的情况下存在胎先露上浮以及脐带脱垂的风险,所以对孕妇进行阴道检查或其他产科干预时,不能随意上推胎头。

7. 在分娩过程中确诊脐带先露后,除经产妇、胎膜未破、宫缩良好者可以等待观察,应尽快实施剖宫产。

二、脐带缠绕

脐带围绕胎儿颈部、四肢或躯干者,称为脐带缠绕(cord entanglement)。90% 为脐带绕颈,以绕颈 1 周者居多,占分娩总数的 20% 左右。发生原因与脐带过长、胎儿小、羊水过多及胎动频繁等有关。脐带绕颈对胎儿影响与脐带缠绕松紧、缠绕周数及脐带长短有关。

临床特点:①胎先露部下降受阻:脐带缠绕使脐带相对变短,影响胎先露部入盆,可使产程延长或停滞。②胎儿窘迫:当缠绕周数多、过紧使脐带受牵拉,或因宫缩使脐带受压,导致胎儿血循环受阻,胎儿缺氧。③胎心率变异:出现频繁的变异减速。④脐带血流异常:彩色多普勒超声检查;在胎儿颈部发现脐带血流信号。⑤B 型超声检查见脐带缠绕处皮肤有明显压迹,脐带缠绕 1 周呈 U 形压迹,内含一小圆形衰减包块,并可见其中小短光条;脐带缠绕 2 周呈 W 形;脐带缠绕 3 周或 3 周以上呈锯齿形,其上为一条衰减带状回声。出现上述情况应高度警惕脐带缠绕,特别是胎心监护出现频繁的变异减速,经吸氧、改变体位不能缓解时,应及时终止妊娠,产前超声诊断为脐带缠绕,在分娩过程中应加强监护,一旦出现胎儿窘迫，及时处理。

三、脐带长度异常

脐带正常长度为 30~100cm，平均长度为 55cm。脐带短于 30cm 者，称为脐带过短（excessive short cords）。妊娠期间脐带过短常无临床征象，临产后因胎先露部下降，脐带被牵拉过紧，使胎儿血循环受阻，因缺氧出现胎心率异常；严重者导致胎盘早剥。胎先露部下降受阻，引起产程延长，以第二产程延长居多。经抬高床脚和吸氧，胎心率仍无改善，应立即行剖宫产结束分娩，脐带过长（excessive long cords）易造成脐带绕颈、绕体、打结、脱垂或脐带受压。

四、脐带打结

脐带打结有假结（false knots）和真结（true knots）两种。脐带假结指因脐血管较脐带长，血管卷曲似结，或因脐静脉较脐动脉长形成迂曲似结，通常对胎儿无大危害。脐带真结多先为脐带缠绕胎体，后因胎儿穿过脐带套环而成真结。脐带真结较少见，发生率为1.1%。若脐带真结未拉紧则无症状，拉紧后胎儿血循环受阻可致胎死宫内。多数在分娩后确诊。

五、脐带扭转

脐带扭转（torsion of cord），胎儿活动可使脐带顺其纵轴扭转呈螺旋状，生理性扭转可达6~11 周。脐带过分扭转在近胎儿脐轮部变细呈索状坏死，引起血管闭塞或伴血栓形成，胎儿可因血运中断而致死亡。

六、脐带附着异常

正常情况下，脐带附着于胎盘胎儿面的近中央处。脐带附着于胎盘边缘者，称为球拍状胎盘（battledore placenta），分娩过程中对母儿无大影响，多在产后检查胎盘时发现。脐带附着于胎膜上，脐带血管通过羊膜与绒毛膜间进入胎盘者，称为脐带帆状附着（cord velamentous insertion），若胎膜上的血管跨过宫颈内口位于胎先露部前方，称为前置血管（vasa previa）。当胎膜破裂时，伴前置血管破裂出血达 200~300ml 时可导致胎儿死亡。若前置血管受胎先露部压迫，可导致脐血循环受阻，胎儿窘迫或死亡。临床表现为胎膜破裂时发生无痛性阴道流血，伴胎心率异常或消失，胎儿死亡。取流出血涂片检查，查到有核红细胞或幼红细胞并有胎儿血红蛋白，即可确诊。产前超声检查应注意脐带附着在胎盘的部位。

七、脐血管数目异常

脐带只有一条动脉时，为单脐动脉（siegle umbilical artery）。大多数病例在产前用 B 型超声可以发现。如果 B 型超声只发现单脐动脉这一因素，而没有其他结构异常，新生儿预后良好，如果同时有其他超声结构异常，非整倍体以及其他畸形的风险增高，如肾脏发育不全、无肛门、椎骨缺陷等。

思 考 题

1. 简述子宫破裂的常见病因。

2. 简述如何预防子宫破裂的发生。

3. 简述羊水栓塞临床表现的三个阶段。

4. 简述羊水栓塞患者的护理。

5. 简述心搏骤停孕妇的急救要点。

6. 简述脐带脱垂孕妇的急救要点。

7. 产后出血的定义？针对产后出血病因如何处理？

8. 产后出血量的评估有哪几种方法？

（徐凌燕）

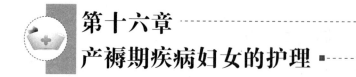

第十六章
产褥期疾病妇女的护理

产褥期是妊娠及分娩后的一段调整恢复期,此期出现的解剖生理变化,使机体恢复到未孕状态。产褥期可分为三个时期。第一期为产后 24 小时内,此期易发生产后的急性并发症;第二期产后 24 小时至产后一周;第三期为产后 1 周到 6 周,此期生殖器官一般恢复到正常。产褥期由于解剖生理的变化,产妇疲劳,身体虚弱,抵抗力降低等因素,容易并发一系列的感染。

第一节 产 褥 感 染

产褥感染(puerperal infection)是指分娩及产褥期生殖道受病原体侵袭,引起局部和全身炎症性变化。发病率约为6%,近年来随着剖宫产率的上升,产褥感染的发病率也上升。产褥病率(puerperal morbidity)指分娩 24 小时以后的 10 日内,每日测体温 4 次,间隔时间 4 小时,有 2 次 ≥ 38℃(口温)。产褥病率常由产褥感染引起,但也可由生殖道以外感染如急性乳腺炎、上呼吸道感染、泌尿系统感染、血栓性静脉炎等病因所致。产褥感染和产科出血、妊娠合并心脏病及严重的妊娠期高血压疾病,是导致孕产妇死亡的四大原因之一。

(一)病因

1. 诱因　正常女性阴道对外界致病因子侵入有一定防御能力。其对入侵病原体的反应与病原体的种类、数量、毒力和机体的免疫力有关。妇女阴道有自净功能,羊水中含有抗菌物质,妊娠和正常分娩不会给产妇增加感染机会。只有在机体免疫力、细菌毒力、细菌数量三者之间的平衡失调时,才会增加感染机会,导致感染的发生。如产妇体质虚弱、营养不良、孕期贫血、孕期卫生不良、胎膜早破、羊膜腔感染、慢性疾病、产科手术、产程延长、产前产后出血过多、过于频繁阴道检查等,均可以成为产褥感染的诱因。

2. 病原体种类　正常女性阴道寄生大量微生物,包括需氧菌、厌氧菌、真菌、衣原体和支原体。可分为致病微生物和非致病微生物。有些非致病微生物在一定条件下可以致病,称条件病原体。即使致病微生物也需要达到一定数量或机体免疫力下降时才致病。

(1)需氧菌:

1)链球菌:以 β- 溶血性链球菌致病最强,能产生致热外毒素与溶组织酶,使病变迅速扩散导致严重感染。需氧链球菌可以寄生在女性阴道中,也可通过医务人员或产妇其他部位感染而进入生殖道。

2)杆菌:以大肠埃希菌、克雷伯菌属、变形杆菌属多见。这些菌常寄生于阴道、会阴、尿道口周围,能产生内毒素,是菌血症和感染性休克最常见的病原菌,在不同环境对抗生素敏感有很大差异。

3)葡萄球菌:主要致病菌是金黄色葡萄球菌和表皮葡萄球菌,前者多为外源性感染,容易引起伤口严重感染,因能产生青霉素酶,易对青霉素耐药,后者存在于阴道菌群中,引起感染较轻。

（2）厌氧菌：

1）革兰阳性球菌：消化链球菌和消化球菌存在于正常的阴道中。当产道损伤、胎盘残留、局部组织坏死缺氧时，细菌迅速繁殖，若与大肠埃希菌混合感染，有异常恶臭气味。

2）杆菌属：常见的厌氧性杆菌有脆弱类杆菌。这类杆菌多与需氧菌和厌氧性球菌混合感染，形成局部脓肿，产生大量脓液，有恶臭味。感染还可引起化脓性血栓性静脉炎，形成感染血栓，脱落后随血循环到达全身各器官形成脓肿。

3）芽孢杆菌：主要是产气荚膜梭菌，产生外毒素，毒素可溶解蛋白质而能产气及溶血。产气荚膜梭菌引起感染，轻者为子宫内膜炎、腹膜炎、败血症，重者引起溶血、黄疸、血红蛋白尿、急性肾衰竭、循环衰竭、气性坏疽而死亡。

（3）支原体和衣原体：解脲支原体及人型支原体均可在女性生殖道内寄生，引起生殖道感染，其感染多无明显症状，临床表现轻微。

此外，沙眼衣原体、淋病奈瑟菌均可导致产褥感染。

3. 感染途径

（1）外源性感染：指外界病原体进入产道所致的感染。可通过医务人员手卫生、消毒不严或被污染衣物、用具、各种手术器械及产妇临产前性生活等途径侵入机体。

（2）内源性感染：正常孕产妇生殖道或其他部位寄生的病原体，多数并不致病，当感染诱因出现时由非致病菌转化致病菌而引起感染。近年研究表明，内源性感染更重要，因孕妇生殖道病原体不仅可导致产褥感染，而且还能通过胎盘、胎膜、羊水间接感染胎儿，导致流产、早产、胎儿生长受限、胎膜早破、死胎等。

（二）处理原则

积极控制感染并纠正全身状况。

1. 支持疗法　加强营养并补充足够维生素，增强抵抗力，纠正水、电解质失衡。

2. 切开引流　会阴伤口或腹部切口感染，及时行切开引流术；疑盆腔脓肿可经腹或后穹窿切开引流。

3. 胎盘胎膜残留处理　经有效抗感染同时，清除宫腔内残留物。

4. 应用抗生素　未确定病原体时，选用广谱高效抗生素。然后根据细菌培养和药敏试验结果调整抗生素种类和剂量，中毒症状严重者，短期加用肾上腺皮质激素。

5. 肝素治疗　血栓性静脉炎时，应用大量抗生素同时，可加抗凝治疗。

6. 手术治疗　严重感染，经积极治疗无效，应及时行子宫切除术，清除感染源，抢救患者生命。

（三）护理评估

1. 健康史　评估产褥感染的诱发因素，产妇是否存在贫血、营养不良，询问产妇是否生殖道、泌尿道感染病史，了解本次妊娠有否妊娠合并症与并发症、分娩时是否有胎膜早破、产程延长、手术助产、软产道损伤、产前出血史、产后出血史及产妇个人生活卫生习惯等。

2. 症状、体征　评估产妇全身状况、子宫复旧、伤口愈合及阴道流血情况。检查宫底高度、子宫软硬度、有无压痛及疼痛程度，观察会阴部有无疼痛、局部红肿、硬结及脓性分泌物，并观察恶露量、颜色、性状、气味等。用窥阴器检查阴道、宫颈及分泌物的情况，双合诊检查宫颈有无举痛、子宫一侧或双侧是否扪及包块。

3. 心理社会状况　观察产妇的情绪与心理状态，是否存在心理沮丧、烦躁与焦虑情绪，家庭经济状况及亲人照护关注等。

4. 相关检查

（1）血液检查：检查白细胞计数增高，尤其是中性白细胞计数升高明显；血沉快；血清 C- 反应蛋白大于 8 mg /L。

（2）细菌培养：通过宫腔分泌物、脓肿穿刺物、后穹窿穿刺物做细菌培养和药物敏感试验，必要时做血培养和厌氧菌培养。

（3）B 型超声、彩色多普勒超声、CT、磁共振成像等检测手段，能够对感染形成炎性包块脓肿做出定位和定性的诊断。

（四）护理措施

1. 一般护理　保持病室内安静、整洁、空气新鲜，并注意保暖。保持床单位及用物清洁，注意个人卫生。保证产妇有充足休息，加强营养，给予高蛋白、高热量、高维生素易消化饮食，以增强抵抗力。鼓励产妇多饮水，保证有足够的液体摄入。取半卧位，利于恶露引流或使炎症局限于盆腔。

2. 心理护理　让产妇及家属了解病情和治疗护理情况，及时解答疑问，以增加治疗信心，解除产妇和家属的疑虑。

3. 病情观察　发热、疼痛、异常恶露为产褥感染三大主要症状。产褥期发热的最常见原因是脱水，如在 2~3 日低热后突然出现高热，应考虑感染可能性。由于感染发生部位、程度、扩散范围不同，其临床表现也不同。密切观察产妇产后生命体征的变化，尤其是体温，每 4 小时测一次。观察是否有恶心、呕吐、全身乏力、腹胀、腹痛、肌紧张、压痛、反跳痛等症状。同时观察记录恶露的颜色、性状与气味，子宫复旧情况及会阴伤口情况。双下肢皮肤温度、是否肿胀等。

4. 用药护理　注意抗生素使用的间隔时间，维持血液中的有效浓度，注意观察药物疗效和不良反应；抗凝治疗时注意观察有无凝血功能异常的临床表现；配合做好脓肿引流术、清宫术、后穹窿穿刺术等的术前准备及护理。

5. 健康教育　注意休息，加强营养，增强体质；常进行房间内通风，保持室内空气新鲜；教会产妇自我护理和观察，会阴部保持清洁干净，及时更换会阴垫；治疗期间不要盆浴，可采取淋浴。指导产妇采取半卧位或抬高床头，促进恶露引流，防止感染扩散。产后 42 天返院复查。

第二节　泌尿系统感染

泌尿系统感染也称尿路感染，是尿路上皮对细菌侵入导致的炎症反应，通常伴随有菌尿和脓尿。引起泌尿系统感染的病原体极大部分是革兰阴性杆菌，以大肠埃希菌为多见，也有变形杆菌、产气杆菌和葡萄球菌等。产妇泌尿系统感染的发病率为 2%~4%。感染途径主要是上行性感染，即细菌从尿道外口侵入，首先感染膀胱，随后再沿输尿管上行感染肾盂肾盏。

（一）病因

1. 女性尿道短、直，尿道口与肛门靠近，产后机体抵抗力下降，容易造成上行性感染引起膀胱炎、肾盂肾炎。

2. 分娩过程中，膀胱受压引起黏膜充血、水肿、挫伤，容易发生膀胱炎。

3. 分娩过程中导尿、过多的阴道检查、无菌技术执行不严格，可引起细菌侵入造成感染。

4. 分娩时膀胱受压迫导致膀胱肌失去收缩力，不能将膀胱内的尿液按时完全排出，或产后会阴伤口疼痛使产妇不敢排尿，造成尿潴留而引起细菌感染。

（二）处理原则

用广谱抗生素抗感染，并保证液体摄入量以便冲洗膀胱。

（三）护理评估

1. 健康史　首先要评估患者过去是否有泌尿系统感染的病史，本次分娩情况，如是否有产程过长、排尿困难、手术助产、导尿的经历，并了解产后第一次自解小便时间、尿量、膀胱功能恢复情况。

2. 症状、体征　全面评估患者生命体征的变化，是否有高热、寒战、恶心、呕吐等全身症状；排尿时有烧灼感、排尿困难等排尿状态的改变，有尿频、尿急、尿痛，膀胱部位有压痛或下腹部胀痛不适或尿潴留等症状。

3. 心理社会状况　观察产妇的情绪与心理状态，了解产程过程，是否存在心理不安、烦躁与焦虑情绪，家庭经济状况及亲人照护关注状况。

4. 相关检查

（1）尿常规检查：可见脓细胞、白细胞、红细胞；可有蛋白尿、管型尿。

（2）中尿细菌培养：细菌数 $\geqslant 10^5/ml$。

（3）血肾功能检查：血尿素氮及肌酐检查，以确定肾功能有无受损。

（四）护理措施

1. 一般护理

（1）保持病室内安静、整洁、空气新鲜，并注意保暖，保证产妇有充足休息。保持床单位及用物清洁，指导产妇保持会阴清洁，每次便后冲洗会阴部，以防逆行感染。

（2）仔细评估产妇产后子宫底高度、恶露量、性状、气味，并识别尿潴留的临床表现。采取各种方法促使产妇自解小便，如提供排尿所需要的环境，协助产妇如厕，用温水冲洗会阴，加压于耻骨联合上方、听流水声或针灸疗法等。

（3）急性感染期患者应卧床休息，摄取营养丰富、易消化、少刺激的食物。同时鼓励产妇多饮水，每日饮水量最好达到 3000~4000ml，以达到膀胱自身冲洗的目的。

2. 症状、体征护理　严密观察生命体征变化，发热、尿频、尿急、尿痛、膀胱刺激征及排尿形态改变是泌尿系统常见的症状和体征。膀胱炎症状多在产后 2~3 天出现，患者表现有尿频、尿急、尿痛，排尿时有烧灼感或排尿困难，也有表现尿潴留或膀胱部位有压痛或下腹部胀痛不适，可伴有低热，体温在 37~38℃，但一般没有全身症状；肾盂肾炎感染多由下泌尿道上行所致，较常发生在右侧，也可能两侧受累，患者症状通常发生在产后 2~3 天，也可发生在产后 3 周，表现为一侧或双侧腰部疼痛、高热、寒战、恶心、呕吐等，同时伴有尿频、尿急、尿痛，若不加紧治疗，肾脏皮质可能受损，可能出现肾功能障碍。

3. 心理护理　讲解疾病发生、发展过程及转归，让产妇及家属了解病情和治疗护理情况，及时解答疑问，以增加治疗信心，以解除产妇和家属的疑虑。

4. 用药护理　遵医嘱给予敏感有效的抗生素，症状减轻后仍需继续用药，直到感染症状完全消除，需复查尿常规，必要时行尿培养直至确定无菌尿为止，防止转为慢性病例。如患者尿频尿急症状明显，影响到日常生活时可使用抗痉挛药和止痛药，以缓解患者不适。

5. 健康教育　指导产妇养成定时排尿的习惯，保证摄入充足的液体量，督促产妇每 4 小时定时排空膀胱，有助于除去感染尿液，避免膀胱过度膨胀，有利于恢复正常的排尿功能。

第三节　宫　内　感　染

宫内感染是指妊娠期由于胎膜早破、细菌性阴道病等使病原微生物进入羊膜腔引起的羊水、胎膜(羊膜、绒毛膜和蜕膜)、胎盘的感染,称为羊膜腔感染(intraamnioticinfection,IAI),也称羊膜腔感染综合征(IAIS)。据国内外调查,有 3%~8% 的新生儿受到母源性细菌、病毒及原虫的感染。本病可引起新生儿感染,是围生儿病率、死亡率和产褥病率升高的重要原因。

(一)病因

1. 病原微生物　健康育龄妇女阴道内存在各种细菌及其他微生物,常见有革兰阳性需氧菌如乳酸杆菌、非溶血性链球菌、肠球菌及表皮葡萄状球菌;革兰阴性需氧菌,如大肠埃希菌、加德纳菌;还有大量厌氧菌,如消化球菌、消化链球菌、类杆菌等。此外,支原体、衣原体及念珠菌也常存在。上述各种菌中以乳酸杆菌占优势。由于阴道上皮在雌激素作用下合成糖原经乳酸杆菌分解成乳酸形成弱酸环境,可有效地抑制其他寄生菌的过度生长。妊娠期母体受高水平雌激素的影响,使阴道上皮内糖原合成增加,加上孕期母体免疫功能下降,均有利于念珠菌的生长。阴道内乳酸杆菌的相对不足,在一定条件下,使正常菌群的成分有所改变,而有致病的可能。

2. 宫内感染的高危因素

(1)胎膜早破:胎膜完整对防御羊膜腔感染十分重要,胎膜早破使阴道条件发生了改变,由弱酸改变为弱碱性,有利于病原微生物的繁殖。破膜后阴道内致病菌可沿生殖道上行进入宫腔及母血循环,导致母婴感染。近年来许多研究发现胎膜破裂和羊膜腔感染互为因果关系,而且羊膜腔感染可能是胎膜破裂的主要原因。由于各种原因引起的羊膜腔感染的存在,导致胎膜破坏、宫颈扩张和子宫收缩,进而胎膜破裂,羊膜腔与阴道相通,随着时间延长感染复杂而严重。根据文献报道,与胎膜早破发生密切关系的病原体有 β- 溶血性链球菌、淋球菌、沙眼衣原体及某些厌氧菌,对有早产史者孕期如有条件进行常规筛查则有助于早期采取预防措施或密切随诊,降低胎膜早破及 IAI 的发生。

(2)细菌性阴道病(BV)和羊膜腔感染(IAI):很多研究报道阴道感染特别是细菌性阴道病是引起上行性宫内感染的主要原因之一。宫颈或阴道内的细菌,上行通过破裂或未破裂的羊膜,到达羊膜腔,在羊膜腔内进一步繁殖,引起严重感染。

(3)绒毛膜羊膜炎:通常孕妇于妊娠前合并亚临床的慢性子宫内膜炎,孕期炎症可累及胎盘和胎膜进一步扩散到羊膜和羊膜腔。

(4)医源性因素:医护人员操作所致医源性感染。包括以各种诊断和治疗为目的羊膜腔穿刺技术、胎儿外科、或宫内手术、羊膜镜技术、围生期的阴道检查、肛查和阴道手术操作等。由此,也可以说明某些阴道、宫腔操作可增加 IAI 的危险性。PROM 病例内诊检查增加感染的危险性已广为人知,尤其孕周小的 PROM 内诊可缩短感染的潜伏期,增加 IAI 的危险。

(5)宿主抵抗力下降:阴道、宫颈、蜕膜、绒毛膜、羊膜、胎盘等部位局部的抵抗力下降,其机制尚不十分清楚。已知的局部防御功能有以下几个方面:阴道内的乳酸杆菌可降低毒性强的细菌的数量,如大肠埃希菌、A 和 B 族链球菌、厌氧菌、淋病双球菌和沙眼衣原体等;宿主分泌免疫球蛋白和有关酶类对细菌有很强的杀灭作用;阴道黏膜下 CD4 和 CD8 淋巴系统对下生殖道病原菌有识别和应答作用;胎膜、羊水、胎盘对病原菌入侵胎儿和羊膜腔起重要的屏障作用。在另一方面,病原微生物的产物如唾液酶、磷脂酶 A、磷脂酶 C 和内毒素可激活宿主细胞酶系统,降低宿主局部免疫反应,有利于更多的病原微生物生存,给 IAI 的发生提供了可能性。

(二)处理原则

1. 抗生素的使用　根据细菌培养结果选用对细菌敏感的抗生素,在使用抗生素前,要考虑到各种抗菌药物孕期使用的安全性及药学变化。在培养结果没有出来时可以选用毒性低、抗菌谱广且易穿过胎盘的抗生素,同时兼顾到厌氧菌的感染,如氨苄西林、克林霉素及甲硝唑等。

2. 终止妊娠的时机　羊膜腔感染一经确诊,无论孕周大小应尽快结束妊娠。宫内感染的时间越长,则胎儿宫内死亡的危险性越大,产后新生儿败血症及母体产褥感染的危险性越大,但若孕龄过小,胎儿娩出不易存活,可适当采用保守治疗。给予抗生素的同时密切观察胎心及孕妇血白细胞数及分类计数的变化。若有威胁母儿安全的可能性,则宜及时终止妊娠。近几年的资料认为产时静脉给予广谱抗生素可在 0.5~1 小时内进入胎儿、胎膜和羊水并达到足够的抗菌浓度。但胎儿接受了足够的抗生素后 3~5 小时内尚不足以改变新生儿的预后,因此处理的关键在于给予足够的抗生素后行剖宫产术。临产后,产程中要连续进行胎心监护,注意胎心变化,密切观察有无胎儿宫内感染或胎儿窘迫的发生。

3. 终止妊娠的方式　已诊断羊膜腔感染者,如不具备阴道分娩条件,则应以剖宫产终止妊娠。目前随着抗生素的使用,腹膜外剖宫产的并发症也并不比常规剖宫产低,因而并不常规推荐使用。如术中发现感染严重,影响子宫收缩,严重出血不止等情况,必要时须切除子宫。

4. 新生儿的治疗　宫内感染者产后要对新生儿做咽拭、外耳拭、鼻拭培养及脐血培养,以便及早治疗新生儿可能出现的败血症。使用抗生素眼药水以预防或治疗眼炎。

(三)护理评估

1. 健康史　既往早产、产褥期感染史、胎膜早破史、既往阴道炎和宫颈炎史。

2. 症状和体征

(1)症状:产妇感染发热引起全身中毒状况,生殖系统炎症引起腹痛、阴道分泌物异常和外阴瘙痒等症状,炎症刺激引起的子宫收缩甚至临产的表现。

(2)体征:羊膜腔感染的体征很多而且复杂,对临床诊断有直接关系的主要包括如下几种:

1)发热:体温超过 37.8℃,甚至达到 39℃以上,呈稽留或弛张热,可以伴有寒战;孕妇心率超过 100 次/min;

2)腹部检查:由于炎症刺激,子宫体部出现腹膜刺激症状,表现为张力增加、压痛、反跳痛,该疼痛为持续性,无宫缩时存在,宫缩时强度增加。

3)产科检查:可以出现规律或不规律宫缩,子宫颈管缩短或子宫口扩张,可以出现破水、阴道恶臭分泌物或脓性羊水。

4)胎儿心律失常:通常表现为胎儿心动过速,胎心基线超过 160 次/min。这种心动过速是胎儿对高热和胎盘炎症反应的一种积极反应或代偿,但时间过长或炎症病情严重,失代偿,胎心变慢,出现心动过缓通常预后很差。

3. 心理社会状况　观察产妇的情绪与心理状态,是否存在心理沮丧、烦躁与焦虑情绪,家庭经济状况及亲人照护关注等。

4. 相关检查

(1)血常规:羊膜腔感染患者的血液系统与急性感染性炎症相同,表现为白细胞数量增加,中性粒细胞比例增加,核左移。但正常妊娠妇女的血白细胞呈增高的表现,所以当白细胞超过 $15 \times 10^9/L$ 时对诊断羊膜腔感染才有意义。

（2）微生物学检查:①羊水的革兰染色:为明确致病菌,对羊水进行革兰染色是一种快速简便的方法,但该方法存在假阴性率高和不能发现衣原体和支原体等缺点。②细菌培养:羊水的各种细菌培养是最佳的方法,在确定致病菌后同时可以进行药敏试验。该方法的缺点是需要时间太长,至少需要几天时间才能给出细菌培养的结果,如果做药敏试验,时间更长。

（四）护理措施

1. 一般护理　营造一个整洁、安静、舒适的休息环境,注意室内空气新鲜,每日通风两次,每次 15~30min,并注意休息和保暖。做好床边隔离,养成良好卫生习惯。指导孕妇增加营养,鼓励多饮水、进高能量、高蛋白、高维生素易消化食物,增加机体抗病能力。加强产前检查,注意诱发因素。

2. 心理护理　提供心理支持,鼓励孕妇以积极的心态应对变故,胎儿畸形者能正确面对现实。让孕妇和家属了解病情和治疗情况及疾病的转归,增加对疾病的治疗信心,及时解答提出的疑问,以解除孕妇和家属的疑虑。

3. 症状、体征护理　严密观察病情变化,亚临床型羊膜腔感染临床上可无任何症状,只有临床型羊膜腔感染才有临床症状,但症状缺乏特异性,不同的病原体所引起的羊膜腔感染,其临床表现也不同。如观察孕妇的生命体征变化、热型的变化,应及时做好护理记录;了解各种检查指标结果,动态观察白细胞计数的升高或伴有核左移现象,以判断病情进展,并及时发现并发症;观察胎心及胎动情况,及时发现胎儿宫内窘迫及早产的征象;观察阴道分泌物性状及气味,观察羊水的颜色、性状、有否臭味等,观察宫体压痛及子宫收缩情况。

4. 用药护理　遵医嘱正确给予使用抗生素和抗病毒类药物,观察药物的疗效和毒不良反应。观察宫缩情况,遵医嘱使用抑制宫缩药物,注意观察药物的不良反应;补充足够的水分、电解质,以维持机体水电解质平衡。

5. 加强无菌操作　严格消毒隔离,防止医源性感染。若感染不能控制时,做好子宫切除的术前准备。

6. 胎膜早破者　每日会阴擦洗两次,密切观察羊水量、性状、气味。抬高臀部,预防脐带脱垂。保持卫生垫或卫生巾干净、干燥并及时更换,保持床单位的清洁,勤更换衣裤并保持清洁。

7. 健康教育

（1）注意休息,加强营养,及时纠正贫血、营养不良等疾病。

（2）及时治疗妊娠合并感染性疾病,如阴道炎、子宫颈炎（包括衣原体感染）等。

（3）注意个人卫生,会阴部要保持清洁干净,勤换卫生巾,清洁会阴的用物要清洁和消毒。孕期不要盆浴,可采取淋浴。大力宣传临近预产期的孕妇分娩前 1 个月内不要性交等。

（4）做到居室通风,保持空气流通。

第四节　产后抑郁症

产后抑郁症（postpartum depression,PPD）指产妇在产褥期间出现抑郁症状,是产褥期精神综合征最常见的一种类型。主要表现为持续和严重的情绪低落以及由此引起的一系列证候,如动力减低、失眠、悲观等,甚至影响对新生儿的照护能力。其发病率国外报道约为

30%，国内为 3.8%~16.7%，通常在产后 2 周内出现症状。产褥期抑郁症不仅影响产妇的生活质量，还影响家庭功能和产妇的亲子行为，影响婴儿认知能力和情感的发展。

（一）病因

病因不明，可能与下列因素有关：

1. **分娩因素**　产妇经过分娩，机体疲惫，尤其是产时、产后的并发症，难产、滞产、手术产等均给产妇带来紧张与恐惧，神经系统功能状态不佳，导致内分泌功能状态的不稳定。

2. **心理因素**　最主要的是产妇的个性特征。敏感（神经质）、以自我为中心、情绪不稳定、社交能力不良、好强求全、固执、内向性格等个性特点的人群容易发生产后心理障碍。

3. **内分泌因素**　分娩后产妇体内绒毛膜促性腺激素、胎盘生乳素、孕激素、雌激素含量的急剧下降，可能在产后抑郁症和精神方面起重要作用。

4. **社会因素**　孕期发生生活不良事件，如失业、夫妻分离、亲人病丧、家庭不和睦、家庭经济条件差、居住环境低劣、缺少家庭和社会的支持与帮助，特别是缺乏来自丈夫与长辈的理解、支持与帮助是影响产后抑郁症的重要因素。

5. **遗传因素**　有精神病家族史特别是有家族抑郁病史的产妇发病率高。

（二）处理原则

识别诱因，对症处理，确保母婴安全。

1. **心理治疗**　心理治疗是产后抑郁症的重要手段。包括心理支持、心理咨询与社会干预等。其关键是：增强产妇的自信心，提高产妇的自我价值意识；根据产妇的个性特征、心理状态、发病原因给予个体化的心理辅导，解除致病的心理因素。

2. **药物治疗**　适用于中重度抑郁症和心理治疗无效的患者。应在专科医师指导下用药，根据以往疗效及个性化选择药物，尽量选用不进入乳汁的抗抑郁药。首选 5- 羟色胺再吸收抑制剂，如帕罗西丁、舍曲林；三环类抗抑郁药，如阿米替林。

（三）护理评估

1. **健康史**　询问有无抑郁症、精神病个人史和家族史，有无重大精神创伤史。了解本次妊娠过程及分娩情况是否顺利、有无难产、滞产、手术产以及产时产后的并发症、婴儿健康状况、婚姻家庭关系及社会支持系统等因素并识别诱因。

2. **症状、体征**　产后抑郁主要表现在情感低落、兴趣和愉快感丧失、精力降低三方面。因此评估时需了解：产妇情绪变化、食欲、睡眠、疲劳程度；产妇注意力集中能力；产妇日常活动和行为能力（如自我照顾能力和照护婴儿能力）；母婴之间接触和交流的情况；产妇对婴儿的喜恶程度及对分娩的体验与感受。

3. **心理社会状况**　评估产妇的人际交往能力与社会支持系统，判断病情的严重程度。

4. **相关检查**　可采用心理测量仪及心理量表判断。

（1）爱丁堡产后抑郁量表（EPDS）：是目前多采用的筛选工具。它包括 10 项内容，4 级评分，总分 ≥ 13 分者可诊断为产后抑郁症。

（2）产后抑郁筛查量表（PDSS）：包括睡眠饮食失调、焦虑担心、情绪不稳定、精神错乱、丢失自我、内疚羞耻及自杀的想法等七个因素，共 35 个条目，分 5 级评分，一般以总分 ≥ 60 分作为筛查产后抑郁症的临界值。

（四）护理措施

1. **一般护理**　提供温暖、舒适、安静的休养环境，合理安排膳食，保证产妇的营养摄入，使产妇有良好的哺乳能力。让产妇多休息，以保证产妇有足够的睡眠。护理人员应鼓励或陪伴产妇在白天从事多次短暂的活动,入睡前喝热牛奶,热水泡脚、洗澡等帮助产妇入睡。

2. 心理护理 心理护理对产后抑郁症非常重要,使产妇感到被支持、尊重、理解,增强信心,加强自我控制,提高与他人良好交流能力,激发内在动力去应付自身问题。护理人员要具备温和、接受的态度,鼓励产妇宣泄、抒发内心的感受,耐心倾听产妇诉说,做好心理疏导。同时让家人给予更多的关心和爱护,减少或避免不良的精神刺激和压力。

3. 症状、体征护理

(1)帮助树立信心:医护人员关爱的态度能帮助产妇减少抑郁的情绪,增加自信。经常与产妇在一起,向她们解释出现这样的问题并不是她们的过错,是一种常见的疾病现象,只要及时治疗会很快恢复的。

(2)提高对新生儿反应的敏感性:协助并促进产妇适应母亲角色,护士以角色扮演的方式给产妇演示和讲解新生儿表达异常的方式,以及其代表的意义,指导产妇如何观察新生儿的反应,增加产妇对新生儿反应的敏感性。

(3)帮助产妇表达自己的感受:一些帮助产妇放松的措施能够改善产妇的情绪,护士应将放松的技巧列出,以便产妇选择。不少产妇及其家庭成员由于缺乏产后抑郁的相关知识,对产妇出现异常重视不够。因此,当产妇呈现不合情理的表现(如愤怒、内疚、羞愧等)时,医护人员应鼓励她们承认,并力劝其家庭成员接受这种负面情绪。

(4)帮助建立家庭支持系统:分娩前后应与家庭成员(特别是其丈夫)讨论抑郁,让丈夫表达其感受,明确丈夫在帮助产妇及其他家庭成员心理应激过程中的角色。给家庭成员提供合理化建议,帮助他们回到正常的生活。

4. 用药护理 指导患者正确及时应用抗抑郁药,并告知患者及家属遵医嘱准确用药的重要性,同时教会患者及家属如何观察药物疗效及不良反应。

5. 健康教育

(1)提供产前教育:利用孕妇学校等多种媒体普及有关妊娠、分娩常识,减轻孕产妇对妊娠、分娩的紧张、恐惧心情,完善自我保健。

(2)加强住院及出院健康教育:将产后抑郁的疾病相关知识纳入病区健康教育范畴,增强住院产妇及家属的预防意识和识别、应对能力。协助产妇及其家属寻找可以利用的支持系统,鼓励其将产后需要解决的问题及时求助支持系统。

(3)关心高危人群:有精神障碍家族史的产妇,应定期密切观察,给予更多的关爱、指导,避免一切不良刺激,用友善、亲切、温和的语言鼓励产妇增加分娩信心;分娩过程中医护人员要充满爱心和耐心,尤其是对产程长、精神压力大的产妇,更需要多陪伴鼓励,耐心解释分娩过程。除此之外,向产妇提供支持组织的相关信息、联系方式,以便更好沟通。

思 考 题

1. 产褥感染的概念、病因、处理原则及护理措施。

2. 泌尿系统感染的概念、病因、护理评估。

3. 产后抑郁的概念、护理评估、健康教育。

4. 宫内感染的概念、高危因素及处理原则。

(孙秀娟)

第二篇

技　能　篇

第十七章
孕产妇护理技能

第一节　产前检查

产前检查是监测胎儿发育和宫内生长环境,监护孕妇各系统变化,促进健康教育和咨询,提高妊娠质量,减少出生缺陷的重要措施。首次产检的时间应从确诊怀孕开始,一般在6~8周为宜,妊娠20~36周为每4周1次,妊娠37周后每周1次,共9~11次,高危孕妇酌情增加产检次数。产检的目的是:①确定孕妇和胎儿的健康状况;②估计和核对孕周和胎龄;③制订产前检查计划。产前检查中,护理技能操作主要有腹部视诊、腹部触诊和骨盆外测量。通过宫高腹围的测量及四步触诊法,了解腹部的情况和大小,判断胎儿发育状况及胎产式、胎方位、胎先露及其是否衔接。骨盆外测量能间接判断骨盆大小及形状。

一、操作前准备

(一)环境准备
室温24~26℃,湿度50%~60%,室内光线充足,温暖,安静,隐蔽,必要时使用屏风或隔帘遮挡孕妇。

(二)物品准备
产科检查床,软尺,骨盆测量器、孕期保健卡,纸笔等。

(三)人员准备
1. 孕妇　排空膀胱后,仰卧于检查床上,头部稍垫高,暴露腹部,双腿略屈曲稍分开,腹肌放松。

2. 操作者　应站在孕妇的右侧。六步洗手法洗手或使用快速手消毒剂清洁手。冬天时,检查者应注意保持手温暖。

3. 沟通交流

（1）核对孕妇身份信息。

（2）向孕妇解释检查的目的、方法、内容，取得配合。

（3）采集病史，了解孕妇妊娠过程、月经史、婚育史、既往健康史及家族遗传病史；询问确诊妊娠后及前次产检后的情况，有无异常情况出现，如头痛、眼花、水肿、阴道流血、阴道分泌物异常、胎动变化等；了解孕妇休息、饮食、运动、睡眠及大小便情况；若为复诊，查看历次产检资料，核实孕周。

（4）全身情况评估：测量血压、身高、体重（包括增长速度），有无水肿及其他异常，精神状态等情况。

二、操作步骤

（一）腹部视诊

1. 查看孕妇腹部形状和大小　腹部过大、宫底过高者可能为多胎妊娠、巨大儿、羊水过多；腹部过小、宫底过低者，可能为胎儿生长受限、孕周推算错误；若孕妇腹壁向前突出（尖腹，多见于初产妇）或向下悬垂（悬垂腹，多见于经产妇）应考虑有骨盆狭窄的可能；若腹部宽，子宫横轴直径较纵轴长，多为肩先露（横位）。

2. 查看孕妇腹部有无妊娠纹、手术瘢痕和水肿，有无腹直肌分离。

（二）腹部触诊

1. 测量宫高腹围

（1）宫高测量：摸清宫底高度，用软尺一端放在耻骨联合上缘中点，另一端贴腹壁沿子宫弧度至子宫底最高点，读出厘米数为所测得的宫高数，以厘米（cm）为单位记录。

（2）腹围测量：软尺以脐水平绕腹一周，读出厘米数为所测得腹围值，以厘米（cm）为单位记录。

（3）估计胎儿体重：宫高 × 腹围 +200 ≈ 体重（g）

2. 四步触诊

第一步：检查者双手置于宫底部，五指并拢，用手指指腹及手掌尺侧面了解子宫外形及宫底高度，估计胎儿大小与妊娠周数是否相符，然后两手指腹相对轻推，判断宫底部胎儿部分；如圆而硬且有浮球感，则为胎头，如软而宽且形状不规则，则为胎臀。

第二步：检查者左右两手分别置于腹部左右侧，一手固定，另一手轻轻深按检查，两手交替，仔细分辨胎背及胎儿四肢的位置。平坦饱满为胎背，高低不平可变形为胎儿肢体，有时可有肢体活动。

第三步：检查者右手拇指与其余四指分开，置于耻骨联合上方握住胎先露部，进一步查清胎先露是胎头还是胎臀，左右推动确定是否衔接。

第四步：检查者面向孕妇足端，左右手分别置于耻骨联合上胎先露部的两侧，向骨盆方向深按，进一步确诊胎先露及胎先露入盆的程度。

（三）骨盆外测量

用骨盆测量器测量以下径线。

1. 髂棘间径（IS）　孕妇取伸腿仰卧位，测量两髂前上棘外缘间距离，正常值为23~26cm。

2. 髂嵴间径（IC）　孕妇取伸腿仰卧位，测量两髂嵴外缘间最宽距离，正常值为25~28cm。

3. 骶耻外径（EC）　孕妇取左侧卧位，左腿屈曲，右腿伸直，测量第五腰椎棘突下（相当于米氏菱形窝的上角)至耻骨联合上缘中点的距离。正常值为18~20cm。此径线可间接推测骨盆入口前后径长度,是骨盆外测量最重要的径线。

4. 坐骨结节间径(IT) 或称出口横径(TO)孕妇取仰卧位,双手抱膝使双腿向腹部屈曲,测量两坐骨结节内侧缘间的距离。正常为8.5~9.5cm,或能容纳成人横置手拳;若此径<8cm,应测量出口后矢状径。

5. 出口后矢状径 出口后矢状径为坐骨结节间径中点至骶尾尖端的距离。孕妇取仰卧位,双腿屈曲稍分开,检测者右手示指戴指套,伸入孕妇肛门向骶骨方向,拇指置于孕妇体外骶尾部,两指共同找到骶骨尖端,用骨盆出口测量器一端放在坐骨结节间径中点,另一端放在骶尾尖端处,即可测量该径线的距离,正常值为8~9cm。若出口后矢状径值正常,可弥补稍小的坐骨结节间径,坐骨结节间径与出口后矢状径之和>15cm,提示骨盆出口狭窄不明显。

6. 耻骨弓角度 孕妇取仰卧位,双腿屈曲稍分开,双手拇指指尖斜着对拢放置在耻骨联合下缘,两拇指分别平放在耻骨降支上,两拇指间的角度为耻骨弓角度。正常值为90°,若小于80°为不正常,此径反映出口横径宽度。

三、注意事项

(一)操作中

1. 应注意为孕妇遮挡,保暖,避免过度暴露。
2. 操作者每步手法触诊时间不宜过长、避免刺激宫缩及引起仰卧位低血压。
3. 操作过程中应与孕妇随时交流,询问产妇的感觉、有无不适。

(二)操作后

1. 操作结束,应协助孕妇起床,穿好衣裤并及时告知测量结果,避免情绪紧张。
2. 整理检查床,及时处理用物并分类处理。
3. 洗手并做好记录。

四、特殊情况处理

1. 仰卧位 低血压孕妇若长时间取仰卧位出现低血压,立即指导孕妇左侧卧位。
2. 跌倒 上下检查床时,孕妇行动不便容易跌倒,应为孕妇提供帮助。如发生跌倒立即报告医生,评估孕妇意识、受伤部位与伤情、疼痛主诉、全身状况、胎儿情况等;协助医生完成相关检查,密切观察病情变化,做好记录。

第二节 胎儿宫内状态监护

胎儿宫内状态的监护是通过观察胎心、胎动和宫缩间的关系,评估胎儿宫内安危情况。胎儿宫内状态监护中,护理技能操作主要有胎心音听诊、电子胎儿监护、胎动计数。妊娠12周可以用多普勒胎心仪探测到胎心,正常每分钟110~160次;电子胎儿监护在正常妊娠者孕34~36周为选查项目,孕37周以后每周一次;有妊娠合并症及并发症者,可根据情况从孕28~30周开始做胎心监护。分为无激惹试验(NST),缩宫剂激惹试验(OCT),宫缩激惹试验(CST)。胎动监测是通过孕妇自测评价胎儿宫内情况最简便有效的方法之一。随着孕周增加,胎动逐渐由弱变强,至妊娠足月时,胎动因羊水量减少和空间变小而逐渐减弱。若胎动计数≥6次/2h为正常,<6次/2h或减少,50%者提示胎儿缺氧可能。

一、操作前准备

(一)环境准备

环境安静、舒适,调节室温至24~26℃,采光效果良好。注意保护孕妇隐私,必要时屏风遮挡。

(二)物品准备

胎心音听诊器或多普勒胎心仪、胎心监护仪、耦合剂、秒表、纸巾、孕妇保健卡、纸笔等。

(三)人员准备

1. 孕妇排空膀胱,取舒适体位。

2. 操作者应站在孕妇的右侧,六步洗手法洗手或使用快速手消毒剂清洁手。冬天时,检查者应注意保持手温暖。

3. 沟通交流

(1)核对孕妇身份信息。

(2)向孕妇解释检查的目的、方法、内容,取得配合。

(3)采集病史,了解产科情况:孕周大小、胎次、胎方位、胎动情况及局部皮肤情况。孕妇妊娠过程、既往健康史及家族遗传病史;询问前次产检后的情况,有无异情况出现,如头痛、眼花、水肿、阴道流血、阴道分泌物异常、胎动变化等;了解孕妇休息、饮食、运动、睡眠及大小便情况;了解孕妇合作程度及心理状况。告知孕妇正常胎心率的范围及实时监测结果。指导孕妇自我监测胎动的方法,若胎动<6次/2h或减少50%,应及时就诊。

(4)全身情况评估:测量血压、体重,有无水肿及其他异常情况。

二、操作步骤

(一)胎心音听诊

判断胎背位置,在腹部胎心音区涂耦合剂,用胎心听诊器或超声多普勒胎心听诊仪,听到如钟表的"滴答"双音后,计数一分钟。

(二)电子胎心监护

1. 接通电源,打开主机开关。

2. 触诊胎方位,判断胎背位置,正确固定涂有耦合剂的胎心探头及宫缩探头。

3. 选择时间确定,调整宫缩复位,输入孕妇信息,设定报警界限并打开报警系统,打印结果,发现异常及时记录并报告医生。

4. 描计胎心率的同时,孕妇自觉有胎动时,可以手按按钮在描计胎心率的纸上做记号。

5. 监测20分钟,视胎心、胎动及监测情况决定是否延长监测时间。

6. 监护完成,关闭监护仪,并撤除探头。

7. 用纸巾擦干净孕妇腹部耦合剂,协助孕妇起床,穿好衣裤并整理检查床。

8. 洗手,做好记录。

(三)胎动计数

1. 每天早、中、晚固定时间平静状态下各数1小时,每出现1次胎动,从胎儿开始动作到动作停止为 1 次。

2. 填写胎动计数表。

三、注意事项

1. 专人守护,保持环境安静,及时观察胎心音变化,注意孕妇自觉症状,有胸闷、气促、头晕等症状时及时调整或改变体位,同时吸氧。

2. 听诊部位选择妊娠 24 周前,胎心音听诊部位多在脐下正中或稍偏左、右;妊娠 24 周后,听诊部位为:①枕先露:听诊部位在脐左(右)下方。②臀先露:听诊部位在脐左(右)上方。③肩先露:听诊部位在脐周围。

3. 当胎心率＜ 110 次 /min 或＞ 160 次 /min 时,须立即数孕妇脉搏作对比鉴别,必要时给孕妇吸氧,并通知医生。

4. 胎心音听诊应持续 1 分钟以上,听到的胎心音必须和子宫杂音、孕妇的腹主动脉音、胎动音及脐带杂音相鉴别,选择宫缩间歇期听诊胎心音。

5. 若胎心基线稳定在 110~160 次 /min,胎心变异为 10~30 次 /min,胎动＞ 3 次,且胎动时胎心率加快＞ 15 次 /min,每次持续时间＞ 15s,那么胎心监护结果为正常,或为“胎心监护反应型”,若胎动时心率无加快,或者持续监护 40 分钟无胎动,那么结果为“无反应型”,需复查。

6. 若连续胎动或同一时刻感觉多处胎动只算 1 次,等此次胎动完全停止后再继续计数。

四、特殊情况处理

1. 胎心音持续减慢要做阴道检查,排除是否有脐带脱垂。

2. 胎心监护结果判读

(1)可疑型 NST,需要进一步评估(复查 NST);无反应型 NST,应全面评估胎儿状况,及时终止妊娠。

(2)CST/OCT 结果:①胎心率基线无变异且存在复发性晚期减速或复发性变异减速或胎心过缓(胎心率基线＜ 110 次 /min);②正弦波型:提示在观察时胎儿存在酸碱平衡失调即胎儿缺氧,应该立即采取相应措施纠正胎儿缺氧,包括改变孕妇体位、给孕妇吸氧、停止缩宫素使用、抑制宫缩、纠正孕妇低血压等措施,如果这些措施均不奏效,应该紧急终止妊娠。

3. 胎动异常时及时报告医生,行电子胎心监护,协助孕妇左侧卧位,低流量吸氧。

第三节　母乳喂养

母乳喂养是为婴儿提供健康成长和发育所需营养的理想方式。母乳是新生儿最完美的食物,微黄而黏稠的乳汁在孕期结束时就已经产生,应该在婴儿出生的头一个小时就开始母乳喂养。母乳喂养关系到婴儿、母亲和社会的健康水平。在妊娠期间,医院应为孕妇提供母乳喂养咨询、指导和帮助,有利于促进母乳喂养的成功。母乳喂养中,护理技能操作主要有母乳喂养指导、乳房按摩、手工挤奶。

一、操作前准备

(一)环境准备

环境安静、舒适,调节室温至 24~26℃,采光效果良好。注意保护隐私,必要时屏风遮挡。

(二)物品准备

治疗车、洗手液、面盆、毛巾、按摩精油、热水、哺乳枕、靠背椅、储乳容器(大口径的杯子或玻璃瓶)、小碗、踏脚凳等。

(三)人员准备

1. 产妇排空膀胱,取舒适体位。

2. 新生儿清醒状态;更换尿片。

3. 操作者六步洗手法洗手,修剪指甲。冬天时,检查者应注意保持手温暖。

4. 沟通交流

(1)核对产妇及新生儿身份信息。

(2)向产妇解释母乳喂养的好处、方法、内容,取得配合。

(3)采集病史:①健康史:本次分娩经过、新生儿早接触、早吸吮情况、既往史、现病史。②生理状况:乳房发育、乳头情况、乳汁分泌情况。③辅助检查:血糖监测;肝功能检查;艾滋病、乙肝、梅毒筛查;新生儿黄疸监测等。④高危因素:晚期早产儿和早期足月儿;足月小样儿和巨大儿;胎膜早破＞12h;有宫内窘迫史;母亲妊娠合并症;母亲产前或产时发热、羊膜炎等感染史;母亲不良孕产史、子女中有新生儿期严重疾患或死亡者。⑤心理因素:产妇合作程度及心理状况。

(4)相关知识讲解:①做到按需哺乳,早开奶,坚持夜间哺乳。②乳量较少时吸完一侧再吸另一侧,如乳量较多,每次可吸吮一侧乳房,下一次哺乳时喂另一侧,做到有效吸吮。③哺乳后挤出少许乳汁涂在乳头及乳晕处,可预防乳头皲裂。④不可随便给新生儿添加水及其他饮料。

二、操作步骤

(一)母乳喂养

1. 母亲保持手卫生,必要时用湿毛巾清洁乳房。

2. 指导母亲抱婴儿,明确 4 个要点:①孩子的头及身体应呈一直线;②孩子的脸对着乳房,鼻子对着乳头;③孩子身体紧贴母亲身体;④若是新生儿,母亲不仅只托着婴儿头及肩部,还应托着他的臀部。

3. 指导母亲手托乳房手指靠在乳房下的胸壁上,并用示指支撑乳房基底部,托乳房的手不要太靠近乳头处;用拇指轻压乳房上部,易于婴儿含接。

4. 母亲用乳头碰婴儿嘴唇,使婴儿张嘴。婴儿嘴张大后,含住乳头及大部分乳晕,有节奏地吸吮和吞咽。

5. 哺乳完毕,用示指轻压婴儿下颌取出乳头,挤出一滴奶涂抹在乳头上,以防干裂。每次哺乳时让婴儿吸空一侧,再吸吮另一侧乳房。

6. 哺乳结束后,将婴儿抱起轻拍背部 1~2min,排出胃内空气以防吐奶。

(二)乳房按摩

1. 大、小鱼际按揉乳房大鱼际或小鱼际放在乳房根部,螺旋形打圈,从乳房根部向乳晕方向揉,力度根据个体差异而变化。

2. 四指按揉乳房四指并拢,由乳房根部向向乳晕方向按揉,力度根据个体差异而变化。

3. 大拇指指腹按揉乳房用大拇指指腹由乳房根部推向乳晕,拇指交替按揉。

4. 五指舒缓按揉用指尖从乳房上方向乳头处,五指梳抓乳房。

(三)手工挤奶

1. 刺激射乳反射,用热毛巾热敷乳房或按摩后背 3~5min,将容器靠近乳房,拇指及示指放在距乳头根部 2cm 处,两指相对,其他手指托住乳房。

2. 用拇指及示指向胸壁方向轻轻下压,不可压得太深,否则将引起乳导管阻塞。压力应作用在拇指及示指间乳晕下方的乳房组织上,一压一放,反复进行,手指紧贴皮肤,固定不滑动。

3. 从各个方向照同样的方法按压乳晕,一侧乳房至少挤压 3~5min,待乳汁少了,可挤另一侧乳房,如此反复数次。

4. 为挤出足够的乳汁,持续时间应以 20~30min 为宜。

5. 协助母亲穿好衣裤,取舒适体位。

6. 整理用物,洗手,做好记录。

三、注意事项

1. 哺乳前不要用肥皂、乙醇清洗乳头,母亲要保持手卫生。

2. 若乳汁流速过急,可以使用剪刀式方法夹住乳房,使之减缓,以免哺喂时新生儿发生呛奶。

3. 喂哺时应密切观察新生儿含接姿势,避免因不正确姿势造成乳头皲裂。

4. 手工挤奶时不要有摩擦或滑动式动作,应做滚动式动作,不要挤压乳头。

5. 每天挤奶 6~8 次或更多。

四、特殊情况处理

1. 艾滋病感染母亲的母乳喂养　艾滋病的母婴传播主要发生在妊娠、分娩和哺乳三个阶段(宫内传播、产程中传播和产后哺乳时传播)。产后哺乳也是母婴传播的重要传播途径。因此,对艾滋病感染母亲的婴儿喂养政策是:提倡人工喂养,避免母乳喂养,杜绝混合喂养。

2. 病毒性肝炎母亲的母乳喂养

(1)甲肝:属于粪口传播。急性期隔离时,暂时停止母乳喂养,挤奶以保持泌乳。婴儿接种免疫球蛋白,隔离期过后可继续母乳喂养。

(2)丙肝:母乳喂养与非母乳喂养垂直传播率无差异。

(3)乙肝:属于血液传播。若母亲是乙肝病毒携带者,母乳喂养与奶瓶喂养比较,没有增加婴儿感染的额外危险。新生儿出生后尽早接种疫苗(出生 12h 内)和免疫球蛋白,可以母乳喂养。

第四节　奶杯喂奶

如果婴儿出生后比较小,吸吮力差,或者母亲的乳头凹陷、扁平,短时间内婴儿含接有问题时,就可以用杯子给婴儿喂奶。

一、操作前准备

(一)环境准备

环境安静、舒适,调节室温至 24~26℃,采光效果良好。

(二)物品准备

母乳(或配方奶),消毒小杯,湿纸巾(或清洁小毛巾),软垫等。

(三)人员准备

1. 产妇排空膀胱,取舒适体位。

2. 新生儿清醒状态给新生儿更换尿片,评估新生儿生命体征、精神状态、吸吮需求。

3. 操作者六步洗手法洗手。冬天时,检查者应注意保持手温暖。

4. 沟通交流

(1)核对产妇及新生儿身份信息。

(2)向产妇解释奶杯喂奶的目的、方法,取得配合。

(3)采集病史:①健康史:本次分娩经过、新生儿早接触、早吸吮情况、既往史、现病史。②生命体征是否正常。③产妇是否有乳头凹陷、扁平。④乳头皲裂情况,皮肤是否完整。

(4)相关知识讲解:①讲解母乳的好处,尽可能将母乳挤出,放入消毒容器内。②杯子不会引起乳头错觉,易与母乳喂养相衔接。

二、操作步骤

1. 根据医嘱配制相应量的配方奶或取用产妇挤出的母乳,测奶温,38~39℃。

2. 协助产妇抱起新生儿,取舒适姿势。

3. 把小杯奶放在婴儿唇边,倾斜杯子使奶刚能碰到婴儿的嘴唇。

4. 杯子轻放在婴儿下唇上,杯子边缘碰到婴儿上唇的外面。

5. 待婴儿变得警觉起来,张开嘴,协助新生儿吸吮使奶流入口中。

6. 喂毕,将新生儿抱起,轻拍背部,排出吸奶时吸入的空气,然后将新生儿安全放置在婴儿床中。

7. 整理用物,洗手。

8. 记录婴儿摄入量。

三、注意事项

1. 奶杯一用一清洗一消毒。

2. 喂奶者喂奶前应洗净双手。

3. 不要将奶倒入婴儿口中,以防呛奶和引发新生儿乳头错觉。

四、特殊情况处理

1. 发生呛奶窒息,应将其俯卧在抢救者腿上,上身前倾 45°~60°,利于气管内的奶倒空引流出来。

2. 采取上述措施的同时呼叫医生,进一步处理。

(熊永芳)

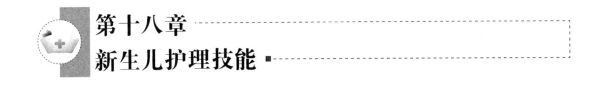

第十八章 新生儿护理技能

第一节 新生儿日常护理

新生儿日常护理包括新生儿沐浴、脐部护理、臀部护理和眼部护理，是维持新生儿皮肤清洁、健康、舒适，促进其生长发育的一组日常护理技术。

一、操作前准备

（一）环境准备

开窗通风半小时后关闭门窗，调节室温至26~28℃，整理清洁干燥的护理操作台。

（二）物品准备

治疗盘1套（消毒棉签、无菌纱布、75%乙醇、0.2%碘伏、弯盘），护理盘1套（婴儿沐浴液、护臀霜、爽身粉等）、新生儿衣服、尿布、大小毛巾、婴儿磅秤、必要时备外用药（如眼药膏），38~40℃热水。

（三）人员准备

1. 新生儿准备　新生儿放于铺好的操作垫巾上，取舒适卧位。

（1）新生儿情况评估：①新生儿的精神状态（有无哭闹、兴奋、烦躁、精神萎靡等）。②全身皮肤有无瘀斑、伤口、出血、感染、黄疸等，脐部有无红肿、出血及异常分泌物。③四肢活动，有无肌张力异常等情况。

（2）与产妇、家属交流：①了解新生儿喂养、睡眠及大小便情况；②告诉产妇及家属新生儿日常护理知识。

2. 操作者　面对新生儿。

（1）携用物至床前，核对新生儿身份信息（至少选择两种进行确认，如姓名及住院号等），着装规范。

（2）六步洗手法洗手或使用快速手消毒剂清洁手。冬天时，检查者应注意保持手温暖。

二、操作步骤

（一）新生儿沐浴

第一次沐浴的新生儿应先用纱布蘸取液状石蜡油轻轻擦拭新生儿颈部、腋窝、腹股沟、四肢皱褶处的胎脂，再沐浴。

1. 用水温计或操作者的手腕内侧测试水温，温暖沐浴垫后，将新生儿放于沐浴垫上，左手托抱其身体。

2. 清洁头面部　用小毛巾先洗眼（由内眦至外眦）、脸部、颈部及耳后，用左手拇指和中指将新生儿双耳郭向前盖住耳孔，洗头部，擦干。

3. 清洁躯干和四肢　先冲湿，再用沐浴露并冲洗干净。顺序：颈部—双侧上肢—胸腹部—背部—对侧下肢—近侧下肢、臀部。重点加强颈下、腋下、腹股沟、臀部清洗。

4. 大毛巾包裹,擦拭干水分,保暖。

(二)脐部护理

1. 脐部情况　正常继续暴露保持清洁干燥,如果脐窝和脐根部有粘连时用消毒棉签蘸75%乙醇消毒脐窝和脐根部呈螺旋动作擦拭,不可来回擦。

2. 脐部有渗出物　可先涂0.2%碘伏消毒脐窝,然后用75%乙醇脱碘,以免灼伤皮肤。

3. 脐部断端若有明显出血　应立即用无菌纱布压迫止血,必要时消毒后重新包扎。

4. 脐部红肿或分泌物有异味　报告医生予以处理,必要时送分泌物细菌培养。

(三)臀部护理

1. 取下已经被大小便浸湿的纸尿裤。

2. 左手将新生儿的双足提起,臀部稍稍抬高,右手用湿巾纸轻轻擦拭新生儿的臀部与会阴部,如果新生儿大便则用温开水清洗。

3. 将护臀霜涂在新生儿的臀部,预防尿布疹(红臀)。

4. 实施臀部护理的过程中要密切观察臀部情况、有无脱皮或破损、过敏、脓痱子等现象。

(四)眼部护理

1. 棉球在温开水或淡盐水中浸湿,并将多余的水分挤掉(以不往下滴水为宜)。

2. 如果眼部有较多分泌物时,可用消毒棉球先湿敷一会,再从眼内侧向眼外侧轻轻擦拭。

3. 实施眼部护理的过程中要密切观察眼部情况、有无红肿、分泌物、颜色、性质、量、眼部皮肤等情况。

4. 操作完毕将新生儿包裹好,与产妇核对后交与产妇。

5. 整理用物,洗手做记录。

三、注意事项

1. 出生时Apgar评分5分以下及病情不稳定者暂不沐浴,待病情稳定后予以沐浴。出生24小时内,不主张沐浴。沐浴过程中注意观察新生儿的反应,发现异常应及时停止沐浴。

2. 沐浴时,若使用热水器或管道供水,一定要保持水温稳定,以防水温突然变化,造成婴儿烫伤或者受凉。若使用盆浴,一定要做好消毒隔离,防止交叉感染。

3. 脐带应每天护理,直到脱落。脐带未脱落前,勿强行剥落,结扎线如有脱落,并有渗血或出血情况应重新结扎。发现异常及时报告医生。

4. 清洗臀部要从前向后清洗,以免污水进入尿道、阴道,引起感染。鞣酸软膏勿涂入生殖器或肛门内。

5. 新生儿使用尿布时注意勿让其超越脐部,以免尿、便污染脐部。

6. 清理眼部分泌物时手法应轻巧,轻轻擦拭即可。避免在眼睛四周重复擦拭,以免增加新生儿眼睛细菌感染的机会。

7. 对眼部存在感染的新生儿,清洗干净眼部后,遵医嘱涂以药物。

8. 注意安全,操作者不可放松警惕,避免新生儿滑脱。

四、特殊情况处理

1. 脐部疾病有脐肠瘘、脐窦、脐茸、脐疝、脐膨出等。脐部分泌物多时应及时清理,保持干燥。脐茸、脐肉芽肿可用硝酸银烧灼或搔刮局部,协助医生完善相关检查以早期确诊。

需手术治疗者,配合医生完善术前准备。

2. 新生儿脓疱疮、新生儿结膜炎等感染性疾病　做好新生儿脓疱疮、新生儿结膜炎的护理,及时采取隔离措施,严格控制院内感染的发生。

3. 尿布疹(红臀)护理　选择柔软的、吸水性强的棉质尿布。保持臀部皮肤干燥,可使用氧化锌药膏涂抹患部,若皮肤破损严重,可加上红外线灯照射,距离臀部40~50cm照射。对家属做好宣教,新生儿每次大小便后要用温水清洗干净并涂抹护臀霜。

第二节　新生儿抚触

新生儿抚触是通过抚触者的双手对新生儿的皮肤进行有次序、有手法、有技巧的按摩,让大量温和良好刺激通过皮肤的感受器传入中枢神经系统,产生生理效应,促进新生儿生长发育。

一、操作前准备

(一)环境准备
室内环境安静、整洁、舒适、光线柔和,调节室温至26~28℃,播放柔美轻音乐。

(二)物品准备
操作台、清洁用物、尿布、消毒毛巾、婴儿润肤油。

(三)人员准备
1. 新生儿准备　新生儿安静、配合,哺乳后30分钟为宜。抱放于铺好的操作垫巾上。

(1)新生儿情况评估:①新生儿精神状况:清醒、不疲劳、不太饱(饿),最好在两次喂奶中间,沐浴后进行。②新生儿全身皮肤完整性及四肢活动情况。

(2)与产妇、家属交流:告知产妇和家属新生儿抚触的操作目的和注意事项。抚触过程中注意与新生儿言语与目光交流。注意观察新生儿精神反应、面色、呼吸等情况,发现异常停止抚触,予以相应处理。

2. 操作者　面对新生儿。

(1)携用物至床前,核对新生儿身份信息(至少选择两种进行确认,如姓名及住院号等)。

(2)向家属解释操作的目的、方法、内容,取得配合。

(3)六步洗手法洗手。冬天时,检查者应注意保持手温暖。

二、操作步骤

1. 脱去衣服,裸体(浴巾遮盖好身体),取舒适体位。

2. 先温暖双手在掌心倒一些润肤油,双手对搓,让润肤油均匀分布于操作者手掌,然后轻轻在婴儿肌肤上滑动,逐渐增加压力,让婴儿适应。

3. 头面部(舒缓脸部肌肉)　①操作者将双手拇指放在新生儿前额中心处的发际下与眉弓上,向两侧抚触至太阳穴;②操作者双手指指腹分别自新生儿下颌上(下巴窝处)和下颌下处(下巴端)向外向上滑至耳垂,划出两个微笑状;③再两手指腹从前额发迹抚向枕后,两手中指分别停在耳后乳突部。

4. 胸部(顺畅呼吸循环)　操作者双手放在新生儿胸前左右肋部,右手滑向左上侧,按摩至新生儿左肩部,此后换左手按摩至右肩部。

5. 腹部(有利于肠道蠕动) 操作者右手四指指腹自新生儿右下腹部→右上腹→左上腹→左下腹滑动,按顺时针方向按摩腹部,注意避开脐部。抚触过程中对新生儿说"I、L、U(I Love You)",或用关爱的语调说"宝宝,我好爱你"。

6. 背部(舒缓背部肌肉) 操作者双手平行放在新生儿背部,自颈部向外做横向抚触至腰部,再从颈部→背部→臀部纵向抚触,左右双手交替进行,最后轻揉臀部。

7. 更换尿布,换上清洁衣物。

8. 再次核对新生儿,并交于产妇。

三、注意事项

1. 注意环境温度、照明,避免声光刺激,操作中注意力度。

2. 润肤油应倒于操作者掌心,不得直接倒在新生儿身上。

3. 减少暴露,注意保暖。

4. 抚触头部时避开大、小囟门,抚触胸部时应避开乳头。

5. 操作中注意观察新生儿的反应,如哭闹、肤色改变时应先暂停,缓和其情绪。

四、特殊情况处理

有血肿或产瘤,应避开该侧头部抚触,并密切观察。

第三节　新生儿游泳

新生儿游泳是指新生儿出生后在水中的自主运动。它延续了胎儿在母体羊水中的活动。新生儿游泳可以促进其身心发育,有利于新生儿的健康成长。

一、操作前准备

(一)环境准备
室内安静、整洁、舒适、光线柔和、室温 26~28℃,播放柔美音乐。

(二)物品准备
护脐包、防水贴、75% 乙醇、无菌棉签、新生儿衣物、尿片或尿裤、浴巾、小毛巾、一次性避污塑料薄膜、泳池套、泳项圈(检查型号、保险扣、充气度),检查缸内水温(36~37℃)

(三)人员准备
1. 新生儿准备 新生儿安静、配合、哺乳后 30 分钟为宜。

(1)新生儿情况评估:新生儿出生是否满 48 小时、体重 ≥ 2.5kg、胎龄 ≥ 37 周,体温是否正常,皮肤是否完好,脐带有无渗血,有无呕吐。

(2)与产妇、家属交流:告知产妇和家属新生儿游泳的操作目的和注意事项。

2. 操作者

(1)携用物至床前,核对新生儿身份信息(至少选择两种进行确认,如产妇姓名及住院号等)。

(2)向家属解释操作的目的、方法、内容,取得配合。

(3)六步洗手法洗手或使用快速手消毒剂清洁手。冬天时,检查者应注意保持手温暖。

二、操作步骤

1. 选择合适泳圈套在新生儿颈部上,仔细检查安全栓,下颌是否露在泳圈上,是否垫托在泳圈预设位置,扣带是否扣紧。

2. 下水前试水温。

3. 将新生儿抱入游泳专用池子或桶,让其自由游动 10~15min,注意观察其面色和全身皮肤颜色变化。新生儿与护士、家长互动。严格一对一(工作人员与新生儿)全程监护。

4. 游泳完毕,将新生儿抱出游泳专用池子或桶,用毛巾擦干全身。

5. 用75%乙醇消毒脐带。

6. 记录,妥善清理用物。

三、注意事项

1. 有下列情况不宜进行游泳　脐部感染的新生儿、有宫内外窒息史、Apgar 评分 < 8 分的新生儿、早产儿、先天性畸形如先心病等。

2. 游泳前检查　游泳池与游泳圈是否漏水、漏气。新生儿需在护士的严密监护下游泳。

3. 要求新生儿泳池的水为洁净水,严格"一婴一池一避污套袋",避免交叉感染。

4. 消毒脐带过程中观察脐带是否有渗血、流脓、异味,按要求准确记录。

5. 游泳室必须配备新生儿窒息复苏用物及吸氧、吸痰装置。

四、特殊情况处理

1. 在游泳时发现新生儿面色苍白、寒战、必须停止游泳,以免发生意外。

2. 在游泳时新生儿出现烦躁、异常哭闹等现象,应停止游泳,观察新生儿寻找原因。

第四节　新生儿光照疗法

光照疗法(简称"光疗")是一种降低血清未结合胆红素简单易行的方法。其主要作用是使未结合胆红素转变为水溶性异构体,易于从胆汁和尿液中排出体外。根据全球应用 40 年的经验证实了光疗的安全性和有效性,显著减低了换血率。

一、操作准备

(一)环境准备
光照暖箱避免阳光照射,冬季避开热源及冷空气对流处。

(二)物品准备
检查光照暖箱有无损坏、漏电、松脱,灯管有无不亮;暖箱水槽内加入最大限量的水;接上电源箱温预热至 30~32℃(早产儿 32~35℃),相对湿度 55%~65%。

(三)人员准备
1. 新生儿准备　给患儿剪指甲,清洁皮肤,戴黑色护眼罩,更换纸尿裤,以最小面积遮盖会阴部外,其余均裸露。

(1)新生儿情况评估:①新生儿生命体征及精神状况。②新生儿全身皮肤完整性及四肢活动情况。③查看皮肤黄染范围及胆红素结果。

（2）与产妇、家属交流：告知产妇和家属新生儿光照疗法目的和注意事项。

2. 操作者

（1）携用物至床前，核对新生儿身份信息。

（2）向产妇解释操作的目的、方法、内容，取得配合。

（3）六步洗手法洗手或使用快速手消毒剂清洁手。冬天时，检查者应注意保持手温暖。

二、操作步骤

1. 再次检查光疗暖箱运行的情况。

2. 将患儿置于光疗箱的床中央，记录入箱时间及生命体征。

3. 光疗时应定时翻身，经常巡视，防止窒息。

4. 每4个小时测体温一次，一般超过38℃要做降温处理。

5. 严密观察箱温变化，保持箱温和室温的恒定。

6. 观察黄疸消退情况和光疗的不良反应。

三、注意事项

1. 增加皮肤暴露面积可提高疗效。光疗过程中，保证新生儿水分及营养的供给，保持玻璃的透明度，严格交接班。

2. 若使用单面光疗箱应每2小时更换体位1次，可以仰卧、侧卧、俯卧，交替更换，俯卧位时要有专人巡视，以免口鼻受压而影响呼吸。

3. 光疗的不良反应：发热，腹泻，皮疹，青铜症，DNA损伤，损伤视网膜，结膜充血，角膜溃疡等。

4. 患儿皮肤不要擦抹爽身粉或油剂，以免阻碍光线照射皮肤。

5. 光疗过程中随时观察患儿眼罩有无脱落，会阴遮盖物是否完好，患儿哭闹时及时抚慰，防止患儿皮肤破损。如体温＞38.5℃或者＜36℃，应暂时停止光照疗法。

6. 每班记录患儿出入量，保证营养供给。

7. 光疗时，冬天注意保暖，夏天防止过热。

8. 经常检查光疗暖箱，出现异常及时处理。灯管应保持清洁并做好使用登记，蓝光灯管在使用一定小时数后辐射强度迅速衰减，国内普遍在使用2000小时后更换灯管。

四、特殊情况处理

1. 照射中出现呕吐，及时清除呕吐物，防止窒息。

2. 出现光疗不良反应，应及时报告医生予以处理。

第五节　新生儿辐射床使用

新生儿辐射床为高危儿提供一个适宜的保温环境，开放式的辐射床有利于病情的观察和实施抢救。

一、操作准备

（一）环境准备

关闭门窗，室温调节到26~28℃。

（二）物品准备

新生儿辐射床（提前预热辐射床温度为32~34℃，肤温调节至36.2~36.5℃）。皮肤探头，胶布，体温计。

（三）人员准备

1. 新生儿准备

（1）新生儿情况评估：①新生儿生命体征、精神状况。②全身皮肤有无瘀斑、伤口、出血、感染等。③四肢活动情况。

（2）与产妇、家属交流：①了解新生儿饮食、睡眠及大小便情况；②告知产妇和家属操作目的和注意事项。

2. 操作者

（1）携用物至床前，核对新生儿身份信息（至少选择两种进行确认，如姓名及住院号等）。

（2）向家属解释操作的目的、方法、内容，取得配合。

（3）六步洗手法洗手或使用快速手消毒剂清洁手。冬天时，检查者应注意保持手温暖。

二、操作步骤

1. 将辐射床放在无风处，以减少对流散热。

2. 将电源打开，床温调节至32~34℃，预热15分钟后，将新生儿放于床上。

3. 调试面板至自动控制档。

4. 将控制温度与患儿皮肤温度尽量保持一致，足月儿肤温设定36.5℃，早产儿根据其中心温度设置适宜的温度。新生儿衣服、包被也应提前预热。

5. 选择并检查探头，将探头一端连于探头插座，一端用胶布固定于皮肤。注意：探头应金属贴面于皮肤，胶布全部覆盖探头固定，切不可在空气中暴露。接探头前，先用乙醇清洁皮肤，待干后，再固定。探头要经常换位置，腹部右上区（肝区）是最佳位置，其次是左上腹，背部左右肋侧。

6. 每30分钟观察1次患儿皮肤及肢端温度，控制辐射床温度，直到体温稳定。

7. 每次检查各项生命体征时，注意观察患儿皮肤及辐射床温度。

8. 辐射床上新生儿温度稳定后，至少每日测体温6次。

9. 根据新生儿病情适当调节控制温度。

三、注意事项

1. 辐射床上应另外放体温计测量。

2. 两侧床档应保持完整和直立，防止对流，放射散热。

3. 为保持辐射床上患儿热量和湿度，辐射床应正确覆盖保鲜膜。

4. 皮肤探头是用来帮助测量体温的，如放置不当会带来危害和严重后果，随时注意探头的正确连接和使用。

5. 使用后应严格消毒，保持干净，防止交叉感染。

四、特殊情况处理

烫伤：立即报告医生，评估受伤部位与伤情、全身状况等；协助医生完成相关检查，密切观察病情变化，做好记录。

第六节　新生儿体重测量

正常新生儿出生体重是 2500~4000g。出生后 2~4 天由于哺乳量不足，皮肤和呼吸水分的蒸发以及胎粪排出，暂时出现体重下降，一般不超过体重的 10%，出生 4~5 天以后逐渐回升，7~10 天恢复到出生时体重。

一、操作准备

（一）环境准备

室内安静、整洁、光线充足，温湿度适宜。调节室温 26~28℃、相对湿度 55%~65%，备好操作处置台。

（二）物品准备

校对好的电子台秤、尿布、衣服或毛毯、清洁布。

（三）人员准备

1. 新生儿准备　将新生儿抱放于铺好的操作垫巾上，检查其胸牌与腕带等身份标识，核对床号、姓名、性别；脱去衣服，裸体（浴巾遮盖好身体），取舒适体位。

（1）新生儿情况评估：①新生儿的出生情况、出生体重、喂养及大小便情况。②生命体征及精神状态。

（2）与产妇、家属交流：向家属宣传教育新生儿生理体重下降的知识及正确地喂养、观察大小便情况。

2. 操作者

（1）携用物至床前，核对新生儿身份信息（至少选择两种进行确认，如婴儿母亲姓名及住院号等）。

（2）向家属解释操作的目的、方法、内容，取得配合。

（3）六步洗手法洗手或使用快速手消毒剂清洁手。冬天时，检查者应注意保持手温暖。

二、操作步骤

1. 把清洁尿布铺在婴儿电子台秤的秤盘上，校对电子台秤。

2. 脱去婴儿包被、尿布，将婴儿轻放于秤盘上，称重，准确读数。（左手悬于新生儿上方，以便保护其安全）

3. 记录测量结果。

三、注意事项

1. 安全性　动作轻柔，注意保护新生儿的安全，防止坠伤。

2. 准确性　测前必须校正秤，每次测量应在同一磅秤、同一时间进行，测量新生儿体重时不可接触其他物体或摇动。

3. 正确性　所测数值与前次差异较大时,应重新测量核对。新生儿体重变化较大时应及时报告医生。

体重估算公式

1~6个月:体重(kg)=出生体重(kg)+月龄×0.7(kg)

7~12个月:体重(kg)=6+月龄×0.25(kg)

2岁到青春期前:体重(kg)=年龄×2+8(kg)

四、特殊情况处理

意外伤:立即报告医生,评估新生儿意识、受伤部位与伤情、全身状况等;协助医生完成相关检查,密切观察病情变化,做好记录。

第七节　卡介苗接种

卡介苗是由免疫原性强并经减毒后的活菌株制成的结核菌苗。其优点是接种的活菌苗能在体内繁殖,刺激机体产生抗体。故一次接种成功就可产生满意的免疫效果。目的:这种获得性免疫力可限制后来结核菌在体内的播散,从而减少结核病的发病,预防结核性脑膜炎和粟粒性结核的发生。

一、操作准备

(一)环境准备

室内安静、整洁、光线充足,温湿度适宜。调节室温26~28℃、相对湿度55%~65%。

(二)物品准备

75%乙醇棉签、专用注射器、卡介苗针剂及注射用水、卡介苗接种单、一次性手套。

(三)人员准备

1. 新生儿准备　新生儿处于安静状态,取舒适体位。

(1)新生儿情况评估:①新生儿的出生情况、生命体征及精神状态。②接种注射部位皮肤情况。

(2)与产妇、家属交流:①告知产妇和家属介绍卡介苗的相关知识,并告知接种部位及注意事项。②家属签署书面同意(填写新生儿信息采集卡)。

2. 操作者

(1)备齐用物,核对新生儿身份信息(至少选择两种进行确认,如姓名及住院号等)。

(2)向家属解释操作的目的、方法、内容,取得配合。

(3)六步洗手法洗手或使用快速手消毒剂清洁手。冬天时,检查者应注意保持手温暖。

(4)二人核对医嘱、卡介苗的品名、剂量、批号及有效期,如无瓶签、已过期或安瓿有破裂者一律不用。

二、操作步骤

1. 用1ml注射器抽取1ml卡介苗专用稀释液加入冻干卡介苗安瓿内缓缓注入安瓿停放

1分钟,搓动安瓿使之溶化,用注射器来回抽取数次,使菌液充分混匀抽0.1ml,排尽空气。

2. 检查注射部位,避开皮肤破损处及血管。注射部位为新生儿左上臂三角肌下端外缘皮肤,用75%的乙醇局部消毒皮肤,左手绷紧新生儿左上臂三角肌下端外缘皮肤,右手持注射器将针斜面向上,针尖稍向下压,与皮肤成5°角浅浅刺入皮肤,注入0.1ml的菌液。如注射量准确,局部隆起一6~8mm可见毛孔的皮丘,出针时针头向内侧旋转180°后拔针;如注射中途针头脱出、注射量不足时,可另换一针头在原针眼处继续注射,总量不得超过0.1ml。

3. 再次二人核对无误后在预防接种登记本上登记疫苗接种时间、疫苗批号、接种者家属签名、操作者签全名、医嘱执行签名。

4. 交代注意事项。

5. 整理用物,记录。按规定处理医疗垃圾。

三、注意事项

1. 接种人员必须有资质(取得预防接种证)。

2. 疫苗存放规范:于疫苗存放于用冰箱内2~8℃恒温避光保存;每天两次监测冰箱温度,并做好记录,保证冰箱内温度恒定、清洁卫生;若发生停电等突发事件,应将疫苗存放于安全的冷链状态下,确保疫苗质量。

3. 选择的疫苗一定要安全、有效、实用,疫苗剂量准确,接种部位准确。

4. 严格无菌操作:各种注射用具及消毒皮肤的用品均经严密消毒,要做到一人、一针、一管,使用过的疫苗及用具按一般医疗废弃物处理;卡介苗稀释液必须在30分钟内用完,以防污染;严禁超深、超量注射。

5. 疫苗接种部位6小时内不得沐浴。

6. 接种的主要禁忌证:凡患有结核病、急性传染病、肾炎、心脏病、湿疹、免疫缺陷症或其他皮肤病者不予接种。在发热或急性疾病,尤其是传染性疾病或者是慢性疾病活动期,应该推迟接种。

7. 告知家属卡介苗接种后的反应及处理:接种后2~3周接种的左上臂会出现一个小红硬块,后变成小脓包,自然出现结痂,痂落留下一个小瘢痕,这是正常的反应,形成小脓包时切不可挤破或挑破,注意干燥和清洁。

四、特殊情况处理

接种后如局部红肿硬块大于1.5cm、溃疡面大于1cm、超过3个月未痊愈、或有腋下淋巴结肿大,应及时到所在区结核病防治所检查处理。

第八节 乙肝疫苗接种

目前使用的多为基因工程乙肝疫苗。基因工程乙肝疫苗是利用现代基因工程技术,构建含有乙肝表面抗原基因的重组质粒,它可以用于预防所有已知亚型的乙肝病毒感染。基因工程乙肝疫苗为乙肝重组脱氧核糖核酸酵母疫苗和重组牛痘病毒疫苗,剂量为每支10μg。

乙肝疫苗第1针在新生儿出生后24小时内尽早接种,第2针在第1针接种后1个月接种,第3针在第1针接种后6个月(5~8月龄)接种。如果新生儿出生后24小时内未能及时接种,仍应按照上述时间间隔要求尽早接种。如果第2针或第3针滞后于免疫程序的规定,应尽快补种。第1针和第2针间隔应≥28天。第2针和第3针的间隔应≥60天。

一、操作准备

(一)环境准备

室内安静、整洁、光线充足,温湿度适宜。调节室温26~28℃、相对湿度55%~65%。

(二)物品准备

75%乙醇棉签、消毒干棉签、专用注射器、乙肝疫苗针剂、乙肝疫苗接种单、一次性手套。

(三)人员准备

1. 新生儿准备　新生儿处于安静状态,取舒适体位。

(1)新生儿情况评估:①新生儿的出生情况、生命体征及精神状态。②接种注射部位皮肤情况。

(2)与产妇、家属交流:①告知产妇和家属乙肝疫苗的相关知识,并告知接种部位及注意事项。②家属签署书面同意(填写新生儿信息采集卡)。

2. 操作者

(1)携用物至床前,核对新生儿身份信息(至少选择两种进行确认,如新生儿母亲姓名及住院号等)。

(2)向家属解释操作的目的、方法、内容,取得配合。

(3)六步洗手法洗手或使用快速手消毒剂清洁手。冬天时,检查者应注意保持手温暖。

(4)二人核对医嘱、乙肝疫苗的品名、剂量、批号及有效期,如无瓶签、已过期或安瓿有破裂者一律不用。

二、操作步骤

1. 检查注射部位,避开皮肤破损处及血管。注射部位一般为新生儿右上臂三角肌或大腿前部外侧肌肉内,用75%的乙醇局部消毒皮肤,抽回血,推药,拔针,干棉签按压3~5min,无出血即可。

2. 再次二人核对无误后在预防接种登记本上登记疫苗接种时间、疫苗批号、接种者家属签名、操作者签全名、医嘱执行签名。

3. 交代注意事项。

4. 整理用物,按规定处理医疗垃圾。

三、注意事项

1. 接种人员必须有资质(取得预防接种证)。

2. 疫苗存放规范:同本章第七节卡介苗接种。

3. 选择的疫苗一定要安全、有效,疫苗剂量准确,接种部位准确。

4. 严格无菌操作:各种注射用具及消毒皮肤的用品均经严密消毒,要做到一人、一针、一管。

5. 疫苗接种部位6小时内不得沐浴。

6. 接种的主要禁忌证:已知对疫苗中任何成分,包括辅料以及甲醛过敏者;患急性疾病、严重慢性疾病、慢性疾病的急性发作期和发热者；对未控制的癫痫和其他进行性神经系统疾病者。对长期低热、严重皮肤病患者，有过敏史、严重的急慢性器质性疾病者，应避免使用，以免引发一些偶发现象与接种反应。

7. 接种时间：乙肝疫苗第 1 针在新生儿出生后 24 小时内尽早接种，对 HBsAg 阳性母亲的新生儿，应在出生后 24 小时内尽早注射乙型肝炎免疫球蛋白（HBIG），最好在出生后 12 小时内，剂量应 ≥ 100IU。

8. 接种后的反应常见有注射部位红肿、微热、硬节等炎性症状及轻微发热、头痛不安、轻微呕吐等，2~3 天内可消失。

四、特殊情况处理

严格进行三查七对，避免造成重复接种，一旦发生重复接种，应安抚新生儿家属，通知儿科医生检查新生儿，严密观察新生儿反应，加强喂养，促进代谢，必要时请专家会诊。

第九节　新生儿听力筛查

利用现代科学技术对新生儿实施新生儿听力筛查，进行早期听力检测和诊断，对新生儿先天性听力损失可以早期发现，早期干预，预防听力损失及言语功能障碍。

一、操作准备

（一）环境准备

关闭门窗，调节室温至 25~28℃，室内环境安静、整洁、舒适。

（二）物品准备

听力筛查机、耳塞、75% 乙醇、棉签、弯盘。

（三）人员准备

1. 新生儿准备　新生儿处于安静状态，取舒适体位。

（1）新生儿情况评估：①新生儿的出生情况、生命体征及精神状态。②耳道状况评估：了解耳道的曲直度、清洁度、有无阻塞、畸形等。

（2）与产妇、家属交流：告知产妇和家属新生儿听力筛查目的及注意事项。

2. 操作者

（1）携用物至床前，核对新生儿身份信息（至少选择两种进行确认，如新生儿母亲姓名及住院号等）。

（2）向家属解释操作的目的、方法、内容，取得配合。

（3）六步洗手法洗手或使用快速手消毒剂清洁手。冬天时，检查者应注意保持手温暖。

二、操作步骤

1. 清洁双侧耳道。

2. 调节好听力筛查机，将耳塞轻轻放置外耳道，按下开始按钮，进行听力测试。

3. 同法测试另一侧。

4. 整理用物，洗手。

5. 记录筛查结果和时间。

6. 告知监护人,发放测试结果,交代注意事项。

三、注意事项

1. 保持环境无噪音,保证新生儿安静状态。

2. 对于没有通过听力筛查的新生儿,告知监护人,并于20~30日后复查。

3. 每日对听力筛查机进行保养,注意耳塞的消毒,预防交叉感染。

四、特殊情况处理

探头大小选择应与新生儿耳道吻合,避免探头脱落;另外,使用无菌棉签擦拭耳道时可能因用力不当造成棉絮脱落。一旦发生不要慌张,稳妥地固定好新生儿头部,取出脱落的探头和棉絮。

第十节 新生儿疾病筛查

实施新生儿疾病筛查,早发现苯丙酮尿症或甲状腺功能低下,便于及早干预,降低新生儿致残率。

一、操作准备

(一)环境准备

关闭门窗,调节室温至26~28℃,室内环境安静、整洁、舒适。

(二)物品准备

采血针、75%乙醇、消毒棉签、弯盘、血片。

(三)人员准备

1. 新生儿准备 新生儿处于安静状态,取舒适体位。

(1)新生儿情况评估:①新生儿的出生情况、生命体征及精神状态。②采血部位评估:足跟的清洁度、有无红肿、破损。

(2)与产妇、家属交流:告知产妇和家属新生儿疾病筛查目的及注意事项。

2. 操作者

(1)携用物至床前,核对新生儿身份信息(至少选择两种进行确认,如新生儿母亲姓名及住院号等)。

(2)向家属解释操作的目的、方法、内容,取得配合。

(3)六步洗手法洗手或使用快速手消毒剂清洁手。冬天时,检查者应注意保持手温暖。

(4)填写采血单位、母亲姓名、住院号、居住地址、联系电话、新生儿性别、孕周、出生体重、出生日期及采血日期等。

二、操作步骤

1. 暴露采血部位,轻轻按摩足部采血部位,使其自然充血。

2. 消毒以穿刺点为中心,用75%乙醇消毒皮肤直径大于5cm。

3. 采血使用一次性采血针于足跟内或外侧,快速进针、深度小于 3mm,用干棉球拭去第一滴血,取第二滴血。将滤纸片接触血滴,使血液自然渗透至滤纸背面,采集三个血斑。

4. 用消毒棉球轻压取血部位止血。待血片自然干燥呈深褐色,置于封口袋内,保存于2~8℃的冰箱内待检。

5. 整理用物,洗手,做好记录。

三、注意事项

1. 严格执行无菌操作,采血针要求一人一针。

2. 采血时间为出生 72 小时后,7 天内。若早产儿、低体重儿、危重儿根据病情及治疗情况决定采血时间。

3. 每个血斑直径大于 8mm,血斑无污染,避免阳光直射。

四、特殊情况处理

第一次针刺取血不达标准,如进针过浅造成取血不足,为减少新生儿疼痛,应在另外一只脚上重新消毒针刺取血。

（熊永芳）

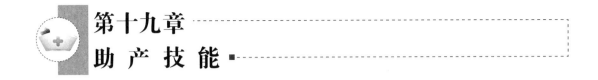

第十九章 助产技能

第一节 正常分娩接产术

随着产妇产程进展，胎头逐渐拨露、着冠，接产人员应按照胎儿正常分娩机转，帮助胎儿娩出，操作过程中保证产妇和新生儿安全。

一、操作前准备

（一）环境准备

关闭门窗，调节室温至 26~28℃，提前打开新生儿辐射台，调节床温（足月儿温度调至 32~34℃、早产儿根据其中心温度设置适宜温度）。

（二）物品准备

1. 接产物品　产包、新生儿用物（衣服、包被、一次性尿布、帽子等）、处理脐带用物、宫缩剂等。

2. 新生儿复苏准备

（1）用物：复苏气囊、吸氧装置、低压吸引器（调适）、喉镜、胎粪吸引管、气管插管、各种型号注射器、肾上腺素、生理盐水等。

（2）人员：如果情况复杂或早产儿、多胎分娩，需要更多的人员参与复苏，需提前到达分娩现场做好准备。

（三）人员准备

1. 身份识别

2. 产妇情况评估

（1）生命体征：心率、血压、呼吸等是否正常，如有异常应寻找原因，重视产妇主诉，警惕产妇有无病情变化。

（2）产程进展情况：产程进展速度是否在正常范围，如宫缩强度、持续时间、间隔时间等，如出现异常应告知医生处理，助产人员给予协助；胎先露下降速度是否正常，如下降速度慢，是否有胎位异常存在，还是产妇用力不正确，应针对具体问题处理。如产程进展速度快，应立即接产。

（3）与产妇交流：告诉产妇产程进展情况，目前要准备为其接产，需要产妇与接产人员配合，如分娩体位、配合铺产台、屏气用力、注意事项、胎儿娩出后如何操作等。询问产妇目前使用的体位是否舒适和方便用力，调整产床背板角度和产床高度，如使用其他体位应注意保护产妇安全（蹲位、站位、侧位、手膝位等），准备接产。

3. 胎儿情况评估　孕周，足月还是早产；胎心、羊水是否正常，如有异常应给予吸氧、变换体位等措施，观察是否能够纠正胎心异常，如无改善应通知医生检查产妇，决定分娩方式。根据分娩方式做好相应的准备。若情况复杂应准备更多的人参与复苏。

二、操作步骤

1. 为产妇清洁和消毒会阴。

2. 接产者常规外科洗手。

3. 助手协助接产者铺产台接产者按照使用顺序将器械摆放好,使用时注意不要伤及产妇和新生儿。

4. 接产

(1)指导产妇自发性用力屏气,注意观察胎头下降速度,及时反馈产妇用力效果,取得产妇配合和给予信心。宫缩间歇时,鼓励产妇休息,少量饮水。临近胎头双顶径娩出时,接产人员指导产妇控制用力,如哈气动作等。

(2)胎头着冠时,嘱产妇宫缩时哈气,接产者正确手法控制胎头,宫缩间歇时指导产妇用力,缓慢娩出胎头,必要时清理口鼻黏液,当宫缩再次出现时,顺势缓慢娩出胎肩,接产者一手托胎儿头颈部,另一手托住胎儿臀部将胎儿完全娩出,放在产妇胸腹部,快速评估新生儿,立即彻底擦干全身,实施母婴肌肤接触和早吸吮,如有窒息进入新生儿复苏流程。

(3)新生儿脐带处理:待脐带搏动消失后断脐,建议在医院内分娩的条件下,经评估脐带未被污染或无感染迹象时,可不在脐带周围使用任何消毒剂,不包扎脐带,保持脐带开放、清洁和干燥。

三、操作注意事项

1. 分娩体位 目前国内接产多数还是采用仰卧位,产妇分娩时,要注意避免使用膀胱截石位(即上身平卧,腿部使用腿架,将腿悬吊),此种体位使得产妇分娩费力,因腿部悬吊使得骨盆上举,会阴体紧绷,造成接产者容易使用会阴切开操作;如使用其他体位,如侧卧位、站位、手膝位等,注意根据产妇的具体情况指导产妇,并适当控制分娩速度,确保母婴安全。

2. 保护会阴 接产者的手是否放在产妇会阴体上进行"保护"并不重要,重要的是控制胎头娩出速度,使会阴组织能够充分扩张,才能减少会阴的严重裂伤。

3. 新生儿处理 新生儿娩出后,立即将新生儿上移至母亲胸腹部,让母亲双手扶住新生儿,与母亲保持不间断的持续皮肤接触,注意观察新生儿,只有当出现觅乳征象(如流口水、张大嘴、舔舌/嘴唇、寻找/爬行动作、咬手指)时,才指导母亲开始母乳喂养。推迟任何常规操作,如测量体重和身长、常规查体、注射疫苗等等。

4. 母婴皮肤接触 接触时间应尽可能早和长,如新生儿出生后立即进行皮肤接触,至产后2小时,只要产妇愿意,鼓励母婴保持持续皮肤接触,等到出室前再进行新生儿脐带处理、称体重、测身长、注射维生素 K_1 等操作。

四、特殊情况处理

1. 产程进展快 在准备过程中如果发生产妇产程突然进展加快,要嘱咐产妇哈气,并取合适体位,快速会阴消毒,接产者应在产妇宫缩时适当控制抬头,缓慢娩出胎儿。

2. 会阴消毒 如来不及清洁和消毒会阴胎儿即娩出,应在阴道检查前进行会阴消毒。严密消毒脐带后再进行脐带结扎。

第二节　肩难产接产术配合

肩难产是一种发病率低的产科急性难产,胎头娩出后,胎肩嵌顿在母体耻骨联合处,通常用常规助产手法不能娩出胎肩,需要使用辅助措施,如屈曲产妇大腿、按压耻骨联合上方、旋转胎儿肩部等手法解除嵌顿,娩出胎肩,通常需要医生、助产士和产妇共同配合完成。

一、操作前准备

(一)环境准备

环境准备同产妇分娩时准备。

(二)物品准备

需要额外的人员帮助,准备快速手消液、无菌手套和消毒手术衣。

(三)人员准备

1. 身份识别

2. 产妇情况评估

(1)评估胎儿大小:根据产妇宫高、腹围,预估胎儿大小,当预估体重＞3500g时,做好处理胎肩分娩困难的准备。

(2)评估产程进展:对胎儿估计体重大、枕位正常但第二程进展缓慢的,要做好处理肩难产的准备。除接产者、巡回助产士外,还需增加屈腿抱膝人员2名,压肩人员1名,产科高年资医生1名和新生儿科医生1名。如肩难产突然发生,协调好现场的人员进行肩难产处理。

(3)与产妇交流:立即用简短、明晰的语言告诉产妇发生的事情和需要配合的要点。

3. 肩难产诊断　胎头娩出后,如超过60秒钟不能用常规手法娩出胎儿前肩,应诊断为肩难产发生,应立即实施辅助手法帮助胎肩娩出。

二、操作步骤

肩难产骤然发生时,应该立刻告知产妇停止向下屏气用力,同时采用下列方法。

1. 协助产妇屈腿和请求帮助　巡台助产士或其他在场的医务人员,协助产妇将大腿向其腹壁屈曲。由于此方法简便有效,不需要太多的技术,因此为首选措施。其他人员请产科高年资医师、助产士、儿科医师迅速到位提供帮助。

2. 行会阴侧切　评估会阴和胎儿大小,必要时,行会阴切开以减少软组织阻力,便于操作。

3. 压前肩法　1名助手在产妇耻骨上方触及胎儿前肩,向前持续或间断按压此肩使其内收,通过耻骨联合下方,此法常常与屈大腿法同时应用。

4. 旋肩法　操作者将手指进入产妇阴道内,置于胎儿前肩或后肩背侧,将胎肩向其胸侧推动,使其做缩肩动作,减小胎儿肩径。

5. 牵后臂法　操作者一手进入产妇阴道,找到胎儿后臂,使胎儿手臂肘关节屈曲,紧接着将胎儿后臂掠过胸部,以"洗脸"方式使后臂从胸前娩出。

6. 产妇反转　将产妇翻转成"手 - 膝"位:如以上方法失败,采用手 - 膝位法。将产妇由仰卧位转为双手掌+双膝着床呈跪式,当产妇翻转成标准的"手-膝"位后,向下的重力和增大的骨盆真结合径和后矢状径,可以使部分胎肩从耻骨联合下滑出。如果无效,可先借助重力轻轻向下牵拉胎头,先娩出靠近尾骨的后肩,随即另一个肩膀娩出,胎儿全部娩出。

三、操作注意事项

1. 屈腿　帮助产妇屈腿,可用正常牵引的力量娩出胎儿前肩。注意不应反复次数过多,避免增加胎儿臂丛神经损伤概率。

2. 禁止加腹压　发生肩难产时,禁止在产妇宫底处加腹压,以免加重胎肩嵌顿。

3. 首选简单的动作　上述介绍的操作方法使用时不分顺序,但是由于产妇屈腿和压耻骨联合上方操作简便易行,不需要太多的技术,建议首先使用。

4. 牵胎儿后臂　使用牵胎儿后臂法时,应首先辨别清楚胎儿左右手,牵引时动作轻柔,避免胎儿发生损伤。

5. 保护好胎儿　发生肩难产做会阴切开时,应注意保护胎儿,避免损伤。

四、特殊情况处理

助产人员平时应多演练,胎肩娩出困难时,能正确使用上述手法处理。如娩出极其困难,胎儿已经死亡,助产士做好配合,保护及安抚好产妇。

第三节　阴 道 检 查

阴道检查指在产程中为了解产妇骨盆内径、宫口扩张、胎先露下降、胎膜破裂等情况,操作者将手指探入阴道进行检查的过程。

一、操作前准备

(一)环境准备
保持环境温度26~28℃,或产妇感觉舒适。

(二)物品准备
1. 无菌手套(单只右手即可)
2. 碘伏原液纱布罐一个,内装纱布若干块
3. 臀部垫巾一块
4. 无菌镊子罐和镊子一把

(三)人员准备
1. 身份识别
2. 产妇情况评估
(1)生命体征情况
(2)产程进展情况:潜伏期阴道检查每4小时一次;活跃期阴道检查每2小时一次;出现产程突然加快或需紧急明确宫口扩张、脐带是否有脱垂等,可以增加阴道检查次数。
(3)与产妇交流:告诉产妇阴道检查的目的和可能引起的不舒适,取得产妇配合。

二、操作步骤

1. 洗手 操作者用流动水六步洗手法,擦干。

2. 臀下垫垫巾 产妇臀下铺好垫巾。

3. 消毒外阴 用无菌镊子夹取碘伏纱布,消毒产妇会阴部。

4. 告知产妇 戴无菌手套于右手,在产妇身体右侧,告诉产妇开始检查,避免产妇检查时紧张。

5. 检查 将手的示指和中指探入产妇阴道,宫缩间歇期检查骨盆内径、宫口扩张程度、胎先露下降位置等,感受是否有前羊水囊存在(检查内容同肛查)。

6. 整理用物 检查完毕,将手指退出阴道,脱掉手套,整理用物,并做好医用垃圾处理。

7. 告知产妇检查结果 检查结束后,告知产妇检查结果如产程进展不顺利,应告诉产妇下一步将如何处理。帮助产妇穿好和整理衣物并盖好被子。

8. 记录检查结果。

三、操作注意事项

1. 控制检查次数,减少感染 整个产程中,应控制阴道检查次数,最好不超过10次。每次也要控制检查人数,避免一名产妇一次多人检查,以减少因频繁阴道操作增加感染机会。同时按照操作规程操作,操作者注意手部和产妇外阴部清洁。

2. 人文关怀 操作时应动作轻柔,避免引起产妇不舒适和恐惧。检查过程中,如遇产妇宫缩应停止检查,如需要在宫缩时检查宫口扩张或胎先露下降情况应安抚产妇,说明情况取得配合。

四、特殊情况处理

检查时,如发现前羊水囊突出、紧张度高,应暂停检查,避免人为造成胎膜突然破裂。

第四节 人工破膜配合

正常情况下,胎膜于第一产程末自然破裂,如为观察前羊水性状,或宫口开全前羊膜囊突出于阴道口时,需用人为的方法使胎膜破裂的操作过程称为人工破膜。

一、操作前准备

(一)环境准备

关闭门窗,减少人员走动;室温保持到26~28℃,为产妇保暖。

(二)物品准备

1. 会阴冲洗物品 冲洗盘内盛无菌镊子罐、四把镊子、无菌肥皂水、纱布罐、无菌碘伏纱布罐、温开水壶(500ml)2个、臀部垫巾一块。

2. 阴道内诊包一个、内装窥阴器一个、长针头一个、长镊子一把,纱布2块、孔巾一块、无菌手术衣一件。

3. 无菌手套一副。

（三）人员准备

1. 身份识别

2. 评估产妇情况生命体征、产程进展等。

3. 与产妇交流告诉产妇操作的目的，取得产妇配合。

4. 评估胎儿情况听诊胎心率。

二、操作步骤

1. 产妇体位　助产人员帮助产妇脱下裤子，摆好仰卧体位，双腿屈曲，调节产床高度，使产床稍向下倾斜（冲洗时避免水回流打湿产妇衣服）。

2. 会阴部消毒和操作前告知　破膜前为产妇做好会阴冲洗（会阴部皮肤清洁和消毒），铺好臀下垫巾。助产人员或操作者向产妇解释操作目的或可能带来的不适，取得产妇配合。

3. 人工破膜操作　助产人员协助打开阴道内诊包，操作者刷手，戴手套，穿手术衣。操作者铺孔巾，助产人员协助向产妇解释不要碰触所有无菌的单子。常规阴道检查（内容同阴道检查）。使用窥阴器扩开阴道，暴露宫颈观察是否能看清前羊膜囊。用镊子夹起针头，宫缩间歇时划开胎膜，观察是否有羊水流出。确认胎膜破裂后，助产人员立即听胎心，并报告胎心是否正常。观察羊水性状和羊水量，记录破膜时间。

4. 操作后整理　操作完毕，操作者整理用物，告知产妇检查结果和注意事项，助产人员帮助产妇穿好衣服，取舒适体位。

三、操作注意事项

1. 预防感染　破膜前严密清洁和消毒外阴，无菌操作。避免阴道操作时引起感染。

2. 掌握好破膜时机　破膜应避免宫缩时进行，以免大量羊水流出时将脐带冲出宫腔，造成脐带脱垂。若前羊膜囊张力大，可直接用手夹住针头，在宫缩间歇时破膜，破膜后阴道内的手应继续放在阴道内使羊水缓慢流出，避免发生脐带脱垂。若前羊膜囊小，胎膜紧贴胎头，应谨慎划开胎膜，避免损伤胎儿皮肤。

四、特殊情况处理

1. 羊膜囊张力大，突出于阴道口　若产程进展突然加快，宫缩时前羊膜囊明显突出于阴道口，应加快会阴清洁和消毒速度，用无菌治疗巾遮挡，嘱咐产妇哈气勿用力，避免胎膜突然破裂发生喷溅。

2. 未破膜时胎头娩出　若胎膜没有破裂的情况下胎头娩出，应注意控制胎头娩出速度，娩出胎儿后，立即破膜，将胎儿头部暴露在胎膜外，避免引起窒息和羊水吸入。

第五节　会阴切开缝合

分娩过程中，操作者通过综合评估产妇会阴情况和胎儿大小或胎方位后，为避免产妇会阴组织分娩时严重裂伤、或因胎儿、产妇情况危急，需要缩短第二产程等，而实施会阴组织切开的手术。

一、操作前准备

(一)环境准备

室温维持在 26~28℃，并询问产妇是否舒适，是否需要加盖被子或单子。

(二)物品准备

1. 会阴切开包(内含：治疗巾两块、侧切剪一把、止血钳一把、有齿镊一把、持针器一把、线剪一把、纱布 2 块、尾纱一个。可吸收缝合线一包、丝线一包)。

2. 消毒外阴皮肤所用碘酒、乙醇或其他皮肤消毒剂。

3. 准备麻醉药：2% 的利多卡因并稀释到使用的浓度。

4. 20ml 空针和长针头各一个。

(三)人员准备

1. 身份识别

2. 评估产妇情况

(1)产妇是否有合并症：因第二产程屏气用力而有病情加重的危险，如血压升高、心脏病心脏负荷加重等。

(2)产程进展情况：是否有产程进展缓慢，第二产程时间延长。

(3)产妇会阴情况：有炎症存在、会阴发育不良、有瘢痕、会阴体水肿等。

(4)与产妇交流：告诉产妇产程进展，如果经过评估需要会阴切开时，要与产妇充分说明实施会阴切开的适应证，取得产妇知情同意。询问产妇以前是否用过麻醉药，是否有药物过敏史。

3. 胎儿情况　胎心变慢，通过吸氧、改变体位不能缓解、或胎儿相对较大时，评估胎儿短时间内不能娩出者。

二、操作步骤

1. 消毒会阴局部皮肤　操作以左侧会阴切开为例。取消毒大棉签或棉球，蘸取 5% 聚维酮碘液，首先消毒会阴切开部位皮肤，之后以其为中心向上、向下消毒皮肤。

2. 麻醉药准备　临床上多使用 2% 利多卡因，局部麻醉药稀释到 0.5%~1% 的浓度，用空针抽取药液 20ml。

3. 局部麻醉　以左侧会阴切开为例，用 0.5%~1% 的利多卡因进行会阴神经阻滞麻醉和局部麻醉。操作者左手示指放入胎先露与阴道壁之间，以保护胎儿并指示麻醉的注射位置，触清左侧坐骨棘位置，右手持抽好麻醉药的针筒，在产妇左侧坐骨结节与肛门连线中点稍偏向坐骨结节处进针，首先注射一个皮丘，然后在左手示指指引下，将针头进到坐骨棘内下方，抽吸无回血后注入 10ml 麻醉药，然后将针退至皮下，再分别向侧切口、会阴体方向及坐骨结节处做扇形浸润麻醉，注射的利多卡因总量应控制在 20ml，如进行阴道助产，对侧会阴神经也应进行麻醉。

4. 会阴切开　操作者左手示指和中指伸入阴道内，放在胎先露与阴道后壁之间，撑起阴道壁，以引导切口方向和保护胎儿先露部，右手持侧切剪以会阴后联合为支点，与正中线成 45~60° 角，剪刀切面与会阴皮肤方向垂直，在宫缩时全层剪开会阴组织，切口应整齐，内外一致。会阴切开需根据产妇及胎儿情况选择切开方式及切口大小，一般长度为 4~5cm。剪开后，如有明显的出血点，应用纱布压迫止血，必要时结扎出血小血管。

5. 检查软产道 胎儿、胎盘娩出后,缝合伤口前应仔细检查软产道。阴道放入尾纱遮挡宫颈暴露伤口,检查会阴伤口有无延伸,检查阴道壁是否裂伤、有无血肿。如有裂伤应按照常规缝合。

6. 会阴切口缝合 操作者左手示、中指暴露阴道黏膜切口顶端,用 2-0 可吸收缝合线从切口顶端上方超过 0.5cm 处开始间断或连续缝合黏膜及黏膜下组织,至处女膜环处打结。用 2-0 可吸收缝合线间断缝合肌层。用纱布遮挡切口,用丝线间断缝合皮肤层,对合会阴处皮肤。缝合完毕记录皮肤缝线针数。也可用 3-0 或 4-0 可吸收缝线行皮下包埋缝合。

7. 缝合后检查和清洁 缝合结束,取出阴道内尾纱,检查阴道切口、黏膜有无渗血、血肿。擦净产妇外阴部及周围血渍。肛门指检有无肠线穿透直肠黏膜及有无阴道后壁血肿。准确评估术中出血量,清点尾纱、纱布和器械数目。

8. 整理用物 安置好产妇,清理用物,分类处理。脱手套,洗手,记录。

三、操作注意事项

1. 严格掌握会阴切开术的适应证 助产人员要提高助产技能,减少非指征会阴切开,接产时,适度保护会阴,减少会阴裂伤。

2. 掌握好会阴切开时机 掌握好会阴切开时机,如果会阴切开过早,会造成产妇失血增加,伤口愈合不良等风险;如果切开太晚,又造成会阴切开失去意义。最佳时机应该在胎头着冠后,预计 1~2 次宫缩即可娩出时剪开。

3. 把握切开角度 行会阴切开时,剪刀(刃)应与皮肤垂直。如宫缩时,先露部下降致会阴高度膨隆,斜切角度宜在 60° 左右,否则会因角度过小,而误伤直肠或缝合困难。

4. 缝合前检查 缝合前仔细检查软产道以免遗漏,应用消毒液重新消毒外阴,生理盐水清洗伤口,更换无菌手套。使用尾纱填入阴道暴露伤口。

5. 缝合 缝合时充分暴露切口部位,行可视操作,从切口顶端上 0.5cm 处开始缝合,逐层对齐,缝针勿过密,缝线勿过紧,按解剖层次均匀对合,不留死腔。注意缝针及线切勿穿过直肠黏膜。术后注意将伤口周围皮肤清理干净,告诉产妇皮肤层丝线缝合针数,嘱咐产妇勤换卫生巾和内衣,保持会阴部卫生及伤口护理的知识。

四、特殊情况处理

若阴道伤口组织较脆,缝合后局部仍有少量渗血,可使用可吸收止血纱布贴敷伤口表面。

第六节 产道裂伤修复术

分娩过程中发生阴道裂伤,分娩后经仔细检查,按照解剖结构缝合,恢复其功能的过程。

一、操作前准备

(一)环境准备
继续保持室温 26~28℃,产妇感觉舒适即可。

(二)物品准备

用物准备:治疗巾一块、持针器一把、线剪一把、纱布 2 块、有齿组织镊一把、可吸收缝合线、缝合丝线等,如伤口裂伤复杂,可根据需要添加器械。

(三)人员准备

1. 身份识别

2. 评估产妇

(1)阴道分娩后进行会阴部、阴道检查,必要时宫颈检查,评估会阴自然裂伤范围及程度。

(2)检查评估阴道壁有无血肿、出血等。

(3)与产妇交流

检查完产道后,告知产道裂伤程度、缝合过程和大约时间,取得产妇配合。

二、操作步骤

1. 告知产妇　开始缝合伤口,再次向产妇解释会阴伤口情况及缝合过程,以取得配合。

2. 注意清洁　操作者更换无菌手套,在产妇臀下铺治疗巾,用生理盐水清洁外阴血迹,使会阴局部清洁,视野清楚。

3. 局部麻醉和缝合　操作者抽取浓度为 0.5%~1% 利多卡因 10ml,向裂伤周围皮肤、皮下组织及肌层作扇形浸润麻醉。用尾纱填入阴道遮挡宫颈暴露伤口。左手示指和中指撑开阴道壁,右手握住持针器用 2-0 可吸收肠线连续或间断缝合阴道黏膜(从裂伤口顶端上方 0.5cm 开始缝合),之后间断缝合肌层,用 1 号丝线间断缝合皮肤或用 3-0 可吸收肠线皮内包埋缝合。告知产妇皮肤缝线针数和产后几天拆线。

4. 缝合后检查与清洁　取出阴道内带尾线的纱布,检查阴道黏膜有无渗血、血肿,然后用有齿镊将伤口皮肤的切缘对齐。擦净侧切伤口周围及外阴部血渍,用纱布遮挡伤口,使用 5% 聚维酮碘棉签消毒伤口的上下方皮缘。肛门指检有无缝合线穿透直肠黏膜。

5. 操作后处置　缝合结束,清点尾纱、纱布和器械数目。帮助产妇选择舒适体位休息,清理用物并分类处理。脱手套,洗手,记录。

三、操作注意事项

1. 充分暴露伤口　充分暴露伤口,按解剖关系将侧切切口对合整齐,逐层缝合。

2. 缝合注意事项　缝合时,将切口内的血迹清理干净,勿留死腔;应在切口顶端上方 0.5cm 左右的地方开始缝合,避免回缩的血管漏缝引起出血或血肿。缝线不宜过紧、过密,如伤口没有明显的出血,针距应在 1cm 左右,如有切口出血或渗血情况,针距应适当缩小。

3. 注意无菌操作　整个缝合过程中都要注意无菌操作,术毕常规肛门指检,如发现肠线穿透直肠时必须拆除重新缝合,以免日后发生肠瘘。

4. 做好健康知识的宣教　告诉产妇注意保持会阴清洁,勤换卫生巾和内裤,预防感染。卧床休息时最好取健侧卧位,如出现会阴部疼痛、肛门坠胀应及时告知医护人员,以排除阴道有血肿出现。

四、特殊情况处理

若会阴裂伤情况复杂,如"舌状"裂伤,"环状"裂伤等,应请高年资助产士或医生缝合。

第七节　徒手剥离胎盘配合

当新生儿娩出 30 分钟后，胎盘仍没有剥离征象或阴道活动性出血＞ 200ml，需通过操作者手探到宫腔内，人工剥离胎盘使胎盘娩出，此操作过程为徒手剥离胎盘或人工剥离胎盘。

一、操作前准备

（一）环境准备

保持室内温度 26~28℃，注意为产妇保暖。

（二）物品准备

1. 操作人员重新洗手，更换手套。
2. 使用碘伏纱布消毒外阴部。
3. 重新使用无菌治疗巾铺在产妇臀下，使局部清洁干净。
4. 助手遵医嘱给予产妇镇痛药物，如盐酸哌替啶（杜冷丁）等。

（三）人员准备

1. 身份识别
2. 评估
（1）产妇情况评估：评估产妇生命体征是否正常
（2）评估胎盘是否有剥离征象：①子宫收缩变硬，子宫呈球形；②阴道口外露的脐带自行延长；③阴道少量流血；④用手掌尺侧按压产妇耻骨联合上方子宫下段处，外露于阴道口的脐带不再回缩；⑤产妇是否有阴道出血多，如胎儿娩出后 30 分钟内，活动性出血＞ 200ml。
（3）与产妇交流：告知产妇胎盘未在 30 分钟内娩出或阴道有活动性出血＞ 200ml，如果继续等待可能产妇会出现产后大量出血，因此，需要人工剥离胎盘，剥离胎盘前为产妇使用镇痛药物，减轻产妇疼痛。

二、操作步骤

1. 操作者手进入宫腔　操作者左手轻拉脐带，右手沿着脐带慢慢进入宫腔。找到胎盘边缘，用手的尺侧面钝性剥离胎盘至整个胎盘全部从子宫壁剥离。助手协助按压宫底，使剥离的胎盘娩出。
2. 常规检查胎膜、胎盘　常规检查胎膜、胎盘是否完整，如有缺少，应钳夹胎膜或刮宫刮出残留胎盘组织。
3. 检查宫颈　仔细检查宫颈情况，使用两把卵圆钳交替夹住子宫颈，沿宫颈检查一周，查看是否有裂伤，如有裂伤＞ 0.5cm，给予缝合，若裂伤＜ 0.5cm，但伤口出血也应给予缝合止血。

三、操作注意事项

1. 禁止强行牵拉脐带　胎盘未剥离前避免强行牵拉脐带，造成脐带断裂或子宫内翻。
2. 按照操作规范剥离胎盘　人工剥离胎盘时，操作者避免用手抓挠胎盘，造成不能分辨胎盘是残留或被抓碎，容易增加刮宫等干预措施。

3. 宫口闭合　操作者手通过宫颈口困难时,可能宫颈口已经回缩,禁止强行进入,以免造成宫颈裂伤。

4. 仔细检查宫颈　手剥胎盘后常规检查宫颈是否有裂伤,如有小于 0.5cm 裂伤又不出血可以不缝合,如裂伤较大有活动性出血者应立即缝合。

四、特殊情况处理

1. 脐带断裂　人工剥离胎盘时,如发生脐带断裂,操作者手进入宫腔困难,需助手按压宫底协助操作者手进入宫腔剥离胎盘。

2. 可疑胎盘植入　人工剥离胎盘困难时,要考虑有胎盘植入的可能,此时不能强行剥离,应通知医生处理,同时预防产后出血。

第八节　新生儿复苏术

按照新生儿复苏流程对新生儿进行评估、实施复苏技术、评估复苏效果,帮助新生儿完成生理过渡。

一、操作前准备

(一)环境准备

1. 室温　同分娩时温度 26~28℃,关闭门窗,减少人员走动,避免空气对流,造成新生儿体温下降。

2. 新生儿辐射台温度　足月儿温度调节 32~34℃或腹部体表温度 36.5℃;早产儿根据其中心温度设置适宜的温度。新生儿衣服、包被也应提前预热。

(二)物品准备

1. 给氧装置　新生儿复苏气囊、氧气湿化瓶、吸氧管、T- 组合复苏器等。

2. 吸引装置　喉镜、低压吸引器、各种型号的气管插管、胎粪吸引管、吸球或吸引管。

3. 药物　肾上腺素、生理盐水等。

4. 其他　脐静脉导管、各种型号的注射器、胶布、听诊器、脉搏血氧饱和度检查仪等。

(三)人员准备

1. 身份识别

2. 胎儿或新生儿情况评估

(1)正常接产,只要做好接产准备即可。

(2)有异常情况:如胎心慢、羊水粪染、早产儿出生,需充分评估胎心减慢程度、早产儿孕周、胎儿个数等。

(3)人员:根据产妇具体情况安排人员,如产妇有严重合并症或多胎、早产儿出生需要更多的复苏人员,并且复苏人员应提前到场了解情况和做好准备。

3. 与配合人员交流　所有复苏人员在了解产妇情况之后,做好复苏准备。检查复苏所有设备和药物,做好人员分工。

二、操作步骤

1. 初步评估　初步评估包括孕周（足月、早产）、羊水（清、粪染）、呼吸（暂停、喘息）、肌张力（好、差）。

2. 初步复苏　保暖、摆正体位（新生儿头部轻度仰伸，呈鼻吸气位）、清理气道（先吸口，后吸鼻）、擦干（彻底擦干，并撤掉湿巾）、给予触觉刺激（如果新生儿在擦干之后没有呼吸，给予触觉刺激：轻拍或轻弹足底；快速摩擦背部或躯体两侧）。

3. 评估　呼吸、心率如果新生儿哭声好、心率＞100 次 /min，说明已经完成正常的生理过渡，给予新生儿正常护理即可；如果新生儿没有呼吸或呈喘息样，心率＜100 次 /min，应立即给予正压通气。

4. 正压通气　指征——没有呼吸或喘息、心率＜100 次 /min。使用气囊面罩或 T- 组合复苏器给予正压通气加压给氧，助手安装脉搏血氧饱和度仪探头至新生儿右上肢上。正压通气频率控制在 40~60 次 /min，操作者需大声计数控制挤压气囊的频率，正压通气时间为 30s。

5. 评估心率　心率＞100 次 /min，说明复苏新生儿成功，给予常规护理即可；如果心率＜100 次 /min，＞60 次 /min，应给予矫正通气步骤（摆正体位、使新生儿张口、吸引气道、重新密闭面罩、适当调节按压气囊的压力），继续正压通气 30s；如果心率＜60 次 /min，立即气管插管，进行胸外按压，与正压通气相配合。

6. 胸外按压　须与通气相配合，按压与通气比例为 3：1，即三次按压插入一次呼吸，4 个动作耗时 2s，保证每分钟 90 次按压和 30 次呼吸。操作时，负责按压的人员大声计数，保证两人密切配合，胸外按压持续 45~60s。

7. 评估心率　心率＞60 次 /min，停止胸外按压继续正压通气；心率＞100 次 /min；停止胸外按压和正压通气，继续观察新生儿；＜60 次 /min 时，在继续胸外按压和正压通气的同时给予肾上腺素。

8. 给药　在有效的正压通气 + 胸外按压后，心率仍＜60 次 /min 时，给予 1：10000 肾上腺素。给药途径：①气管插管内给药，按照新生儿体重 0.3~1ml/kg 计算给药剂量。②脐静脉给药，按照新生儿体重 0.1~0.3ml/kg 计算给药剂量。给药后继续正压通气 + 胸外按压 30s。

9. 评估心率　可用听诊器听诊或观察脉搏血氧饱和度仪读数。心率＞60 次 /min，停止胸外按压继续正压通气；心率＞100 次 /min；停止胸外按压和正压通气，继续观察新生儿；＜60 次 /min 时，在继续胸外按压和正压通气，3~5min 后可以再次给予 1：10000 的肾上腺素一次。如果新生儿存在低血容量情况，可以根据儿科医生医嘱给以扩容治疗。

10. 扩容　首先脐静脉置管，然后按照新生儿体重 10ml/kg 抽取生理盐水备用，脐静脉置管成功后，将准备好的生理盐水 5~10min 缓慢推入。之后评估新生儿心率，根据心率情况决定下一步复苏措施。

三、操作注意事项

1. 准备　做好充分的人员和物品准备，每次分娩应至少有一名熟练新生儿复苏技能的人员在场，保证新生儿安全。提前打开新生儿辐射台，因为需要复苏台面的温度达到所设定的温度。复苏物品应完备，处于功能状态，如检查复苏气囊安全阀是否在开启状态等。

2. 用氧　复苏时用氧：足月新生儿开始复苏时，可以使用空气复苏，复苏进行到 90s 或经过初步复苏、正压通气后，心率＜60 次 /min，在进行胸外按压时应给予高浓度氧。

3. 使用正确的触觉刺激　诱发呼吸使用触觉刺激,其他一些对新生儿有潜在危险的刺激禁止使用,如冷敷、热敷、挤压胸部或腹部等。

4. 严格按照流程复苏　复苏时应严格按照流程进行,在复苏步骤上不可跳跃进行,以免影响复苏效果和新生儿预后。复苏成功后应该继续严密观察新生儿生命体征变化,以免反复。

四、特殊情况处理

1. 早产儿　早产儿由于发育不完善,更容易出现窒息状态,因此,在做好物品准备时,应提早做好人员准备,保证新生儿安全。

2. 早产儿复苏用氧　早产儿使用氧气要特别注意,开始用氧可使用低浓度氧开始(30%~40%),复苏进行到90s或经过初步复苏、正压通气后,心率< 60次/min,在进行胸外按压时应给予高浓度氧。如果有空氧混合仪,在复苏前调节到使用的浓度;没有仪器时可通过自动充气式气囊连接100% 氧浓度氧气,将储氧袋卸下,输出的氧气浓度为大致所需浓度。

（姜　梅）

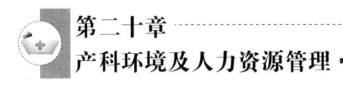

第三篇

管 理 篇

第二十章
产科环境及人力资源管理

第一节　产科门诊建筑布局与设备配置

1. 建筑布局　按服务需求设置独立的产科门诊，布局流向合理，设有候诊区域、预诊室、普通产科门诊、高危产科门诊、母乳喂养门诊、助产士门诊、营养门诊、健康教育室、哺乳室。诊室每间面积不少于 15 平方米，检查床需用屏障与外界隔开，有条件的应设单独的检查室。

2. 环境要求　保持候诊区域及诊室内空气新鲜，安装有调温设施，诊室内设有流动水洗手设施和 / 或配备速干手消毒剂，配备加盖垃圾箱。配有相应健康教育资料及母乳喂养相关政策和知识展板。

3. 设备配置　有检查床、妇科检查床、身高体重计、血压计、听诊器、体温计、测量尺、骨盆测量器、立式无影灯、多普勒胎心仪、消毒设施、室温控制设备、计算机及健康教育必备的教具等相关仪器及设备，哺乳室内应配置沙发或座椅、婴儿床、洗手池等基本设施。

第二节　分娩室建筑布局与设备配置

1. 建筑布局　分娩区应远离污染源，相对独立，总面积不少于 100 平方米。分娩区与外界之间设置缓冲区，内有更衣室、换鞋处等。分娩区内部要求严格划分污染区、清洁区、隔离产房与污物专用通道。分娩室与待产室相邻。分别设有人员通道、物品通道、污物通道、无菌物品通道等，且设置合理，遵循人流、物流、洁污通道分开及孕产妇与医务人员通道分开的原则，患者通道靠近待产室，工作人员通道靠近更衣室。分娩室入室门应为内控室自动感应门，配有可视门禁系统。明确划分非限制区、半限制区和限制区。

（1）非限制区：设在产房最外侧，包括换鞋更衣及平车入室区、孕产妇急诊入院处置室、更衣区卫生间、值班休息室、宣教实操室和污物间等。

（2）半限制区：设在中间，包括办公室、待产室、治疗室、杂物室、被服储备室、敷料准备室、器械洗涤间、库房等。

（3）限制区：设在产房最内侧，包括分娩室（分正常分娩室、隔离分娩室、家庭化分娩室）、备用手术间、刷手间及无菌物品存放室等。

2. 环境要求 分娩区地面、墙壁、天花板设置应便于清洁和消毒；门窗严密（装有纱窗、纱门），空气流通，光线充足，环境安静，物品定位放置保持清洁；应有调温、控湿设备，温度保持在 24~26℃，湿度以 50%~60% 为宜，新生儿微环境温度在 30~32℃。各房间应设足够的电源接口，上下水道，便于使用。洗手区域水龙头采用非手触式（脚踏式、肘式、感应式），室内配备动态空气消毒装置。

3. 设备及药品配置

（1）基本设备：检查床、待产床、产床、婴儿床、照明灯、鹅颈灯、应急灯、插座接线板、敷料柜、器械台、推车（担架）、急救药品柜（内放急救设备药品）、空气消毒机、常规消毒设备（刷手与手消毒设施、污染处理设备等）、调温控湿、通讯及非药物镇痛设备等。

（2）诊断测量用具类：听诊器、血压计、体温计、耳温仪、婴儿电子秤、软尺、婴儿身长测量器、骨盆测量器、多普勒胎心仪、胎心监护仪、心电监护仪、聚血器、量杯、电子秤、时钟等。

（3）治疗器械类：注射器、开口器、压舌板、电动吸引器、胎头吸引器、产钳、穿颅器、产包、导尿包、侧切缝合包、刮宫包、内诊包、深静脉穿刺包、输液泵、输液架、静脉留置针、输血器、输血加温器、沙袋、上下叶拉钩、宫颈钳、卵圆钳、刮匙、氧源及吸氧装置、新生儿复苏用具及中心静脉留置管等器材、红外线辐射抢救台等。

（4）各类抢救盘 / 包：①常规抢救盘 / 包：输氧盘、输液盘、采血盘等。②产科专用抢救盘 / 包：产后出血抢救包、子痫抢救包、羊水栓塞抢救包、新生儿窒息抢救包等。

（5）急救药品：安全存放，随时可得，建议抢救药品编号并顺序存放，抢救流程中用药应注明药品在急救柜中的编号，冰箱存放的药品应特别标明，以便于抢救时及时取用。基本药物包括宫缩剂，心血管系统药物，解痉降压药，升压药，利尿剂：呋塞米，镇静药：地西泮、哌替啶、氯丙嗪、异丙嗪、吗啡、苯巴比妥钠，止血剂，扩容剂，纠酸药，麻醉药，糖皮质激素及新生儿复苏用药等。

第三节 母婴病区建筑布局与设备配置

1. 建筑布局 母婴同室应与产房和新生儿科相邻近。每组母婴床使用面积不少于 6 平方米，有独立的婴儿床。病区除配置普通病房的医疗及辅助用房外还应设婴儿沐浴室或床旁沐浴装置。应设有隔离病房。

2. 环境要求 室内安静、清洁、通风、舒适、日照好、色调温馨。除配置普通病房的设施外还应配置调温设施，新生儿沐浴室还应备有热水供应设施、新生儿抚触设施。配有相应健康教育资料及母乳喂养相关政策和知识展板。

3. 设备配置 除配置普通病房的设备外，每床应配备夜用灯，配置婴儿小床及新生儿复苏皮囊、给氧面罩、新生儿低压吸引器等新生儿急救设备。

4. 急救药品配置（见本章第二节）。

第四节　产科人力资源管理

（一）人员管理

1. 资格要求　助产技术人员须获得从事助产技术的《母婴保健技术考核合格证书》。助产技术人员应具有国家认可的中专及以上医学专业学历，取得医师执业资格或护士执业资格。脱离助产专业岗位2年以上者，需重新接受助产技术岗前培训与考核，经考核合格后方可上岗。

2. 技能要求　产科医务人员除了具备执业资格外，还应具备足够的能力及技术承担助产工作（详见技能篇），具备全面的紧急救治水平和团队协作精神。每例接产时必须由2名以上助产技术人员在场（其中至少有1位熟练掌握新生儿复苏技术），高危妊娠分娩时必须有产儿科医师在场。

3. 工作态度要求　实行24小时值班制，坚守岗位，严格遵守助产技术操作规范。助产人员应具备良好的医德医风，高度责任心，科学严谨的工作作风，对孕产妇富有亲情护理理念及无私奉献精神。

4. 培训要求　建立产科护理人员（助产士）业务技术培训及考核档案，实施分级培训及考核。

（1）初级产科护理人员（毕业5年内）：①熟悉相关规章制度及操作流程，做到规范化操作；②熟悉产程观察及处理流程，毕业3~5年内护士应掌握异常产程的识别能力；③熟练掌握一般及产科专科护理技术，掌握产程监护及产程处理技术；④明确产科常用药物的作用、使用方法、不良反应及配伍禁忌，毕业3~5年内的护士有识别报告用药后的不良反应及配合抢救能力。⑤掌握母婴保健及急救知识。

（2）中级产科护理人员（护师）：①在初级技能基础上，能够判断异常产程，具备妊娠合并症及并发症等孕产妇的产程观察能力，对各种急救技术得心应手；②具备带教能力，能够指导初级护理人员的临床工作。

（3）高级产科护理人员（主管护师及以上）：①能准确指导疑难患者的护理工作，对孕产妇待产过程中潜在的并发症有一定的识别能力，及时发现难产征象；②在中级技能基础上，能熟练掌握产科基本急救技术，对产科危急重症的异常变化能够反应迅速并有效配合医生处理，合理调配护理人员；③督导产科各项制度的落实，能够对护理工作进行持续性质量改进；④能够具备组织科室业务学习及科务会议的能力，开展科研活动。

（二）人力资源配置

产科人力资源配置原则是既要满足岗位工作需要、保障母婴安全，又必须与所在医疗机构的功能、任务及规模相一致，达到人力资源的有效利用。根据国家卫计委《三级妇幼保健院评审标准（2016年版）》，产科人力资源配置参考如下：①医疗保健一线护士占全院护士总数的比例≥95%；②母婴同室、新生儿病房护床比≥0.6∶1；③NICU护床比≥1.5∶1；④每2张待产床应配1名助产士，每张产床应配备3名助产士。

思 考 题

1. 说出分娩室区域划分及要求。
2. 简述母婴同室病区环境要求。
3. 简述产科医务人员岗位技能要求。

（徐鑫芬　张　慧）

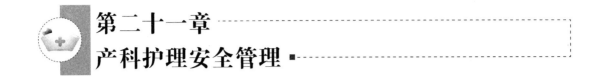

第二十一章
产科护理安全管理

第一节 孕产妇安全管理

患者安全是一个严肃的全球性公共卫生问题。产科护理工作又因其服务群体(孕产妇及婴儿)及专业的特殊性,从孕产妇住院、分娩、出院到居家护理等各个环节上潜在的不安全因素较多,管理不到位容易增加护理工作风险,威胁母婴健康与安全,或引发护患纠纷。为此,为孕产妇提供安全、可靠、优质的护理服务是护理人员努力的目标。

一、护理风险与安全管理

(一)护理风险

1. 护理风险指在护理过程中不安全因素直接或间接导致患者受到伤害或死亡的风险。护理风险管理是指对现有的或潜在的护理风险进行识别、评估和控制,以避免或减少护理风险事件的发生及其对护患双方的危害。

2. 护理安全指患者在接受护理的全过程中,不发生法律和法定的规章制度允许范围以外的心理、机体结构或功能上的损害、障碍、缺陷或死亡。

(二)产科护理风险来源

1. 孕产妇的特殊性,不可预测因素多。

2. 高龄孕产妇。

3. 多胎妊娠。

4. 妊娠期并发症及合并症。

5. 胎位异常。

6. 分娩过程中病情变化快,可能出现各种意外或并发症(产后出血、羊水栓塞、胎盘早剥、子宫破裂、会阴严重裂伤等等)。

7. 急危重症孕产妇院内转运。

8. 产科用药风险。

9. 护理人员不足、工作量超负荷。

10 母婴同室。

(三)安全管理

安全管理是指为保证患者的身心健康,对各种不安全因素进行科学、及时、有效的控制。孕产妇的安全管理主要是要做好风险的识别,实施预见性护理,使潜在的危险因素及早被发现,及时进行预防和处理,从而减少产科并发症的发生,保障母婴安全,提供品质护理。

二、产科质量控制

（一）产程管理质量控制

1. 第一产程管理质量控制　指导孕产妇及家属参与产程管理，掌握孕产妇转入待产室的时机，全面了解孕产妇的情况，做好风险评估，同时做好入量管理，鼓励自由体位，避免长时间卧床，严密监测胎心的变化，观察产程进展是否顺利，适时给予干预。

2. 第二产程管理质量控制　密切观察产程和正确接产，使胎儿顺利娩出，降低会阴侧切、阴道助产、产后出血、肩难产、新生儿窒息、新生儿产伤的发生率。

3. 第三产程管理质量控制　正确处理娩出的新生儿，有效促进子宫收缩，仔细检查胎盘的完整性及软产道有无裂伤，积极预防产后出血。

（二）缩宫素使用质量控制

缩宫素引产宜从低浓度、慢速度开始，需专人管理，严密监测宫缩、胎心、血压及产程进展等状况，出现有效宫缩行催产素激惹试验（Oxytocin Challenge Test，OCT）检查，若宫缩过强应及时停用缩宫素，必要时使用宫缩抑制剂。

（三）产后出血质量控制

防治产后出血的关键在于对出血量正确的测量和估计，有高危因素存在的应进行风险评估。产后2小时是发生产后出血的高危时段，严密观察子宫收缩情况和出血量的变化，及时排空膀胱。

（四）产时并发症质量控制

早期识别子宫破裂、羊水栓塞等产时并发症，密切观察病情变化，积极配合抢救处理，确保孕产妇的安全，降低孕产妇死亡率。

（五）助产质量敏感性指标管理

助产质量控制是保障母婴安全的重要措施，也是产科质量管理的重要组成部分。应对正常分娩的助产质量定期进行评价及改进。

1. 自然分娩会阴侧切比例　研究显示限制会阴侧切技术比常规使用可降低会阴撕裂伤的发生率。

$$百分率 = \frac{自然分娩会阴侧切例数}{自然分娩总例数} \times 100\%$$

2. 自然分娩Ⅲ/Ⅳ度会阴撕裂伤发生比例　产妇肛门括约肌的撕裂会增加大便失禁的风险，有研究显示初产妇发生率高达8.4%以上。有研究显示非仰卧位分娩即产妇舒适体位有利于减少会阴损伤。

$$百分率 = \frac{自然分娩Ⅲ/Ⅳ度例数}{自然分娩总例数} \times 100\%$$

3. 阴道分娩产后出血发生比例　产后出血是导致产妇死亡的四大原因之一。研究显示发生率有增加，并且病因不明的迟缓性出血比已知的风险因素更可能导致。

$$百分率 = \frac{阴道分娩产后出血例数}{阴道分娩总例数} \times 100\%$$

4. 新生儿窒息率　新生儿Apgar评分≤7分预示将增加新生儿死亡风险，该指标还与新生儿抽搐、缺血缺氧性脑病的风险相关。评分包括1min、5min评分。

$$百分率 = \frac{阴道分娩 Apgar 评分 \leqslant 7 分新生儿例数}{阴道分娩新生儿总例数} \times 100\%(孕周 \geqslant 28 周)$$

5. 新生儿重度窒息率 新生儿 Apgar 评分 ≤ 3 分将极度增加新生儿死亡、缺血缺氧性脑病等的风险。评分包括 1min、5min 评分。

$$百分率 = \frac{Apgar 评分 \leqslant 3 分新生儿例数}{阴道分娩新生儿总例数} \times 100\%(孕周 \geqslant 28 周)$$

6. 自然分娩新生儿产伤发生比例 减少分娩过程中对新生儿的损伤,该指标也是 2011 版等级医院评审中住院患者医疗质量与安全监测指标之一。产伤包括主要的骨骼、器官、神经损伤以及头血肿等,排除骨骼发育不良等先天性因素。

$$百分率 = \frac{自然分娩新生儿产伤例数}{自然分娩新生儿总例数} \times 100\%$$

7. 阴道分娩会阴伤口感染发生比例 定义为伤口局部有硬结、化脓,甚至伤口裂开,伴低热(深部脓肿可伴有高热)。伤口含器械辅助阴道分娩在内的所有会阴裂伤和会阴切开。

$$百分率 = \frac{自然分娩会阴伤口感染例数}{阴道分娩总例数} \times 100\%$$

8. 意外分娩发生比例 该指标在护理管理中一直作为不良事件上报,预计随着二胎政策的开放发生率可能会增加。

$$百分率 = \frac{意外分娩例数}{阴道分娩总例数} \times 100\%$$

三、孕产妇安全管理制度

(一)身份识别管理制度

1. 对新入院的孕产妇应严格身份确定。目前常规使用"腕带"标识,并告知其"腕带"的作用、住院期间"腕带"不可擅自取下、佩戴松紧适宜及有不适及时告知等注意事项。

2. "腕带"信息至少包含患者的姓名、住院号。

3. 住院期间一切治疗护理严格落实三查七对制度:询问患者姓名,查看腕带,如有二维码则采用 PDA 扫描,确保治疗和护理的准确。

4. 药物过敏或阳性者,腕带标识应清晰醒目。

(二)坠床/跌倒管理制度

1. 定义 坠床/跌倒是指人体从高处坠落到低处或在走动时突然倒地。

2. 患者入院时由护士完成坠床/跌倒的风险评估(见表 21-1),存在高风险者,需采取预防措施,并制订护理计划。

3. 护士每班评估患者坠床/跌倒的安全预防措施,并进行交接班。

4. 向患者和家属宣教安全预防措施,并记录。

5. 提供安全就医环境,易跌倒处放置醒目防跌倒的警示牌等。

6. 安全预防措施

(1)指导患者走动时穿防滑鞋。

(2)指导患者起床或久蹲/久坐后站立动作要缓慢,并有旁人协助。

(3)指导患者需要时及时请求帮助,如上厕所,起床。

（4）保持病室通道和病房走廊无障碍物。

（5）及时清除地面上的积水、油、冰、水果皮等。

（6）转弯处有足够照明。

（7）床边呼叫铃处于有效状态。

（8）同时必须执行以下医院制度：①病床、轮椅和平车功能正常并安全使用。②约束具使用：适用于高热、谵妄、躁动、昏迷及危重患者。

7. 患者发生坠床／跌倒

（1）勿移动／搬动患者，评估损伤部位。

（2）根据损伤情况采取合适的搬运方法。

（3）评估生命体征，根据需要采取治疗和护理。

（4）报告医师和护士长。

（5）填写异常事件报告单。

表 21-1　住院患者跌倒／坠床危险因子评估表

住院患者跌倒／坠床危险因子评估表							
病区　　　床号　　　姓名　　　　　性别　　　　年龄　　　　住院号							
诊断入院日期							
危险因子（可多选）	分数	评估日期					
最近 1 年曾有不明原因跌倒经历	1						
意识障碍	1						
视力障碍（单盲、双盲、弱视、白内障、青光眼、眼底病、复视）	1						
活动障碍、肢体偏瘫	3						
年龄（≥65 岁）	1						
体能虚弱（生活能部分自理，白天过半时间要卧床或坐椅）	3						
头晕、眩晕、体位性低血压	2						
服用影响意识和活动的药物 □ 散瞳剂 □ 镇静安眠药 □ 降压利尿剂 □ 阵挛抗癫剂 □ 麻醉止痛剂	1						
住院中无家人或其他人员陪伴	1						
总分							
评估者签名							
备注：1. 患者入院或转入 24 小时内 　　　2. 病情改变（意识、肢体活动改变）由负责人员评估，每周重新评估一次 　　　3. 总分≥4 分，需列为护理问题—高危性伤害／跌倒							

（三）孕产妇院内转运制度

1. 转运前综合评估孕产妇病情状况。

2. 在转运前10分钟电话通知接收科室做好接待孕产妇的早期准备工作，报告床位及估计到达时间。

3. 根据孕产妇的情况选择合适的转运工具。

4. 转运过程中严密监测病情变化，一旦发生并发症，寻求救助及做好抢救准备。

5. 孕产妇出入手术室必须填写《手术病人转运交接单》，相关科室护士核对孕产妇信息后正确填写。

6. 转运到目的地后，交接双方护士与护工将孕产妇安全、稳妥的移至病床上。

7. 通过手腕带、病历等共同确认孕产妇的身份，与接诊的医护人员一起做好床头交接。

8. 做好护理记录。

（四）危急值报告制度

1. 危急值定义　表明患者存在伤害或死亡直接风险的警示（危急）试验的检验结果。当出现这种试验结果时，说明患者可能正处于生命危险的边缘状态，此时临床医生如能及时得到检验信息，迅速给予有效的干预措施或治疗，患者生命可以得到挽救或有效的改善，否则，有可能出现不良后果，失去最佳抢救机会。

2. 危急值报告记录　包括检查日期、时间、床号、患者姓名、住院号（门诊号）、检查结果、通知方法、通知时间、报告人（姓名＋电话）、收到人（姓名＋电话）、是否处理、反馈。接收危急值报告记录包括：接收日期、时间、床号、患者姓名、住院号（门诊号）、检查结果、报告人（姓名＋电话）、收到人（姓名＋电话）、被告知医生（姓名＋电话）、是否处理、反馈。

3. 危急值内容

（1）检验危急值：见表21-2

表21-2　检验危急值

检验危急值清单编号	项目	小于	大于	单位
1	白细胞计数	1.5	——	10^9/L
2	血红蛋白	45（＞30天） 50（＜30天）	——	g/L
3	血小板	31	——	10^9/L
4	部分凝血活酶时间	20	80	s
5	凝血酶时间	5	30	s
6	血纤维蛋白	1	——	g/L
7	3P	——	——	阳性
8	血钾	2.80	6.00	mmol/L
9	血钠	115.0	160.0	mmol/L
10	血钙	1.60	3.37	mmol/L
11	血镁	——	3.00	mmol/L
12	血葡萄糖	2.50（新生儿1.7）	20.0（新生儿16.5）	mmol/L

续表

检验危急值清单编号	项目	小于	大于	单位
13	血总胆红素	——	（新生儿342）	umol/L
14	血清肌钙蛋白	——	0.1	μg/L
15	总胆汁酸	——	80	umol/L
16	甘胆酸	——	2000	μg/dl
17	CA（血气分析）	0.37	3.30	mmol/L
18	K（血气分析）	2.8	6.2	mmol/L
19	PCO2（血气分析）	——	55	mmHg
20	pH（血气分析）	7.2	7.6	
21	PO2（血气分析）	40	——	mmHg
22	HIV	——	——	阳性
23	血液、脑脊液、胸腹水、组织等无菌部位培养			阳性
24	脑脊液、胸腹水、组织等无菌部位涂片			阳性
25	结核涂片（抗酸染色）			阳性
26	甲类传染病病原菌			阳性

（2）超声科需要报告的相关危急值（像）：胎儿胎心消失，子宫破裂，先兆子宫破裂，腹腔内中量或大量出血或活动性出血，胎心2次在100次/min以下和/或180次/min以上，胎盘血管前置，胎盘早剥（轻、中、重），宫颈管消失或宫颈管呈"U"形扩张时，破膜孕妇检查发现胎儿横位。

（3）围产监护室需要报告的相关危急值（像）：宫缩过紧，宫口开大≥3cm，胎心减速持续5分钟以上，频发晚减或重度变异减速，胎心消失。基线变异消失合并以下任何一项：反复出现的晚期减速、反复出现的变异减速、心动过缓、正弦波图形。

（4）心电图室需要报告的相关危急病（像）：心脏突然停搏（同时就地抢救），急性心肌缺血（ST段明显升高或降低），急性心肌损伤（T波高耸、ST段斜型抬高），急性心肌梗死，致命性心律失常，心室扑动、颤动，室性心动过速，多源性、RonT型室性早搏，频发室性早搏并QT间期延长，预激伴快速心房颤动，心室率大于180次/min的心动过速，二度Ⅱ型及高度、三度房室传导阻滞，心室率小于45次/min的心动过缓，大于2s的心室停搏。

（5）放射科需要报告的相关危急病（像）：急性脑干出血、脑疝，张力性气胸，肝、脾、肾等器官破裂，肠系膜动脉栓塞，绞窄性肠梗阻，腹部空腔脏器破裂，急性主动脉夹层，大范围肺动脉栓塞，气管异物、损伤引起呼吸困难，各种原因所致动脉瘤破裂，卵巢囊肿扭转，异位妊娠破裂。

四、护理安全管理

(一)增强护理人员风险及安全理念

建立、健全相应的职责、制度、常规和流程,学习相关法律法规、法制意识、护理核心制度、护理安全防范意识、护理应急预案等内容。加强风险管理,建立护士长 - 责任组长 - 责任护士三级管理体系,培养护士防范风险因素的意识和能力,把风险管理融入到每项护理工作中。建立健全护理安全标识牌、警示牌,指导临床护理人员根据孕产妇个体特点,制订个体化的护理计划并实施。

(二)提升识别隐患的能力

高危患者病情重、病情变化快,加强对高危患者的巡视查房,动态评估病情变化,对可能发生的围产期风险及意外伤害进行评估,及时向医生反馈,协助医生及时处理。

(三)加强专业知识和技能培训

熟练掌握本专业的理论知识和操作技能,具备敏锐的观察能力,通过急救模拟演练,对急、危、重症孕产妇的各种反应能准确及时判断和应对,保证母婴安全。

(四)加强与患者之间的有效沟通

建立风险管理告知制度,应用孕产妇及家属理解的语言将专业的医学知识解释清楚,并通过多种途径对孕产妇及家属实施健康教育,消除其紧张心理,建立护患之间的信任感,从而减少不良事件的发生。

第二节 新生儿安全管理

新生儿安全管理不仅是要为新生儿提供安静、舒适、安全的环境,保证新生儿的健康需求,还要对各种潜在的不安全因素进行科学、及时、有效的控制。母婴同室管理,涉及儿科和产科,要求护理工作更为细致,护理人员责任重大,护理风险也随之上升,为确保母婴安全,应严格遵守执行各项规章制度、岗位职责和相关操作流程,保证护理质量与安全。

一、新生儿分娩后的安全管理

(一)新生儿身份识别

严格遵守操作流程,杜绝身份信息错误及错抱新生儿事件的发生。

1. 分娩断脐后立即告知产妇新生儿性别,并让产妇当场确认、复述。

2. 正确录入新生儿出生记录所有信息,需二人核对。

3. 打印两条有识别二维码的新生儿腕带或正确手写两条腕带,内容至少含母亲住院号、母亲姓名和新生儿性别。

4. 将腕带信息与产妇的手腕带核对、并复述,将腕带信息再次与产妇核实,确认无误后将腕带系在新生儿双足踝处,注意松紧合适。

5. 确认新生儿出生记录单的信息,并在固定部位印新生儿脚印和母亲示指印。

6. 产后 2 小时观察期间,尽可能让母婴肌肤接触,产妇环抱婴儿。早吸吮结束后,应将新生儿放于母亲旁,在产妇的视线范围之内,并交代产妇注意事项。

7. 外科室人员不得随意进入分娩室。

8. 转科前,须再次与产妇核对母亲姓名、新生儿性别。母婴转入病区后,与病区护士床旁交接,核对产妇姓名、新生儿性别及进行新生儿全身检查,无误后交班者方可离开。如遇到同名同姓的孕产妇同时分娩,需分病区编床。

(二)新生儿转科安全

1. 应由专业人员负责转送,转科前必须正确评估新生儿情况,确定转送与否。

2. 根据新生儿情况准备合适的转运工具,必要时准备好相应的急救物品。

3. 转科途中需随时关注新生儿情况,确保转运安全,防止坠落、撞伤。

4. 转入科室护士应及时接诊,转送护士需等接班护士对新生儿做好最初评估后方可离开。

5. 如在交接班时发现新生儿异常情况,如低血糖等需转至新生儿科治疗的,由交班者直接转送至新生儿科。

(三)维持呼吸道通畅安全

保持气道通畅,防止因气道堵塞而出现血氧浓度降低致新生儿死亡的发生。

1. 加强巡视　观察新生儿一般情况,如发现皮肤颜色、呼吸、肌张力异常,或口腔有分泌物、吐羊水等,应立即处理,必要时监测氧饱和度。

2. 急救物品完备　保证新生儿急救器材完好无损,须定量、定位放置。如气源、负压吸引系统完好;复苏皮囊、储气囊完好,面罩各型号齐全;洗耳球定点放置,随手可取。

3. 母乳喂养时取正确体位,避免鼻孔堵塞,并交代产妇注意事项。

4. 评估需加配方奶时,保障奶液温度适宜,避免奶液过冷、过热刺激胃黏膜致呕吐,避免呛咳、误吸。

(四)体温安全

1. 产房内应保持室温 24~26℃,相对湿度 50%~60%。

2. 新生儿娩出后快速评估,如新生儿无窒息,反应好,应立即用干燥预热的大毛巾擦干体表羊水,将新生儿置于母亲裸露的胸部实施肌肤接触,背上覆盖另一预热的大毛巾,以防体热的散失。如新生儿窒息,应断脐放置新生儿辐射床进行复苏。早产儿可行"袋鼠式"护理,予以保暖。

3. 正确使用辐射床,温度适宜,温控探头位置粘贴正确,防止婴儿烫伤;

(五)防止坠床

1. 新生儿置于辐射床上时,及时拉上挡板,并确认挡板性能,若有损坏及时维修。如因操作需要取下挡板时应加强看护,操作完毕立即拉上挡板。

2. 产床上协助新生儿早吸吮时,确保新生儿放置安全,体位舒适,拉起床栏,防止坠床,并交代产妇注意事项。护理人员随时关注其安全性。

3. 分娩后产房观察期间,尽可能让产妇环抱新生儿,如产妇疲劳虚弱,将新生儿放置母亲床旁的辐射床,以免坠床。

4. 新生儿转科或外出时使用婴儿推车(床)转运。

5. 怀抱新生儿时姿势要正确,走路要稳而慢,小心地滑。

6. 医务人员一人一次只抱一个新生儿。

7. 加强巡视,及时发现新生儿坠床隐患。

分娩后最初几个小时内,产妇疲劳,新生儿生命体征因宫内宫外的过渡处于不稳定期,产房内所有工作人员应加强安全防范意识,工作中经常巡视观察新生儿情况,杜绝安全隐患。

二、母婴同室新生儿安全管理

（一）新生儿身份核对

1. 新生儿入室，母婴同室护士、转入护士及母亲核对新生儿身份：新生儿腕带、母亲姓名、新生儿性别等信息，并与产妇病历信息一致。

2. 打印两份含二维识别码的新生儿信息卡片，或者正确填写胸牌和床头卡，第二人核对正确后，粘贴、放置于正确位置。

3. 新生儿用药、接种、采血、检查、母乳喂养等任何操作前，进行身份确认和医嘱确认；需要抱离母亲身边的沐浴等操作前后均需核对床号、姓名及新生儿性别（胸牌、床头卡、腕带、实际性别相符）；更换衣物时，胸牌要及时跟随新生儿转移，确保所有标识和新生儿腕带相符。

4. 住院期间，规范使用腕带，发现腕带字体不清或遗失时及时更换或补系，并双人核对。

5. 出院前先问清产妇姓名、新生儿性别，再次核对新生儿腕带、胸牌，并请新生儿监护人当面确认新生儿，保证正确无误后，方可将腕带摘下。

（二）健康教育

新生儿入室时，发放母婴安全温馨提示，向产妇及家属全面宣教新生儿日常护理，并告知新生儿生理特点及体格特征，如有异常及时呼叫医务人员。同时强化安全宣教内容：重点防盗、防骗、防窒息、防坠床、防烫伤等，并告知具体的预防办法，如发现可疑人员及时汇报，新生儿应远离热源（如开水杯、热水瓶等）、禁用热水袋、不能将新生儿单独留在病房或临时交给陌生人照看；新生儿除哺乳及保暖等需要外应单独睡在婴儿床上等。将母婴安全须知、母乳喂养知识宣教框悬挂于病区走廊、病室内。日常工作中要加强巡视，不同家属陪伴时要多次宣教新生儿安全指导。

（三）院感管理

孕产妇和新生儿是特殊的群体，孕产妇机体的生理及内分泌发生了一系列的变化，抵抗力下降，新生儿免疫系统不健全，均属易感人群。所以对于产科母婴同室病房而言，做好医院感染的预防工作尤为重要。

1. 病房通风，至少每日两次，通常于晨间护理及家属探望结束后，每次不少于30分钟。

2. 床单位保持清洁干燥，污染及时更换。床帘定期清洗。物体表面每天擦拭一次，清洁工具用后浸泡消毒、清洗、晾干后备用。

3. 病房和走廊地面每天湿式拖地两次，有污染时用消毒液擦拭消毒后清洁。

4. 严格遵守医院的感染管理制度，控制探视家属人数，加强陪护人员的管理。同时劝阻有呼吸道、腹泻等感染症状的家属来院探访。

5. 洗手是预防院内感染最关键的环节。母婴同室工作人员应严格执行手卫生规范，并向家属强调手卫生的重要性，防止交叉感染。每个病房门口配备快速手消毒剂，指导各位家属在探视时使用，减少孕产妇及新生儿的感染发生。接触新生儿前后洗手，或手上无明显污染时可用快速手消毒剂代替洗手。

6. 新生儿所用的被褥、衣物和浴巾等物品，专人专用，必须经过消毒。

7. 新生儿沐浴间空气消毒1次/日，空气培养1次/月。沐浴用物做到一婴一物，一用一消毒；

8. 感染患者严格落实消毒隔离措施。母婴一方有感染性疾病时，应与其他正常母婴隔离。产妇在传染病急性期应暂停哺乳。

9. 加强健康教育,使孕产妇及家属理解产科患者的易感性,掌握相关的预防措施。指导孕产妇及家属专人专物专用,新生儿的物品应分开放置、使用。

(四)病区新生儿安全管理

1. 母婴同室工作人员严格执行新生儿护理常规,严格执行医院母婴同室护理工作管理制度。

2. 病室统一物品摆放,位置固定,婴儿床必须与床头柜分开放置。

3. 加强巡视,注意观察新生儿精神状态、肤色、肌张力、呼吸、有无呕吐、有无低血糖症状等。

4. 监测体温,24 小时内测体温 4 次,以后每日监测 2 次,如有异常,应及时处理,并分析原因进一步评估。

5. 日常护理和护理操作时注意观察新生儿的面色、肤色、脐部以及臀部皮肤等有无异常、有无黄染,及时处理,并进一步评估。

6. 各班护士应指导和协助母乳喂养,同时观察新生儿的吸吮力及含接是否正确。

7. 新生儿有异常情况要随时评估,严格执行交接班制度,对特殊情况要重点交接、详细说明、密切观察,发现异常要及时报告医师紧急处理。

8. 母婴同室工作人员应加强安全意识,工作中注意发现安全隐患,及时反馈,及时纠正,引以警示。

第三节　正常分娩安全管理

分娩期间的安全管理是医院质量管理的重要环节,直接影响母婴安全。落实规章制度,提高助产士的服务意识和技术水平,确保分娩环境安全舒适,尤为重要。应加强孕产妇在产房各环节的安全管理,主动筛查有潜在意外风险的高危孕产妇,对其整个分娩过程予以重点关注,加强监护,及时处理,确保产妇顺利分娩,减少由此引发的医疗纠纷,提高医疗护理质量管理水平。

(一)环境管理

产房的环境管理应根据原卫生部 2006 年《医院感染管理办法和医院感染管理规范》,建立健全各项规章制度。对医务人员进行传染病的法律、法规及医院感染管理相关知识培训,提高自我防护意识。健全医院感染管理组织三级网络体系,由医院感染管理委员会、医院感染管理科、科主任、护士长及产科各单元科室感染质控人员组成,每月医院感染管理科定期对产科各单元科室空气、物体表面、无菌物品、医疗用品、消毒剂及医务人员的手卫生进行抽样监测,将监测结果反馈给各科室,存在问题时要求科室及时进行原因分析、整改,并将整改措施上报医院感染管理科,医院感染管理科针对存在问题进一步督促落实。

1. 区域划分　分娩室布局合理,相对独立,周围清洁无污染,并与产科病房、手术室、新生儿室相邻。按三级妇产科医院评审标准(试行)要求分娩室划分缓冲区、清洁区、分娩区、无菌区、污物区五个区域(或非限制区、半限制区和限制区)及分清洁、污染两通道。内设感染分娩室,用于管理患有感染性疾病的孕产妇的分娩。

2. 空气、温度　产房环境保持清洁、整齐、无尘,定时通风换气、空气消毒。可配备空气净化装置或空气层流装置。温度保持在 24~26℃,湿度 50%~60%。分娩室每月做空气培养,使其菌落数控制在 ≤ 200cfu/m^2。

3. 药品、物品　按产房管理要求,配备齐全,定量保存,定位放置。各类药品、物品设专人管理,贵重药品、物品及急救物品每班清查,一般物品定期清查,保证药品和物品处于完备状态。抢救设备原则上不外借,并督促和协助设备科定期检查、保养、维修,保持性能良好。

4. 出入制度　控制进入产房人员数,严格贯彻参观、实习和陪护制度,尽可能减少人员流动,非本科室人员未经许可不得入内。凡进入产房人员,必须更换产房专用鞋、专用工作衣或隔离衣、必要时戴帽子、口罩。患呼吸道感染疾病或有伤口时,暂停产房工作。进入产房陪护人员不得有任何急性期传染病。

5. 清洁要求　产房卫生要求湿式打扫,以保持清洁无灰尘。产房内地面、桌面、仪器每日用消毒剂擦拭,被患者血液、体液污染时随时用消毒液擦拭。产床每次使用后更换床上用品并用消毒液擦拭。每日接生后分娩室终末消毒。空调及空气消毒器过滤板、过滤网定期清洗。拖把和抹布等应固定区域使用,使用后用消毒液清洗晾干备用。专用鞋每日刷洗一次。窗帘、幕帘定期清洗。

6. 无菌物品管理　严格掌握无菌物品的消毒要求和标准,无菌包应存放在专用无菌橱柜内,按灭菌日期先后顺序排放和取用,保证无菌物品在有效期内。无菌物品一人一用一灭菌。

7. 手卫生　严格执行手卫生制度,接产时应进行外科手消毒,戴无菌手套。定期监测手卫生落实情况,工作人员手部带菌应 < 5cfu/cm^2。

8. 隔离制度　隔离分娩室物品固定放置。孕产妇患有或可疑有传染性疾病,均应安置在隔离分娩室待产分娩,标识醒目。工作人员按隔离技术规程护理和接产,所有用品严格按照消毒隔离要求单独处理,使用后的一次性物品及胎盘用医疗废弃物专用袋以双袋法送去焚烧。房间严格进行终末消毒。

9. 医疗废弃物管理　分娩中产生的废弃物严格按《医疗废物管理条例》及有关规定执行,做好垃圾分类,统一处置。产妇分娩后胎盘可属于产妇所有,但对于可能造成传染病传播的胎盘,由医疗机构按照《中华人民共和国传染病防治法》和《医疗废弃物管理条例》的有关规定进行消毒处理。

(二)分娩过程中的安全管理

现代助产服务模式提倡正常分娩应由助产士完成,为了保障正常分娩的安全,应加强对助产士的安全督导和质量管理。

1. 掌握孕产妇的入室时机,进行正确的入室评估,入室后即卸去首饰及贵重物品,防止利器损伤和电灼伤。

2. 提供全产程连续性支持护理,进入活跃期后尽量满足一对一陪伴助产服务,不得让孕产妇一人单独留在室内。

3. 加强体位管理,鼓励选择自由体位,避免长时间平卧,并提供相应的支持工具,指导使用方法,保障安全使用,防止跌倒。

4. 鼓励使用非药物性镇痛方法,并进行相应指导,在需要药物性方法镇痛时,应充分告知利弊作知情选择。

5. 做好饮食管理,临产后孕产妇胃肠功能减弱,加之宫缩痛,多不愿进食,又出汗较多,甚至出现恶心、呕吐等情况,鼓励孕产妇在宫缩间歇期少量多次进食高热量、易消化的清淡食物,防止脱水、低血糖导致的体力不支、循环衰竭。

6. 严密观察产程,动态评估产程进展,及时识别高危因素并做好应急处理,预防分娩并发症。

7. 掌握分娩过程中常用药物特别是促宫缩药的适应证、禁忌证及用法。熟练知晓、取用抢救药物,正确执行医嘱,保障孕产妇及胎儿安全。

8. 第二产程中正确使用腹压,鼓励自发性屏气用力,不主张过早用力,禁止在腹部加压,避免粗暴接生。正确手法接产,严格无菌操作,提倡适度保护会阴,限制性使用会阴侧切术。

9. 新生儿娩出后准确评估,做好新生儿即时护理。掌握新生儿复苏流程。

10. 掌握胎盘剥离征象,正确处理第三产程。胎盘未剥离前,禁止过度牵拉脐带强行剥离。准确评估产后出血量,识别产后出血的原因,掌握处理的方法。识别羊水栓塞的早期症状;分娩结束后,器械及纱布数量清点需双人核对,避免滞留体腔。分娩后产妇至少产房观察 2 小时,密切观察产妇的生命体征、子宫收缩、宫底高度、膀胱是否充盈、产妇的主诉,准确评估产后出血量和新生儿情况。

11. 分娩过程中,监测孕产妇生命体征,时刻关注精神及意识状态,重视孕产妇主诉,及时发现问题,及时处理。

(三)正常分娩转运安全

1. 所有转运在实施前必须与接收科室联系,报告床位及估计到达时间。

2. 转出转入科室护士需核对孕妇身份、听胎心、记录并携带相关用品等,记录签名。

3. 转送前安置合适体位,安全固定各种管道,同时转运工具必须确保安全。平车应拉好护栏,交代安全注意事项,防止意外发生。

4. 护士或医生专人转送,转送途中密切观察患者产程变化,保持引流、输液管道通畅。

(四)意外事件防范管理

产科工作强度大、病情变化快、风险高、家属期望值高,要时刻做好意外防范和随时抢救准备。助产士能对突发紧急情况做出快速判断,采取正确必要的应对措施。

1. 意外跌倒

(1)提供安全就医环境,有充足的光线,保持地面、走廊清洁干燥无障碍物,卫生间、浴室有防滑装置及告示,家具高低适中,物品就近放置,便于取用。

(2)做好护理体检,对孕产妇进行跌倒/坠床危险因子评估,对危险因子总分≥4分及使用特殊药物(如降压药等)、镇静镇痛药物的患者应班班交接,重点巡视,预防跌倒。

(3)做好宣教工作,告知孕产妇走路缓慢、穿防滑鞋。对于产程较长、出血较多、长期卧床的虚弱产妇,警惕产后第一次下床出现体位性低血压而跌倒,指导患者和家属正确掌握呼叫系统使用方法,发生意外及时呼叫寻求帮助。

2. 应急管理 重点培训、考核产科应急事件,如新生儿复苏、产后大出血、脐带脱垂、急产、子痫、羊水栓塞、子宫破裂等的抢救方法及护理措施,以提高助产人员的急救技术水平和应急能力。

(五)病历书写管理

正常分娩过程中除了加强临床操作安全管理,还应同时注意病历书写管理。产程中的护理记录主要有产前记录、分娩记录和新生儿出生记录等,书写要求必须符合医院病历书写要求,做到"客观、准确、及时、完整"。

第四节 产科医院感染管理

产科是医院感染控制的重点部门,阴道分娩、剖宫产均有可能发生医院感染,影响产妇的预后,严重时甚至危及母婴安全。国外调查显示,产科医院感染率约占医院感染率的 30.0%,国内文献报道,产科医院感染率为 2.1%~7.3%。产科医院感染防控工作直接关系到产科医疗质量和医疗安全,预防控制医院感染,最大程度的保障母婴健康,具有重要意义。

一、概念

(一)医院感染

医院感染(nosocomial infections)又称医院内获得性感染,是指患者、探视者、医院工作人员等在医院活动期间遭受病原体侵袭而引起的任何诊断明确的感染或者疾病。住院前获得的感染、住院时正值潜伏期或于住院后发病者不是医院内感染;住院期内获得的感染,出院后才发病者,是医院内感染。

(二)医院感染管理

医院感染管理(hospital infection administration)就是针对在医疗、护理活动过程中不断出现的感染情况,运用有关的理论和方法,总结医院感染发生规律,并为减少医院感染而进行的有组织、有计划的控制活动。医院感染管理是医院医疗质量管理中的重要组成部分。

二、产科医院感染的特点

产科的住院人群是以孕产妇及新生儿为主,是一组特殊的人群。围产期过程中孕产妇的生理和内分泌系统发生一系列变化,特别是从孕期过渡到产褥期,产妇的机体抵抗力显著降低,成易感人群,而新生儿免疫力低下,也是医院感染的高危人群。病原菌以革兰阴性菌为主,呼吸系统和泌尿生殖系统感染较为常见。

(一)孕产妇的易感性

1. 自身因素 妇女妊娠晚期及临产后生殖道原有的生理防御机制被破坏,如阴道的自净作用、宫颈黏液栓等,加上机体抵抗力下降,病原体侵入生殖道的机会增加。若产妇伴有胎膜早破、产后出血、羊膜腔感染等也会增加感染的机会。妊娠合并症如妊娠高血压、低蛋白血症、妊娠糖尿病等可造成产妇机体抵抗力降低,凝血机制不全,局部组织水肿,血液循环不良,当接触到病原菌后极易发生感染。在分娩过程中能量大量消耗、失血,以及产程中产妇的焦虑情绪,产后的大量出汗、体质虚弱,使产妇的抵抗力下降,细菌感染的机会增多。

2. 外界因素 孕妇在临产前通过性生活将外界病原体带入产道增加产时的潜在感染风险。在分娩过程中频繁的侵入性操作如阴道检查、人工破膜、导尿等亦会增加感染的概率。另外,分娩时会阴部撕裂、会阴切开、人工剥离胎盘、产钳助产、剖宫产易发生感染。产后皮肤代谢旺盛,出汗较多,病房门窗紧闭,空气流通欠佳,探视人员过多易引起呼吸道感染。

(二)新生儿的易感性

新生儿特异性和非特异性免疫功能均不成熟,IgA、IgM 不能通过胎盘,特别是分泌型

IgA缺乏,使新生儿容易患感染性疾病。加上新生儿机体各组织器官功能尚未成熟,对外界环境的适应能力差、对疾病的抵抗力弱,特别是胎龄<32周或体重低于1500g的新生儿更易被感染,耐受力愈差,抗感染力更低。胎膜早破超过24小时,胎儿可能受到阴道菌群的上行感染,吸入被感染的羊水发生全身感染,严重者可导致新生儿败血症。因为阴道正常菌群的存在,新生儿通过产道时亦可能发生B组链球菌感染。另外,随着侵入性操作和有创设备在NICU的使用日益增多,抗生素和激素的不合理使用,进一步增加新生儿的感染概率。

三、产房医院感染管理

(一)建筑布局与环境(见第二十章第二节)。

(二)人员管理

1. 非产房工作人员未经允许不得入内。工作人员进入产房须换鞋、更换产房专用服、戴口罩、帽子。

2. 孕产妇入产房须更换病人服、换鞋。

3. 工作人员接受相关医院感染预防与控制知识培训并考核。

4. 护理操作和接产操作应严格执行无菌操作原则。

5. 严格执行手卫生制度,做到勤洗手,防止交叉感染。

6. 医疗废弃物严格按《医疗废物管理条例》及有关规定执行,做好垃圾分类,统一处置。

7. 医务人员患有感染性疾病时要调离产房,做好流感、水痘等疫苗接种工作。

8. 孕产妇患有或可疑有传染性疾病,均应安置在隔离分娩室待产分娩。

(三)产房消毒隔离制度

1. 产房按区域划分为非限制区、半限制区和限制区,有清洁、污染两通道。内设感染分娩室。各区布局合理,标志明显,功能正常。

2. 工作人员进入产房须换鞋、更换产房专用服,必要时戴帽子、口罩。产妇须更换病人服、鞋入内。

3. 医务人员必须严格遵守消毒隔离制度和无菌操作规程。

4. 产房使用的医疗器械、器具、一次性物品及各种敷料必须达到灭菌要求。各类无菌包体积不大于30cm×30cm×50cm,内有化学指示剂及灭菌标记。灭菌物品按灭菌日期顺序排放,有序取用。

5. 严格执行室内清洁、消毒制度,加强各类监护仪器设备等的清洁与消毒处理。墙面、地面及物体表面必须湿式清扫。地面无明显污染时,用含氯消毒剂500mg/L(如Ⅰ型施康1:100)拖地每日2次,物体表面(包括平车、轮椅、观察床等)用含氯消毒剂500mg/L(如Ⅰ型施康1:100)擦拭每日一次,并保持清洁干燥。拖把、抹布等清洁用具分区域使用,标识清楚,用后消毒液浸泡清洗晾干备用。当地面和物体表面受到患者血液体液等明显污染时先用吸湿材料去除可见污染物,再清洁消毒。仪器设备表面宜用75%乙醇或专用一次性的消毒湿巾每日擦拭一次。遇污染随时清洁消毒。产房专用拖鞋每日用500mg/L含氯消毒液浸泡30分钟,清洗、晾干、备用。

6. 每月做空气、物表、医务人员手、无菌物品、使用中的消毒液的细菌监测,监测结果符合要求。如不符要求,应分析原因并有整改措施。

7. 进入产房的人员必须严格执行手卫生制度,医务人员在诊疗、护理过程中应遵循标准预防的原则,有体液暴露危险时应戴防护面罩、穿防水围裙和防护鞋。

8. 应遵循标准预防的原则实施消毒隔离,对患有或疑似传染病的产妇应隔离待产、分娩,尽可能使用一次性物品,重复使用的手术器械须按要求送消毒供应中心进行处理,使用后的一次性医疗用品套双层黄色医疗垃圾袋防止渗漏,统一处理,分娩结束后进行物表及地面的终末消毒。

9. 医疗垃圾与生活垃圾分开放置,医疗垃圾放入专用黄色垃圾袋内;针头、缝针、刀片等利器置于专用利器盒中,密闭运送,统一处理。

10. 胎盘属于产妇的附属物归产妇所有,若检测发现胎盘可能造成传染病传播或因其他原因的则不得带回,由医疗机构按照《传染病防治法》《医疗废弃物管理条例》进行处理。

四、母婴同室医院感染管理

(一)建筑布局与环境(见第二十章第三节)

(二)人员管理

1. 护理人员配备充足,床位数与护士人数之比 1 : 0.5~0.6。

2. 护理人员接受相关医院感染预防与控制知识培训,严格执行手卫生制度。

3. 患有呼吸道及传染性疾病应避免与新生儿接触。

4. 选择一名责任心强的护士担任院感监控员,负责本科室医院感染管理、监测等制度的执行。

(三)物品管理

病区设施安全、规范,物品放置有序,位置固定。各类用品处理符合消毒隔离要求。

(四)母婴同室消毒隔离制度

1. 母婴同室病房保持空气流通,早晚开窗通风,必要时空气循环风消毒,每次 30 分钟。

2. 注意产妇及新生儿的保暖,防止感冒。

3. 产妇喂哺前消毒纱布或清洁小毛巾擦拭乳头,以防致病原微生物经口传播。母乳在4℃冰箱内存放时间不超过 24 小时。

4. 床头柜擦拭要求一桌一抹布,用后消毒。

5. 病室地面湿式清扫每日二次,遇污染时即刻消毒。

6. 产妇用的衣服、裤子每天更换,床单、被套原则上每周更换一次,特殊情况及时更换。新生儿被服的管理同产妇,均使用一次性尿布。

7. 工作人员接触患者、新生儿前后要洗手,护理操作时应严格按照无菌操作原则。

8. 产妇或新生儿发生某些疾病时,由查房医师或者值班医师决定是否停止哺乳及进行隔离治疗,母婴一方有感染性疾病时,患病母婴均应及时与其他正常母婴隔离。及时填报院感报告卡。

(五)母婴同室探视制度

1. 严格执行规定时间探视制度,每位产妇每次只允许 1~2 位家属探视。

2. 探视者进入母婴同室前应洗净双手,严禁患有传染性或感染性疾病患者探视。

3. 探视者应遵守医院母婴同室各项规章制度,注意公共卫生,尤其不得随意触摸新生儿及抱新生儿外出。

4. 在感染性疾病流行期间,禁止探视。

（六）新生儿沐浴间消毒隔离制度

1. 新生儿沐浴时，做到浴垫、毛巾、浴巾及治疗用品，一人一用，避免交叉感染。做好婴儿脐部护理。

2. 根据需要更换新生儿衣服，更换物清洗、消毒后使用。

3. 沐浴间每日定时空气消毒，物体表面及地面每天用消毒液擦抹。

4. 每月做空气培养一次，要求达标。

5. 沐浴时正常新生儿与隔离新生儿分别处置。原则上先洗当日出院新生儿，后洗住院新生儿，最后洗初生新生儿。

五、产科医院感染的预防与控制

（一）严格落实医院感染管理制度

1. 根据医院实际情况，成立科室医院感染管理防控小组，由科主任、护士长及院感监控员组成。科主任负责把关抗菌药物合理使用。护士长负责组织科室医护人员医院感染相关知识的培训和考核，定期抽查防控质量。院感监控员负责每月环境卫生监测。

2. 加强宣传教育，组织医护人员认真学习《医院感染管理规范》《消毒技术规范》等，使医护人员自觉地掌握医院感染的相关知识，增强防护意识。对新的工作人员要进行岗前培训和医院感染方面的知识培训，考试合格后方可上岗。

3. 加强手卫生管理，把手卫生作为医院感染控制的重点工作来抓，严格执行《医务人员手卫生规范》。

（二）合理使用抗菌药物

正常情况下妇女阴道和宫颈内存在大量的细菌，58%为需氧菌，43%为厌氧菌，还可能有真菌、原虫及病毒，构成一个动态的阴道生态微环境，除乳酸杆菌为正常菌群外，其他的细菌为条件致病菌，机体抵抗力弱时可引起内源性感染。当宿主处于长期使用抗生素、手术和分娩的条件下，阴道的生态环境发生变化，导致菌群失调。一方面，正常的乳酸杆菌减少而毒力强的大肠埃希菌，脆弱类杆菌增多；另一方面，条件致病菌上行性感染，需氧菌侵入创面耗氧后，在局部形成低氧还原状态，有利于厌氧菌的繁殖，形成条件致病菌，协同加重感染，手术创伤亦使机体防御机制削弱，容易导致术后感染。因此合理应用抗菌药物是提高疗效、降低不良反应发生率以及减少或延缓细菌耐药发生的关键。

（三）多重耐药菌感染的控制与预防

多重耐药菌（MDRO）已经逐渐成为医院感染的重要病原菌。耐药菌株目前常见的包括耐甲氧西林的金黄色葡萄球菌（MRSA）、耐甲氧西林表皮葡萄球（MRSE）、耐万古霉素肠球菌（VRE）、产生超广谱 β- 内酰胺酶（ESBLs）的大肠埃希菌、克雷伯菌、多重耐药的铜绿假单胞菌、鲍曼不动杆菌、嗜麦芽窄食单胞菌等。加强对多重耐药菌的医院感染管理，能有效预防和控制多重耐药菌在医院内的传播，保障孕产妇的安全。

1. 严格消毒隔离制度，做好接触隔离工作。一旦检出有携带或感染耐药菌株的患者，尽量隔离于单间，张贴接触隔离的警示标识。

2. 必须尽量减少与感染者或携带者相接触的医务人员数量，人员应相对固定。最好限制每班诊疗者为一个医生、一个护士，所有诊疗尽可能由他们完成，包括标本的采集。

3. 对于非急诊用医疗仪器如血压计、听诊器、体温表等固定使用。其他不能专人专用的物品，在每次用后必须经过清洗消毒（1000mg/L 含氯消毒剂）。进行床旁诊断（如拍片、心电图）的仪器必须在检查完后用 1000mg/L 含氯消毒剂（被血液污染则用乙醇擦拭，宜用有卫生行政部门批件的一次性清洁消毒纸巾）进行擦拭。

4. 工作人员接触患者前后必须彻底洗手和手消毒；在诊疗、护理过程中，如果将与患者或其环境有大面积接触或患者有血、体液及分泌物污染时，工作人员应加穿隔离衣。当可能产生气溶胶的操作（如吸痰或雾化治疗等）时，医务人员应戴外科口罩和防护镜。在离开房间前脱去手套和隔离衣至黄色医疗垃圾袋中。脱去手套后必须进行洗手或手消毒。

5. 严格无菌操作。气管切开、各种插管等侵袭性操作时，应实施严格的无菌操作技术，各种插管满 24 小时后进行每天评价，适时撤离。

6. 病室内保持空气新鲜，定时通风换气。指导清洁工用含氯消毒剂（宜用有卫生行政部门批件的一次性清洁消毒纸巾）每天清洁患者附近的环境（接触的平面或附近区域）如床单位、门把手、水龙头等。拖把、抹布应专用（用后热力消毒、干燥备用）。

7. 如患者需要离开隔离室进行诊断、治疗，都应先电话通知诊疗科室，以便他们做好准备，防止感染的扩散。在把该患者转送去其他科室时，必须由一名工作人员陪同，并向接收方说明对该患者应使用接触传播预防措施。接收部门的器械设备在患者使用或污染后同样应该依据上述方法进行清洁消毒。

8. 锐器放置在锐器盒中，患者的血液、体液和被血液、体液污染的敷料或一次性医疗用品等所有废弃物放置在黄色医疗垃圾袋中，贴上专用标识，按医疗废物处理。

9. 感染者或携带者应隔离至连续 2 个标本（每次间隔＞ 24 小时）培养均阴性或感染已经痊愈但无标本可送，方可解除隔离。

10. 患者出院时要做好终末消毒。在有流行病学证据显示多重耐药菌的传播与环境来源相关时，对环境如物品表面、公用设施进行采样培养。

（四）血液传播疾病的职业暴露及预防

产科由于其工作环境特殊性，随时要与患肝炎、梅毒、艾滋病等血液传播性疾病孕产妇接触。产科护理工作性质及内容决定了护士在治疗、检查和护理等过程中均可能接触到的血液、羊水、分泌物，以及被血液体液污染的物品，是发生职业暴露的高危人群。亦有部分孕产妇入院时未做生化检查，暗藏风险，产科护士要增强职业防护意识，树立标准预防的观念。

1. 标准预防的防护措施

（1）安全注射。

（2）手卫生。

（3）正确使用防护装备：戴手套；正确使用口罩、防护目镜和面罩；适时穿隔离衣、防护服和鞋套。

（4）严格消毒。

（5）正确处理污染的医疗仪器设备、物品和医疗废弃物。

2. 职业暴露处理

（1）职业暴露应急处理流程：见图 21-1

（2）被 HBV、HCV 阳性患者的血液或体液污染的锐器刺伤或发生黏膜的暴露后，应在 24 小时内抽血查乙肝、丙肝抗体，必要时同时抽取患者血液进行对比。如医务人员抗 -HBs ＜ 10Mu/ml 或抗 -HBs 水平不详，应立即注射人乙型肝炎免疫球蛋白 200~400U，并在不同部位同时接种乙肝疫苗 20μg，并于 1 个月，6 个月再次各接种乙肝疫苗 20μg。

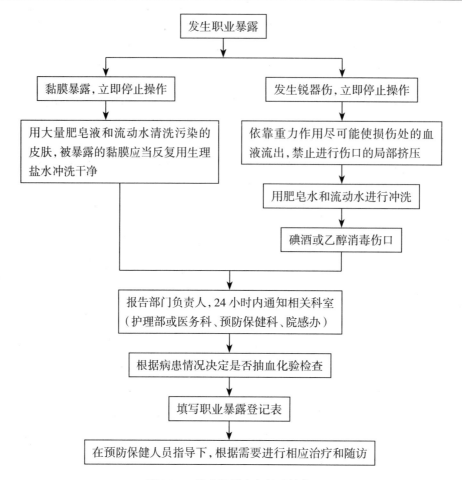

图 21-1 职业暴露应急处理流程

（3）发生职业暴露的医务人员抗 -HBs ≥ 10Mu/ml, 可不进行特殊处理。

（4）发生职业暴露的医务人员抗 -HCV 阴性, 而患者抗 -HCV 阳性, 暴露后 3 个月、6 个月应检查抗 -HCV、ALT, 并根据复查结果进行相应抗病毒治疗。

（5）被 HIV 阳性患者的血液或体液污染的锐器刺伤或发生黏膜的暴露后, 预防保健科应立即向分管院长及当地疾病预防控制中心报告。由疾控中心进行评估和防护指导, 暴露后 1 个月、2 个月、3 个月、6 个月应检查抗 HIV。通知医务科或护理部、预防保健科、院感办公室登记备案。

（6）患者 TPHA 阳性, 应根据保健科医师的指导进行相应的治疗。

（7）预防保健科督促职业暴露当事人按时进行疫苗接种和化验, 并负责追踪确认化验结果和服用药物, 暴露当事人应配合进行定期监测随访。

（8）在处理过程中, 主管部门应为当事人提供咨询, 必要时请心理医生帮助减轻其紧张恐慌心理, 稳定情绪。

> **知识拓展**
>
> ## 产科母婴同室新生儿管理建议
>
> 由中国妇幼保健协会新生儿保健专业委员会、中国医师协会新生儿科医师分会牵头,组织国内部分相关专家,根据目前我国母婴同室管理的现状制订了《产科母婴同室新生儿管理建议》
>
> **一、管理模式**
>
> 建议产儿科协作共同管理。儿科医生负责管理产科母婴同室的新生儿,包括每日常规查体、高危儿管理、常见问题处理等,人员归属根据各医院实际情况决定。
>
> **二、母婴同室新生儿的安全管理**
>
> 1. 住院分娩新生儿院内转运安全制度
>
> (1)新生儿分娩后,助产士/护士应让产妇查看新生儿,仔细检查和确定婴儿性别和身份,为其佩戴双腕带,建立体温单。
>
> (2)顺产分娩新生儿出生后与母亲一同在产房观察2小时后转入母婴同室病房;剖宫产分娩新生儿手术结束与母亲一同转入母婴同室病房。
>
> (3)在院分娩的新生儿因疾病等特殊情况需转科时,应通知家属办理转科手续,并在体温单和新生儿临时医嘱单上记录转科时间;如家属拒绝转科,医生需告知家属风险并签署相关文件。
>
> (4)新生儿转科时,必须由家属和本院接诊医护人员共同转运,进修生、实习生不得单独转运新生儿;转送助产士/护士/医生必须与转入科室接诊医护人员进行交接,并在专用登记本上记录新生儿转科情况,转诊及接诊护士需共同确认和签名,必要时家属确认签名。
>
> (5)母婴同室新生儿离开产科外出检查必须有本院工作人员陪同,并记录新生儿外出及返回时间。
>
> (6)在院分娩新生儿如由新生儿病区、重症监护病区或其他病区转回母婴同室病房时,家属应到场核对信息,确认无误后将新生儿转回。若家属未到,应暂缓转回。
>
> (7)产科病房门口设立门岗,在规定时间内按要求探视,探视者出示探视卡,并告知被探视者准确的床号、姓名方可进入探视。
>
> (8)母婴同室的产妇外出检查、治疗、沐浴时,须有家属看护新生儿。
>
> (9)产妇、新生儿出院需凭"出院通知单"及"新生儿放行条"离开病区。
>
> 2. 新生儿身份核对制度
>
> (1)母婴同室新生儿所有医疗行为应在家长在场或知情的情况下实施,避免新生儿身份辨识错误及相关潜在医患纠纷。
>
> (2)使用双腕带和床头卡作为辨识手段。
>
> (3)主管护士每班核对新生儿双腕带,如有一条缺失、脱落时,应重新佩戴,佩戴时应在床旁经双人(与新生儿家属)核对无误后在腕带背面签署执行者工号并佩戴;禁止解除双腕带。
>
> (4)更改新生儿信息时(如转科等)需同时更换手腕带和床头卡。由两人核对确认后方可执行。

3. 新生儿疫苗接种

（1）一针一苗，一位操作者。

（2）规范疫苗领取、储存。

（3）遵守疫苗接种禁忌证和适应证。

（4）规范注射时间、地点、部位等。

（5）注射前要检查疫苗是否在有效期内，注射后半小时内观察异常反应。

（6）完善管理制度与应急预案。

4. 预防新生儿猝死

（1）新生儿床使用硬床垫。

（2）不给新生儿覆盖蓬松的毛毯、厚重的被子或带毛制品。

（3）在院新生儿采用仰卧姿势。

（4）避免房间过热，衣物应穿着合理。

（5）室内空气清新。

5. 预防新生儿低血糖

（1）早开奶，按需喂养。

（2）做好保暖措施。

（3）识别危险因素及早期表现，包括易激惹、呼吸窘迫、体温降低、喂养困难等，也可能无任何表现。

（4）新生儿出生后应尽早完成首次母乳喂养，喂养困难者需检测血糖。糖尿病母亲婴儿、巨大儿、大于胎龄儿、小于胎龄儿、晚期早产儿生后需常规监测血糖。至少连续3次以上血糖正常再停止监测。

6. 母婴同室新生儿医院感染防控

（1）每张产妇床的使用面积为 8~10 平方米，每名婴儿应有一张床位，每个房间一般不超过3组母婴床位。

（2）母婴一方有感染性疾病时，应与其他正常母婴隔离。

（3）母婴同室病房各项操作，包括预防接种、抽血化验、新生儿筛查等，均应严格执行无菌操作和手卫生制度；皮肤化脓及有其他传染性风险疾病的工作人员，应暂时停止与婴儿接触；遇有医院感染流行时，应严格执行分组护理的隔离制度。

（4）母婴同室病房应保持环境清洁，空气清新，室内定时通风换气，必要时进行空气消毒；病房整洁，无污渍、灰尘；地面湿式清扫，遇污染即刻消毒。卫生洁具分室使用，用后晾干。

（5）病床应湿式清扫，一床一巾，床头柜等物体表面应每天清洁，一桌一抹布，用后消毒；暖箱、室内用品、母婴床、家具等物体表面每日用清水擦拭，遇污染随时消毒。

（6）产妇哺乳前应洗手、清洁乳头；哺乳用具一婴一用一消毒；隔离婴儿用具应单独使用并双消毒。

（7）婴儿生活及治疗用品等应一婴一用，避免交叉使用；新生儿被服等物品应消毒或灭菌处理。

（8）严格探视制度，控制探视人数，探视者应着清洁服装，洗手后方可接触婴儿；所在地域如感染性疾病流行，禁止探视。

（9）母婴出院后，其床单元、暖箱等，应彻底清洁、终末消毒。

三、母婴同室新生儿管理制度

新生儿入住母婴同室病房前应进行全面体格检查,根据外观、毛发、乳头、足褶纹理等评估胎龄是否与实际相符;头、心脏、手是外观畸形的好发部位,注意 3H 体检;注意有无产伤,如颅骨塑形、肢体骨折和臂丛神经麻痹等;对胎盘、胎儿脐带及血管应认真检查,如发现高危或可疑征象,需转新生儿病房进一步观察与诊治。

1. 有下列高危因素时需要密切观察新生儿

(1)母亲因素:孕母年龄 > 40 岁或 < 16 岁,孕母有糖尿病、感染、慢性心肺疾病史,吸烟、吸毒或酗酒史,母亲为 Rh 阴性血型,过去有死胎、死产或性传播疾病史,孕期接触放射线、有害化学物质或药物,孕期感染 TORCH。

(2)胎儿期因素:孕母早期先兆流产、孕母妊高征、贫血,胎儿宫内窘迫、胎儿宫内发育迟缓,胎盘发育不良、前置胎盘、胎盘早剥离、脐带异常(脐带过短、脐带扭曲成麻花状等)、羊水量过少、胎膜早破、羊水污染等疾病。

(3)分娩因素:产时窒息、脐带绕颈,脐带脱垂,难产、手术产、急产、产程延长,分娩过程中使用镇静或止痛药物史。

(4)新生儿因素:①多胎儿、早产或低出生体重、小于胎龄儿、巨大儿、新生儿黄疸、先天性畸形;②若母婴同室新生儿出现发热、咳嗽、气促、呼吸困难、发绀、惊厥、频繁呕吐、腹泻、血便、反应低下、喂养困难、重度黄疸等,需转新生儿科监护;③早产或低出生体重、先天性畸形、缺氧缺血性脑病、颅内出血、黄疸、新生儿感染性疾病、寒冷损伤、消化道出血、低血糖、坏死性小肠结肠炎、臂丛神经麻痹等,需转新生儿科监护。

2. 其他特殊情况下的新生儿管理

(1)手术助产:有帽状腱膜下出血的风险。吸引产负压吸引时间超过20分,超过3次吸引,负压吸引器滑脱超过2次,有以上情况时均应密切监护新生儿状况。观察内容包括:体温、心率、呼吸,头颅大小和形状,肿胀的部位和性质,如有喂养差、活动差、苍白等表现,或头皮有大面积波动感的肿块需尽快转至新生儿科。

(2)羊水胎粪污染:有胎粪吸入的风险。生后 4~24 小时至少每 4 小时观察一次,每次喂奶前也要观察体温、心率、呼吸等,必要时测定脉搏氧饱和度。

(3)有早发型败血症风险的新生儿:孕母阴道直肠分泌物 B 族链球菌(GBS)培养阳性;既往新生儿 GBS 感染;胎膜早破 > 18 小时;早产;孕母产时体温 > 38℃。如果孕母使用了足量有效的抗生素治疗,新生儿生后 48 小时内,每次喂奶前或至少每 4 小时观察体温、心率和呼吸。如果家长要求提前出院(48 小时内),必须由上级儿科医生同意。如果孕母的抗生素治疗不充分,还需要进行更多的观察评估和处理。

(4)新生儿黄疸:母婴同室病房医护人员应每日监测新生儿黄疸情况,如有高危因素(如溶血等)应增加监测次数;应对家长进行宣教,如果生后 24 小时内出现黄疸,属于异常情况,需进一步检查和治疗。

3. 新生儿体格检查

(1)首次检查:一般于出生后在分娩室或手术室进行,必须仔细,包括反应、皮肤颜色、有无破损及皮疹,头颅有无包块,囟门,眼球活动,外耳郭是否完整,唇色是否红润,有无唇腭裂,气管是否居中,心肺听诊是否正常,腹部及脐带情况,外生殖器有无畸形,四肢有无畸形,活动是否自如等。主要识别任何明显的先天性畸形,评估胎龄、营养状况、有无活力,以及从宫内向宫外的转变的情况。足月新生儿生命体征正常值:腋下体温

36.5~37.3℃；心率清醒状态 100~180 次 /min，睡眠状态 80~160 次 /min；呼吸 40~60 次 /min。

（2）第 2 次全面检查：一般于生后 12~24 小时在母婴同室病房完成，应有家长在场。确定新生儿在宫外的生活一切正常，未发现任何先天或围产期获得性疾病。

（3）第 3 次检查：主要为出院前评估，发现婴儿出生后出现的问题，例如感染、黄疸，以及前 2 次检查未发现的畸形，一些先天性心脏病患儿出生后第 1 天听不到杂音。评估喂养情况，并给予出院后指导意见。正常新生儿生后 24 小时内排大小便。所有新生儿应监测体重情况，如体重下降≤出生体重的 10%，为生理性体重下降。如果新生儿皮肤干燥、吃奶欠佳、黄疸，更应关注体重情况。应向家长进行宣教，如发现婴儿特殊情况，须及时告知医护人员；如发现异常，需进一步检查和治疗。

四、母婴同室新生儿常规操作

1. 疫苗接种

（1）乙肝疫苗：母亲 HBsAg 阴性，足月新生儿在出生后 24 小时内接种第 1 针 10μg 酵母乙肝疫苗；母亲 HBsAg 阳性，足月新生儿在出生后 12 小时内注射乙肝免疫球蛋白（HBIG 剂量≥ 100IU），同时在不同部位接种 10μg 酵母乙肝疫苗。第 2 针和第 3 针分别在第 1 针接种后第 1 个月、第 6 个月接种（016 方案）。详见新生儿疫苗接种建议。

（2）卡介苗：所有足月新生儿均应于出生后尽快接种。其他情况请参照新生儿疫苗接种建议。

2. 预防出血

所有新生儿出生后立即给予肌内注射维生素 K_1 1 次，足月儿 1mg，极低出生体重儿 0.5mg。

3. 新生儿疾病筛查

新生儿生后需进行新生儿遗传代谢病筛查及听力筛查，详见原中华人民共和国卫生部令第 64 号《新生儿疾病筛查管理办法》。

（1）新生儿遗传代谢病筛查：目前我国新生儿疾病筛查内容包括苯丙酮尿症、先天性甲状腺功能低下、葡萄糖 6 磷酸脱氢酶缺乏症（蚕豆病）。

（2）听力筛查：新生儿听力筛查程序包括初筛、可疑病例复查、确诊、治疗、随访和信息统计管理。初筛在生后 3~5 天完成，方法主要为耳声发射（OAE）和自动听性脑干反应（AABR）。

思 考 题

1. 母婴同室减少交叉感染的措施有哪些？
2. 新生儿分娩后可能会发生哪些安全隐患？有哪些防范措施？
3. 孕妇在如厕时不慎跌倒，家属呼叫护士，你作为当班护士应该怎么做？
4. 分娩过程中如何做好孕产妇的安全管理？
5. 当你发生针刺伤时，该如何做？

（马冬梅　顾慧敏）

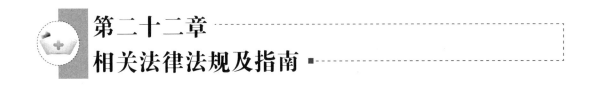

第二十二章
相关法律法规及指南

第一节 护士管理条例

中华人民共和国国务院令

《护士条例》已于2008年1月23日国务院第206次常务通过,现予公布,自2008年5月12日起施行。

护 士 条 例

第一章 总 则

第一条 为了维护护士的合法权益,规范护理行为,促进护理事业发展,保障医疗安全和人体健康,制定本条例。

第二条 本条例所称护士,是指经执业注册取得护士执业证书,依照本条例规定从事护理活动,履行保护生命、减轻痛苦、增进健康职责的卫生技术人员。

第三条 护士人格尊严、人身安全不受侵犯。护士依法履行职责,受法律保护。全社会应当尊重护士。

第四条 国务院有关部门、县级以上地方人民政府及其有关部门以及乡(镇)人民政府应当采取措施,改善护士的工作条件,保障护士待遇,加强护士队伍建设,促进护理事业健康发展。国务院有关部门和县级以上地方人民政府应当采取措施,鼓励护士到农村、基层医疗卫生机构工作。

第五条 国务院卫生主管部门负责全国的护士监督管理工作。县级以上地方人民政府卫生主管部门负责本行政区域的护士监督管理工作。

第六条 国务院有关部门对在护理工作中做出杰出贡献的护士,应当授予全国卫生系统先进工作者荣誉称号或者颁发白求恩奖章,受到表彰、奖励的护士享受省部级劳动模范、先进工作者待遇;对长期从事护理工作的护士应当颁发荣誉证书。具体办法由国务院有关部门制定。县级以上地方人民政府及其有关部门对本行政区域内做出杰出贡献的护士,按照省、自治区、直辖市人民政府的有关规定给予表彰、奖励。

第二章 执 业 注 册

第七条 护士执业,应当经执业注册取得护士执业证书。

申请护士执业注册,应当具备下列条件:

(一)具有完全民事行为能力;

(二)在中等职业学校、高等学校完成国务院教育主管部门和国务院卫生主管部门规定的普通全日制3年以上的护理、助产专业课程学习,包括在教学、综合医院完成8个月以上

护理临床实习,并取得相应学历证书;

（三）通过国务院卫生主管部门组织的护士执业资格考试;

（四）符合国务院卫生主管部门规定的健康标准。

护士执业注册申请,应当自通过护士执业资格考试之日起3年内提出;逾期提出申请的,除应当具备前款第(一)项、第(二)项和第(四)项规定条件外,还应当在符合国务院卫生主管部门规定条件的医疗卫生机构接受3个月临床护理培训并考核合格。

护士执业资格考试办法由国务院卫生主管部门会同国务院人事部门制定。

第八条　申请护士执业注册的,应当向拟执业地省、自治区、直辖市人民政府卫生主管部门提出申请。收到申请的卫生主管部门应当自收到申请之日起20个工作日内做出决定,对具备本条例规定条件的,准予注册,并发给护士执业证书;对不具备本条例规定条件的,不予注册,并书面说明理由。

护士执业注册有效期为5年。

第九条　护士在其执业注册有效期内变更执业地点的,应当向拟执业地省、自治区、直辖市人民政府卫生主管部门报告。收到报告的卫生主管部门应当自收到报告之日起7个工作日内为其办理变更手续。护士跨省、自治区、直辖市变更执业地点的,收到报告的卫生主管部门还应当向其原执业地省、自治区、直辖市人民政府卫生主管部门通报。

第十条　护士执业注册有效期届满需要继续执业的,应当在护士执业注册有效期届满前30日向执业地省、自治区、直辖市人民政府卫生主管部门申请延续注册。收到申请的卫生主管部门对具备本条例规定条件的,准予延续,延续执业注册有效期为5年;对不具备本条例规定条件的,不予延续,并书面说明理由。护士有行政许可法规定的应当予以注销执业注册情形的,原注册部门应当依照行政许可法的规定注销其执业注册。

第十一条　县级以上地方人民政府卫生主管部门应当建立本行政区域的护士执业良好记录和不良记录,并将该记录记入护士执业信息系统。护士执业良好记录包括护士受到的表彰、奖励以及完成政府指令性任务的情况等内容。护士执业不良记录包括护士因违反本条例以及其他卫生管理法律、法规、规章或者诊疗技术规范的规定受到行政处罚、处分的情况等内容。

第三章　权利和义务

第十二条　护士执业,有按照国家有关规定获取工资报酬、享受福利待遇、参加社会保险的权利。任何单位或者个人不得克扣护士工资,降低或者取消护士福利等待遇。

第十三条　护士执业,有获得与其所从事的护理工作相适应的卫生防护、医疗保健服务的权利。从事直接接触有毒有害物质、有感染传染病危险工作的护士,有依照有关法律、行政法规的规定接受职业健康监护的权利;患职业病的,有依照有关法律、行政法规的规定获得赔偿的权利。

第十四条　护士有按照国家有关规定获得与本人业务能力和学术水平相应的专业技术职务、职称的权利;有参加专业培训、从事学术研究和交流、参加行业协会和专业学术团体的权利。

第十五条　护士有获得疾病诊疗、护理相关信息的权利和其他与履行护理职责相关的权利,可以对医疗卫生机构和卫生主管部门的工作提出意见和建议。

第十六条　护士执业,应当遵守法律、法规、规章和诊疗技术规范的规定。

第十七条 护士在执业活动中,发现患者病情危急,应当立即通知医生;在紧急情况下为抢救垂危患者生命,应当先行实施必要的紧急救护。护士发现医嘱违反法律、法规、规章或者诊疗技术规范规定的,应当及时向开具医嘱的医生提出;必要时,应当向该医生所在科室的负责人或者医疗卫生机构负责医疗服务管理的人员报告。

第十八条 护士应当尊重、关心、爱护患者,保护患者的隐私。

第十九条 护士有义务参与公共卫生和疾病预防控制工作。发生自然灾害、公共卫生事件等严重威胁公众生命健康的突发事件,护士应当服从县级以上人民政府卫生主管部门或者所在医疗卫生机构的安排,参加医疗救护。

第四章 医疗卫生机构的职责

第二十条 医疗卫生机构配备护士的数量不得低于国务院卫生主管部门规定的护士配备标准。

第二十一条 医疗卫生机构不得允许下列人员在本机构从事诊疗技术规范规定的护理活动:①未取得护士执业证书的人员;②未依照本条例第九条的规定办理执业地点变更手续的护士;③护士执业注册有效期届满未延续执业注册的护士。在教学、综合医院进行护理临床实习的人员应当在护士指导下开展有关工作。

第二十二条 医疗卫生机构应当为护士提供卫生防护用品,并采取有效的卫生防护措施和医疗保健措施。

第二十三条 医疗卫生机构应当执行国家有关工资、福利待遇等规定,按照国家有关规定为在本机构从事护理工作的护士足额缴纳社会保险费用,保障护士的合法权益。对在艰苦边远地区工作,或者从事直接接触有害有毒物质、有感染传染病危险工作的护士,所在医疗卫生机构应当按照国家有关规定给予津贴。

第二十四条 医疗卫生机构应当制定、实施本机构护士在职培训计划,并保证护士接受培训。护士培训应当注重新知识、新技术的应用;根据临床专科护理发展和专科护理岗位的需要,开展对护士的专科护理培训。

第二十五条 医疗卫生机构应当按照国务院卫生主管部门的规定,设置专门机构或者配备专(兼)职人员负责护理管理工作。

第二十六条 医疗卫生机构应当建立护士岗位责任制并进行监督检查。护士因不履行职责或者违反职业道德受到投诉的,其所在医疗卫生机构应当进行调查。经查证属实的,医疗卫生机构应当对护士做出处理,并将调查处理情况告知投诉人。

第五章 法 律 责 任

第二十七条 卫生主管部门的工作人员未依照本条例规定履行职责,在护士监督管理工作中滥用职权、徇私舞弊,或者有其他失职、渎职行为的,依法给予处分;构成犯罪的,依法追究刑事责任。

第二十八条 医疗卫生机构有下列情形之一的,由县级以上地方人民政府卫生主管部门依据职责分工责令限期改正,给予警告;逾期不改正的,根据国务院卫生主管部门规定的护士配备标准和在医疗卫生机构合法执业的护士数量核减其诊疗科目,或者暂停其6个月以上1年以下执业活动;国家举办的医疗卫生机构有下列情形之一、情节严重的,还应当对负有责任的主管人员和其他直接责任人员依法给予处分:①违反本条例规定,护士的配备数量低于国务院卫生主管部门规定的护士配备标准的；②允许未取得护士执业证书的人员或者允许未依照本条例规定办理执业地点变更手续、延续执业注册有效期的护士在本机构从事诊疗技术规范规定的护理活动的。

第二十九条　医疗卫生机构有下列情形之一的，依照有关法律、行政法规的规定给予处罚；国家举办的医疗卫生机构有下列情形之一、情节严重的，还应当对负有责任的主管人员和其他直接责任人员依法给予处分：①未执行国家有关工资、福利待遇等规定；②对在本机构从事护理工作的护士，未按照国家有关规定足额缴纳社会保险费用的；③未为护士提供卫生防护用品，或者未采取有效的卫生防护措施、医疗保健措施的；④对在艰苦边远地区工作，或者从事直接接触有害有毒物质、有感染传染病危险工作的护士，未按照国家有关规定给予津贴的。

第三十条　医疗卫生机构有下列情形之一的，由县级以上地方人民政府卫生主管部门依据职责分工责令限期改正，给予警告：①未制定、实施本机构护士在职培训计划或者未保证护士接受培训的；②未依照本条例规定履行护士管理职责的。

第三十一条　护士在执业活动中有下列情形之一的，由县级以上地方人民政府卫生主管部门依据职责分工责令改正，给予警告；情节严重的，暂停其6个月以上1年以内执业活动，直至由原发证部门吊销其护士执业证书：①发现患者病情危急未立即通知医生的；②发现医嘱违反法律、法规、规章或者诊疗技术规范的规定，未依照本条例第十七条的规定提出或者报告的；③泄露患者隐私的；④发生自然灾害、公共卫生事件等严重威胁公众生命健康的突发事件，不服从安排参加医疗救护的。护士在执业活动中造成医疗事故的，依照医疗事故处理的有关规定承担法律责任。

第三十二条　护士被吊销执业证书的，自执业证书被吊销之日起2年内不得申请执业注册。

第三十三条　扰乱医疗秩序，阻碍护士依法开展执业活动，侮辱、威胁、殴打护士，或者有其他侵犯护士合法权益行为的，由公安机关依照治安管理处罚法的规定给予处罚；构成犯罪的，依法追究刑事责任。

第六章　附　　则

第三十四条　本条例施行前按照国家有关规定已经取得护士执业证书或者护理专业技术职称、从事护理活动的人员，经执业地省、自治区、直辖市人民政府卫生主管部门审核合格，换领护士执业证书。本条例施行前，尚未达到护士配备标准的医疗卫生机构，应当按照国务院卫生主管部门规定的实施步骤，自本条例施行之日起3年内达到护士配备标准。

第三十五条　本条例自2008年5月12日起施行。

第二节　母婴享受的权利和义务

一、《中华人民共和国母婴保健实施办法》关于母婴权利的规定

1. 孕产妇享有医疗、保健机构提供的下列医疗保健服务

（1）为孕育健康后代提供医学指导与咨询；

（2）为孕产妇建立保健手册（卡），定期进行产前检查；

（3）为孕产妇提供卫生、营养、心理等方面的医学指导与咨询；

（4）为高危孕妇进行重点监护、随访和医疗保健服务；

（5）为孕产妇提供安全分娩技术服务；

（6）定期进行产后访视，指导产妇科学喂养婴儿；

（7）提供避孕咨询指导和技术支持；

（8）对产妇及家属进行生殖健康教育和科学育儿知识教育；

（9）其他孕产期保健服务。

2. 生育过严重遗传性疾病或者严重缺陷患儿的夫妻，再次妊娠前夫妻双方应当按照国家有关规定到医疗、保健机构进行医学检查。医疗、保健机构应当向当事人介绍有关遗传性疾病的知识，给予咨询、指导。

3. 严禁采用技术手段对胎儿进行性别鉴定。对怀疑胎儿可能为伴性遗传病，需要进行性别鉴定的，可以至由省、自治区、直辖市人民政府卫生行政部门指定的医疗、保健机构，按照国务院卫生行政部门的规定进行鉴定。

4. 医疗、保健机构应当按照国务院卫生行政部门制定的技术操作规范，实施消毒接生和新生儿复苏，预防产伤及产后出血等产科并发症，降低孕产妇及围产儿发病率、死亡率。

5. 医疗、保健机构应当按照国家有关规定开展新生儿先天性、遗传性代谢病筛查、诊断、治疗和检测。

6. 医疗、保健机构应当按照规定进行新生儿访视，建立儿童保健手册（卡），定期对其进行健康检查，提供有关预防疾病、合理膳食、促进智力发育等科学知识，做好婴儿多发病、常见病预防等医疗保健服务。

7. 医疗、保健机构应当按照规定的程序和项目对婴儿进行预防接种；婴儿的监护人应当保证婴儿及时接受预防接种。

8. 国家推行母乳喂养。医疗、保健机构应当为母乳喂养提供技术指导，为住院分娩的产妇提供必要的母乳喂养条件。

9. 医疗保健机构和从事家庭接生的人员应该按照国务院卫生行政部门的规定，为新生儿出具统一制发的新生儿出生医学证明。

10. 妇女享有国家规定的产假。有不满1周岁婴儿的妇女，所在单位应当在劳动时间内为其安排一定的哺乳时间。

二、《中华人民共和国妇女权益保障法》《中华人民共和国劳动法》《女职工劳动保护规定》关于孕产妇权益的规定

1. 妊娠期女职工的权利

（1）孕妇享有不被辞退的权利。

（2）孕妇享有不被降低工资的权利。

（3）女职工在孕期禁止从事铅、汞、苯等有毒物质浓度超过国家卫生标准的作业，制药作业中从事抗癌药物及乙烯雌酚生产的作业，作业场所放射性物质超剂量的作业，人力进行土方和石方的作业，强体力作业，伴有全身强烈振动的作业，工作中需频繁弯腰、下蹲、攀高的作业和高处作业等。

（4）关于女职工的劳动时间安排，女职工在怀孕期间，所在单位不得安排其从事国家规

定的第三级体力劳动强度的劳动和孕期禁忌从事的劳动,不得在正常劳动日以外延长劳动时间;对不能胜任原劳动的,应当根据医务部门的证明,予以减轻劳动量或者安排其他劳动。怀孕 7 个月以上(含 7 个月)的女职工,一般不得安排其从事夜班劳动;在劳动时间内应当安排一定的休息时间。

(5)怀孕女职工在劳动期间内进行产前检查,应算作劳动时间,即按出勤对待,不能按病假、事假、旷工处理。女职工在哺乳期内,用人单位不得延迟其劳动时间,一般不得安排其从事夜班劳动。

(6)有 5 名以上怀孕女职工的单位,有条件的应设立孕妇休息室。女职工怀孕 7 个月以上(含 7 个月),每天享受工间休息 1 小时,算作劳动时间,并不得安排其从事夜班劳动、加班加点;从事立位作业的女职工,其工作场所应设工间休息座位。

2. 产假的权利

(1)女职工产假为 90 天,其中产前休假 15 天。

(2)难产的,增加产假 15 天。多胎胎生育的,每多生育一个婴儿增加产假 15 天。

(3)女职工怀孕流产的,其所在单位应当根据医务部门的证明,给予一定时间的产假,具体时间可以根据各地各行业的规定或由所在单位酌情考虑。

(4)公民晚婚晚育,可以获得延长婚假、生育假的奖励或者其他福利待遇、各地规定不一、具体参照所在省份的《人口与计划生育管理条例》。

(5)丈夫休护理假视是否是晚育及所在省份的规定。大多数省份《人口与计划生育管理条例》中都规定了晚育者丈夫休护理假的时间,一般在 7~10 天。

3. 哺乳期女职工享有的权利

(1)对哺乳未满 1 周岁婴儿的女职工,其所在单位每班工作时间内应给予 2 次授乳(含人工喂养)时间,每次授乳时间单胎为 30 分钟,多胞胎生育的每多哺乳一个婴儿,每次哺乳时间增加 30 分钟。如路途较远,可将 2 次授乳时间合并使用(含人工喂养)。哺乳时间和本单位内哺乳往返中的时间,算作劳动时间。

(2)有未满 1 周岁婴儿的女职工,不得安排上夜班及加班加点。女职工哺乳期内,不得接触铅、汞、砷、苯、三硝基苯等有毒物质。

第三节 新生儿遗传代谢病筛查血片采集技术规范

血片采集是新生儿遗传代谢病筛查技术流程中最重要的环节。血片质量直接影响实验室检测结果,开展新生儿遗传代谢病血片采集及送检的医疗机构应当按本技术规范要求完成血片采集工作。

一、基本要求

(一)采血机构设置

设有产科或儿科诊疗科目的医疗机构均应当开展新生儿遗传代谢病筛查血片采集。

(二)采血人员要求

1. 具有与医学相关的中专以上学历,从事医学临床工作 2 年以上。

2. 接受过新生儿遗传代谢病筛查相关知识和技能的培训并取得技术合格证书。培训内容包括：新生儿遗传代谢病筛查的目的、原则、方法及网络运行；滤纸干血片采集、保存、递送的相关知识；新生儿遗传代谢病筛查相关信息和档案管理。

二、采血机构和人员职责

（一）积极开展新生儿遗传代谢病筛查的宣传教育工作。

（二）加强对本机构血片采集人员的管理和培训。

（三）承担本机构新生儿遗传代谢病筛查有关信息的收集、统计、分析和上报工作。

（四）血片采集人员在实施血片采集前，应当将新生儿遗传代谢病筛查的目的、意义、筛查疾病病种、条件、方式、灵敏度和费用等情况如实告知新生儿的监护人，并取得书面同意。

（五）认真填写采血卡片，做到字迹清楚、登记完整。卡片内容包括：采血单位、母亲姓名、住院号、居住地址、联系电话、新生儿性别、孕周、出生体重、出生日期、采血日期和采血者等。

（六）严格按照新生儿遗传代谢病筛查血片采集步骤采集足跟血，制成滤纸干血片，并在规定时间内递送至新生儿遗传代谢病筛查实验室检验。

（七）因特殊情况未按期采血或不合格标本退回需要重新采血者，应当及时预约或追踪采集血片。

（八）对可疑阳性病例应当协助新生儿遗传代谢病筛查中心，及时通知复查，以便确诊或采取干预措施。

（九）做好资料登记和存档保管工作，包括掌握活产数、筛查数、新生儿采血登记信息、反馈的检测结果及确诊病例等资料，保存时间至少 10 年。

三、血片采集步骤

（一）血片采集人员清洗双手并佩戴无菌、无滑石粉的手套。

（二）按摩或热敷新生儿足跟，并用 75% 乙醇消毒皮肤。

（三）待乙醇完全挥发后，使用一次性采血针刺足跟内侧或外侧，深度小于 3 毫米，用干棉球拭去第 1 滴血，从第 2 滴血开始取样。

（四）将滤纸片接触血滴，切勿触及足跟皮肤，使血液自然渗透至滤纸背面，避免重复滴血，至少采集 3 个血斑。

（五）手持消毒干棉球轻压采血部位止血。

（六）将血片悬空平置，自然晾干呈深褐色。避免阳光及紫外线照射、烘烤、挥发性化学物质等污染。

（七）及时将检查合格的滤纸干血片置于密封袋内，密闭保存在 2~8℃ 冰箱中，有条件者可 0℃ 以下保存。

（八）所有血片应当按照血源性传染病标本对待，对特殊传染病标本，如艾滋病等应当做标识并单独包装。

四、采血工作质量控制

（一）血片采集的滤纸应当与试剂盒标准品、质控品血片所用滤纸一致。

（二）采血针必须一人一针。

（三）正常采血时间为出生 72 小时后，7 天之内，并充分哺乳；对于各种原因（早产儿、低体重儿、正在治疗疾病的新生儿、提前出院者等）未采血者，采血时间一般不超过出生后20天。

（四）合格滤纸干血片应当为：

1. 至少3个血斑，且每个血斑直径大于8毫米。

2. 血滴自然渗透，滤纸正反面血斑一致。

3. 血斑无污染。

4. 血斑无渗血环。

（五）滤纸干血片应当在采集后及时递送，最迟不宜超过5个工作日。

（六）有完整的血片采集信息记录。

五、新生儿遗传代谢病筛查操作流程

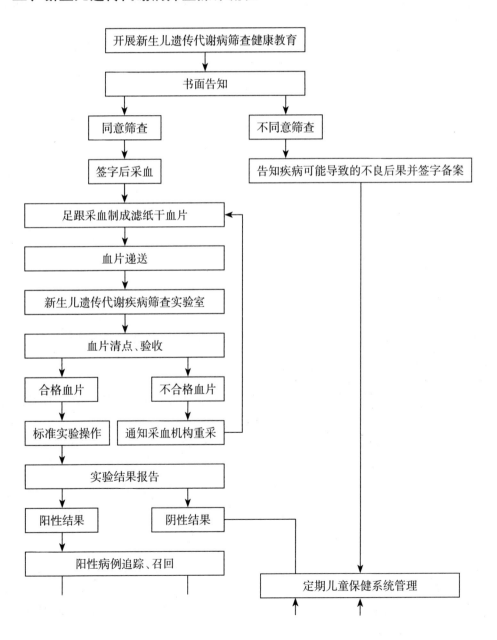

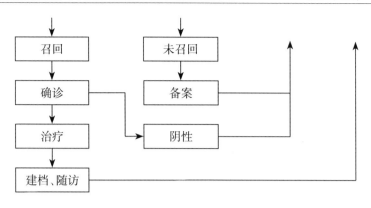

＿＿＿＿＿＿＿省（自治区、直辖市）
新生儿遗传代谢病筛查知情同意书

母亲姓名	新生儿性别	出生日期	住院病历号

　　新生儿遗传代谢病是影响儿童智力和体格发育的严重疾病，若及早诊断和治疗，患儿的身心发育大多可达到正常年龄儿童的水平。本筛查是根据《中华人民共和国母婴保健法实施办法》、原卫生部《新生儿疾病筛查管理办法》在新生儿期对严重危害新生儿健康的先天性、遗传性疾病施行的专项检查，以达到早期诊断、早期治疗的目的。对防止残疾、提高出生人口素质有着重大意义。

拟实施医疗方案的注意事项：

　　（1）本省（区、市）已开展筛查的遗传代谢病为：

　　（2）新生儿出生3天并充分哺乳后进行足跟采血。

　　（3）若筛查结果异常，筛查中心将尽快通知您孩子做确诊检查。

　　（4）无论应用何种筛查方法，由于个体的生理差别和其他因素，个别患者可能呈假阴性。即使通过筛查，也需要定期进行儿童保健检查。

　　（5）筛查费用＿＿＿＿＿＿元，由＿＿＿＿＿＿支付。

知情选择

　　我已充分了解该检查的性质、合理的预期目的、风险性和必要性，对其中的疑问已经得到医生的解答。

　　我同意接受新生儿疾病筛查。

监护人签名 ＿＿＿＿＿＿＿　　　　签名日期　　＿＿年＿＿月＿＿日

我已被告知疾病可能导致的不良后果，我不同意接受新生儿疾病筛查。

监护人签名 ＿＿＿＿＿＿＿　　　　签名日期　　＿＿年＿＿月＿＿日

监护人现住地址：＿＿＿省（区、市）＿＿＿州（市）＿＿＿县（市、区）＿＿＿乡（镇）/＿＿＿街道村/＿＿＿号

监护人联系方式 ＿＿＿＿＿＿＿

医（护）人员陈述

　　我已经告知监护人该新生儿将要进行遗传代谢病筛查的性质、目的、风险性、必要性、费用，并且解答了关于此次检查的相关问题。

医（护）人员签名 ＿＿＿＿＿＿＿　　　　签名日期　　＿＿年＿＿月＿＿日

第四节 新生儿听力筛查技术规范

新生儿听力筛查是早期发现新生儿听力障碍,开展早期诊断和早期干预的有效措施,是减少听力障碍对语言发育和其他神经精神发育的影响,促进儿童健康发展的有力保障。

一、基本要求

(一)机构设置

省、自治区、直辖市人民政府卫生行政部门根据本行政区域规划的实际情况,开展新生儿听力筛查和诊断治疗工作,指定新生儿听力筛查中心或具有能力的医疗机构承担听力障碍诊治工作。

1. 筛查机构应当设在有产科或儿科诊疗科目的医疗机构中,配有专职人员及相应设备和设施,由省、自治区、直辖市人民政府卫生行政部门组织考核后指定。

2. 诊治机构应当设在具有较强耳鼻咽喉科学和听力学技术水平的医疗机构中,至少配备 1 名新生儿听力障碍诊治高级技术职称医师和 2 名听力检测人员,并配置相应的设备和设施,由省、自治区、直辖市人民政府卫生行政部门组织考核后指定。

(二)人员要求

1. 筛查人员

(1)具有与医学相关的中专以上学历。

(2)接受过省级以上卫生行政部门组织的新生儿听力筛查相关知识和技能培训并取得技术合格证书。

2. 诊治人员

(1)从事听力障碍诊治的人员必须取得执业医师资格,并具有中级以上耳鼻咽喉科临床专业技术职称。

(2)从事听力检测的人员应当具有与医学相关的中专以上学历,通过省级以上卫生行政部门组织的相关技术和技能培训并取得技术合格证书。

3. 文案人员

熟练掌握计算机操作技术且有档案管理工作经验的人员。

(三)房屋与设备要求

1. 房屋

筛查机构:设置 1 间通风良好、环境噪声 ≤ 45dB(A)的专用房间,并配备诊察床。

诊治机构:至少设置 2 间隔声室(含屏蔽室 1 间),符合国家标准(GB/T16403、GB/T16296),设置诊室和综合用房各 1 间。

2. 设备

(1)筛查机构

设备	用途
筛查型耳声发射仪和/或自动听性脑干反应仪	新生儿听力筛查
计算机并接驳网络	数据录入、上传及分析

（2）诊治机构

设备	用途
诊断型听觉诱发电位仪	评估听力损失的程度、性质及听力康复效果
诊断型耳声发射仪	
诊断型声导抗仪（含 226Hz 和 1000Hz 探测音）	
诊断型听力计，声场测试系统（用于行为观察测听、视觉强化测听、游戏测听和言语测听）	
计算机并接驳网络	数据管理（保留结果原始数据）

二、机构职责

（一）筛查机构

1. 严格按照原国家卫生部《新生儿疾病筛查管理办法》相关条款执行。

2. 建立各种筛查规章制度，遵守技术操作常规。

3. 做好筛查前的宣传教育，遵循知情同意原则，尊重监护人个人意愿选择。

4. 对进入筛查程序者，应当向其监护人出具筛查报告单并解释筛查结果，负责复筛、转诊及追访。

5. 进行新生儿听力筛查基本信息登记、统计、上报。

（二）诊治机构

1. 严格按照原国家卫生部《新生儿疾病筛查管理办法》，认真做好新生儿听力障碍的诊断、治疗、追访及咨询等工作。

2. 建立各种诊断和治疗的规章制度，遵守技术操作常规。

3. 接受转诊，负责对筛查未通过儿童进行听力学和相应医学诊断，出具《听力诊断报告单》，告知监护人并解释诊断结果。

4. 为确诊患儿制订治疗方案并实施或提出可行的指导建议。

5. 资料登记和保存，统计归档并上报相关信息。

三、技术流程

（一）筛查

1. 正常出生新生儿实行两阶段筛查出生后 48 小时至出院前完成初筛，未通过者及漏筛者于 42 天内均应当进行双耳复筛。复筛仍未通过者应当在出生后 3 个月龄内转诊至省级卫生行政部门指定的听力障碍诊治机构接受进一步诊断。

2. 新生儿重症监护病房（NICU）婴儿出院前进行自动听性脑干反应（AABR）筛查，未通过者直接转诊至听力障碍诊治机构。

3. 具有听力损失高危因素的新生儿，即使通过听力筛查仍应当在 3 年内每年至少随访 1 次，在随访过程中怀疑有听力损失时，应当及时到听力障碍诊治机构就诊。新生儿听力损失高危因素：

（1）新生儿重症监护病房（NICU）住院超过 5 天。

（2）儿童期永久性听力障碍家族史。

（3）巨细胞病毒、风疹病毒、疱疹病毒、梅毒或毒浆体原虫（弓形体）病等引起的宫内感染。

（4）颅面形态畸形，包括耳郭和耳道畸形等。

（5）出生体重低于1500克。

（6）高胆红素血症达到换血要求。

（7）病毒性或细菌性脑膜炎。

（8）新生儿窒息（Apgar评分1分钟0~4分或5分钟0~6分）。

（9）早产儿呼吸窘迫综合征。

（10）体外膜氧。

（11）机械通气超过48小时。

（12）母亲孕期曾使用过耳毒性药物或祥利尿剂、或滥用药物和乙醇。

（13）临床上存在或怀疑有与听力障碍有关的综合征或遗传病。

4. 在尚不具备条件开展新生儿听力筛查的医疗机构，应当告知新生儿监护人在3个月龄内将新生儿转诊到有条件的筛查机构完成听力筛查。

5. 操作步骤

（1）清洁外耳道。

（2）受检儿处于安静状态。

（3）严格按技术操作要求，采用筛查型耳声发射仪或自动听性脑干反应仪进行测试。

（二）诊断

1. 复筛未通过的新生儿应当在出生3个月内进行诊断。

2. 筛查未通过的NICU患儿应当直接转诊到听力障碍诊治机构进行确诊和随访。

3. 听力诊断应当根据测试结果进行交叉印证，确定听力障碍程度和性质。疑有其他缺陷或全身疾病患儿，指导其到相关科室就诊；疑有遗传因素致听力障碍，到具备条件的医疗保健机构进行遗传学咨询。

4. 诊断流程

（1）病史采集。

（2）耳鼻咽喉科检查。

（3）听力测试，应当包括电生理和行为听力测试内容，主要有：声导抗（含1000Hz探测音）、耳声发射（OAE）、听性脑干反应（ABR）和行为测听等基本测试。

（4）辅助检查，必要时进行相关影像学和实验室辅助检查。

（三）干预

对确诊为永久性听力障碍的患儿应当在出生后6个月内进行相应的临床医学和听力学干预。

（四）随访

1. 筛查机构负责初筛未通过者的随访和复筛。复筛仍未通过者要及时转诊至诊治机构。

2. 诊治机构应当负责可疑患儿的追访，对确诊为听力障碍的患儿每半年至少复诊1次。

3. 各地应当制订追踪随访工作要求和流程，并纳入妇幼保健工作常规。妇幼保健机构应当协助诊治机构共同完成对确诊患儿的随访，并做好各项资料登记保存，指导社区卫生服务中心做好辖区内儿童的听力监测及保健。

(五)康复

1. 对使用人工听觉装置的儿童,应当进行专业的听觉及言语康复训练。定期复查并调试。

2. 指导听力障碍儿童的家长或监护人,到居民所在地有关部门和残联备案,以接受家庭康复指导服务。

四、质量控制

卫生行政部门组织制订考核评估方案,定期对筛查机构、听力障碍诊治机构进行监督检查,对新生儿听力筛查的各个环节进行质量控制,发现问题及时采取改进措施。

新生儿听力筛查中心或经卫生行政部门指定承担听力障碍诊治工作的医疗机构要建立并维护新生儿听力筛查数据库,做好新生儿听力筛查的信息管理工作。

新生儿听力筛查技术流程

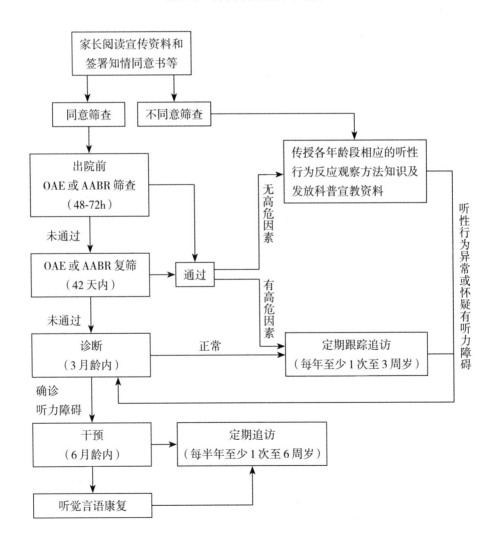

省（自治区、直辖市）
新生儿听力筛查知情同意书

母亲姓名	新生儿性别	出生日期	住院病历号

　　新生儿听力筛查是根据《中华人民共和国母婴保健法实施办法》、原国家卫生部《新生儿疾病筛查管理办法》在新生儿期对严重危害新生儿健康的先天性、遗传性疾病实施的专项检查。目前主要采用的新生儿听力筛查技术有耳声发射和自动听性脑干反应等技术。这些技术都是客观、敏感和无创伤的方法。筛查结果分为通过和不通过两种，筛查结果不通过者，应当在42天内到筛查机构进行复筛，未通过复筛的婴儿需在3个月龄内到省级卫生行政部门指定的听力障碍诊治机构进一步确诊。筛查费用_____元，由_____支付。

知情选择

　　我已经充分了解了该项检查的性质、合理的预期目的、风险性和必要性，对其中的疑问已经得到医生的解答。

　　我同意接受新生儿听力筛查。

监护人签名：_____　　　___年___月___日

　　我已被告知孩子患耳聋可能导致的不良后果，我不同意接受新生儿听力筛查。

监护人签名：_____　　　___年___月___日

监护人现住地址：___省（区、市）___州（市）___县（市、区）___乡（镇）/___街道村/___号
监护人联系方式：_____

筛查技术人员陈述

　　我已经告知监护人该新生儿将要进行听力筛查的性质、目的、风险性、必要性和费用，并且解答了关于此次筛查的相关问题。

筛查技术人员签名：_____　　　___年___月___日

思　考　题

1. 简述护士权利和义务。
2. 简述新生儿遗传代谢病筛查血片采集人员工作职责。
3. 简述新生儿听力筛查时房屋设施要求。

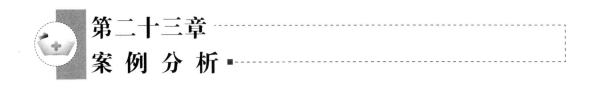

第四篇

案例分析与练习

第二十三章
案 例 分 析

第一节　正常分娩案例分析

【案例1】某孕妇,26岁,孕1产0,孕39周,孕期体检无异常。今日在家中休息时自觉阴道流液,宫缩不规则,故来院就诊。pH试纸提示pH > 7,羊水色清,故拟"孕1产0,孕39周,胎膜早破"收入院。入院后检查:胎心率135次/min,胎方位为LOA,估计胎儿体重3000g。临产16小时后,阴道检查宫口扩张5cm,先露S=0。宫缩间隔2~3min,持续35s,子宫收缩强度中等。

第1问:根据2014年新产程专家共识判断该产妇目前宫口扩张情况,正确的是(　　)

　　A. 潜伏期　　　　　　　　　　　B. 潜伏期延长

　　C. 活跃期　　　　　　　　　　　D. 活跃期停滞

　　E. 加速期　　　　　　　　　　　F. 最大加速期

• 答案:A

解析:2014年的新产程标准专家共识:宫口扩大6cm之前为潜伏期,之后为活跃期。故此题的正确选项为A。

[提示] 2小时之后,助产士为产妇做阴道检查,了解产程进展情况。

第2问:关于阴道检查需要了解的内容是(　　)

　　A. 宫颈管消退情况　　　　　　　B. 胎先露部及位置

　　C. 宫口扩张情况　　　　　　　　D. 胎膜是否破裂

　　E. 骨盆腔大小　　　　　　　　　F. 是否有脐带脱垂

　　G. 判断胎方位

• 答案:A、B、C、D、E、F、G

解析:阴道检查能直接触清宫口四周边缘,准确估计宫颈管消退、宫口扩张、胎膜是否破裂,胎方位及胎先露下降程度。故此题的正确选项是 A、B、C、D、E、F、G。

[提示] 阴道检查提示宫口仍为 5cm,先露 S=0,子宫收缩间歇 2~3min,持续时间约 45s,胎心率 110~155 次 /min。

第 3 问:助产士正确的处理措施是(　　)

  A. 继续观察产程进展　　　　　　　B. 给予灌肠促进宫缩
  C. 静脉滴注缩宫素　　　　　　　　D. 做好手术准备
  E. 胎儿头皮血气分析　　　　　　　F. 准备产钳助产

• 答案:A

解析:根据 2014 年的新产程标准,把宫口在 4cm、5cm 和 ≥ 6cm 无明显扩张的时限分别定为 6h、3h 和 2h,故此产妇宫口扩张 5cm,2 小时没有明显进展,可以继续观察。故此题的正确选项为 A。

[提示] 3 小时后,产妇主诉宫缩时有便意感而且越来越强烈,再次行阴道检查该产妇宫口开全,助产士准备接产。

第 4 问:关于第二产程,下列护理措施应被淘汰或需谨慎应用的是(　　)

  A. 指导产妇取仰卧截石位　　　　　B. 常规为产妇进行静脉输液
  C. 指导持续的向下用力和屏气　　　D. 常规进行会阴侧切
  E. 剃除阴毛　　　　　　　　　　　F. 腹部加压,帮助娩出胎儿

• 答案:A、B、C、D、E、F

解析:仰卧截石位并非分娩的最佳体位,该体位分娩只是方便工作人员操作,但产妇体位被限制,感觉不舒适、疼痛和尴尬。持续屏气和向下用力可能引起产妇呼吸性心率改变,亦可能影响母儿间的气体交换。剃毛、会阴侧切以及常规静脉输液均为常用但不适宜的措施。分娩时宫底加压缺乏循证依据,需要进一步研究。故此题的正确选项为 A、B、C、D、E、F。

[提示] 1 小时后,产妇顺利分娩一女婴,新生儿情况好,胎盘胎膜娩出顺利,会阴Ⅰ度裂伤,给予常规缝合。分娩后助产士对产妇情况进行评估,发现宫底脐下 1cm、居中、质硬,有少量阴道流血。4 小时后,护士注意到宫底在脐上 3cm,向一侧倾斜。

第 5 问:护士下一步应评估的内容包括(　　)

  A. 软产道情况　　　　　　　　　　B. 会阴情况
  C. 膀胱充盈情况　　　　　　　　　D. 乳房情况
  E. 产后用药情况　　　　　　　　　F. 子宫收缩情况
  G. 阴道流血情况

• 答案:C、F、G

解析:产后出现子宫位置不正的最常见原因为膀胱充盈,膀胱充盈可影响子宫收缩,引起产后出血,护士应首先评估产妇的膀胱充盈情况,同时评估子宫收缩与出血量。故此题的正确选项为 C、F、G,其中关键正确选项是 C;错误选项为 A、B、D、E,其中关键错误选项为 D。

[提示] 助产士检查产妇膀胱充盈情况,在耻骨联合上方能触到膀胱,立即协助产妇在床上排尿,10 分钟后产妇自解小便约 600ml。助产士再次检查宫底高度,脐下 1 指,宫缩好,按压宫底时阴道流血约 5ml。

第 6 问:以下关于产后尿潴留的原因中,说法正确的是(　　)

  A. 产后腹壁松弛,膀胱肌张力降低

B. 产前或产程中使用了大剂量解痉镇静剂

C. 膀胱和尿道受胎先露压迫过久导致黏膜水肿

D. 产后膀胱内压的敏感性降低

E. 妊娠期体内潴留大量的水分

F. 会阴部疼痛反射性引起膀胱括约肌痉挛

• 答案：A、B、C、D、F

解析：产后容易出现尿潴留的原因为产后腹壁松弛，膀胱肌张力降低；产前或产程中使用了大剂量解痉镇静剂；膀胱和尿道受胎先露长时间压迫导致黏膜水肿；产后膀胱内压的敏感性降低；会阴部疼痛反射性引起膀胱括约肌痉挛也是该产妇出现尿潴留原因。故此题的正确选项为 A、B、C、D、F，其中关键正确选项为 C；错误选项为 E，也是关键错误选项。

【案例2】某孕妇，31岁，孕2产1，孕39周，2年前阴道分娩一男婴，重3500g。现子宫收缩间歇2min，持续时间约45s，胎膜自破，羊水清。阴道检查宫口开4cm，助产士准备接产。

第1问：关于接产的准备工作，以下说法正确的是（　　）

A. 准备好分娩的物品和设备　　　　B. 做好新生儿复苏的准备

C. 查看孕期病史，了解一般情况　　D. 进行有效沟通，告知产妇配合要点

E. 进行产科外阴消毒　　　　　　　F. 待胎头着冠时进行洗手和刷手

• 答案：A、B、D、E

解析：由于经产妇第二产程较初产妇短，一般仅需几次宫缩胎儿即可娩出，应在宫口扩张4cm且宫缩规律有力时即做好接产准备，准备好接产需使用的物品和设备及新生儿复苏物品；进行产科外阴消毒；应在宫口近开全时进行洗手和刷手；在产妇进入产房待产时，助产士即应查看产妇病史，掌握此次妊娠及上次分娩的情况。故此题的正确选项是 A、B、D、E，其中关键正确选项是 A、B；关键错误选项是 C、F。

[提示] 45分钟后，助产士观察到胎头拨露。

第2问：此时产妇可能的表现有（　　）

A. 产妇主诉有排便感　　　　　　　B. 产妇不自主屏气

C. 宫缩时会阴体膨隆　　　　　　　D. 会阴体变薄并拉长

E. 肛门括约肌紧张　　　　　　　　F. 宫缩间歇期胎头不再回缩

• 答案：A、B、C、D

解析：第二产程中，胎头降至骨盆出口压迫骨盆底组织时，产妇会有排便感，并不自主向下屏气，会阴体逐渐膨隆、变薄、肛门括约肌松弛，当胎头双顶径越过骨盆出口，宫缩间歇期胎头不再回缩时，称为着冠而不是拨露。故此题的正确选项是 A、B、C、D，其中关键正确选项是 C、D；错误选项是 E、F。

[提示] 此时，胎儿监护显示当宫缩来临时胎儿心率减慢至100次/min，持续40s，基线变异为6~25次/min，宫缩过后胎心率立即恢复。

第3问：此阶段助产士应采取的护理措施为（　　）

A. 立即进行手术准备　　　　　　　B. 继续观察胎心变化

C. 指导产妇正确呼吸　　　　　　　D. 立即进行会阴侧切

E. 静脉给予10%葡萄糖溶液　　　　F. 给予产妇舒适体位

• 答案 B、C、F

解析:根据CST的评估标准该胎心属于Ⅱ类,尚不能说明存在胎儿酸碱平衡紊乱,应继续对胎心进行严密观察,无立即手术和会阴切开的指征;该产妇为经产妇,且已观察到胎头拔露,只要产妇有自发性用力的意愿,应指导产妇正确使用腹压、屏气的方法;改变体位可以促进产程进展;如产程中输入葡萄糖25g/h,可使新生儿发生高胰岛素症从而引发低血糖。故此题的正确选项是B、C、F,其中关键正确选项是B;错误选项是A、D、E,其中关键错误选项是E。

第4问:以下接生要领中,说法正确的是(　　)

  A. 让胎头以枕下前囟径在宫缩时缓慢通过阴道口

  B. 为预防会阴撕裂,应用右手始终保护会阴,防止胎儿迅速娩出

  C. 助产士应左手控制胎头娩出速度,右手适度保护会阴

  D. 控制胎头娩出速度,以宫缩间歇时缓慢娩出胎头为宜

  E. 胎头双顶径娩出时,立即协助胎头仰伸,帮助胎儿娩出

  F. 胎头娩出后,迅速娩出胎儿前肩、后肩

•答案:C、D

解析:在接产时应让胎头以枕下前囟径在宫缩间隙时缓慢通过阴道口,而不是宫缩时,这是预防会阴撕裂的关键;助产士应左手控制胎头娩出速度,适度保护会阴;宫缩间隙时,保护会阴的手应稍放松,以免压迫过久、过紧引起会阴水肿;控制胎头娩出以每次宫缩时胎头直径增大不超过1cm为宜;胎儿双顶径娩出时,不要刻意地协助胎头仰伸,否则容易造成小阴唇内侧及前庭的裂伤;胎头娩出后,不要急于娩出前肩,而应先以左手自鼻根向下颌挤压,挤出口鼻内的黏液和羊水,以减少胎儿胸部娩出后吸入羊水和血液,然后协助胎头复位及外旋转,并协助娩出前肩和后肩。故此题的正确选项为C、D,错误选项为A、B、E、F,其中关键错误选项是A、F。

[提示] 15分钟后,胎儿顺利娩出。

第5问:新生儿娩出后,助产士应快速评估的指标包括(　　)

  A. 是否足月　　　　　　　　　　B. 羊水是否清

  C. 是否有哭声或呼吸　　　　　　D. 肌张力是否好

  E. 面色是否好　　　　　　　　　F. 有无畸形

•答案:A、B、C、D

解析:2011年中国新生儿复苏指南流程规定新生儿娩出后的快速评估为以下4项:是否足月,羊水是否清,是否有哭声或呼吸,肌张力是否好。如以上任何1项为"否",则进行初步复苏。评估新生儿面色、检查有无畸形不属于快速评估范围。故此题的正确选项是A、B、C、D;错误选项是E、F,其中关键错误选项是F。

[提示] 20分钟后,胎盘娩出,助产士检查胎盘胎膜。

第6问:此时,助产士应评估的重点内容是(　　)

  A. 胎盘小叶有无缺损　　　　　　B. 胎膜是否完整

  C. 胎盘的大小　　　　　　　　　D. 胎盘胎儿面边缘有无血管断裂

  E. 有无副胎盘　　　　　　　　　F. 胎盘的厚度

•答案:A、B、D、E

解析:胎盘评估主要是评估胎盘、胎膜是否完整,避免残留在宫腔内。助产人员应检查胎盘母体面胎盘小叶有无缺损,胎膜是否完整,胎盘胎儿面边缘有无血管断裂,有无副胎盘。故此题的正确选项为A、B、D、E;错误选项是C、F,其中关键错误选项是F。

第二节　急产案例分析

【案例】某孕妇,25 岁,"G2P1,孕 36+2 周,未足月胎膜早破,先兆早产"收入院。自述下腹部规律疼痛 1 小时,查宫口开 1cm,先露 -3。进入产房待产,半小时后主诉疼痛加剧并伴有便意,查宫口开全,先露 +2,此时宫缩间隔 1~2 分钟,持续 60 秒,质中。5 分钟后娩出一婴,体重 2450g,总产程 1 小时 40 分钟。

第 1 问:该产妇发生急产的原因有(　　)

    A. 经产妇　　　　　　　　　　　　B. 早产

    C. 胎膜早破　　　　　　　　　　　D. 子宫收缩力过强过频

    E. 胎儿偏小　　　　　　　　　　　F. 年龄

• 答案:A、B、D、E

解析:产程进展的三个主要因素是产力、产道和胎儿。在产程进展中,宫缩力是主要产力,如果宫缩持续时间超过 1 分钟,间歇时间少于 2 分钟时,第一产程明显缩短,宫口迅速扩张,容易发生急产。产道易于胎儿娩出,该产妇为经产妇,盆底肌肉相对松弛,胎头易于通过产道。胎儿为早产儿,体重不足 2500g,属于低体重儿。故选项 A、B、D、E 正确,胎膜早破和年龄不是发生急产的高危因素。

[提示] 胎盘娩出后一阵阴道出血,量 250ml,检查胎盘完整

第 2 问:该产妇最有可能导致出血的原因有(　　)

    A. 宫颈裂伤　　　　　　　　　　　B. 软产道裂伤

    C. 子宫收缩乏力　　　　　　　　　D. 凝血功能障碍

    E. 胎盘早剥　　　　　　　　　　　F. 羊水栓塞

• 答案:A、B、C

解析:产后出血是急产的常见并发症,宫缩过强、过频,产程过快,使产妇宫颈、阴道以及会阴在短时间内不能充分扩张,导致撕裂伤。产后因子宫肌纤维缩复不良,造成子宫收缩乏力,导致产后出血。故正确选项为 A、B、C。选项 D 凝血功能障碍是产后出血的一个原因,但本题中并未提及产妇的凝血功能有异常;选项 E 胎盘早剥,提示中提及检查胎盘完整,并未发现胎盘有压迹以及羊水异常;F 羊水栓塞主要的临床表现为骤然的血压下降,本题中也未提及。

第 3 问:急产可能会对新生儿造成的影响(　　)

    A. 颅内出血　　　　　　　　　　　B. 死胎

    C. 胎头水肿或血肿　　　　　　　　D. 新生儿窒息

    E. 新生儿坠地　　　　　　　　　　F. 新生儿感染

• 答案:A、B、D、E、F

解析:宫缩过强、过频是导致急产的一个重要原因,容易影响子宫胎盘血液循环,易发生胎儿窘迫、新生儿窒息甚至死亡。胎儿娩出过快,胎头在产道内受到的压力突然解除,可致新生儿颅内出血。无准备的分娩,来不及接产,新生儿易发生感染。坠地可致骨折、外伤。故正确选项为 A、B、D、E、F。选项 C 是由于产程进展缓慢或停滞时,胎头先露部软组织长时间受到产道挤压或牵拉使骨膜下血管破裂造成的。

第4问:预防急产的措施有(　　)

  A. 加强孕期保健,对于有高危因素的孕妇提前入院

  B. 入院孕妇认真询问病史并做好宣教

  C. 接待入院已临产的产妇,先做阴道检查,了解宫口扩张情况

  D. 密切观察孕妇的宫缩情况及产程进展

  E. 对于情绪焦虑的孕妇给予安慰

  F. 指导孕妇运用腹压,尽快娩出胎儿

 ● 答案:A、B、C、D、E

 解析:急产常常发生在产力过强、骨盆宽大、胎儿偏小的产妇身上。首先就要加强孕期的保健宣教工作,尤其是有急产高危因素的孕妇,让其对于分娩的时机有充分认识,一旦出现规律宫缩应尽快入院。医务人员应当认真询问病史,行阴道检查了解宫口情况,密切观察孕妇的宫缩情况及产程进展,并且做好解释安慰工作,避免因产妇情绪紧张,加快产程进展。在胎头着冠时,嘱产妇张口哈气,减轻腹压,防止胎头过快娩出造成会阴的严重撕裂。故正确选项为 A、B、C、D、E,错误选项 F。

第三节　产程延滞案例分析

 【案例】某孕妇,40岁,孕2产0,孕39周,因规律宫缩6小时,急诊拟"孕2产0,孕39周,高龄初产,临产"入产房,骨盆内测量正常。产妇第一产程进展顺利,进入第二产程后,胎方位为左枕前,先露 S+1。助产士指导产妇使用腹压,但1小时后,先露仍 S+1。此时宫腔内压力最高达 50mmHg,持续 30秒,间歇 3分钟,宫缩强度弱。

 第1问:此时助产士判断可能的诊断为(　　)

  A. 第二产程延长   B. 第二产程停滞

  C. 活跃期延长   D. 胎先露下降延缓

  E. 继发性宫缩乏力   F. 活跃期停滞

 ● 答案:D、E

 解析:第一产程时产妇的子宫收缩正常,产程进展顺利。第二产程时宫缩减弱,应考虑为继发性宫缩乏力。初产妇第二产程时先露下降速度 < 1cm/h,称为胎头下降延缓。该产妇不符合第二产程延长的诊断标准,活跃期延长与活跃期停滞均属于第一产程。故本题的正确选项为 D、E,其中关键正确选项为 E;错误选项是 A、B、C、F,其中关键错误选项为 A、F。

 第2问:1小时后,为帮助产妇顺利娩出胎儿,助产士正确的护理措施是(　　)

  A. 告知产妇截石位是最适合用力的体位

  B. 指导产妇宫缩时深吸一口气屏住并全力向下用力至少10s

  C. 为了克服产妇恐惧,应指导产妇紧闭双眼向下用力

  D. 产妇可以自由选择任意体位并自发性用力

  E. 为了防止产程过长和胎儿窘迫,应立即行会阴侧切术

  F. 在没有宫缩时,产妇可以尝试屏气并向下用力

 ● 答案:D

 解析:第二产程中,助产士应鼓励产妇选择自己感觉舒适的体位用力。对于高龄产妇

而言,长时间屏气和用力可能无法耐受。故此题的正确选项是 D;错误选项是 A、B、C、E、F,其中关键错误选项是 C、E。

[提示] 进入第二产程 1 小时 55 分钟后,宫缩时见胎头拨露 3cm×4cm,助产士观察到胎心监护结果如下图所示。

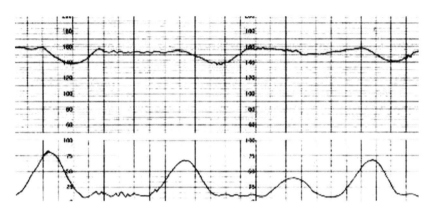

每大格 1cm,走纸速度 3cm/min

第 3 问:根据监护图像,助产士可以推测的诊断是( )

  A. 早期减速   B. 变异减速

  C. 晚期减速   D. 宫缩过频

  E. 宫缩乏力   F. 胎儿窘迫

• 答案:C、E、F

解析:晚期减速的特点是 FHR 减速多在宫缩高峰后开始出现,即波谷落后于波峰,时间差多在 30~60s,下降幅度 < 50bpm,胎心率恢复水平所需时间较长,晚期减速一般认为是胎盘功能不良、胎儿缺氧的表现;宫缩过频是指 10 分钟内宫缩 ≥ 5 次,根据该监护图像,其宫缩明显未达到 10 分钟内宫缩 ≥ 5 次。故此题的正确选项是 C、E、F,其中关键正确选项是 F;错误选项是 A、B、D,其中关键错误选项是 A、D。

第 4 问:此阶段,助产士正确的护理措施是( )

  A. 协助患者改变体位并继续观察

  B. 为患者滴注缩宫素

  C. 立即行剖宫产手术准备

  D. 立即报告医生行阴道助产,结束产程

  E. 做好新生儿复苏准备,通知儿科医生到场

  F. 持续胎心监测

• 答案:D、E、F

解析:此时出现晚期减速,提示胎儿宫内窘迫,应尽快协助胎儿娩出,并做好新生儿复苏准备。故此题的正确选项是 D、E、F;错误选项是 A、B、C,其中关键错误选项是 A、B。

[提示] 为帮助胎儿尽快娩出,助产士决定予以会阴侧切。

第 5 问:关于会阴侧切术,以下说法正确的是( )

  A. 会阴侧切可充分扩大阴道口,出血较少

  B. 会阴切开应在胎头拨露时进行

C. 切开的最适宜时机是在会阴部变薄、皮肤发白、会阴体膨隆时

D. 会阴切开应以阴唇后联合为起点

E. 为避免切口失血,切口宜限制在 3cm 以内

F. 剪开会阴体时应朝向坐骨棘方向

• 答案:C、D

解析:会阴侧切时出血较多,切开时机不宜过早,切开时应以阴唇后联合为起点,向坐骨结节方向剪开会阴 4~5cm。故此题的正确选项是 C、D;错误选项是 A、B、E、F,其中关键错误选项是 A、B。

[提示] 胎儿娩出后 10 分钟,胎盘娩出,一阵阴道流血 300ml,检查胎盘胎膜完整。导尿排空膀胱后,助产士发现宫底脐上一指,子宫轮廓不清。产妇血压 115/70mmHg,脉搏 88 次 /min。

第 6 问:此阶段,助产士应考虑的首要处理措施为(   )

A. 宫腔纱条填塞   B. 建立有效静脉通道

C. 予以早接触、早吸吮   D. 按摩子宫

E. 估算失血量   F. 宫腔检查

• 答案:D

解析:检查胎盘胎膜完整,膀胱不充盈,宫底升高,轮廓不清,应考虑为子宫收缩乏力引起的产后出血。首要处理措施应为按摩子宫。故此题的正确选项为 D;错误选项为 A、B、C、E、F,其中关键错误选项是 C。

第四节　早产案例分析

【案例】某孕妇,29 岁,孕 1 产 0,孕 33 周。因阴道少量流血 2 天,下腹痛 5 小时就诊。阴道检查宫口未开,胎心 150 次 /min。

第 1 问:目前该患者最有可能发生的是(   )

A. 先兆流产   B. 晚期流产

C. 早产   D. 先兆早产

E. 早产临产   F. 难免流产

• 答案:D

解析:先兆早产的临床表现主要是子宫收缩,最初为不规则宫缩,常伴有少许阴道分泌物或出血。早产临产要伴有宫颈进行性改变,宫颈扩张 1cm 以上,宫颈展平 ≥ 80%。该孕妇出现阴道流血、下腹痛,宫口未开,最有可能发生的是先兆早产。故此题的正确选项为 D;其中关键错误选项为 A、B、F。

第 2 问:早产最常见的原因是(   )

A. 绒毛膜羊膜炎   B. 泌尿道感染

C. 子宫过度膨胀   D. 子宫畸形

E. 羊水过多   F. 多胎妊娠

• 答案:A

解析:早产最常见的原因是胎膜早破、绒毛膜羊膜炎,30%~40% 早产与此有关。因此,

此题的正确选项是 A;其余均是错误选项。

第3问:对该孕妇入院后的护理评估内容有(　　)

  A. 早产高危因素   B. 既往流产史

  C. 既往早产史   D. 阴道流血情况

  E. 接受治疗情况   F. 心理状态

• 答案:A、B、C、D、E、F

解析:护士应详细评估可致早产的高危因素,如孕妇以往有无流产史、早产史,本次妊娠有无阴道流血,应详细询问患者既往出现的症状及接受治疗的情况。故此题的正确选项是 A、B、C、D、E、F。

[提示] 患者入院后,根据医嘱,给予硫酸镁静脉治疗。

第4问:关于 25% 硫酸镁静脉输液治疗,以下说法正确的是(　　)

  A. 首次剂量为 2.5g

  B. 首次剂量为 4g

  C. 治疗至宫缩停止后维持 6 小时

  D. 观察呼吸、膝反射、尿量

  E. 每日总量不超过 30g

  F. 使用过程中应严密观察孕妇有无中毒迹象

• 答案:B、D、E、F

解析:硫酸镁静脉治疗是抑制宫缩的主要手段。首剂量为 5g,稀释后 30~60 分钟内静脉滴注完毕,然后维持硫酸镁 1~2g/h 滴注不超过 48 小时,最新指南指出:建议应用硫酸镁时间不超过 48h,每日总量不超过 30g。用药过程中密切注意呼吸、膝反射及尿量。如呼吸 < 16 次 /min、尿量 < 25ml/h、膝反射消失,应立即停药,并给予钙剂拮抗。故该题的正确选项为 B、D、E、F。

第五节　胎膜早破案例分析

【案例1】某孕妇,34 岁,孕 3 产 0,孕 35 周,近几日感觉阴道分泌物增多,阴道瘙痒,今天在家做家务时突然感到阴道有液体流出,家人立即送其就诊。医生为孕妇检查确诊为胎膜早破。

第1问:引起胎膜早破的原因有(　　)

  A. 生殖道感染   B. 双胎妊娠

  C. 头盆不称   D. 孕妇缺乏维生素 C

  E. 羊膜穿刺不当   F. 人工剥膜

• 答案:A、B、C、D、E、F

第2问:胎膜早破可能引起(　　)

  A. 早产   B. 胎盘早剥

  C. 羊水过少   D. 脐带脱垂

  E. 胎儿窘迫   F. 胎儿及孕妇感染

• 答案:A、B、C、D、E、F

解析:胎膜破裂后对母亲的影响为易引起病原微生物上行感染;突然破膜有时可因羊水大量流出,宫内压骤降,引起胎盘早剥。对胎儿的影响因破膜羊水流出致羊水过少、脐带脱垂发生胎儿窘迫,宫内感染可威胁胎儿,还可发生早产,因此上述均为正确选项。

[提示] 孕妇收入院治疗,听诊胎心 140 次/min,无宫缩。

第 3 问:下一步应监测的指标包括(　　)

  A. 孕妇体温情况   B. 胎心率变化

  C. 白细胞计数   D. 宫缩情况

  E. 血压情况   F. 子宫压痛情况

 • 答案:A、B、C、D、F

解析:胎膜破裂后,大多数孕妇不久就会出现宫缩而临产。如果破膜时间长会引起宫腔感染,造成孕妇体温升高,母胎心率增快,子宫出现压痛。血常规检查,白细胞计数增加。因此,该题的关键正确选项为 A、B、C、D、F。血压情况与发生感染和胎儿宫内缺氧关系不大,关键错误选项为 E。

第 4 问:针对该孕妇的处理措施包括(　　)

  A. 卧床休息   B. 观察体温有无升高

  C. 血常规检查,白细胞计数是否增高 D. 观察是否有宫缩

  E. 监测胎动、胎心情况   F. 保持会阴部清洁

 • 答案:A、B、C、D、E、F

解析:胎膜早破需监测孕妇是否发生感染和早产,因此,均为正确选项。

第 5 问:孕妇住院 5 天时,出现下腹痛,并逐渐规律,B 超检查提示羊水池深度 3cm,孕妇体温 38℃,处理措施有(　　)

  A. 继续保胎至 37 周   B. 给予抗生素治疗

  C. 给予物理降温   D. 给予促胎肺成熟药物

  E. 终止妊娠   F. 抑制宫缩

 • 答案:B、C、D、E

解析:该孕妇出现体温升高说明有感染的迹象,羊水池深度为 3cm 说明羊水减少,孕妇已经保胎 5 天,妊娠 35 周 +5 天,应促胎肺成熟并终止妊娠,不适宜继续保守治疗。因此,该题的关键正确选项为 D、E(促胎肺成熟和终止妊娠)。关键错误选项是 A(继续保胎至 37 周)。

[提示] 孕妇经抗炎和促胎肺成熟治疗后结束分娩。

第 6 问:该产妇分娩后除常规观察宫缩、阴道流血等,还应观察(　　)

  A. 体温   B. 白细胞计数

  C. 乳汁分泌   D. 子宫压痛

  E. 血压   F. 恶露

 • 答案:A、B、D、F

解析:该产妇胎膜破裂时间较长,分娩前出现体温升高,已经有感染的迹象,可能出现产褥感染,因此要监测产妇体温、白细胞计数、恶露是否有臭味、子宫有无压痛等。因此,此题的正确选项是 A、B、D、F,其中关键正确选项是 A、B(体温和白细胞计数);关键错误选项为 E(血压)。

【案例 2】某孕妇,29 岁,孕 4 产 0,孕 37 周 +4 天,不规律宫缩 1 天,阴道见红,胎头高

浮,突然有似尿液流出,怀疑破水,急来医院就诊。医生检查时,看到阴道有羊水流出并混有胎脂,色清。收入院继续观察与治疗。

第1问:入院后应该为孕妇进行的处理包括(　　)

  A. 听诊胎心   B. 观察羊水是否有臭味

  C. 观察子宫是否有压痛   D. 安置好孕妇体位

  E. 监测体温   F. 监测心率

• 答案:A、B、C、D、E、F

解析:虽然孕妇刚发生破水,但如果孕妇已经合并羊膜腔感染,则可能有羊水有臭味、孕妇发热、胎心率增快、子宫压痛等,同时破水后应立即听胎心是否有异常,因为羊水流出的过程中可能造成脐带受压或脱垂,危及胎儿生命,为预防脐带脱垂,应安置平卧位或侧卧位。大量破水时可能造成胎盘早剥,应注意孕妇腹痛情况。

[提示] 护士协助产妇卧床,听胎心 140 次/min,测体温 36.8℃,宫缩 10min 一次,每次持续 20s,宫缩强度弱,孕妇心率 70 次/min。

第2问:根据孕妇临床表现,下一步应(　　)

  A. 指导孕妇起床活动促进临产   B. 监测体温

  C. 听诊胎心   D. 卧床休息

  E. 观察宫缩   F. 抑制宫缩直至预产期

• 答案:B、C、D、E

解析:孕妇现在先兆临产,胎膜破裂后可能不久宫缩逐渐规律而临产,应注意观察宫缩变化;因孕妇先兆临产,可能存在胎儿先露部与骨盆衔接不好,胎膜早破易出现脐带脱垂,应注意胎心变化,同时应指导孕妇卧床休息,减少活动,尤其是减少上身直立体位。孕妇已经孕 37 周 +4 天,不必抑制宫缩,可观察宫缩变化,若破膜后 12~18 小时未临产,应尽快结束分娩。该题的正确选项为 B、C、D、E,其中关键正确选项为 B、C、E。

[提示] 检查先露部为胎头,已经入盆。孕妇入院 10 小时后宫缩逐渐规律,3~4min 一次,每次持续 35s,强度中等。4 小时后宫口开大 2cm,先露部在坐骨棘上 1.5cm,送入产房待产。

第3问:待产期间除观察产程进展,还应观察的内容包括(　　)

  A. 孕妇体位   B. 胎心率

  C. 羊水情况   D. 体温

  E. 膀胱充盈度   F. 子宫有无压痛

• 答案:A、B、C、D、E、F

解析:孕妇临产进入产程,但先露部仍在坐骨棘上 1.5cm,宫缩或体位变化时仍有发生脐带脱垂的可能,因此应严密观察胎心变化,孕妇仍应避免上身直立体位。孕妇破水已经十几个小时,应监测体温和羊水及子宫压痛等情况,观察是否有感染迹象,故该题的正确选项为 A、B、C、D、E、F,其中关键正确选项为 B、C、D。

[提示] 孕妇 14 小时后顺利分娩,送回母婴同室休养。

第4问:该产妇产后护理应注意(　　)

  A. 观察阴道流血情况   B. 观察大便情况

  C. 观察小便情况   D. 保持会阴部清洁

  E. 监测体温   F. 监测血压变化

• 答案：A、C、D、E

解析：该产妇破水时间超过 24 小时，很可能发生宫内感染，因此产后仍需监测体温，遵医嘱给予抗生素预防治疗，继续保持会阴清洁。胎膜破裂、宫内感染及产程时间长易出现宫缩乏力造成产后出血，应注意观察宫缩和阴道流血情况。故该题的正确选项为 A、C、D、E，错误选项为 B、F，其中关键错误选项为 B（观察大便情况）。

第 5 问：胎膜早破时，期待疗法适用于（　　）

  A. 妊娠＜ 28 周　　　　　　　　B. 妊娠 28~35 周

  C. 妊娠＜ 37 周　　　　　　　　D. 羊水池深度≥ 3cm

  E. 羊水池深度≥ 5cm　　　　　　F. 胎膜早破不伴感染

• 答案：B、D、F

解析：胎膜早破时，如果孕周不到足月应在妊娠 28~35 周、羊水量正常、没有感染的情况下尽可能保胎至接近足月。因此该题的正确选项为 B、D、F（妊娠 28~35 周、羊水池深度≥ 3cm、胎膜早破不伴感染）。关键的错误选项为 A（妊娠＜ 28 周）。

第 6 问：预防胎膜早破的措施包括（　　）

  A. 妊娠晚期多卧床休息　　　　　B. 尽早治疗生殖道感染

  C. 常规使用抑制子宫收缩药物　　D. 避免突然增加腹压

  E. 治疗宫颈内口松弛　　　　　　F. 避免突然改变体位

• 答案：B、D、E

解析：根据胎膜早破发生的病因进行预防，关键的正确选项为 B、E（尽早治疗生殖道感染和治疗宫颈内口松弛）；关键的错误选项为 A（妊娠晚期多卧床休息）。

第六节　肩难产案例分析

【案例】某孕妇，G3P0，37 岁，身高 158cm，孕期规则产检，骨盆外测量无异常，BMI ＞ 30，OGTT：5.5~11.4~6.8mmol/L，予调整饮食、加强运动，并监测血糖，孕 26⁺ 周因餐后 2 小时血糖 12.4mmol/L，曾收入院治疗，经营养科及运动控制血糖尚可出院。孕 37⁺¹ 周，夜间无明显诱因阴道流液，急诊来院检查，宫口开指尖，先露头，S-3，宫缩偶有，拟"孕 3 产 0 孕 37⁺¹ 周，LOA，胎膜早破，高龄孕妇，肥胖症，妊娠合并糖尿病"收入院，孕期无三多一少症状，整个孕期增重 20kg。

第 1 问：请问该孕妇存在肩难产的产前高危因素有哪些（　　）

  A. 高龄孕妇　　　　　　　　　　B. BMI ＞ 30

  C. 妊娠合并糖尿病　　　　　　　D. 孕期体重增加过多

  E. 巨大胎儿　　　　　　　　　　F. 胎膜早破

• 答案：A、B、C、E

解析：肩难产发生的产前高危因素有：巨大胎儿、既往有肩难产史、妊娠期糖尿病、过期妊娠、孕妇骨盆结构异常、BMI ＞ 30、孕期体质量增加过多、孕妇身材矮小、多产妇、高龄产妇。故此题正确的选项为 A、B、C、D。

[提示] 次日上午 9 时，该产妇因胎膜早破，宫缩偶有，宫口开指尖，先露头，S-3，腹部估计胎儿体重 3500g 左右，遵医嘱予以催产素引产。中午 12 时出现正规宫缩，下午 18 时

进入活跃期,予以镇痛分娩并家属陪伴,后因活跃期停滞,继发性宫缩乏力,继续遵医嘱予催产素催产。6小时后产妇宫口开全,宫缩2~3min,持续45s,质中,有便意感,胎方位为LOA,产妇开始使用腹压,半小时后,胎头下降不明显,助产士从旁指导实施自由体位。2小时后,胎心基线率增快,达170bpm,测体温38.2℃,遵医嘱予急查血常规+CRP,医生予阴道检查,决定予产钳助产。当胎头娩出后,胎颈回缩,胎儿颏部紧压会阴,下压前肩,发现前肩嵌顿于耻骨联合上方,娩出困难。

第2问:请问产时需要警惕肩难产发生的因素有哪些(　　)

  A. 第一产程活跃期延长   B. 第二产程延迟伴"乌龟征"

  C. 使用胎头吸引器或产钳助产 D. 产时发热

  E. 胎先露下降缓慢   F. 使用缩宫素

●答案:A、B、C、E、F。

解析:肩难产时需要警惕的因素有:第一产程活跃期延长、第二产程延长伴"乌龟征"、使用胎头吸引器或产钳助产、胎先露下降缓慢、使用缩宫素等。其中"乌龟征"为肩难产所特有的征象:即胎头娩出后未发生外旋转而又回缩至阴道内。故此题正确的选项为A、B、C、E、F。

第3问:肩难产的处理方式有哪些(　　)

  A. 请求援助   B. 屈大腿法

  C. 腹部加压法   D. 旋肩法(Woods法)

  E. 牵后臀法   F. 四肢着地法

●答案:A、B、D、E、F。

解析:美国妇产科学会介绍处理肩难产的口诀——"HELPERR"。包括:① Help:请求援助,立即召集有经验的产科医生、麻醉师、助产士和儿科医生到场援助,导尿排空膀胱。② Evaluate for episiotony:评估是否需要会阴侧切术,或进行会阴切开或加大切口,以增加阴道内操作空间。③ Legs:屈大腿法(McRoberts法),让产妇双腿极度屈曲贴近腹部,双手抱膝,减小骨盆倾斜度,使腰骶部前凹变直,骶骨位置相对后移,骶尾关节稍增宽,使嵌顿在耻骨联合上方的前肩自然松解,同时适当用力向下牵引胎头而娩出前肩。④ Pressure:耻骨上加压法,助手在产妇耻骨联合上方触到胎儿前肩部位并向后加压,使双肩径缩小,同时助产者牵拉胎头,两者相互配合持续加压与牵引,需注意不能用暴力。⑤ Enter:阴道内旋肩法,包括Rubin法和Woods法,a.Rubin法:由Rubin于1964年首次报道并命名,术者将手指伸入产妇阴道内,置于胎儿前肩或后肩背侧,将胎肩膀向其胸侧推动;b.Woods法:由Woods于1963年首次报道并命名,助产者以示指、中指伸入阴道紧贴胎儿后肩处的背面,将后肩向侧上旋转,助手协助将胎头同方向旋转,当后肩旋转至前肩位置时娩出。操作时胎背在母体右侧用左手,胎背在母体左侧用右手。⑥ Remove:牵后臀娩后肩法:助产者的手沿骶骨伸入阴道,握住胎儿后上肢,使其肘关节屈曲于胸前,以"洗脸"的方式娩出后臂,从而协助后肩娩出。切忌抓住胎儿的上臂,以免肱骨骨折。⑦ Roll:如以上方法失败,采用手-膝位(Gasbin法):以美国助产士Gasbin名字命名,又称"四肢着地"操作法。迅速将产妇由膀胱截石位转为双手掌和双膝着床,呈跪式。向下的重力和增大的骨盆真结合径和后矢状径可以使部分胎肩从耻骨联合下滑出。在肩难产操作中严禁腹部宫底加压,同时告知产妇避免使用腹压,因为此种操作会加重肩部嵌顿而导致子宫破裂,也增加了胎儿永久性神经损伤和骨损伤的风险。故此题正确选项为A、B、D、E、F。

[提示] 肩难产发生后,立即呼叫支援,包括上级医师、麻醉医师、新生儿科医师到场,同时加大会阴切开,予以屈大腿法,试图娩出前肩,失败后上级医师通过旋肩法及娩后肩法,娩出胎肩,胎头娩出至胎肩娩出用时 4min,新生儿出生后立即给予窒息复苏,Apgar 评分 3′~8′,出生体重为 3950g,后转入 NICU 观察。

第 4 问:肩难产对于胎儿及新生儿的影响有哪些(　　)

　　A. 新生儿窒息　　　　　　　　　B. 臂丛神经损伤

　　C. 锁骨骨折　　　　　　　　　　D. 肱骨骨折

　　E. 颅内出血　　　　　　　　　　F. 神经系统异常

•答案:A、B、C、D、E、F

解析:肩难产对胎儿及新生儿的影响包括:新生儿窒息、臂丛神经损伤、锁骨骨折、肱骨骨折、颅内出血、吸入性肺炎,甚至膈神经麻痹、死亡。远期后遗症有神经、精神及心理发育障碍,语言功能障碍等。故此题正确选项为 A、B、C、D、E、F。

第 5 问:如何预防或减少肩难产的发生(　　)

　　A. 合理膳食,适当运动,避免体重增长过度

　　B. 对高危预警孕妇应加强孕期管理

　　C. 及早发现并治疗孕妇代谢异常,预防胎儿巨大

　　D. 正确估计胎儿体重

　　E. 重视产程的观察,警惕肩难产的发生

　　F. 提高助产人员肩难产处理能力及多科合作

•答案:A、B、C、D、E、F

解析:肩难产是一种发生率低并难以预测的产科急症,目前尚无准确的方法预测肩难产的发生。但是肩难产的发生也有一些产前及产时的高危因素,因此对于减少或避免高危因素的发生,对预防肩难产意义重大,同时提高肩难产的处理能力,加强技术培训,与相关科室密切配合,也能减少肩难产及各种相关并发症的发生。故此题的正确选项为 A、B、C、D、E、F。

第七节　妊娠期高血压疾病案例分析

【案例 1】某孕妇,27 岁,孕 1 产 0,孕 34 周。因“重度子痫前期”入院。现患者主诉突发腹痛,伴有少量阴道暗红色血液。

第 1 问:目前需要对患者进行评估的项目有(　　)

　　A. 胎心监护　　　　　　　　　　B. 宫底高度

　　C. 人工破膜了解羊水性状　　　　D. 阴道检查宫颈情况

　　E. 生命体征　　　　　　　　　　F. 宫缩情况

•答案:A、B、C、D、E、F

解析:患者突然出现腹痛伴出血可能的原因有胎盘早剥、早产临产等。通过相关评估宫缩、宫底高度等情况判断是何种原因造成的腹痛及阴道流血。故此题的正确选项为 A、B、C、D、E、F;其关键正确选项为 A、B、D、F。

[提示] 患者血压为 165/110mmHg,脉搏 110 次 /min,呼吸 22 次 /min。胎心监护显示不

规律宫缩,基线升高,变异减少,频发减速。触摸宫底感觉宫底高度较前升高,宫缩间歇松弛差。阴道检查宫颈管未消退、未扩张,人工破膜见血性羊水流出。

第2问:此患者目前可能出现的情况是( )

A. 早产临产 B. 胎盘早剥
C. 先兆临产 D. 附件扭转
E. 子宫破裂 F. 急性阑尾炎

• 答案:B

解析:胎盘早剥是重度子痫前期的严重并发症之一。该患者胎心监护显示不规律宫缩,基线升高,变异减少,频发减速,提示胎儿出现胎内窘迫。而不规律宫缩,无宫口扩张,不符合临产表现。同时血性羊水及宫底部的上升,宫缩间歇松弛差,提示可能出现胎盘早剥。因此,此题的正确选项是B;其余均是错误选项。

第3问:此患者下一步的医疗和护理措施包括( )

A. 联系血库,备好充足血制品 B. 吸氧、保暖
C. 迅速建立有效静脉通路 D. 给予其心理支持
E. 遵医嘱做好剖宫产术前准备 F. 做好新生儿抢救准备

• 答案:A、B、C、D、E、F

解析:胎盘早剥因严重威胁母儿生命,因而需要根据孕妇病情轻重、胎儿宫内情况、产程进展等尽快终止妊娠。患者未临产且胎儿已34周目前存活,短时间之内不能经阴道分娩,应尽快完善各项术前准备,已剖宫产终止妊娠,同时患者有凝血功能异常和产后出血的风险,应备好充足的血制品。胎儿存在早产及胎儿窘迫的,应积极做好新生儿抢救的准备。孕妇在此过程中,会对病情产生害怕、恐惧和无助,担心难产和胎儿安全等,因此,在处理病情的同时,应主动陪伴关心孕妇,耐心给予心理支持。故此题的正确选项是A、B、C、D、E、F。

[提示] 患者剖宫产术后安返病房,术中、术后累计出血900ml,新生儿出生体重2250g,Apgar评分8~10分,收治新生儿科。回室后患者血压为150/100mmHg,脉搏92次/min,呼吸20次/min,无不适主诉,患者有母乳喂养意愿。

第4问:针对患者情况,以下说法正确的是( )

A. 密切观察患者血压等生命体征情况 B. 即刻给予ACEI类降压药
C. 使用硫酸镁静脉点滴 D. 密切观察产后出血量
E. 定时刺激乳房,保持泌乳 F. 监测尿蛋白

• 答案:A、C、D、E、F

解析:重度子痫前期产后应继续使用硫酸镁24~48小时预防产后子痫。子痫前期患者产后3~6日是产褥期血压高峰期,高血压、蛋白尿等症状仍可能反复出现甚至加剧,因此这期间仍应每日监测血压及尿蛋白。如血压 ≥ 160/110mmHg应继续给予降压药治疗。哺乳期可继续应用产前使用的降压药物,禁用ACEI和ARB类(卡托普利、依那普利除外)。注意监测及记录产后出血量。该患者有母乳喂养需求,在母婴分离阶段应保持泌乳。故该题的正确选项为A、C、D、E、F。错误选项为B。

【案例2】某孕妇,31岁,孕1产0,孕37周+4天。凌晨1:00因不规则腹痛3小时来我院急诊,就诊时发生抽搐,即刻查体:胎心110次/min,血压180/120mmHg,脉搏110次/min,

呼吸22次/min,呼之不应,牙关紧闭,口吐血沫,全身水肿(+++)。

第1问:请判断该患者最可能的问题是(   )

  A. 癫痫发作   B. 癔症

  C. 子痫前期   D. 呼吸衰竭

  E. 子痫   F. 心衰

•答案:E

解析:该患者为孕晚期出现的抽搐,同时伴有血压增高、全身水肿等,最可能的问题为子痫。癔症患者一般不伴有生命体征的异常,而癫痫患者无血压升高和全身水肿。故此题的正确选项为E。

第2问:关于该患者的抢救原则,下列叙述正确的是(   )

  A. 即刻剖宫产终止妊娠   B. 给予镇静剂

  C. 静脉给予硫酸镁控制子痫 D. 降压药控制血压

  E. 胎心监护了解胎儿宫内情况 F. 阴道检查了解是否临产

•答案:B、C、D、E、F

解析:子痫患者的抢救治疗原则包括:镇静、降压、硫酸镁控制子痫发作,根据胎儿情况决定分娩方式,在子痫控制稳定后终止妊娠。故此题的正确选项是B、C、D、E、F;错误选项是A。

第3问:关于该患者的护理抢救措施,下列叙述正确的是(   )

  A. 使用口咽通气道开放气道,清理口腔分泌物并防止舌后坠

  B. 休克体位

  C. 吸氧

  D. 置安静环境,减少声光刺激,尽量减少不必要的操作

  E. 心电监护,密切观察生命体征

  F. 导尿,准确记录出入量

•答案:A、C、D、E、F

解析:子痫患者抢救时,应该首先保持呼吸道通畅。患者应采取去枕平卧位,并使头偏向一侧。遵医嘱尽快给予镇静剂控制抽搐,并予硫酸镁控制子痫和预防抽搐。尽快将患者移至安静的单人房间并减少声光刺激,给予心电监护、吸氧、留置尿管等措施,同时严密观察生命体征和意识变化,遵医嘱使用降压药物、准确记录出入量等措施。子痫控制稳定后,根据胎儿宫内情况及产程进展采取剖宫产或阴道分娩终止妊娠。故本题正确选项是A、C、D、E、F;错误选项是B。

第4问:目前,该患者主要的护理问题有(   )

  A. 潜在并发症:误吸

  B. 有胎儿受伤的危险:与胎盘血供减少有关

  C. 活动无耐力

  D. 焦虑

  E. 知识缺乏

  F. 有受伤的危险:与发生抽搐有关

•答案:A、B、F

第八节 前置胎盘案例分析

【案例1】某孕妇,35岁,孕6产0,孕36周+3天,以往月经规律,曾人工流产3次,自然流产2次,本次是使用辅助生殖技术受孕。近一周阴道流血2次,今日因阴道再次流血,似月经量,来就诊。孕妇无腹痛主诉,血压120/80mmHg,脉搏70次/min,胎心140次/min,估计胎儿体重3000g。行超声检查,结果回报:胎盘下缘距离子宫颈内口1cm,确诊为低置胎盘,收孕妇住院治疗。

第1问:孕妇住院后应给予的护理措施包括(　　)

    A. 绝对卧床休息　　　　　　　　　B. 侧卧休息

    C. 阴道检查了解骨盆内径等情况　　D. 肛门检查了解骨盆内径等情况

    E. 观察阴道流血量　　　　　　　　F. 监护胎儿情况

• 答案:A、B、E、F

解析:前置胎盘的护理重点是让孕妇绝对卧床休息,以左侧卧位为宜,同时观察阴道流血量,因为活动可能加重出血。观察阴道流血量是为判断病情进展提供依据。一旦确诊前置胎盘,禁忌阴道检查或肛门检查,因可加重前置胎盘出血,如果必须进行肛查或阴道检查,应在做好输血准备的情况下进行。孕妇前置胎盘出血可能危及胎儿,因此也要进行胎儿的严密监测。此题的关键正确选项是A、E;此题的关键错误选项是C、D。

[提示]该孕妇询问为什么会发生前置胎盘,护理人员对其进行讲解。

第2问:对于该孕妇,其发生前置胎盘的可能原因包括(　　)

    A. 高龄初产　　　　　　　　　　　B. 孕36周

    C. 多次人工流产　　　　　　　　　D. 2次自然流产

    E. 胎盘形态异常　　　　　　　　　F. 辅助生殖技术受孕

• 答案:A、C、D、F

解析:高龄初产妇、有过多次人工流产(刮宫)、自然流产史等,这些情况均可引起子宫内膜炎或萎缩性病变,再次受孕时子宫血管蜕膜形成不良,胎盘为摄取足够的营养而增大面积,延伸到子宫下段;另外辅助生殖技术,使用促排卵药物改变了体内性激素水平,使子宫内膜与胚胎发育不同步等都可造成前置胎盘发生。故该题的正确选项是A、C、D、F,其中关键正确选项为C。前置胎盘发生在孕中期时,有可能在孕晚期随着子宫扩张而上移。该孕妇的超声检查结果未提示胎盘形态异常,故此题的错误选项是B、E,其中关键错误选项是B。

[提示]该孕妇怀孕过程中一直都没有腹痛、阴道流血等症状,只是最近一周才开始发生出血,并无其他症状,该孕妇想知道为什么之前都很顺利,现在突然出血。

第3问:前置胎盘典型临床表现的发生时间多为(　　)

    A. 妊娠早期　　　　　　　　　　　B. 妊娠中期

    C. 妊娠晚期　　　　　　　　　　　D. 临产时

    E. 第一产程潜伏期　　　　　　　　F. 第一产程活跃期

• 答案:C、D

解析:妊娠晚期,子宫下段逐渐伸展,牵拉宫颈内口,宫颈管缩短;临产后宫颈管逐渐消失。宫颈口扩张，附着于子宫下段及宫颈内口的胎盘前置部分不能相应伸展而与其附着处分离，血窦破裂出血。因此，此题的关键正确选项为 C、D；关键错误选项是 A、B。

第4问：前置胎盘典型的症状特点包括(   )

    A. 腹痛　　　　　　　　　　　　　B. 无腹痛

    C. 有诱因　　　　　　　　　　　　D. 无诱因

    E. 腹胀　　　　　　　　　　　　　F. 反复阴道流血

• 答案：B、D、F

解析：前置胎盘出血的原因为妊娠晚期或临产时，子宫颈扩张，附着于子宫下段及宫颈内口的胎盘前置部分不能相应伸展而与其附着处分离，血窦破裂而出血。由于子宫下段不断伸展，前置胎盘出血常反复发生，典型症状为无痛性、无诱因的反复阴道流血。故该题的关键正确选项是 B、D、F。由于没有出现宫缩，因此孕妇没有腹痛的主诉，这也是区别前置胎盘与胎盘早剥出血的关键点，该题的关键错误选项是 A。

第5问：前置胎盘大量出血时，孕妇体征可包括(   )

    A. 面色苍白　　　　　　　　　　　B. 脉搏增快

    C. 脉搏微弱　　　　　　　　　　　D. 血压下降

    E. 子宫压痛　　　　　　　　　　　F. 子宫大小与孕周不符

    G. 胎动异常　　　　　　　　　　　H. 胎儿宫内窘迫

    I. 子宫收缩间歇期不放松

• 答案：A、B、C、D、H

解析：前置胎盘发生大量出血时，孕妇可出现失血性休克的体征，如面色苍白、血压下降、脉搏增快细弱等，由于胎盘位置位于子宫下段，因此可能出现胎位异常。大量失血还会造成胎儿供血、供氧出现异常，可能发生胎儿宫内窘迫。故该题的正确选项是 A、B、C、D、H，其中关键正确选项为 C、D。

[提示] 该孕妇询问能否经阴道分娩，护士对前置胎盘患者分娩方式的选择进行讲解。

第6问：前置胎盘孕妇若要阴道分娩，必须满足的条件包括(   )

    A. 边缘性前置胎盘　　　　　　　　B. 部分性前置胎盘

    C. 枕先露　　　　　　　　　　　　D. 阴道流血不多

    E. 无头盆不称和胎位异常　　　　　F. 短时间内能结束分娩者

• 答案：A、C、D、E、F

解析：完全性或部分性前置胎盘者，不宜选择阴道分娩，因为随着产程进展，子宫颈口扩张，前置胎盘出血会非常严重，而且胎盘位于宫颈口处，影响胎儿下降，也会出现产程异常。因此，阴道分娩只适用于边缘性前置胎盘、枕先露、阴道流血不多、无头盆不称和胎位异常，且估计在短时间内能结束分娩者。故该题的正确选项是 A、C、D、E、F，其中关键正确选项为 A；该题的关键错误选项是 B。

第7问：预防前置胎盘的措施有(   )

    A. 采取有效的避孕措施　　　　　　B. 减少子宫内膜损伤和炎症发生

    C. 避免多产　　　　　　　　　　　D. 避免多次刮宫

    E. 避免多次引产　　　　　　　　　F. 避免剖宫产

• 答案：A、B、C、D、E、F

解析：前置胎盘的病因尚不清楚，主要与妇女多次流产、高龄初产、产褥感染、剖宫产史、多孕产次、辅助生殖技术受孕等有关,因此要采取有针对性的预防措施,该题所有的选项都为高危因素。故该题所有选项均为正确选项,其中关键正确选项是 C、D、E。

【案例2】某孕妇,27 岁,孕 2 产 0,孕 33 周 +1 天,夜间上厕所时发现阴道流血,似月经量,孕妇此前曾有过 2 次阴道出血,经休息后好转,此次为第 3 次出血,来医院就诊。检查会阴垫血液约 30ml,询问孕妇得知,血量相同的卫生垫已更换过 3 次;腹部触诊,胎儿头位,孕妇血压 100/60mmHg,脉搏 67 次 /min。胎心 140 次 /min。孕妇无腹痛主诉。联系超声科为孕妇行超声检查,同时取血做血常规检查。超声检查结果提示:单胎头位,双顶径 8.2cm,股骨长 6.2cm,羊水量 AFI13.5cm,胎盘边缘距离宫颈内口 1cm;血常规检查结果提示:红细胞计数 3.25×10^{12}/L,血红蛋白 80g/L,血细胞比容 HCT26.7%,血小板 278×10^9/L,白细胞 8.48×10^9/L。孕妇收入院治疗。

第 1 问:孕妇住院后一般的处理措施包括(　　)

A. 绝对卧床休息　　　　　　　　　B. 密切观察出血量

C. 镇静　　　　　　　　　　　　　D. 禁止阴道检查

E. 禁止肛门检查　　　　　　　　　F. 间断氧气吸入

G. 监测胎儿情况　　　　　　　　　H. 输血

• 答案:A、B、C、D、E、F、G

解析:孕妇卧床休息、观察出血量是否继续增加,同时禁止阴道检查或肛门检查,如必须进行检查应在备血的情况下进行;给予间断吸氧和监测胎儿宫内情况是孕妇住院后一般处理措施。当血红蛋白低于 70g/L 时才给予输血治疗,纠正贫血至血红蛋白≥100g/L,该孕妇可给予止血,补充铁剂治疗。故该题的正确选项是 A、B、C、D、E、F、G,其中关键正确选项为 A、B;关键错误选项是 H。

[提示] 医生评估孕妇情况后决定继续观察孕妇病情变化。

第 2 问:期待疗法适用于(　　)

A. 孕周小于 34 周　　　　　　　　B. 胎儿体重小于 2000g

C. 胎儿存活　　　　　　　　　　　D. 阴道流血量不多

E. 孕妇一般情况好　　　　　　　　F. 胎位为头位

• 答案:A、B、C、D、E

解析:期待疗法是尽可能延长孕周至足月,使胎儿出生后存活概率增高,适用于孕周小于 34 周、胎儿体重小于 2000g、胎儿存活、孕妇出血量不多、一般情况尚好的情况下。故该题的正确选项是 A、B、C、D、E,其中关键正确选项为 A、D。该题的关键错误选项是 F,因为期待疗法应具备的条件与胎位无关。

[提示] 孕妇住院治疗 1 周后,再次出现阴道流血约 200ml,并且出现不规律宫缩。血常规检查,血红蛋白 90g/L,其他正常。

第 3 问:针对该孕妇及胎儿的处理措施,下列正确的是(　　)

A. 终止妊娠　　　　　　　　　　　B. 抑制宫缩

C. 给予抗感染治疗　　　　　　　　D. 给予促胎肺成熟治疗

E. 给予输血治疗　　　　　　　　　F. 给予催产

• 答案:A、B、C、D

解析:此时孕妇孕周已经超过 34 周,因再次出血,量多,因此不宜继续妊娠,并给予抗炎治疗,因孕周仍然偏小,所以给予促胎肺成熟治疗。因孕妇出血多,不适宜等待阴道分娩,故不能催产。而孕妇血红蛋白90g/L,没有输血指征。故该题的正确选项是A、B、C、D,其中关键正确选项为A,关键错误选项是F。

[提示] 经上述阴道流血200ml后,孕妇主诉胎动减少,听诊胎心率120次/min,行胎心监护,结果胎心基线100bpm,变异窄幅,20min内有2次重度可变减速,胎心率波动范围90~120次/min。

第4问:该孕妇终止妊娠的指征是(　　)

  A. 反复发生多量出血   B. 胎龄达36周以上
  C. 胎儿肺成熟   D. 胎儿出现宫内窘迫
  E. 孕妇有感染的可能   F. 难以存活的胎儿畸形

• 答案:A、D

解析:如果孕妇发生反复出血甚至休克,无论胎儿是否成熟,为了孕妇安全需终止妊娠。胎龄在妊娠34~36周,出现胎儿宫内窘迫或胎心监护出现异常;胎儿死亡或出生后难以存活的胎儿畸形都应终止妊娠。该孕妇现孕34周+1天,再次出现大量出血,胎心监护出现异常,经过了促胎肺治疗,应终止妊娠。该题的关键正确选项为A、D。该题提示的信息中不能判断孕妇出现感染的迹象,最关键的错误选项是E。

第5问:前置胎盘的鉴别诊断,下列叙述正确的是(　　)

  A. Ⅰ型胎盘早剥   B. 脐带帆状附着
  C. 前置血管破裂   D. 胎盘边缘血窦破裂
  E. 宫颈病变   F. 阴道炎症

• 答案:A、B、C、D、E

解析:选项中A、B、C、D、E中的临床表现都有阴道出血,因此要与前置胎盘出血相鉴别。关键的错误选项为F(阴道炎症),一般阴道炎症较少出现出血现象。

[提示] 孕妇询问前置胎盘对于自己和胎儿会带来什么不良影响,护士对其进行解答。

第6问:前置胎盘对母儿的影响有(　　)

  A. 产时出血   B. 产后出血
  C. 胎盘植入   D. 产褥感染
  E. 围产儿预后不良   F. 再次受孕困难

• 答案:A、B、C、D、E

解析:前置胎盘时易发生产时和产后出血,因附着于子宫下段的胎盘不宜剥离,或剥离后子宫下段收缩不良而出血,其他的不良影响还有子宫下段组织薄而易发生胎盘植入;因前置胎盘剥离面接近宫颈外口,细菌易经阴道上行侵入胎盘剥离面,加之反复出血可导致贫血、体质虚弱,易发生产褥感染;出血多还易造成胎儿窘迫、早产,新生儿死亡率增高等。故此题的正确选项是A、B、C、D、E,关键正确选项是A、B;关键错误选项是F。

第九节　胎盘早剥案例分析

【案例1】某孕妇,40岁,孕5产0,孕30周,妊娠期高血压疾病,规律产前检查,经药物治疗血压控制在150~160/90~100mmHg,今天在来医院检查的路上突然出现腹痛,并且逐渐加剧,急诊室就诊。检查发现少量阴道流血,腹部触诊,子宫比妊娠周数稍大,宫缩5~15min一次,宫缩强度"+",宫缩间歇时子宫放松不完全,单胎,胎儿头位,胎心率130次/min。

第1问:根据上述描述,孕妇有可能的诊断是( )

  A. 早产   B. 妊娠期高血压

  C. 胎盘早剥   D. 单胎头位

  E. 子宫肌瘤   F. 羊水过多

• 答案:B、C、D

解析:根据孕妇患妊娠期高血压疾病、高龄产妇、突然出现持续性腹痛,子宫大小大于孕周等,可以判断有胎盘早剥高危因素和症状,应进一步观察和确诊。因此,该题的正确选项为A、B、C、D,关键正确选项是A、B、C;关键错误选项为E、F,因为没有信息显示孕妇有子宫肌瘤和羊水过多。

[提示] 孕妇想了解关于胎盘早剥发生的原因有哪些,请护士为其进行讲解。

第2问:胎盘早剥的高危因素包括( )

  A. 妊娠期高血压疾病   B. 慢性高血压疾病

  C. 慢性肾脏疾病   D. 妊娠晚期孕妇长时间仰卧位

  E. 妊娠合并代谢异常   F. 吸烟

• 答案:A、B、C、D、E、F

解析:妊娠期高血压疾病,尤其是重度子痫前期、慢性高血压、慢性肾脏疾病的孕妇,由于底蜕膜螺旋小动脉痉挛或硬化,引起远端毛细血管变性坏死甚至破裂出血,血液在底蜕膜层与胎盘之间形成胎盘后血肿,致使胎盘与子宫壁分离,造成胎盘早剥。另外,妊娠晚期长时间仰卧位,妊娠子宫压迫下腔静脉,回心血量减少,血压下降,子宫静脉淤血,静脉压突然升高,蜕膜静脉床淤血或破裂,形成胎盘后血肿,导致胎盘剥离,妊娠合并代谢异常及吸烟等也是胎盘早剥的高危因素。

第3问:关于Ⅱ度胎盘剥离的表现,下列描述正确的是( )

  A. 胎盘剥离面积大约为1/3   B. 持续性腹痛

  C. 阴道少量出血或不出血   D. 胎位扪不清

  E. 宫缩间歇时不能放松   F. 恶心、呕吐

• 答案:A、B、C

解析:Ⅱ度胎盘早剥时,胎盘剥离面积在1/3左右,常有持续性腹痛,无阴道流血或少量阴道流血,此时宫缩有间歇,胎位可扪及,无恶心、呕吐等症状。故该题的正确选项是A、B、C,错误选项为D、E、F。

第4问:胎盘早剥的并发症有( )

  A. 胎儿宫内窘迫   B. 弥散性血管内凝血

  C. 产后出血   D. 子宫破裂

  E. 急性肾衰竭   F. 羊水栓塞

• 答案:A、B、C、E、F

解析:该题的关键正确选项除了与失血有关的A、B、C三项外,胎盘早剥主要为内出血造成对孕妇和胎儿的一系列影响,由于失血使肾脏灌注严重受损,导致肾皮质或肾小管缺血坏死,出现急性肾衰竭;胎盘早剥时羊水可经剥离面进入开放的子宫血管,出现羊水栓塞,因此,E、F也是正确选项,关键正确选项为A、B、C;此题的关键错误选项是D,胎盘早

剥不是引起子宫破裂的原因。

第5问:对于该孕妇的处理,最重要的辅助检查是( )

A. 观察宫缩情况

B. B超检查胎盘部位

C. 监测胎心变化

D. 测量血压

E. 实验室检查

F. X线检查

G. 阴道检查

· 答案:B、E

解析:怀疑胎盘早剥时禁止进行阴道检查,以免加重早剥面积,应根据临床表现和超声检查尽快确诊,并根据情况选择分娩方式结束分娩。因此,该题的关键正确选项是B、E。关键错误选项是F、G。

第6问:应与胎盘早剥相鉴别的疾病是( )

A. 宫颈糜烂

B. 腹泻

C. 前置胎盘

D. 胰腺炎

E. 先兆子宫破裂

F. 阑尾炎

· 答案:C、E

解析:Ⅰ度胎盘早剥临床表现不典型,以外出血为主,应与前置胎盘相鉴别,Ⅱ度及Ⅲ度胎盘早剥症状与体征比较典型,孕妇剧烈腹痛症状主要与先兆子宫破裂相鉴别。因此,此题的关键正确选项是C、E,前置胎盘和先兆子宫破裂两项;该题的关键错误选项是B、D、F(腹泻、阑尾炎、胰腺炎),这些疾病都有与胎盘早剥不同的特殊体征。

【案例2】某孕妇,35岁,孕1产0,孕35周,慢性高血压病史,此次为IVF妊娠,双胎。孕期血压控制在130~140/90~100mmHg。今晨起床后感觉头痛、视物模糊、腹痛,立即来医院就诊,测量孕妇血压180/120mmHg,孕妇仍感觉头痛、头晕。检查时发现孕妇双下肢水肿,听胎心130~135次/min,腹部检查孕妇有规律宫缩,宫口未开。孕妇由于双胎妊娠,超声检查AFI:2.5cm,夜间不能侧卧休息,尤其是孕晚期只能平卧,上身稍抬高,夜间感觉憋气,睡眠不好。

第1问:根据孕妇情况,目前的诊断可能有( )

A. 先兆早产

B. 双胎妊娠

C. 妊娠合并心脏病

D. 重度子痫前期

E. 高龄初产

F. 羊水过多

· 答案:A、B、D、E、F

解析:,孕妇双胎妊娠,出现视物模糊、腹痛是妊娠高血压疾病病情加重的表现;出现规律宫缩有早产的先兆症状;夜间感觉憋气,不能侧卧休息是因为双胎、羊水多,巨大的子宫使孕妇感到不适,而不是心脏病。A、B、D、E、F为正确选项;关键错误选项为C。

[提示] 孕妇收入院给予降压、解痉治疗,同时监测胎心情况,两胎儿胎心率在130~140次/min,孕妇血压在140~150/120~130mmHg。孕妇突然破水,有大量羊水从阴道流出,羊水呈血性。

第2问:医务人员应立即采取的措施是( )

A. 让孕妇卧床

B. 阴道检查

C. 听胎心

D. 观察羊水颜色

E. 观察羊水量　　　　　　　　　　F. 记录破水时间

·答案：A、B、C、D、E、F

解析：因孕妇只是破水，不需做阴道检查，该题的关键错误选项为B，其他的选项均为正确选项，其中关键正确选项为C。

[提示] 孕妇破水后不久，主诉腹痛，且越来越严重，阴道有羊水不断流出，呈血性。医生怀疑孕妇出现胎盘早剥。

第3问：该孕妇如果出现胎盘早剥，可能的原因包括（　　　）

A. 双胎妊娠　　　　　　　　　　　B. 大量破水致宫腔内压力骤减

C. 子宫压迫下腔静脉　　　　　　　D. 子宫静脉淤血

E. 子宫收缩　　　　　　　　　　　F. 底脱膜小动脉痉挛和硬化

·答案：A、B、C、D、E、F

解析：孕妇慢性高血压病史，重度子痫前期，有全身血管病变，主要由于底蜕膜螺旋小动脉痉挛和硬化，可能引起毛细血管破裂出血。另外，孕妇双胎不能侧卧导致子宫压迫下腔静脉，回心血量减少，子宫静脉淤血，蜕膜静脉床淤血破裂，造成胎盘后血肿，发生胎盘早剥，因此所有选项均为正确选项。

[提示] 孕妇阴道流血量增多，腹痛加剧，拒按腹部，听胎心正常，胎位为双头位，血常规检查，血红蛋白90g/L。超声检查提示：胎盘增厚，胎盘与子宫壁之间有液性低回声区，5cm×6cm，边缘不清。医生确诊孕妇发生胎盘早剥。

第4问：孕妇可能出现的并发症（　　　）

A. 胎死宫内　　　　　　　　　　　B. 产后出血

C. 子宫破裂　　　　　　　　　　　D. 子痫发作

E. 急性肾衰竭　　　　　　　　　　F. 弥散性血管内凝血（DIC）

·答案：A、B、D、E、F

解析：孕妇开始出现胎盘早剥失血的体征，因此，可能会出现胎盘早剥相关的并发症，即胎死宫内、急性肾衰竭、DIC、产后出血，疼痛等刺激是子痫发作的诱因，故正确选项为A、B、D、E、F。子宫破裂不属于胎盘早剥的并发症，故错误选项为C。

第5问：临床上Ⅲ度胎盘早剥的临床表现可包括（　　　）

A. 恶心、呕吐　　　　　　　　　　B. 面色苍白、四肢湿冷

C. 子宫硬如板状　　　　　　　　　D. 胎位扪不清

E. 胎心音消失　　　　　　　　　　F. 肛门有坠胀感

·答案：A、B、C、D、E

解析：Ⅲ度胎盘早剥时剥离面积超过1/2胎盘面积，临床表现比Ⅱ度胎盘早剥要严重，患者可出现恶心、呕吐、面色苍白、四肢湿冷等休克表现，腹部检查见子宫硬如板状，子宫收缩间歇时不能放松，胎位扪不清，胎心音消失。因此，该题的正确选项为A、B、C、D、E，关键的正确选项为C；该题的关键错误选项为F，因为胎盘早剥不是腹腔内出血，不会伴有肛门坠胀感。

第6问：胎盘早剥的治疗原则是（　　　）

A. 早期识别　　　　　　　　　　　B. 积极处理休克

C. 及时终止妊娠　　　　　　　　　D. 控制DIC

E. 减少并发症　　　　　　　　　　F. 剖宫产终止妊娠

• 答案：A、B、C、D、E

解析：胎盘早剥的母儿预后取决于处理是否及时和恰当，因此要早识别和正确处理，包括积极处理休克、及时终止妊娠，如果出血严重应纠正出血和控制 DIC，减少并发症的发生。至于终止妊娠的方式，需根据孕妇病情轻重、胎儿宫内情况、产程进展、胎产式等综合决定。故该题的正确选项为 A、B、C、D、E，错误选项为 F。

第十节　妊娠合并心脏病案例分析

【案例 1】某孕妇，孕 1 产 0，孕 33^{+1} 周，宫内孕单活胎，妊娠合并风湿性心脏病，因感"心悸、气短 1 周"入院。入院时轮椅推入，神志清楚，自诉休息时未感不适，但轻微活动以后即感心悸、气短等。查体：心率 112 次 /min，呼吸 24 次 /min，血压 112/63mmHg。

第 1 问：依据患者生活能力状况，该孕妇的心功能级别是（　　）

　　　A. 0 级　　　　　　　　　　　　B. Ⅰ级

　　　C. Ⅱ级　　　　　　　　　　　　D. Ⅲ级

　　　E. Ⅳ级　　　　　　　　　　　　F. Ⅴ级

• 答案 D

解析：纽约心脏病协会（NYHA）依据患者生活能力状况，将心脏病孕妇心功能分为 4 级：Ⅰ级：一般体力活动不受限制；Ⅱ级：一般体力活动轻度受限制，活动后心悸、轻度气短，休息时无症状；Ⅲ级：一般体力活动明显受限制，休息时无不适，轻微日常工作即感不适、心悸、呼吸困难，或既往有心力衰竭史者；Ⅳ级：一般体力活动严重受限制，不能进行任何体力活动，休息时有心悸、呼吸困难等心力衰竭表现。根据该孕妇的临床表现，判断其心功能为Ⅲ级。因此，此题的正确选项为 D，其余为错误选项。

第 2 问：妊娠合并心脏病孕妇的主要死亡原因是（　　）

　　　A. 心力衰竭　　　　　　　　　　B. 产后出血

　　　C. 肾衰竭　　　　　　　　　　　D. 产后抑郁

　　　E. 羊水栓塞　　　　　　　　　　F. 感染

• 答案：A、F

解析：妊娠合并心脏病孕妇由于心功能不全，不能耐受妊娠期血流动力学变化而致心脏负担加重，诱发心力衰竭的发生，进而导致孕妇死亡；当妊娠合并心脏病孕妇合并感染时，基础代谢增高，心率加快，心脏负担加重，容易诱发心力衰竭，进而导致死亡。因此护士在护理此类孕产妇时，观察及护理的关键是预防心衰和感染。产后出血是所有产妇均有可能发生的分娩期并发症，不是心脏病最常见的死亡原因，在护理心脏病患者时，产后子宫收缩的观察与一般患者没有特别的差异。因此，此题的正确选项是 A、F，即妊娠合并心脏病孕妇的主要死亡原因是心力衰竭和感染，这两项是此题的关键正确选项；错误选项是 B、C、D、E，其中 B（产后出血）是关键错误选项。

[提示] 在住院过程中，该孕妇出现了不规律宫缩，予以保胎治疗。

第 3 问：下列药物中，该孕妇禁忌使用的药物是（　　）

　　　A. 盐酸利托君　　　　　　　　　B. 硝苯地平

　　　C. 阿托西班　　　　　　　　　　D. 杜仲颗粒

E. 头孢拉啶 　　　　　　　　　　F. 硫酸镁

● 答案: A

解析: 盐酸利托君为β肾上腺素受体激动剂, 其作用是通过抑制子宫平滑肌的收缩来达到保胎的效果, 其不良反应是引起心率加快, 心脏负担加重。此药如果用于妊娠合并心脏病的孕妇, 会进一步加重心脏的负担, 诱发心衰。因此, 妊娠合并心脏病的孕妇禁用盐酸利托君。故此题的关键正确选项是A; 其余为错误选项。

第4问: 在保胎过程中, 为避免因便秘引起心力衰竭, 护士应指导该孕妇采取的措施是(　　)

A. 必要时用甘油栓剂　　　　　　B. 每日用力大便一次

C. 每日运动1小时　　　　　　　D. 常规使用泻剂

E. 每餐尽量多吃　　　　　　　　F. 每日喝水2升

● 答案 A

解析: 便秘时, 孕妇可能通过屏气用力来排出大便, 这一动作会导致腹内压增大, 使腹腔内脏器官的血液部分被挤压到体循环中, 引起回心血量增加, 进而诱发心力衰竭。因此, 预防便秘是护理妊娠合并心脏病孕妇的一项重要措施。甘油栓剂可以软化近肛门处的粪便, 帮助大便排出, 减轻孕妇屏气用力, 同时不会造成水、电解质的失衡, 因此适合妊娠合并心脏病孕妇。用力大便可增加腹内压力, 回心血量增加和每分钟心搏出血量增多, 增加了心脏负担, 因此应指导孕妇不能用力解便; 运动能有效改善肠道活力, 减少便秘的发生, 但妊娠合并心脏病孕妇应尽量减少运动带来的血流动力学波动; 常规使用泻剂可能会导致孕妇水、电解质失衡, 进而引起心脏功能的异常, 因此不能常规使用; 每餐尽量多吃会因为饱食引起内脏器官血流动力学变化、增大腹压而诱发心衰, 因此应建议孕妇少量多餐; 该孕妇心功能Ⅲ级, 每天喝水2升会加重心脏负担, 从而诱发心力衰竭。故此题的正确选项是A(必要时使用甘油栓剂); 错误选项是B、C、D、E、F, 其中关键错误选项是C、D、E(运动、常规使用泻剂及每餐多食)。

第5问: 目前该孕妇存在的最主要护理问题是(　　)

A. 预感性悲哀: 与预感到将丧失胎儿有关

B. 营养失调: 低于机体需要量

C. 舒适的改变: 疼痛

D. 活动无耐力

E. 知识缺乏

F. 焦虑

● 答案: D

第6问: 针对患者以上问题护士进行健康指导, 下列叙述正确的是(　　)

A. 摄入高热量、高维生素、低脂肪食物

B. 每天的睡眠时间应保证8个小时

C. 无食欲时可进食腌制或腊制食品

D. 休息时多采取仰卧位

E. 注意保暖, 避免感冒

F. 多吃蔬菜和水果

● 答案: A、E、F

解析: 心衰和感染是妊娠合并心脏病孕妇死亡的主要原因。因此在健康指导时, 应告知孕妇进食高热量、高维生素、低脂肪的食物;适当限制食盐量;多吃蔬菜和水果以防便秘。注意保暖、避免到人多的公众场所以预防感染。对妊娠合并心脏病的孕妇,充分休息非常重要,是减少心脏负担的重要措施,因此患者应保证每天至少 10 个小时的睡眠,且中午宜休息 2 小时,休息时宜采取半卧位或左侧卧位。故此题的正确选项是 A、E、F,其中关键正确选项是 E;错误选项是 B、C、D,其中 B 是关键错误选项。

【案例 2】某孕妇,36 岁,患有先天性心脏病,现孕 12 周,心功能 I 级,一般情况良好,该孕妇前往医院咨询其妊娠相关事宜。

第 1 问:下列咨询建议中,符合该孕妇情况的是(   )
  A. 不适宜继续妊娠,并应立即行人工流产术
  B. 可继续妊娠,但需由内科与产科医师监护
  C. 可继续妊娠,但应积极采取措施预防心衰
  D. 可继续妊娠,但应积极采取措施预防感染
  E. 可继续妊娠,但给予健康指导与心理支持
  F. 立即住院保胎,直至妊娠足月行剖宫产术

• 答案:B、C、D、E

解析:该孕妇虽然患有先天性心脏病,但心功能为 I 级,有继续妊娠的机会。但必须向孕妇强调,在其随后的妊娠过程中,内科与产科医生的共同监护对其健康及预后非常重要,仅有产科医生的监护或仅有内科医生的监护不足以保障孕妇和胎儿的安全。妊娠期间,护士应加强健康指导,特别是预防心衰和感染的指导;同时给予心理支持,避免焦虑和紧张,保持愉快心情和乐观情绪。该孕妇目前没有住院指征,医院的环境不利于孕妇休息和预防感染,患者此时不应立即住院治疗。此题的正确选项是 B、C、D、E,其中关键正确选项是 B,即可继续妊娠,但需由内科与产科医师监护;此题错误选项是 A、F,其中 F 是关键错误选项。

[提示]该孕妇在医生的建议下选择了继续妊娠。

第 2 问:针对患者孕期的保健,护士应给予的正确建议是(   )
  A. 产前检查每月一次,直至临产入院
  B. 应在妊娠 36~38 周提前入院待产
  C. 饮食以高蛋白、高热量、高盐为主
  D. 保证一日三餐供应充足,但不需加餐
  E. 整个孕期体重增加应至少达到 12.5kg
  F. 保证每天 8 小时的睡眠,但不需午休

• 答案:B

解析:为及早发现心衰的早期征象,妊娠合并心脏病孕妇在妊娠 20 周前,应每 2 周行产前检查 1 次;妊娠 20 周后,发生心衰的概率增加,产前检查应每周 1 次。即使孕期经过顺利,亦应在 36~38 周提前入院待产。为避免增加心脏负担,应少量多餐,一次性摄入过多容易造成血流动力学的剧烈波动,增加心脏负担,诱发心衰。避免过度加强营养而导致体重增长过多,以每月体重增长不超过 0.5kg,整个孕期不超过 12kg 为宜。保证每天至少 10 个小时的睡眠,且中午宜休息 2 小时。因此,此题的正确选项是 B;其余各项均为错误选项,其中 D 为关键错误选项。

[提示]在良好的治疗护理下,该孕妇妊娠至孕 36 周时出现了临产征象,宫缩为 30~40

秒/3~4分,宫口开大3cm。评估孕妇心功能为Ⅱ级,一般情况良好。查体:脉搏86次/min,呼吸21次/min,血压120/64mmHg,胎心142次/分,胎位为枕左前位,通过B超预估胎儿重约2500g。

第3问:针对目前情况,应该采取的护理措施是(　　)

  A. 在严密监护下行阴道试产   B. 使用硫酸镁进行保胎治疗

  C. 立即行剖宫产术结束分娩   D. 行肥皂水灌肠以促进宫缩

  E. 立即行产钳助产结束分娩   F. 做好早产儿的抢救准备

•答案:A、F

解析:妊娠合并心脏病孕妇心功能Ⅰ~Ⅱ级,预计胎儿不大、胎位正常、宫颈条件良好者,可以考虑在严密监护下经阴道分娩。该孕妇的症状、体征提示其已进入临产状态,且宫口开大3cm,早产已不可避免,此时进行保胎治疗效果不佳。护士此时的工作重点应该是监护好孕妇,做好早产儿的抢救工作。故此题的正确选项是A、F;其余各项均为错误选项,其中关键错误选项是B。

第4问:该孕妇在分娩过程中,正确的护理措施是(　　)

  A. 第一产程中的体位宜采取平卧位

  B. 严格无菌操作并给予抗生素治疗

  C. 第一产程每15分钟测生命体征1次

  D. 指导产妇在第二产程宫缩时屏气用力

  E. 胎儿娩出后立即在产妇的腹部放置沙袋

  F. 产后72小时内严密监测生命体征以防心衰

•答案:B、C、E、F

解析:进入临产状态后,妊娠合并心脏病孕妇的生命体征监测频率应高于普通孕妇,一般每15分钟测定一次较为合理;不论是妊娠合并心脏病孕妇还是普通孕妇,第一产程中的体位均不宜采用平卧位,以防增大的子宫压迫下腔静脉,导致回心血量下降,引起仰卧位低血压综合征;胎儿娩出后,由于腹内压骤降,可致回心血量大幅下降,使血流动力学发生急剧变化,可能诱发心脏功能不全甚至衰竭,因此胎儿娩出后应在产妇腹部放置沙袋,以防腹压骤降;第二产程时,妊娠合并心脏病孕妇不宜用力,以免加重心脏负担,并尽量缩短第二产程,减少产妇体力消耗,防止发生心力衰竭和产后出血;产后72小时内仍然是发生心衰的危险时期,需严密监测生命体征。因此,此题的正确选项是B、C、E、F,其中关键正确选项是C和E;A、D为错误选项,其中关键错误选项是A。

[提示] 在严密监护下,孕妇经阴道分娩一活男婴。分娩后产妇出现子宫收缩乏力性出血。

第5问:护士/助产士应采取的措施是(　　)

  A. 肌注麦角新碱   B. 静脉注射缩宫素

  C. 控制输液速度   D. 随时评估心脏功能

  E. 立即进行母乳喂养   F. 准确记录产妇出入量

•答案:B、C、D、F

解析:肌注麦角新碱会引起静脉压增高,加重心脏负担,妊娠合并心脏病产妇应禁用,可静脉注射缩宫素以加强子宫收缩;心脏病产妇发生产后出血时应及时输血、输液,但应注意输液速度不能过快,以防发生心衰;妊娠合并症心脏病产妇应该维持出入量平衡状态,若入量明显多于出量,可能加重心脏负担,因此应监测并准确记录出入量,并依此调整治疗方案;在产后出血时,产妇生命体征不稳定,同时又合并有心脏病,此时其心脏功能不能承受母乳喂养,故此时暂不能进行母婴皮肤接触及母乳喂养。因此,此题的正确选项是 B、C、D、F,其中关键正确选项是 F;关键错误选项是 A 和 E。

[提示] 经过抢救,该产妇出血得到控制,总出血量约 1200ml,评估产妇心功能为Ⅲ级。

第6问:针对该产妇,下列措施中正确的是(　　)

  A. 安置心电监护并严密观察病情　　 B. 遵医嘱用广谱抗生素预防感染
  C. 协助母乳喂养以促进子宫收缩　　 D. 每日适当进行床旁功能锻炼
  E. 给予产妇情感上的支持与鼓励　　 F. 告知出院后采取适宜避孕措施

• 答案:A、B、E、F

解析:妊娠合并心脏病产妇发生产后出血后,应加强监护并严密观察病情;因其机体抵抗力下降,感染的风险增加,应遵医嘱使用广谱抗生素预防感染;产后 72 小时内是妊娠合并心脏病产妇发生心衰的关键时间点,在此期间,应避免产妇下床,并减少活动,以卧床休息为主,故不宜进行床旁功能锻炼;心功能Ⅲ级及以上者,为防止发生心衰,不宜哺乳;为避免产妇情绪过分激动,护士应主动给予心理支持;指导产妇出院后采取合适的避孕方式。因此,此题的正确选项是 A、B、E、F,其中关键正确选项是 B;错误选项是 C、D,关键错误选项是 D。

第十一节　妊娠合并糖尿病案例分析

【案例1】孕妇 36 岁,孕 1 产 0 孕 32 周,宫内孕单活胎。因"发现血糖升高 2 天"入院,初步诊断妊娠期糖尿病。入院后测定空腹血糖为 5.6mmol/L,其余产科检查均正常。

第1问:为明确诊断,该孕妇最需要做的诊断检查是(　　)

  A. B 超　　 B. 心电图
  C. 75g 口服葡萄糖耐量试验(OGTT)　　 D. "致畸五项"(TORCH)检查
  E. 胎儿颈项透明层(NT)值测定　　 F. 24 小时尿蛋白定量

• 答案:C

解析:心电图、B 超是孕妇需要做的常规检查,但不是针对怀疑有糖尿病孕妇的特殊检查;24 小时尿蛋白定量主要是针对妊娠期高血压疾病孕妇的特有检查,不是针对糖尿病;TORCH 是指一组病原体:T 即弓形虫,O 即 others,比如乙型肝炎病毒、HIV 病毒、梅毒螺旋体等;R 即风疹病毒,C 即巨细胞病毒,H 即单纯疱疹病毒,本检查常作为妇女妊娠期生殖道感染的常规检查项目,不是针对糖尿病;NT 值测定是筛查胎儿结构畸形的一种检测方法,不是糖尿病孕妇需要做的诊断检查;OGTT,是指给孕妇口服 75g 葡萄糖,然后测定其血糖变化,观察患者耐受葡萄糖的能力,是目前公认的诊断糖尿病的金标准。该孕妇发现血糖升高 2 天,此时最需要做的就是该项检查,以判断是否合并有妊娠期糖尿病。故此题的正确选项是 C;其他各项均为错误选项,其中关键错误选项是 B、F。

第2问:该孕妇需完成 75g OGTT 试验,护士应给予患者正确的指导建议是(　　)

  A. 检查前应空腹 8~12 小时　　 B. 75g 葡萄糖口服后立即查血糖
  C. 75g 葡萄糖水应在 5 分钟内口服完　　 D. 75g 葡萄糖应溶于 300ml 水中

E. 抽取空腹血后可进食一些主食　　　F. 检查期间孕妇应静坐等候

• 答案：A、C、D、F

解析：75g OGTT 试验是诊断妊娠期糖尿病的主要试验。OGTT 前 1 日晚餐后禁食至少 8 小时至次日晨，最迟不超过上午 9 时；检查期间静坐、禁烟；5 分钟内口服含 75g 葡萄糖的液体 300ml，分别抽取服糖前、服糖后 1 小时、2 小时的静脉血（从开始饮用葡萄糖水计算时间）。因此，此题的正确选项是 A、C、D、F，其中关键正确选项是 C；错误选项是 B、E，其中关键错误选项是 B。

[提示] 该孕妇 75g OGTT 结果显示：空腹及服糖后 1 小时、2 小时血糖值分别为 5.9mmol/L、11.0mmol/L、8.9mmol/L（正常血糖值为空腹 5.1mmol/L、服糖后 1 小时 10.0mmol/L、服糖后 2 小时 8.5mmol/L），诊断为妊娠期糖尿病。经采取饮食控制的方法控制饮食后，患者空腹血糖为 5.2mmol/L，餐后 2 小时血糖为 6.5mmol/L。

第 3 问：该孕妇目前糖尿病所处的分期是（　　）

A. A1　　　　　　　　　　　　B. A2
C. B　　　　　　　　　　　　D. C
E. D　　　　　　　　　　　　F. E

• 答案：A

解析：依据患者发生糖尿病的年龄、病程以及是否存在血管并发症等进行分期（White 分类法），糖尿病分为 A 级：妊娠期出现或发现的糖尿病（A1 级：经控制饮食，空腹 < 5.8mmol/L，餐后 2 小时 < 6.7mmol/L；A2 级：经饮食控制，空腹 ≥ 5.8mmol/L，餐后 2 小时 ≥ 6.7mmol/L）；B 级：显性糖尿病，20 岁以后发病，病程 < 10 年；C 级：发病年龄 10~19 岁；或者病程达到 10~19 年；D 级：10 岁以前发病；或者病程 ≥ 20 年；或者合并单纯性视网膜病；F 级：糖尿病性肾病；R 级：眼底有增生性视网膜病变或玻璃体出血；H 级：冠状动脉粥样硬化性心脏病；T 级：有肾移植史。根据该孕妇情况，可以判断其为 A1 级。

第 4 问：对该孕妇目前首选的处理措施是（　　）

A. 继续饮食控制　　　　　　　　B. 立即行剖宫产
C. 进行人工破膜　　　　　　　　D. 行胰岛素治疗
E. 口服降糖药物　　　　　　　　F. 给予药物保胎

• 答案：A

解析：经过饮食控制后，患者血糖恢复正常，说明饮食控制有效，不需要进行药物干预；同时该孕妇孕周仅 32 周，无宫缩及胎儿窘迫的征象，没有必要给予药物保胎，更没必要行人工破膜甚至终止妊娠。因此，该孕妇目前首选的处理措施是 A，即继续饮食控制。

[提示] 该孕妇在 34 周孕时出现不规律宫缩，每 20 分钟有 3~4 次宫缩，强度中等。此时患者空腹血糖为 7.8mmol/L，中餐后血糖为 9.2mmol/L。患者拟进行保胎治疗，准备使用抑制子宫收缩的药物。

第 5 问：依据该孕妇的血糖水平，不适宜选择的抑制子宫收缩的药物是（　　）

A. 硫酸镁　　　　　　　　　　　B. 盐酸利托君
C. 葡萄糖酸钙　　　　　　　　　D. 硝苯地平
E. 阿托西班　　　　　　　　　　F. 地塞米松

• 答案：B

解析：此时该孕妇的空腹及餐后血糖水平均高于正常，控制情况较差。盐酸利托君的不良反应之一是导致血糖升高,故不适宜血糖未控制的保胎孕妇;地塞米松属于糖皮质激素,使用后可引起血糖升高,不用于血糖未控制的患者,而且地塞米松没有抑制子宫收缩的作用,并不是抑制子宫收缩的药物,在此仅属于干扰选项。故此题的正确选项是 B,盐酸利托君是不适宜血糖升高孕妇选择的保胎药物;其他均为错误选项。

第 6 问:针对该孕妇进行糖尿病饮食控制,下列建议正确的是(   )

    A. 早餐(含上午加餐)摄取 25% 的热量

    B. 午餐(含下午加餐)摄取 40% 的热量

    C. 晚餐摄取 30% 的热量

    D. 睡前摄取 20% 的热量

    E. 每日给予钙剂 4g

    F. 提倡高盐饮食

• 答案:A、C

【案例 2】孕妇,30 岁,孕 37 周,妊娠合并糖尿病。入院后监测血糖,血糖结果显示:空腹血糖 6.2mmol/L,三餐后血糖 9.5mmol/L。询问病史,该孕妇在家未监测血糖,也未进行饮食控制。

第 1 问:对该孕妇首要的处理措施是(   )

    A. 静滴缩宫素以促进宫缩   B. 立即行剖宫产终止妊娠

    C. 饮食调节并加用胰岛素   D. 遵医嘱使用糖皮质激素

    E. 指导孕妇每日运动 1 小时   F. 给予吸氧的同时继续观察

• 答案:C

解析:该孕妇血糖结果提示空腹及餐后血糖均高于正常值。空腹血糖增高往往提示孕妇需要加用胰岛素进行治疗。因此该孕妇应采用饮食调节同时加用胰岛素进行血糖控制。由于糖尿病孕妇的胎儿成熟度较低,虽然该孕妇已 37 周孕,其胎儿仍需延长宫内的时间,因此不宜采取终止妊娠的任何措施。故此题的正确选项是 C;错误选项是 A、B、D、E、F,关键错误选项是 B。

第 2 问:护士指导孕妇进行饮食控制,下列有关热量的分配比例叙述正确的是(   )

    A. 糖类 30%,蛋白质 40%,脂肪 30%

    B. 糖类 30%,蛋白质 30%,脂肪 40%

    C. 糖类 40%,蛋白质 40%,脂肪 20%

    D. 糖类 55%,蛋白质 20%,脂肪 25%

    E. 糖类 60%,蛋白质 25%,脂肪 15%

    F. 糖类 70%,蛋白质 10%,脂肪 20%

• 答案:D

解析:部分糖尿病孕妇应用饮食疗法可使血糖控制在正常范围,因此糖尿病孕妇在妊娠期饮食控制非常重要。孕中期后,每日热量增加 200kcal。其中糖类占 50%~60%,蛋白质20%~25%,脂肪 25%~30%。因此,此题的正确选项是 D;错误选项是 A、B、C、E、F,其中关键错误选项是 C。

第 3 问:护士在实施饮示指导中,应建议该孕妇少进食的食物是(   )

    A. 豆浆   B. 卷心菜

C. 油菜
D. 鱼肉

E. 巧克力
F. 冰淇淋

• 答案：E、F

解析：巧克力、冰淇淋含有大量糖分，不利于妊娠合并糖尿病孕妇的病情控制，因此应建议孕妇减少或避免食用。故此题的正确选项为E、F；其余为错误选项。

[提示] 该孕妇经饮食控制和药物治疗后，血糖控制仍不理想。至38周时，患者出现酮症酸中毒征象，此时无宫缩，胎心152次/min，胎儿电子监护结果显示有多次变异减速。

第4问：此时最应该的处理是（ ）

A. 静滴缩宫素引产
B. 立即进行剖宫产

C. 用产钳加快分娩
D. 饮食调节后观察

E. 指导孕妇运动
F. 给予吸氧并观察

• 答案B

解析：虽然糖尿病不是剖宫产的绝对指征，但由于该孕妇已出现酮症酸中毒的征象，胎监结果多次变异减速，提示胎儿可能存在宫内缺氧的情况，因此，应选择剖宫产立即终止妊娠。此题的正确选项是B；其余为错误选项。

第5问：关于该产妇新生儿出生后的处理，下列叙述正确的是（ ）

A. 按足月新生儿常规进行护理

B. 出生时常规血糖筛查

C. 尽快行皮肤接触和母乳喂养

D. 出生后新生儿需行胰岛素注射治疗

E. 预防新生儿低血钙及高胆红素血症

F. 立即给予新生儿葡萄糖水以防低血糖

• 答案：B、C、E

解析：糖尿病产妇娩出的新生儿均按高危儿处理；出生常规血糖筛查；观察有无低血钙、高胆红素血症、呼吸窘迫综合征的临床表现。妊娠合并糖尿病时，孕妇的高血糖通过胎盘到达胎儿体内，刺激胎儿胰岛素分泌增加，形成高胰岛素血症。新生儿脱离母体高血糖环境后，高胰岛素血症仍然存在，容易发生新生儿低血糖。新生儿出生后早期母乳喂养，注意保暖，加强血糖监测。若新生儿血糖＜2.2mmol/L，给予加配方奶5ml/kg，1小时后复测血糖。口服不能纠正者，应静脉输注10%葡萄糖。因此，此题的正确选项是B、C、E，错误选项是A、D、F。

第6问：若该孕妇在分娩前胰岛素的使用量为15U，在分娩后48小时，胰岛素的使用量应该为（ ）

A. 3U
B. 5U

C. 7U
D. 10U

E. 12U
F. 14U

• 答案：B

解析：产褥期胎盘排出后，体内抗胰岛素物质迅速减少，大部分妊娠期糖尿病孕妇在分娩后即不再需要使用胰岛素，仅少数产妇仍需胰岛素治疗。分娩后48小时胰岛素的用量应减少至分娩前的1/3，因此，此题的正确选项为B，其余为错误选项。

第十二节   妊娠合并乙型肝炎案例分析

【案例1】某孕妇,27岁,孕15周,务农,因"恶心、呕吐,乏力,食欲缺乏1周"入院。入院后检查:体温37.4℃,脉搏82次/min,呼吸20次/min,血压122/70mmHg,神情淡漠。查体结果显示,肝大,肝区压痛。实验室检查结果:HBsAg(+),HBeAg(+),抗HBc抗体(+),谷丙转氨酶(ALT)685U/L,谷草转氨酶(AST)355U/L,血氨95μmol/L。

第1问:该孕妇最可能患的妊娠期疾病是(   )

A. 妊娠剧吐	B. 早孕反应
C. 妊娠合并乙型肝炎	D. 妊娠合并急性脂肪肝
E. 妊娠合并药物性肝炎	F. 妊娠期肝内胆汁淤积症

• 答案:C

解析:血清学检查是诊断病毒性肝炎最主要的指标。该孕妇的血清学检查结果明确显示患者为乙型肝炎病毒(HBV)感染,同时患者还具有恶心、呕吐,乏力、食欲缺乏以及肝大、肝区压痛等临床表现,符合乙型肝炎的临床表现;急性脂肪肝常发生在妊娠晚期,起病急,病情重,起病时常有上腹部疼痛、恶心、呕吐等消化道症状,进一步发展表现为凝血功能障碍、出血倾向、黄疸等,肝炎标志物一般为阴性。故此题的正确选项是C;错误选项是A、B、D、E、F,其中关键错误选项是D。

第2问:该孕妇目前存在的最主要的健康问题是(   )

A. 焦虑	B. 知识缺乏
C. 母乳喂养无效	D. 组织灌注量不足
E. 有受伤的危险	F. 皮肤完整性受损的危险

• 答案E

解析:神志淡漠和血氨升高提示患者处于肝性脑病的一期,所以有跌倒可能,故有受伤的危险。肝性脑病是慢性重症肝炎的严重并发症,甚至危及患者生命,而肝性脑病的发生往往是在肝脏功能受损的基础上,因为高蛋白饮食、便秘、感染、大量放腹水、使用镇静药和麻醉药等诱因造成。因此,该孕妇目前存在的最主要健康问题是E;而A、B、C、D、F为错误选项。

第3问:针对该孕妇,应该采取的隔离方式是(   )

A. 空气隔离	B. 飞沫隔离
C. 接触隔离	D. 严密隔离
E. 保护性隔离	F. 昆虫隔离

• 答案:C

解析:传染病的隔离方法包括空气隔离、飞沫隔离、接触隔离。乙型肝炎主要通过血液和体液传播。医护人员接触患者的血液和体液时应洗手并戴手套,如可能发生血液和体液喷溅时应戴护目镜或防护面罩,因此应采取的隔离方式为接触隔离。故此题的正确选项为C;错误选项为A、B、D、E、F。

第4问:该孕妇入院时已3天未解大便,首选灌肠液为(   )

A. 温水	B. 肥皂水

C. 生理盐水   D. 33% 硫酸镁

E. 20% 甘露醇   F. 乳果糖溶液

• 答案：F

解析：乳果糖可以降低肠道 pH，促进肠道游离的氨（NH_3）转变为铵（NH_4）从肠道排出，还可抑制肠道细菌的生长，使肠道细菌产氨减少；肥皂水为碱性，可促进肠道的铵（NH_4）转变为氨（NH_3），游离氨增加，从而造成血氨增高；温水、生理盐水、33% 硫酸镁、20% 甘露醇虽不属于禁忌使用的灌肠液，但它们既不能降低肠道 pH，也不能抑制肠道细菌生长，因此不作为首选灌肠液。故此题的正确选项为 F；错误选项为 A、B、C、D、E，关键错误选项为 B。

第 5 问：孕妇入院后，护士应告知孕妇进食（   ）

A. 高蛋白、高热量、高脂肪饮食   B. 高蛋白、高热量、低脂肪饮食

C. 高蛋白、高脂肪、低热量饮食   D. 高脂肪、高热量、禁蛋白饮食

E. 高热量、低脂肪、适量蛋白饮食   F. 高蛋白、高脂肪、适量热量饮食

• 答案：E

解析：肝性脑病孕妇不应过分限制蛋白质的摄入，而应重视保持正氮平衡。长时间限制蛋白饮食会加重营养不良，负氮平衡会增加骨骼肌的动员，反而会使血氨增高；高热量的饮食对维持正氮平衡具有重要作用，如果热量不够，蛋白质分解代谢增强，氨基酸生成及产氨增多，从而增加肝性脑病发作的危险；脂肪可延缓胃的排空，应尽量减少食用。因此，患者应选用高热量、低脂肪、适量蛋白饮食，即正确选项为 E；错误选项为 A、B、C、D、F，其中 A 为关键错误选项。

第 6 问：被患者的血液或体液污染的物品，首选的消毒液为（   ）

A. 0.2% 的氯己定   B. 0.5% 的氯己定

C. 1.0% 的氯己定   D. 500mg/L 有效氯含氯消毒剂

E. 800mg/L 有效氯含氯消毒剂   F. 2000mg/L 有效氯含氯消毒剂

• 答案：F

解析：氯己定为低效消毒剂，不能杀灭芽孢、分枝杆菌及亲水病毒。乙肝病毒的抵抗力较强，选用 2000mg/L 有效氯含氯消毒剂能较好的灭活此病毒。因此，本题的正确选项为 F，其余为错误选项。

【案例 2】 孕妇，25 岁，孕 1 产 0 孕 38 周，枕左前位，单活胎待产，妊娠合并乙肝病毒感染。查体：体温 37℃，脉搏 92 次 /min，呼吸 20 次 /min，胎心率 138~152 次 /min，宫缩 30~40 秒 /4~5 分，宫口开大 2+cm，先露部在坐骨棘水平。实验室检查结果：HBsAg（ + ），HBeAg（ + ），抗 HBc 抗体（ + ），ALT70U/L，AST50U/L。

第 1 问：目前对该孕妇最适合的处理措施是（   ）

A. 立即行剖宫产终止妊娠   B. 继续严密观察产程进展

C. 给予孕妇保胎治疗   D. 立即注射乙肝疫苗

E. 少量多次给予输血   F. 注射高效免疫球蛋白

• 答案 B

解析：妊娠合并病毒性肝炎不是剖宫产的指征，案例中，孕妇已进入临产状态且进展顺利，无胎儿窘迫等，继续严密观察产程进展是目前最佳的处理措施。为阻断乙肝的母婴传播，可在产后为新生儿注射乙肝高效免疫球蛋白和乙肝疫苗，目前尚处于分娩期，暂不需此

项措施。因此,本题的正确选项为B;其余为错误选项,其中关键错误选项为D、F。

第2问:乙肝病毒传给新生儿的主要方式是(   )

　　A. 母婴垂直传播　　　　　　　　B. 密切生活接触

　　C. 使用乙肝疫苗　　　　　　　　D. 注射血浆制品

　　E. 粪 - 口途径　　　　　　　　　F. 输血

· 答案:A

第3问:在分娩期及产褥期,正确的处理措施是(   )

　　A. 准备好新鲜血液　　　　　　　B. 尽量缩短第二产程

　　C. 剖宫产是最佳选择　　　　　　D. 加强产后出血的预防

　　E. 用广谱抗生素预防感染　　　　F. 正确处理分娩所用物品

· 答案:A、B、D、E、F

第4问:下列血清学检查指标中,乙肝病毒复制的直接证据和传染性指标是(   )

　　A. HBsAg　　　　　　　　　　　B. HBeAg

　　C. 抗 HBs 抗体　　　　　　　　　D. 抗 HBe 抗体

　　E. HBV-DNA　　　　　　　　　　F. HDV-IgM

· 答案:E

第5问:关于该产妇产褥期的护理措施,下列叙述正确的是(   )

　　A. 加强休息　　　　　　　　　　B. 保持大便通畅

　　C. 观察子宫收缩及阴道流血　　　D. 加强基础护理,预防感染

　　E. 多进食高蛋白、高脂肪食物　　F. 不宜喂奶时使用雌激素回奶

· 答案:A、B、C、D

解析:妊娠合并病毒性肝炎的患者由于肝功能受损,导致脂肪代谢障碍,进而引起脂溶性维生素K的缺乏,易发生出血,因此产后需密切观察子宫收缩及阴道流血情况;雌激素主要在肝脏进行灭活,若使用雌激素回奶,可能增加肝脏负担,诱发肝功能衰竭。故此题正确选项是A、B、C、D,其中关键正确选项是C;此题错误选项是E、F,其中关键错误选项是F。

第十三节　产褥感染案例分析

【案例1】某产妇"产后半月,会阴部疼痛一周"收住入院。该产妇半月前因"第二产程延长、持续性枕横位、继发性子宫收缩乏力"行会阴侧切产钳助产术,产后第三天出院。一周前产妇自觉会阴部疼痛,走路时尤其明显。护理体检:体温 37.8℃,脉搏 96 次 /min,呼吸 26 次 /min,血压 112/76mmHg(1mmHg=0.133kPa);会阴侧切口处充血水肿,会阴切口边缘有 0.5cm 裂开,见少量脓性渗液,局部有压痛,无水疱。实验室检查:血常规提示白细胞 15.2×10^9/L,血红蛋白 76g/L。

第1问:引起该产妇会阴伤口感染的因素有(   )

　　A. 产钳术　　　　　　　　　　　B. 会阴侧切术

　　C. 会阴水肿　　　　　　　　　　D. 贫血

　　E. 糖尿病　　　　　　　　　　　F. 白念珠菌性阴道炎

· 答案:A、B、C、D

解析:常见引起会阴伤口感染的因素包括:①手术助产:包括产钳术、胎吸术、臀助产术。②会阴伤口缝合缺陷:包括血肿形成及异物等。③阴道感染:包括人乳头瘤病毒感染。④其他与感染有关的因素:贫血、出血性疾病、糖尿病、吸烟等。该患者信息未提及糖尿病和白念珠菌性阴道炎病史,故此题的正确答案为 A、B、C、D,错误选项为 E、F。

第2问:根据感染的深浅,临床将会阴侧切口感染分为( )

  A. 单纯性感染   B. 浅筋膜感染

  C. 深筋膜感染   D. 坏死性筋膜炎

  E. 坏死性肌炎   F. 坏死性深筋膜炎

 • 答案:A、B、D、E

解析:按感染的深浅,将会阴侧切口感染分为四度:①单纯性感染;②浅筋膜感染;③坏死性筋膜炎;④坏死性肌炎。故该题的正确选项为选项 A、B、D、E,错误选项为选项 C、F。

第3问:针对目前情况该产妇的会阴侧切口感染属于( )

  A. 单纯性感染   B. 浅筋膜感染

  C. 深筋膜感染   D. 坏死性筋膜炎

  E. 坏死性肌炎   F. 坏死性深筋膜炎

 • 答案:A

解析:按感染的深浅会阴侧切口感染分为四度:①单纯性感染;②浅筋膜感染;③坏死性筋膜炎;④坏死性肌炎。单纯性感染是指感染限于会阴侧切口切缘部位皮肤及浅筋膜,不包括皮肤坏死及全身症状,局部不形成水疱,深筋膜感染、坏死性深筋膜炎并非会阴侧切口感染的分度内容,所以根据该患者情况应选择 A,而 B、C、D、E、F 均为错误选项。

第4问:此时该产妇应采取的处理是( )

  A. 应用广谱抗生素   B. 伤口疼痛者可用止痛剂

  C. 2% 戊二醛冲洗伤口每日 2 次 D. 高压氧治疗

  E. 及时拆除伤口缝线,保持引流通畅 F. 营养治疗

 • 答案:A、B、E、F

解析:会阴切口感染的处理要点包括:及时拆除伤口缝线,保持引流通畅;应用广谱抗生素;伤口疼痛者可用止痛剂以及相应的支持治疗。2% 戊二醛具有刺激性,一般用于医疗器械的消毒;高压氧治疗限用于由芽孢梭菌感染所致的坏死性筋膜炎或肌炎,该患者仅为单纯性感染,故此题的正确答案为 A、B、E、F,其中关键正确选项为 E;错误选项是 C、D,其中关键错误选项为 D。

第5问:如疾病进一步发展,应警惕的罕见并发症是( )

  A. 泌尿系统感染   B. 尿瘘

  C. 宫旁组织炎   D. 淋巴管炎

  E. 败血症   F. 坏死性筋膜炎

 • 答案:F

解析:坏死性筋膜炎是一种罕见的会阴和阴道伤口感染的致命性并发症,深部的软组织感染包括肌肉和筋膜。有糖尿病、免疫抑制的患者是高危人群,但是正常的妇女也可以发生这种感染,当疾病进展时,患者可以出现败血症、毛细血管漏液、循环衰竭,甚至患者死亡。泌尿系统感染、宫旁组织炎、淋巴管炎、尿瘘并非罕见,败血症是各种感染进展的严重阶段,故 F 为正确选项,也是关键正确选项,A、B、C、D、E 均为错误选项。

[提示] 该产妇在局部麻醉下拆除会阴侧切口缝线、会阴伤口清创处理,然后进行再次缝合。

第6问:会阴侧切切口再次缝合术后,应采取的护理措施有(　　)

　　　　A. 应用广谱抗生素

　　　　B. 伤口疼痛者可用止痛剂

　　　　C. 2% 戊二醛冲洗伤口每日 2 次

　　　　D. 术后禁食 48~72h,之后继续进食无渣半流饮食 3 天

　　　　E. 支持治疗

　　　　F. 术后半流饮食 3 天

　　● 答案:A、B、E

解析:会阴侧切切口再次缝合术后的饮食需根据手术情况而定,只有对术中修补直肠黏膜者术后禁食 48~72h,之后继续进食无渣半流饮食 3 天,该产妇为单纯性会阴切口感染,仅在局麻下进行清创与缝合;2% 戊二醛具有刺激性,一般用于医疗器械的消毒。故该题的正确选项为 A、B、E,其中关键正确选项 A;错误选项为 C、D、F,其中 D 为关键错误选项。

【案例 2】某女,35 岁,当地医院自然分娩一活婴,因胎儿娩出后 20 分钟阴道流血约200ml,胎盘仍未完全剥离,遂行人工剥离胎盘,检查胎盘表面粗糙,胎膜完整,会阴 I 度裂伤,产时出血 300ml,总产程 20h,产后给予头孢呋辛钠 1.5g 静脉滴注一次预防感染,3 天后母婴出院。产后第 7 天产妇因“恶露增多 3 天伴臭味”就诊,拟“产褥感染”收住入院。护理体检:体温 38.2℃,脉搏 90 次 /min,呼吸 22 次 /min,血压 110/60mmHg;子宫轻压痛,会阴部无红肿、疼痛,阴道内有大量脓性分泌物,阴道黏膜无充血、水肿。

第1问:导致产褥感染的诱发因素有(　　)

　　　　A. 产妇体质虚弱　　　　　　　　B. 孕期贫血

　　　　C. 胎膜早破　　　　　　　　　　D. 产程时间长

　　　　E. 产前产后出血过多　　　　　　F. 产科手术

　　● 答案:A、B、C、D、E、F

解析:产褥感染只有在机体免疫力、细菌毒力、细菌数量三者之间的平衡失调时,才会增加感染的机会,导致感染发生。如产妇体质虚弱、营养不良、孕期贫血、孕期卫生不良、胎膜早破、羊膜腔感染、慢性疾病、产科手术、产程延长、产前产后出血过多、多次宫颈检查等,均可成为产褥感染的诱因。故此题的正确选项为 A、B、C、D、E、F。

第2问:该产妇应诊断为(　　)

　　　　A. 外阴切口感染　　　　　　　　B. 急性阴道炎

　　　　C. 急性宫颈炎　　　　　　　　　D. 急性子宫内膜炎

　　　　E. 急性子宫肌炎　　　　　　　　F. 急性盆腔结缔组织炎

　　● 答案:D、E

解析:发热、疼痛、异常恶露为产褥感染三大主要症状。因感染部位、程度、扩散范围不同,产妇的临床表现也不同。子宫感染包括急性子宫内膜炎和子宫肌炎。急性子宫内膜炎表现为子宫内膜充血坏死,恶露量多且有臭味,而子宫肌炎表现为腹痛、恶露增多呈脓性、子宫压痛,子宫复旧不良,但急性子宫内膜炎与急性子宫肌炎两者常常伴发;急性盆腔结缔组织炎主要表现为下腹痛伴肛门坠胀感,压痛、反跳痛、肌紧张明显,宫旁可触及炎性包块。

结合该产妇的主诉"恶露增多 3 天伴臭味"以及子宫轻压痛，阴道内有大量脓性分泌物，阴道黏膜无充血、水肿，会阴部无红肿、疼痛等体检情况，故此题的正确选项为 D、E，也是关键正确选项；错误选项为 A、B、C、F。

[提示] 入院 B 超提示：宫腔不均强回声，见血流，胎盘残留首先考虑。急诊血常规提示白细胞 22×10⁹/L，血清 C- 反应蛋白 150mg/L。

第3问：此时应采取的护理措施是（　　）

  A. 保证休息，加强营养   B. 取半卧位
  C. 做好清宫术前准备   D. 抗生素治疗
  E. 密切监测生命体征变化，尤其体温 F. 立即彻底刮宫术

•答案：A、B、C、D、E

解析：产褥期急性子宫感染，应给予抗生素抗感染治疗，密切监测生命体征尤其体温的变化，同时做好清宫前的各项准备，建议患者采取半卧位，有利于脓液引流。急性感染伴发高热，应有效控制感染和体温下降后，再彻底刮宫，避免因刮宫引起感染扩散和子宫穿孔。该题正确选项为 A、B、C、D、E，其中关键正确选项为 B、D，关键错误选项为 F。

[提示] 产妇经抗感染治疗后行清宫术。术后第 1 天产妇体温 39℃，脉搏 102 次/min，呼吸 25 次/min，血压 105/60mmHg，伴寒战，下腹痛伴肛门坠胀感。

第4问：此时需做的评估及检查有（　　）

  A. 评估子宫软硬度、有无压痛
  B. 评估子宫旁是否扪及包块
  C. 评估会阴部有无疼痛，恶露的量、颜色及性状
  D. 评估下腹部有无压痛、反跳痛、肌紧张
  E. 急诊血培养及药敏试验
  F. 盆腔 B 超检查
  G. 宫腔分泌物培养

•答案：A、B、C、D、E、F、G

解析：产褥感染的诊断需在详细询问病史的基础上做好全身及局部检查确定感染的部位和严重程度，通过 B 超、CT、磁共振成像等辅助检查做出定位及定性诊断，通过宫腔分泌物作细菌培养和药物敏感试验，必要时需作血培养及药物敏感试验。该题的正确选项为 A、B、C、D、E、F、G，其中关键正确选项为 D。

[提示] 经身体评估及临床辅助检查，该产妇诊断为急性盆腔结缔组织炎。

第5问：符合急性盆腔结缔组织炎的症状与体征有（　　）

  A. 下腹明显压痛、反跳痛、肌紧张 B. 恶心、呕吐、腹胀
  C. 严重者整个盆腔形成"冰冻骨盆" D. 出现腹泻、里急后重和排尿困难
  E. 股白肿   F. 触及炎性包块

•答案：A、C、F

解析：急性盆腔结缔组织炎表现为下腹痛伴肛门坠胀，伴有持续高热、寒战、脉速、头痛等全身症状。下腹明显压痛、反跳痛、肌紧张、宫旁一侧或两侧结缔组织增厚、触及炎性包块，子宫复旧差，严重者整个盆腔形成"冰冻骨盆"。炎症进一步扩散至腹膜，可引起急性盆腔腹膜炎及弥漫性腹膜炎，出现全身中毒症状，如恶心、呕吐、腹胀，有时在直肠子宫凹陷形成局限性脓肿，可有腹泻、里急后重与排尿困难；股白肿是血栓性静脉炎的临床表现之一，

是因血液回流受阻引起的下肢水肿,皮肤发白。该题的正确选项为 A、C、F;错误选项为 B、D、E,其中关键错误选项为选项 E。

[提示] 术后 2 天,产妇体温骤升,高达 42℃,伴寒战,血压 80/50mmHg,脉搏 126 次/min,呼吸 30 次/min。

第 6 问:该产妇当前应实施的主要护理措施包括(　　)

  A. 积极配合抢救,专人维护静脉通路

  B. 根据医嘱支持治疗、输血输液

  C. 迅速做好子宫切除术的术前准备

  D. 注意抗生素使用的间隔时间,维持有效浓度

  E. 严密观察病情变化,监测生命体征,关注面色、尿量

  F. 做好产妇及家属的心理护理

● 答案:A、B、C、D、E、F

解析:产褥期的严重感染可发展为感染性休克,应积极配合抢救,包括静脉通路建立、各项治疗如有效血容量维持、抗生素及支持性药物的使用、病情的密切观察以及心理护理等。当子宫严重感染经积极治疗无效,出现不能控制的出血、败血症或脓毒血症时,应及时行子宫切除术,抢救患者生命。故该题的正确选项为 A、B、C、D、E、F。

第十四节　脐带脱垂案例分析

【案例】某孕妇,G1P0,孕期规则产检,无异常。孕 37^{+6} 周,自觉规律宫缩 3 小时,无阴道流液,来院急诊。阴道检查,宫口开 2cm,先露高浮,胎膜未破,拟"G1P0,孕 37^{+6} 周,临产"收入院。入院后 2 小时,孕妇自诉有大量羊水流出,助产士听诊胎心 70 次/min,立即阴道检查:羊水清,宫口 2cm,先露头,宫颈口外扪及条索状物,有搏动。

第 1 问:该孕妇此时发生了什么情况(　　)

  A. 脐带先露　　　　　　　　　B. 脐带脱垂

  C. 隐性脐带脱垂　　　　　　　D. 急性胎儿窘迫

  E. 宫颈肌瘤　　　　　　　　　F. 羊水过多

● 答案:B、D

解析:胎膜未破时脐带位于胎先露部前方或一侧,称为脐带先露或隐形脐带脱垂。胎膜破裂脐带脱出于宫颈口外,降至阴道内甚至露于外阴部,称为脐带脱垂,B 选项正确。因脐带受压,血循环受阻,导致胎心率减慢,造成急性胎儿窘迫,D 选项正确。E 选项为错误选项,F 选项案例中没有诊断依据。故此题正确选项为 B、D。

第 2 问:发生上述情况的病因有哪些:

  A. 胎头未衔接　　　　　　　　B. 胎儿过小

  C. 脐带过长　　　　　　　　　D. 胎位异常

  E. 脐带附着异常　　　　　　　F. 低置胎盘

● 答案:A、B、C、D、E、F

解析:脐带脱垂的病因包括:①胎头未衔接,如头盆不称、胎头入盆困难;②胎位异常,如臀先露、肩先露、枕后位;③胎儿过小或羊水过多;④脐带过长;⑤脐带附着异常及低置

胎盘。故此题正确选项为 A、B、C、D、E、F。

第 3 问：发生上述情况,应如何处理( )

A. 呼叫同伴,即刻通知医师
B. 产妇立即取臀高位
C. 上推胎先露部
D. 严密监测胎心
E. 尽快行剖宫产术
F. 尽快予产钳助产

• 答案：A、B、C、D、E

解析：发现脐带脱垂,若宫口开全,胎头已入盆,行产钳助产;臀先露行臀牵引术。宫口未开全,则产妇立即取头低臀高位,将胎先露部上推,并通知产科医生,应用抑制宫缩药物,缓解或减轻脐带受压。严密监测胎心同时,尽快行剖宫产术。若胎心已消失,脐带搏动也消失,则经阴道分娩。根据案例,此题正确选项为 A、B、C、D、E。

[提示] 遵医嘱迅速做好术前准备,并通知新生儿科医生。全麻下行子宫下段剖宫产术,3 分钟后胎儿娩出。

第 4 问：此案例中,可能对母儿的造成的影响有哪些( )

A. 增加剖宫产率
B. 羊水栓塞
C. 胎盘早剥
D. 胎儿缺氧
E. 新生儿窒息
F. 产后出血

• 答案：A、D、E

解析：脐带脱垂对产妇的影响有增加剖宫产率及手术助产率;对胎儿的影响有胎心率异常、胎儿缺氧、新生儿窒息,若脐带血循环阻断超过 7~8 分钟,可胎死宫内。故 B、C、F 为错误选项,正确选项为 A、D、E。

第十五节　羊水栓塞案例分析

【案例】某孕妇,孕 2 产 0,孕 39^{+2} 周,孕期规律产检,无异常。此时宫口扩张 6cm,宫缩时自然破膜,产妇突然烦躁不安,呼吸困难,寒战,进入昏迷状态,测血压 90/60mmHg,心率 130 次 /min。

第 1 问：产妇此时最有可能发生的情况是( )

A. 子宫破裂
B. 哮喘
C. 急性心率衰竭
D. 急性肺不张
E. 羊水栓塞
F. 支气管痉挛

• 答案：E

解析：在分娩过程中,尤其是破膜后出现呛咳、气急、烦躁等前驱症状,继而出现呼吸困难、发绀、抽搐、昏迷、血压急剧下降、心率加快,应考虑羊水栓塞。因此本题的正确选项为 E。

第 2 问：羊水栓塞的病理变化为( )

A. 肺动脉高压
B. 过敏性休克
C. 急性肾衰竭
D. 小动脉痉挛
E. 急性肺水肿
F. DIC

• 答案：A、B、C、F

解析：羊水栓塞是指分娩过程中羊水突然进入母体循环引起的急性肺栓塞、过敏性休克、弥散性血管内凝血(DIC)、肾衰竭等一系列病理改变的严重分娩并发症。羊水在进入母体后,羊水中的有形物质,如胎儿毳毛、胎脂、胎粪、角化上皮细胞等,直接形成,经肺动脉进入肺循环,阻塞小血管并刺激血小板激活凝血过程;羊水中的有形物质成为过敏原,作用于母体,引起Ⅰ型变态反应,导致过敏性休克;羊水中含有大量促凝物质,进入母体后易在血管内形成大量微血栓,消耗大量凝血因子及纤维蛋白原,而发生 DIC;由于休克和 DIC,使母体多脏器受累,常见为急性肾缺血而导致肾功能障碍和肾衰。故此题的正确选项为 A、C、D、F。

第3问:此时应采取的护理措施,下列叙述中正确的是(　　)

A. 低流量面罩氧气吸入　　　　　B. 建立多条静脉通路

C. 保暖　　　　　　　　　　　　D. 严密观察生命体征

E. 留取血标本　　　　　　　　　F. 与家属沟通交代病情

•答案:B、C、D、E

解析:羊水栓塞的主要抢救原则是:改善低氧血症、抗过敏和抗休克、防治 DIC 和肾衰竭。此时应给予高流量加压给氧,必要时配合医生行气管插管或气管切开,保证迅速供氧,故 A 选项错误。护士应迅速建立静脉通路,严密观察生命体征变化,正确留取血标本,完善实验室检查,注意保暖。此时应由医师与家属沟通交代病情。故此题的正确选项为 B、C、D、E。

[提示] 医师开具医嘱应用解痉药物,解除肺动脉高压。

第4问:解除肺动脉高压的常用解痉药物有(　　)

A. 阿托品　　　　　　　　　　　B. 氨茶碱

C. 硫酸镁　　　　　　　　　　　D. 山莨菪碱

E. 酚妥拉明　　　　　　　　　　F. 盐酸罂粟碱

•答案:A、B、E、F

解析:应用解痉药物缓解肺动脉高压,改善肺血流低灌注,改善缺氧,预防右心衰所致的呼吸循环障碍。常用药物包括:盐酸罂粟碱、阿托品、氨茶碱和酚妥拉明,故本题的正确选项为 A、B、E、F。

第十六节　产后出血案例分析

【案例1】王某,女,31岁,孕1产0孕39⁺⁵周。产妇平素月经规则,孕期规律产检,产前检查提示轻度贫血(HGB:102g/L),余无其他不适。凌晨2:30自然临产,11:00产妇宫口开全,13:53阴道分娩一男婴,体重3905g,身长51cm。产妇阴道流血较多,子宫质软,轮廓不清。14:15胎盘胎膜自然娩出,阴道流血较多,检查胎盘不完整。累计出血约550ml。产妇神志清,心电监护显示心率88~92次/min,血压110~120/70~80mmHg。

第1问:关于该产妇的诊断,以下说法中正确的是(　　)

A. 子宫收缩乏力　　　　　　　　B. 休克

C. 产后出血　　　　　　　　　　D. 胎盘植入

E. 凝血功能障碍　　　　　　　　F. 胎盘残留

•答案:A、C、F

解析:正常情况下胎盘娩出后,子宫收缩呈球形、质硬,该产妇子宫质软,轮廓不清,阴道流血较多,存在子宫收缩乏力;胎儿娩出后24小时内失血量超过500ml,符合产后出血的诊断;检查胎盘不完整,存在胎盘滞留。凝血功能障碍时表现为阴道持续流血,且血液不凝;该产妇的生命体征尚可,不支持休克的诊断。故此题的正确选项为A、C、F。

[提示] 请示医生后立即行清宫术,清出胎盘组织约4g。检查软产道未见明显损伤,子宫下段收缩差。测血压108/58mmHg,心率110次/min,氧饱和度97%。此时产妇神志清楚,面色苍白,诉头晕、恶心。

第2问:根据休克指数判断该产妇出血量和占总血容量的百分比分别为多少?( )

  A. 500ml 10%   B. 1000ml 10%

  C. 1000ml 20%   D. 1500ml 20%

  E. 1500ml 30%   F. 2000ml 40%

• 答案:C

解析:休克指数的计算公式为:休克指数=心率/收缩压(mmHg),该产妇的休克指数约为1.0,估计出血量约为1000ml,约占总血容量的20%,故此题的正确选项为C。

第3问:关于进一步的护理措施,下列叙述中正确的是( )

  A. 积极运用强效宫缩剂   B. 缝合产道裂伤

  C. 大量输入晶体扩容   D. 抗休克治疗

  E. 监测生命体征   F. 心理护理

• 答案:A、D、E、F

解析:生命体征的动态检测和心理护理为产后出血管理中的一般处理。评估出血量约为1000ml,应采取二级急救处理,包括抗休克治疗和病因处理。在抗休克治疗中,应限制早期输入过多液体扩容,过早输入大量液体易导致血液中凝血因子及血小板浓度降低发生"稀释性凝血功能障碍",甚至发生DIC及难以控制的出血,故C选项错误。案例中产后出血的主要原因为子宫收缩乏力,并非软产道损伤,应积极运用强效宫缩剂促进子宫收缩。故本题的正确答案为A、D、E、F。

第4问:关于产后出血的防治措施,以下说法中正确的是( )

  A. 加强围产期保健   B. 使用目测法评估出血量

  C. 预防性使用宫缩剂   D. 密切观察子宫收缩情况

  E. 提醒产妇及时排空膀胱 F. 防止产程延长

• 答案:A、C、D、E、F

解析:加强产前保健并积极治疗基础疾病有利于产后出血的预防和管理。产时应密切观察产程进展,防止产程延长,增加产后出血风险。积极正确地处理第三产程能够有效降低产后出血量和产后出血的危险程度,预防性使用宫缩剂是预防产后出血的最重要的常规推荐措施。产后出血多发生在产后2小时内,因此产后应定时监测生命体征和子宫收缩情况。充盈的膀胱可能影响子宫收缩,应鼓励产妇排空膀胱。准确评估出血量是产后出血防治的前提和关键,通过目测法估测的出血量往往低于实际出血量,因此B选项错误。故本题的正确答案为A、C、D、E、F。

【案例2】某产妇,31岁,孕5产1,孕38周,自然分娩,产时胎盘自娩,缺损6cm×7cm,胎膜大部分残留,予徒手剥离胎盘后取出,产后出血600ml,4天后出院。产后10天出现无明显诱因的阴道流血,大于月经量,伴头晕、乏力,门诊拟"晚期产后出血,胎盘残留?"收住入院。

第1问:为明确诊断,当前主要的辅助检查是(　　)

　　A. 血常规、血凝、血生化　　　　　　　B. 胸部X线摄片

　　C. 妇科B超检查　　　　　　　　　　　D. 诊断性刮宫

　　E. 宫腔镜检查　　　　　　　　　　　　F. 盆腔MRI

•答案:A、C

解析:借鉴病史,患者产后10天出现阴道流血,且大于月经量,伴头晕、乏力,但具体出血量不详,应明确病情程度,给予积极对因、对症治疗。根据实验室检查结果,可初步判断病情的严重程度,了解有无贫血及程度、有无感染及有无DIC倾向等,为治疗提供明确指标;其次,患者分娩时有胎盘残留史,出血原因首先应考虑胎盘残留,而B超是简便、快速、有效的诊疗措施,可明确宫腔有无残留物。故此题正确答案为A、C,其中关键正确选项为C。错误选项是B、D、E、F。

[提示] 入院后完善各项检查,B超提示:子宫如孕2+月大,宫腔中下段偏强回声4.1cm×3.8cm×3.5cm,内见血流,部分突入前峡部,局部边界不清,为进一步诊治,进行盆腔MRI平扫提示:子宫腔扩大,子宫前峡部见不均匀异常信号影像。

第2问:该产妇发生晚期产后出血的主要原因为(　　)

　　A. 胎盘胎膜残留　　　　　　　　　　　B. 子宫胎盘附着面复旧不全

　　C. 感染　　　　　　　　　　　　　　　D. 子宫下段不全破裂

　　E. 胎盘残留并植入肌层　　　　　　　　F. 胎盘附着面血栓脱落

•答案:E

解析:以上均为晚期产后出血的原因,但根据该产妇的分娩史及再次入院的检查情况,B超显示:宫腔中下段偏强回声4.1cm×3.8cm×3.5cm,内见血流,部分突入前峡部,局部边界不清。盆腔MRI平扫提示:子宫腔扩大,子宫前峡部见不均匀异常信号影像。故此题正确选项为E;错误选项是A、B、C、D、F。

[提示] 入院后又突发一阵阴道流血,量约1200ml,伴血凝块,测体温38.2℃,心率132次/min,呼吸25次/min,血压87/56mmHg,血氧饱和度96%,产妇面色苍白、肢冷、神志清楚,诉有心悸、胸闷。在备血、输液下,行子宫动脉栓塞术。

第3问:该产妇目前主要的护理问题有(　　)

　　A. 组织灌注不足　　　　　　　　　　　B. 活动无耐力

　　C. 知识缺乏　　　　　　　　　　　　　D. 疼痛

　　E. 有感染的危险　　　　　　　　　　　F. 潜在并发症:DIC

•答案:A、B、E、F

解析:根据该产妇短时间内出血量达1200ml,心率132次/min,呼吸25次/min,血压87/56mmHg,伴有面色苍白、肢冷,诊断为失血性休克,因此目前最主要的护理问题是组织灌注不足和活动无耐力,若病情继续发展,则可能发生感染和DIC。故此题的正确选项为A、E、F,其中关键正确选项为A、B;错误选项是C、D。

第4问:关于休克指数,表述正确的是(　　)

　　A. 休克指数是用来估计失血量的重要指标

　　B. 休克指数=脉率/舒张压(mmHg)

  C. 休克指数=0.5,表示血容量正常

  D. 休克指数=1,表示血容量正常

  E. 休克指数=2.0,估计失血量＞50%

  F. 休克指数＞2,提示有重度休克

•答案:A、C、E、F

解析:休克指数(SI)是指脉率与收缩压(mmHg)之比,是用来估计失血量的重要指标,该方法无创伤性,简单、易行、准确性较高,对临床观察、抢救、治疗具有一定的指导意义。休克指数SI=0.5表示血容量正常;SI=1为轻度休克,SI=1.0~1.5时,失血为全身血量的20%~30%;SI=1.5~2.0时,失血量为全身血量的30%~50%;若SI＞2.0,失血量＞50%,为重度休克。故此题正确选项为A、C、E、F,错误选项是B、D。

第5问:预防晚期产后出血的措施包括( )

  A. 第三产程超过30分钟,胎盘未娩出,且出血不多,应耐心等待

  B. 胎盘娩出后,发现有少许胎膜残留,应行宫腔探查术

  C. 严格掌握剖宫产指征

  D. 尽量避免人工流产及宫腔操作

  E. 产褥期应纠正贫血,增强营养,提高机体抵抗力

  F. 胎膜早破超过24h给予抗生素

  G. 严格限制产程时间,防止产程过长

•答案:C、D、E

解析:预防措施应针对其发生的原因,晚期产后出血最常见的原因是胎盘或大部分胎膜残留、子宫胎盘附着面复旧不全、感染、剖宫产术后切口裂开或切口感染、产妇重度贫血或重度营养不良等,故正确处理第三产程尤为重要,A、B选项中第三产程的处理均不妥当;胎膜早破超过12h应给予抗生素,产程管理中为促进自然分娩,在保障母婴安全的情况下,尽可能给予产妇充分的试产时间。故此题正确答案为C、D、E,其中关键正确选项为C、D;错误选项是A、B、F、G。

[提示] 该患者子宫动脉栓塞术后阴道流血少,经输血、补液、抗炎等一系列治疗和护理后,生命体征平稳、体温正常,极少量阴道流血,医嘱予出院。

第6问:针对该患者的出院宣教包括( )

  A. 居室清洁通风、阳光充足

  B. 暂停母乳喂养,指导如何保持泌乳的方法

  C. 鼓励进营养丰富多含铁质的食物如瘦肉、动物内脏等

  D. 指导会阴护理,保持会阴清洁

  E. 尽可能多卧床休息,减少体力消耗

  F. 做好产褥期保健,禁止性生活半年

•答案:A、C、D

解析:对产妇的出院宣教主要包括饮食起居、产后活动、康复锻炼、母乳喂养、计划生育指导等。该患者为产后出血,虽出院前恢复良好,各项指标检查正常,在饮食方面应鼓励多进食有利于升高血红蛋白的食物如瘦肉、动物内脏等;同时该产妇目前的情况完全可以母乳喂养;产褥期是深静脉血栓形成的高危因素,产后适当的活动和康复锻炼不但有利于体力恢复,还可避免下肢深静脉血栓的形成,因此对于产褥期产妇应指导其适当活动,运动量

应循序渐进;一般产褥期内避免性生活,产褥期后性生活可恢复,但应采取有效避孕措施,建议以工具避孕为宜。故此题的正确选项为 A、C、D,错误选项为 B、E、F,其中关键错误选项为 B。

第十七节   子宫破裂案例分析

【案例】某孕妇,G3P1,孕 39^{+3} 周,前次剖宫产手术史,孕期检查均正常,要求阴道试产入院。医生给予催产素引产,滴注催产素半小时后,出现胎心减速,查体发现,产妇烦躁,子宫体部和子宫下段之间有明显的环状凹陷,按压产妇子宫下段主诉有明显的压痛。此时宫缩间歇 1~2 分钟,持续 30 秒,强度中等。

第 1 问:如果你是责任护士,应当如何处理(   )

  A. 立即通知医生   B. 停止催产素滴注

  C. 给予吸氧,监测生命体征 D. 指导产妇左侧卧位

  E. 遵医嘱使用抑制宫缩剂 F. 做好手术准备

• 答案:A、B、C、E、F

解析:待产时出现宫缩过强及下腹部压痛或腹部出现病理性缩复环时,应立即报告医生并停止缩宫素引产及一切操作,同时监测孕妇的生命体征,遵医嘱给予抑制宫缩、吸氧并做好剖宫产的术前准备。所以正确选项为 A、B、C、E、F,而 D 选项左侧卧位是用来缓解因右旋子宫压迫下腔静脉引起的胎儿缺氧。

第 2 问:导致子宫破裂的原因有(   )

  A. 子宫手术史   B. 梗阻性难产

  C. 缩宫素使用不当   D. 产科手术损伤

  E. 外伤   F. 多次宫腔操作

• 答案:A、B、C、D、F

解析:子宫破裂根据破裂原因分为自然破裂和损伤性破裂。自然破裂可发生在梗阻性难产致子宫下段过度延伸而破裂,也可发生在子宫手术后的切口瘢痕处。损伤性破裂是指难产手术操作不规范所致。多次宫腔操作致使局部肌层菲薄也可导致子宫破裂。故正确选项为 A、B、C、D、F,而 E 选项,是胎盘早剥的原因,并不是子宫破裂的主要原因。

第 3 问:对于该孕妇在使用缩宫素过程中应当注意观察评估(   )

  A. 子宫下段有无压痛

  B. 宫缩的间隔、持续时间,宫缩强度

  C. 孕妇腹部外观

  D. 胎心率的变化,胎心基线及变异情况

  E. 孕妇情绪变化

  F. 阴道流血流液情况

• 答案:A、B、C、D、E、

解析:瘢痕子宫,宫缩剂使用不当是子宫破裂的高危因素,对于该产妇,尤其应当注意先兆子宫破裂的临床表现,宫缩剂使用时,应当评估产妇宫缩强度、间隔时间长短、腹部疼痛程度、性质,不可过频过强。有无出现病理性缩复环,监测胎心及胎动情况。所以正确选

项为 A、B、C、D、E,而 F 选项与子宫破裂的临床表现没有关系。

第 4 问:先兆子宫破裂的主要临床表现有(　　)

  A. 病理性缩复环   B. 下腹部压痛

  C. 胎心率改变   D. 血尿

  E. 大量阴道流血   F. 血压下降

●答案:A、B、C、D、

解析:先兆子宫破裂阶段子宫呈强直性收缩,胎心变化为先快后减慢或听不清,胎动频繁。由于子宫收缩过频,胎儿供血受阻,表现为胎儿宫内窒迫。强有力的宫缩使子宫下段拉长变薄,而宫体更加增厚变短,两者间形成明显的环状凹陷,此凹陷逐渐上升达脐部或脐部以上,称为病理性缩复环。子宫下段压痛明显,甚至出现血尿。所以正确选项为 A、B、C、D,阴道有流血但不是大量,血压下降为后期出现休克症状,早期血压下降不明显,所以 E、F 错误。

[提示] 孕妇烦躁不安,主诉下腹部一阵撕裂样剧痛,随后稍缓解,听胎心音不清。

第 5 问:此时针对该产妇的处理措施有(　　)

  A. 开放两路静脉,补足血容量,抗休克治疗

  B. 无论胎儿是否存活应尽快手术

  C. 急查血红蛋白,准确估计失血量

  D. 补充电解质及碱性药物纠正酸中毒

  E. 术中、术后应用抗生素

  F. 严密观察并记录生命体征、出入量

●答案:A、B、C、D、E、F

解析:产妇有明显的子宫破裂征象,继之前的先兆子宫破裂,又突感下腹部一阵撕裂样剧痛,随后子宫收缩骤然停止,疼痛缓解。此时无论胎儿是否存活,都应在积极抢救休克的同时尽快手术。准确估计出血量,并且在术中、术后大量应用广谱抗生素预防感染。

第 6 问:子宫破裂的预防措施(　　)

  A. 建立健全三级保健网,宣传孕妇保健知识,加强产前检查

  B. 做好产前检查,对于有高危因素的产妇,提前入院

  C. 对前次剖宫产产妇再次阴道分娩进行严格评估

  D. 严密观察产程进展,及早发现先兆子宫破裂征象

  E. 严格掌握缩宫剂应用指征,并有专人监护

  F. 正确掌握产科手术助产的指征及操作常规

●答案:A、B、C、D、E、F

解析:子宫破裂是极严重的分娩期并发症。随着孕产期保健的三级管理体系的完善,围生期保健预防工作的深入,子宫破裂的发病率已明显下降。有子宫破裂高危因素者,应在预产期前 1~2 周入院待产。提高产科医师及助产士观察产程的能力,及时发现产程异常,尤其出现病理性缩复环及血尿等先兆子宫破裂征象时,应及时行剖宫产术。正确掌握产科手术助产的指征及操作常规,阴道助产术后检查宫颈及宫腔,及时发现损伤给予修补。严格掌握缩宫剂应用指征,并有专人监护。所以正确选项为 A、B、C、D、E、F。

第十八节　胎儿窘迫案例分析

【案例】某孕妇,36岁,孕2产1,孕42周,合并慢性高血压病。今日在家中休息时自觉阴道流液,宫缩不规则,故来院就诊。检查:pH试纸提示 pH > 7,羊水浅绿色,听胎心130次/min,阴道检查宫口扩张1cm,血压150/90mmHg,无不适主诉。临产6小时后,阴道检查宫口开全。助产士严密监测孕妇和胎儿情况。宫口开全0.5小时后,宫缩时胎心出现减慢至100次/min,间歇时缓慢恢复。助产士评估短时间内胎儿无法娩出,征求孕妇及家属同意后予会阴切开术,2次宫缩后,胎儿娩出,少量黏稠的含有胎粪的羊水流出,脐带绕颈两圈。新生儿Apgar评分8~10分。

第1问:胎儿宫内缺氧分为(　　)

  A. 羊水型   B. 胎心型

  C. 急性   D. 慢性

  E. 胎盘型   F. 脐带型

• 答案:C、D

解析:胎儿宫内缺氧分为急性和慢性,故此题的正确选项为C、D。急性胎儿缺氧多发生在分娩期,多因脐带异常、胎盘异常、宫缩过强、产程延长及休克引起;慢性胎儿缺氧主要发生在妊娠晚期,常延续至临产时加重,多因妊娠期高血压疾病、慢性肾炎、糖尿病等所致。故错误选项为A、B、E、F。

第2问:引起胎儿宫内窘迫的原因有(　　)

  A. 母体血液含氧量不足   B. 母胎间血氧运输及交换障碍

  C. 产妇肥胖   D. 胎儿自身因素异常

  E. 羊水过多   F. 孕妇年龄大于35岁

• 答案:A、B、D

解析:母体血液含氧量不足,如严重贫血导致母体携氧量不足、胎儿供氧也不足;母胎之间的血氧运输及交换障碍,如前置胎盘和胎盘早剥;胎儿自身原因,如胎儿畸形、宫内感染等,均可导致胎儿窘迫。故此题的正确选项是A、B、D;错误选项为C、E、F,其中关键错误选项为C,因孕妇肥胖与母体血液携氧不足没有直接关系。

第3问:该孕妇引起胎儿宫内窘迫的原因可能是(　　)

  A. 孕妇高龄初产   B. 羊水偏少

  C. 脐带绕颈   D. 慢性高血压病

  E. 胎盘Ⅲ级   F. 过期妊娠

• 答案:C、D、F

解析:妊娠期高血压疾病、过期妊娠,均可致绒毛间隙血液灌注不足,导致胎儿急性或慢性缺氧。脐带绕颈会影响母胎间血氧运输或导致脐带血循环障碍,而导致胎儿宫内窘迫。故此题的正确选项为C、D、F,错误选项为A、B、E,其中关键错误选项是E,孕晚期胎盘Ⅲ级为胎盘成熟表现。

第4问:急性胎儿窘迫的临床表现有(　　)

  A. 胎膜早破   B. 胎心异常

      C. 产程异常　　　　　　　　　　　　D. 羊水胎粪污染

      E. 胎动异常　　　　　　　　　　　　F. 胎盘分级异常

• 答案:B、D、E

解析:胎儿急性缺氧时,会出现胎心和胎动异常,如缺氧持续存在,胎儿宫腔内排便造成羊水胎粪污染。故此题的正确选项为B、D、E,其中关键正确选项为B。急性胎儿宫内窘迫与胎盘分级异常无关,故此题关键错误选项为F。

第5问:关于胎儿窘迫的征象,下列叙述不正确的是(　　)

      A. 胎心率大于160次/min,胎心监护有晚期减速

      B. 胎心率低于100次/min,胎心监护基线变异小于5bpm

      C. 先频繁胎动,继而胎动次数明显减少

      D. 羊水胎粪污染,胎心监护正常

      E. 频繁的晚期减速

      F. 重度变异减速

• 答案:D

解析:羊水胎粪污染而胎心监护正常,说明胎儿在宫腔内没有发生缺氧,仅有羊水中胎粪污染不是胎儿窘迫的征象。故此题的正确选项为D。

(黄　群)

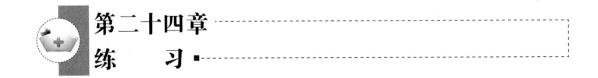

第二十四章
练 习

模拟试卷一

一、A1 题型（单句型最佳选择题，每一道题下面有 5 个备选答案，请从中选择一个最佳答案）

1. 关于女性骨盆下列哪项错误（ ）

    A. 入口平面前后径小于横径

    B. 中骨盆平面前后径大于横径

    C. 中骨盆平面即骨盆最小平面

    D. 骨盆出口平面的横径是坐骨棘间径

    E. 出口平面为两个不同平面的三角形组成

2. 保持子宫前倾位置的主要韧带是（ ）

    A. 圆韧带   B. 阔韧带

    C. 主韧带   D. 卵巢固有韧带

    E. 骨盆漏斗韧带

3. 20 周末胎儿发育特征为（ ）

    A. 吸吮发育良好   B. 四肢活动活泼

    C. 指甲已超过指端   D. 临床上用普通听诊器可听到胎心

    E. 身长 25cm，皮下脂肪发育良好

4. 下述不属于胎儿附属物的是（ ）

    A. 胎盘   B. 胎膜

    C. 羊水   D. 子宫肌壁

    E. 脐带中的静脉

5. 正常胎动为（ ）

    A. 每小时 1~2 次   B. 每小时 3~5 次

    C. 每小时大于 10 次   D. 每 12 小时大于 10 次

    E. 每 12 小时大于 12 次

6. 糖尿病的产妇产后饮食进食（ ）

    A. 白粥   B. 热干面

    C. 红糖水   D. 燕麦粥

    E. 甜牛奶

7. 缓解孕产妇焦虑的心理方法（ ）

    A. 严厉批评   B. 大声斥责

C. 嘲笑讽刺　　　　　　　　　　　　　D. 置之不理

E. 听音乐,深呼吸

8. 分娩时主要的产力是(　　)

A. 子宫收缩力　　　　　　　　　　　　B. 腹肌收缩力

C. 膈肌收缩力　　　　　　　　　　　　D. 肛提肌收缩力

E. 骨骼肌收缩力

9. 下列哪项不是第二产程的临床表现(　　)

A. 子宫收缩　　　　　　　　　　　　　B. 胎头拨露

C. 胎儿娩出　　　　　　　　　　　　　D. 胎头着冠

E. 子宫颈口扩张

10. 哪项是子宫破裂的先兆(　　)

A. 生理缩复环　　　　　　　　　　　　B. 病理缩复环

C. 子宫痉挛性狭窄环　　　　　　　　　D. 不协调性宫缩

E. 胎先露回升,宫颈口回缩

二、A2 型题（病例摘要型最佳选择题，每一道考题是以一个小案例出现的，其下有 5 个备选答案，请从中选择一个最佳答案）

11. 26 岁孕妇,孕 38 周行产前检查,宫底剑突下三横指,头先露,胎背在母体右前方,胎心音在母体右侧脐下方听得最响,其胎方位是(　　)

A. LOA　　　　　　　　　　　　　　　B. ROA

C. LOP　　　　　　　　　　　　　　　D. ROP

E. RSA

12. 某孕妇,末次月经时间是 2007 年 10 月 14 日,其预产期为(　　)

A. 08.7.14　　　　　　　　　　　　　B. 08.7.21

C. 08.7.28　　　　　　　　　　　　　D. 08.8.14

E. 08.8.21

13. 某孕妇,末次月经记忆不清,行产前检查,宫底脐与剑突之间,头先露,浮,腹围 96cm,宫高 28cm,估计孕周为(　　)

A. 28 周　　　　　　　　　　　　　　B. 32 周

C. 36 周　　　　　　　　　　　　　　D. 38 周

E. 40 周

14. 某初产妇,孕 39 周,阵发性腹痛 8 小时,宫缩持续的时间 40s,间歇 3min,宫口开大 5cm,前羊水囊膨出,你认为目前最恰当的处理是(　　)

A. 立即收住院待产　　　　　　　　　　B. 立即行人工破膜

C. 立即行清洁灌肠后收住院　　　　　　D. 立即注射镇静剂抑制宫缩

E. 立即用电子监护仪监测胎心

15. 新生儿出生后 1min,心率 96 次 /min,律齐;呼吸表浅不规则;四肢活动欠佳;吸痰时有咳嗽,恶心反应;躯干皮肤红润,四肢青紫。Apgar 评分为(　　)

A. 9 分　　　　　　　　　　　　　　B. 8 分

C. 7 分　　　　　　　　　　　　　　D. 6 分

E. 5分

16. 12周妊娠,子宫出血多,并伴有休克,子宫大约如50天妊娠大,应为(　　)

A. 过期流产　　　　　　　　　　　B. 不全流产

C. 先兆流产　　　　　　　　　　　D. 感染性流产

E. 难免流产

17. 某患者,孕38周,突感到剧烈腹痛伴有少量阴道出血。检查:血压150/110mmHg,子宫似足月妊娠大小,硬如木板、有压痛,胎心90次/min,胎位不清,最大的可能是(　　)

A. 临产　　　　　　　　　　　　　B. 早产

C. 前置胎盘　　　　　　　　　　　D. 胎盘剥离

E. 不完全性子宫破裂

18. 某孕妇,第1胎,孕38周。患妊娠高血压疾病(轻度)已临产。宫缩痛时大声呼叫。检查宫口开大2cm,先露头,S-2,未破膜。在护理措施中,错误的是(　　)

A. 多安慰、鼓励产妇　　　　　　　B. 遵医嘱给予镇静剂

C. 宫缩痛时按摩下腹部　　　　　　D. 监测血压及自觉症状

E. 用0.2%肥皂水灌肠

19. 25岁初孕妇,孕38周,在门诊检查时主诉自觉胎动减少1天,查胎心率148次/min,为了解胎儿在宫内情况首先应做下列哪项检查(　　)

A. 胎儿心电图　　　　　　　　　　B. CST试验

C. 胎儿头皮血pH测定　　　　　　　D. NST试验

E. 羊膜镜检查

20. 28岁,已婚初孕妇,停经7周,下列哪项不可能出现(　　)

A. 尿频　　　　　　　　　　　　　B. 尿酮体阳性

C. 出现妊娠纹　　　　　　　　　　D. 晨起恶心,呕吐

E. 乳房增大,乳晕着色

三、A3型题（以下提供若干个案例，每个案例下设若干个考题。请根据各考题题干所提供的信息，在每题下面的A、B、C、D、E五个备选答案中选择一个最佳答案）

李女士,孕37周,第1胎,头先露。临产11小时,宫口开全30min,见"拨露"及流出的羊水混浊,医师立即产钳助产,娩出一体重2800g活女婴。15min后娩出胎盘,子宫间歇性出血300ml,检查:胎盘胎膜完整。宫体柔软,呈袋状,经按摩宫缩好转,出血量减少宫颈未见损伤,阴道伤口出血不多。

21. 李女士需产钳助产的原因是(　　)

A. 早产　　　　　　　　　　　　　B. 胎儿窘迫

C. 第一产程延长　　　　　　　　　D. 第二产程延长

E. 屏气用力欠佳

22. 李女士出血原因最可能是(　　)

A. 软产道损伤　　　　　　　　　　B. 子宫收缩乏力

C. 胎盘、胎膜遗留　　　　　　　　D. 凝血功能障碍

E. 子宫循环血量增多

23. 应采取的措施是(　　)

    A. 继续观察   B. 给予静脉输血

    C. 缝合阴道伤口   D. 加强子宫收缩

    E. 给予床头抬高

24. 评估出血的方法,以下不正确的是(　　)

    A. 面积法   B. 称重法

    C. 休克指数法   D. 容积法

    E. 体积法

25. 以下护理措施,不恰当的是(　　)

    A. 注意少量多餐   B. 多进食活血的食物

    C. 多进食含铁的食物   D. 多进食含蛋白质的食物

    E. 多进食含维生素的食物

答案:A1: 1. D   2. A   3. D   4. D   5. B   6. D   7. E   8. A   9. E   10. B

      A2:11. B   12. B   13. B   14. A   15. D   16. B   17. D   18. E   19. D   20. C

      A3:21. B   22. B   23. D   24. E   25. B

模拟试卷二

一、A1 题型(单句型最佳选择题,每一道题下面有 5 个备选答案,请从中选择一个最佳答案)

1. 女性生殖器的邻近器官,下列哪项应除外(　　)

    A. 膀胱   B. 输尿管

    C. 直肠   D. 乙状结肠

    E. 阑尾

2. 关于女性骨盆下列哪项正确(　　)

    A. 入口平面前后径大于横径

    B. 入口平面即骨盆最小平面

    C. 中骨盆平面前后径小于横径

    D. 骨盆出口平面的横径是坐骨棘间径

    E. 出口平面为两个不同平面的三角形组成

3. 脐带中的静脉数是(　　)

    A. 5 条   B. 4 条

    C. 3 条   D. 2 条

    E. 1 条

4. 正常足月妊娠时,羊水量为(　　)

    A. 350~500ml   B. 500~800ml

    C. 800~1000ml   D. 1000~1500ml

E. 1500~2000ml

5. 中骨盆狭窄时主要会导致(　　)

　　A. 胎膜早破
　　B. 胎位异常
　　C. 胎头跨耻征阳性
　　D. 胎先露入盆受阻
　　E. 持续性枕后位或枕横位

6. 胎盘剥离征象,下列哪项错误(　　)

　　A. 阴道少量流血
　　B. 宫底下降,呈球形
　　C. 宫底升高,偏于一侧
　　D. 阴道口外露脐带自行向下延长
　　E. 用手掌尺侧按压耻骨联合上方,宫体上升脐带不再回缩

7. 孕妇血容量增加在以下哪个时间段达高峰(　　)

　　A. 孕 12~20 周
　　B. 孕 20~28 周
　　C. 孕 28~30 周
　　D. 孕 32~34 周
　　E. 孕 36~38 周

8. 糖尿病孕妇的胎儿可能发生的情况,概率最大的是以下哪项(　　)

　　A. 巨大胎儿
　　B. 先天畸形
　　C. 新生儿窒息
　　D. 低体重儿
　　E. 死胎

9. 下列关于病毒性肝炎对妊娠的影响的叙述,错误的是(　　)

　　A. 妊娠早期合并病毒性肝炎,可使妊娠反应加重
　　B. 如妊娠晚期合并病毒性肝炎,会升高妊高征的发病率
　　C. 使产后出血率增高
　　D. 妊娠早期合并病毒性肝炎,不会升高胎儿畸形发生率
　　E. 使围生儿死亡率明显升高

10. 下列物品中不属于医疗废物的是(　　)

　　A. 使用后的一次性医疗器械
　　B. 患者使用过的一次性碗筷
　　C. 过期消毒剂
　　D. 病理标本
　　E. 手术中废弃的人体组织

二、A2 型题(病例摘要型最佳选择题,每一道考题是以一个小案例出现的,其下有 5 个备选答案,请从中选择一个最佳答案)

11. 孕妇正常妊娠满 28 周末,检查均正常,其胎儿体重大致为(　　)

　　A. 500g
　　B. 1000g
　　C. 1500g
　　D. 2000g
　　E. 2500g

12. 患者 28 岁,已婚,两年未孕,以往月经 4~5 天 /1~6 个月,现停经 2 个月,停经 33 天妊娠试验(−),停经 40 天曾每日肌注黄体酮 20mg 持续 5 天,停药无阴道出血,基础体温双相持续 3 周,诊断可能为(　　)

　　A. 妊娠
　　B. 闭经
　　C. 子宫结核
　　D. 子宫发育不良
　　E. 月经失调

13. 24 岁已婚妇女, 以往月经不规律 2~3 天 /1~3 个月。现停经 6 个月, 于停经 3 个多月时感恶心, 最近 1 周感胎动。检查乳头乳晕着色加深, 宫高达脐耻之间。借助多普勒探测仪可听到胎心音, 诊断为( )

  A. 妊娠 6 个月左右   B. 妊娠 4 个月左右

  C. 妊娠 3 个月左右   D. 妊娠 2 个月左右

  E. 以上都不对

14. 初产妇孕 38 周横位, 胎心正常, 宫口已开全, 子宫下段压痛明显, 无血尿, 应采取下列何种处理为宜( )

  A. 内倒转 + 臀牵引术   B. 内倒转 + 产钳术

  C. 剖宫产术   D. 碎胎术

  E. 断头术

15. 初产妇, 孕 38 周, 宫口开全 2h 频频用力, 未见胎头拔露。检查宫底部为臀, 腹部前方触及胎儿小部分, 未触及胎头。肛查胎头已达棘下 2cm, 矢状缝与骨盆前后径一致, 大囟门在前方, 诊断为( )

  A. 骨盆入口轻度狭窄   B. 骨盆入口头盆不称

  C. 原发宫缩无力   D. 持续性枕后位

  E. 持续性枕横位

16. 孕 38 周第一胎, 有规律宫缩 5h, 阴道流液 6h, 宫口开大 5cm, 双顶径处在坐骨棘水平, 阴道分泌物 pH 为 8, 胎心正常, 正确的诊断和处理是( )

  A. 因胎膜早破, 抬高床尾

  B. 系正常第一产程, 灌肠, 以促进宫缩

  C. 等待自然分娩

  D. 剖宫产

  E. 静点缩宫素引产

17. 30 岁已婚女性, 月经平素不规律, 现停经 26 周, 阴道出血 1 天, 下列哪项检查是不必要的( )

  A. B 超检查   B. 超声多普勒探及胎心

  C. 经腹壁触到胎儿肢体及胎头   D. 尿妊娠免疫试验阳性

  E. 测宫底高度

18. 张女士, 27 岁, 第 1 胎, 妊娠 33 周。跌倒后腹部剧烈疼痛, 伴少量阴道流血来急诊。接诊护士检查: 血压 90/60mmHg, 脉搏 110 次 /min, 子宫大小如孕 35 周样, 腹壁板硬、压痛明显, 胎心 100 次 /min。估计最可能患( )

  A. 早产   B. 前置胎盘

  C. 胎盘早剥   D. 异位妊娠

  E. 晚期先兆流产

19. 妊娠 6 个月胎死宫内, 下述哪项是错误的( )

  A. 孕妇感觉全身疲倦, 食欲缺乏

  B. 自觉胎动停止

  C. 子宫不再增大

  D. X 线照片"颅骨重叠, 脊柱成角弯曲"

E. 胎死宫内超过 2 周可能发生凝血功能障碍

20. 下述是一名孕妇于孕 36 周的各项检查的结果,其中哪项可能是病理性的( )

    A. 心率增快

    B. 心界向左稍扩大

    C. 下肢水肿,卧床休息后不消退

    D. 心尖及肺动脉瓣区可闻及柔和收缩期吹风样杂音

    E. 劳动后呼吸加快

三、A3 型题(以下提供若干个案例,每个案例下设若干个考题。请根据各考题题干所提供的信息,在每题下面的 A、B、C、D、E 五个备选答案中选择一个最佳答案)

初产妇,25 岁,风心病,心功能 I 级,骨盆及胎位正常,估计胎儿 3000g,现足月临产 3h,心率 88 次/min,

21. 目前该孕妇宫口开大 2cm,应如何处理( )

    A. 产程中尽量使产妇安静,适当应用镇静剂

    B. 缩宫素点滴,加强宫缩

    C. 立即剖宫产

    D. 快速给毛花苷丙(西地兰)预防心衰

    E. 立即行人工破膜,缩短产程

22. 此孕妇宫口开全后心率 100 次/min,心功能 Ⅱ 级,处理正确的是( )

    A. 剖宫产术   B. 尽量助产缩短第二产程

    C. 等待自然分娩   D. 忌用吗啡

    E. 肌注麦角新碱预防产后出血

23. 第二产程中孕妇的心脏负担最重,不是由于( )

    A. 血容量的增加

    B. 宫缩使平均动脉压增高 10%,心脏负担进一步加重

    C. 腹肌及骨骼肌的运动使周围循环阻力加大

    D. 产妇屏气用力,使肺循环压力增高,加重心脏负担

    E. 腹压增加,使内脏血管区域血液涌回心脏,加重心脏负担

24. 患者 27 岁,已婚.宫内孕 34 周,血压 165/110mmHg,脉搏 110 次/min,尿蛋白(+),轻度水肿,头痛,视物不清。既往身体健康,月经正常。查:子宫约孕 34 周大,软,枕左前位,胎心 130 次/min。给予硫酸镁进行治疗。治疗过程中如出现中毒症状首先出现的是( )

    A. 呼吸抑制   B. 尿量减少

    C. 心搏骤停   D. 膝反射消失

    E. 全身肌张力下降

25. 硫酸镁中毒后应用何种药物解救( )

    A. 镇静剂   B. 钙剂

    C. 生理盐水   D. 氯化钾

    E. 甘露醇

答案：A1：1. D　2. E　3. E　4. D　5. E　6. B　7. D　8. D　9. D　10. B
　　　　A2：11. B　12. A　13. B　14. C　15. D　16. C　17. D　18. C　19. A　20. C
　　　　A3：21. A　22. B　23. A　24. D　25. B

模拟试卷三

一、A1 题型（单句型最佳选择题，每一道题下面有 5 个备选答案，请从中选择一个最佳答案）

1. 女性生殖器的邻近器官，下列哪项应除外（　　）
   A. 膀胱　　　　　　　　　　　　B. 输尿管
   C. 直肠　　　　　　　　　　　　D. 横结肠
   E. 阑尾

2. 关于骨盆的径线，下列哪项正确（　　）
   A. 入口平面横径最长　　　　　　B. 入口平面前后径最短
   C. 出口平面横径最长　　　　　　D. 中骨盆平面前后径最短
   E. 中骨盆平面横径最长

3. 关于胎儿的发育，不妥的描述是（　　）
   A. 8 周末各内脏器官基本形成
   B. 16 周末部分孕妇自觉胎动
   C. 20 周末临床上听到胎心
   D. 28 周末身长约 35cm，体重约 1000g，出生后生活力良好
   E. 40 周末身长约 50cm，体重约 3000g 以上，出生后生活力强

4. 关于胎儿附属物的描述，错误的是（　　）
   A. 胎盘由底蜕膜、叶状绒毛膜和羊膜构成
   B. 妊娠足月胎盘重 450~650g
   C. 胎膜由绒毛膜和羊膜构成
   D. 脐带平均长 70cm，内有动、静脉各 2 条
   E. 妊娠足月羊水量 1000~1500ml，pH=7~7.5

5. 关于骨盆的描述，错误的是（　　）
   A. 入口平面前后径是指耻骨联合上缘中点至骶岬上缘中点的距离
   B. 入口平面斜径是指一侧骶髂关节上缘至对侧髂耻隆起的距离
   C. 中骨盆平面横径是指两坐骨棘间的距离
   D. 出口平面横径是指两坐骨结节内缘的距离
   E. 后矢径是指耻骨联合下缘至坐骨结节间径中点的距离

6. 雌激素的生理功能是（　　）
   A. 使子宫内膜转化为分泌期　　　B. 使宫颈黏液变稠
   C. 使阴道上皮细胞糖原减少　　　D. 提高子宫肌肉对缩宫素的敏感性
   E. 使排卵后基础体温呈升高 0.3~0.5℃

7. 下列何项与持续性枕横位或枕后位之发生无关( )

    A. 宫缩乏力

    B. 中骨盆狭窄

    C. 胎头俯屈不良

    D. 孕妇腹壁松弛

    E. 胎头内旋转受阻

8. 前置胎盘的主要特征( )

    A. 无痛性反复阴道流血

    B. 腹痛

    C. 出血量与类型无关

    D. 破膜后胎先露下降仍不止血

    E. 先露高浮

9. 医疗卫生机构发生医疗废物流失、泄漏、扩散时,应当在多长时间内向所在地的县级人民政府卫生行政主管部门、环境保护行政主管部门报告( )

    A. 12 小时

    B. 24 小时

    C. 36 小时

    D. 48 小时

    E. 72 小时

10. 新生儿窒息的护理措施中,首先执行的是( )

    A. 氧气吸入

    B. 人工呼吸

    C. 保持呼吸道通畅

    D. 心内注射肾上腺素

    E. 脐静脉注射 5% 碳酸氢钠

二、A2 型题（病例摘要型最佳选择题，每一道考题是以一个小案例出现的，其下有 5 个备选答案，请从中选择一个最佳答案）

11. 初产妇,足月临产,产程进展顺利,LOA 位,胎儿头平坐骨棘,胎心监护突然出现变异减速,最低胎心率 70 次 /min,持续 50s,本症有可能是( )

    A. 慢性胎儿窘迫

    B. 胎盘功能减退

    C. 脐带受压

    D. 胎头受压

    E. 以上都不是

12. 24 岁已婚妇女来门诊检查,主诉停经 77 天,下列哪项检查具有意义( )

    A. 基础体温

    B. 腹部 X 线摄片

    C. 磁共振

    D. 黄体酮试验

    E. B 超检查

13. 25 岁妇女,既往月经规律,停经 50 天,近 3 天晨起呕吐,厌油食,伴有轻度尿频,仍坚持工作,可能的诊断是( )

    A. 病毒性肝炎

    B. 膀胱炎

    C. 继发性闭经

    D. 妊娠剧吐

    E. 早期妊娠

14. 孕妇 23 岁,第一胎,孕期检查未发现异常,妊娠 37 周,开始有规律宫缩 6h,血压 120/70mmHg,脉搏 80 次 /min,胎儿右枕前位,胎心好,宫口开大 2cm,估计胎儿体重 2500g,处理应为( )

    A. 用抑制宫缩剂保胎

    B. 剖宫产

    C. 缩宫素静脉点滴催产

    D. 可以等待自然分娩

    E. 以上均不对

15. 一初产妇临产 9h, 检查头先露, 宫口已开全, 先露 +3, 此时产力为(   )

    A. 子宫收缩力

    B. 子宫收缩力 + 腹肌收缩力

    C. 子宫收缩力 + 肛提肌收缩力 + 腹肌收缩力

    D. 子宫收缩力 + 腹肌收缩力 + 膈肌收缩力

    E. 子宫收缩力 + 腹肌收缩力 + 膈肌收缩力 + 肛提肌收缩力

16. 一产妇足月分娩一新生儿, 用 Apgar 评分法, 评定该新生儿为多少分: 新生儿出生后, 四肢青紫, 吸痰器清理呼吸道时患儿有恶心表现, 四肢活动欠佳, 心搏每分钟 90 次, 呼吸浅慢不规则(   )

    A. 0 分   B. 3 分

    C. 5 分   D. 6 分

    E. 7 分

17. 28 岁, 孕 2 产 1, 妊娠 12 周, 产检时助产士触摸子宫底位于(   )

    A. 腹部不能触及   B. 在耻骨联合上方刚能触及处

    C. 耻骨联合上 2~3 横指处   D. 脐耻之间

    E. 脐下 2 横指处

18. 第一胎, 孕 36 周先兆子痫, 最恰当的处理原则是(   )

    A. 积极治疗, 等待自然分娩

    B. 积极治疗 24~48h, 症状无明显改善时应及时终止妊娠

    C. 积极治疗 1 周后, 终止妊娠

    D. 立即破水引产

    E. 立即行剖宫产术

19. 某产妇, 31 岁, 第 1 胎, 妊娠合并心脏病, 孕 38 周, 临产后心功能 Ⅱ 级, 在护理措施中, 最恰当的是(   )

    A. 取左侧卧位   B. 可在室内做适当活动

    C. 常规静脉输液补充营养   D. 帮助缩短第二产程

    E. 产后常规注射宫缩剂

20. 妊娠合并心脏病对胎儿的影响, 哪项是正确的(   )

    A. 心脏代偿功能良好, 也易引起死胎

    B. 二尖瓣狭窄手术后, 心功能 Ⅰ 级的孕妇, 易发生早产

    C. 心功能 Ⅲ 级以上的孕妇, 胎儿窘迫的发生率高

    D. 妊娠合并心脏病的孕妇和其胎儿的预后均很差

    E. 单纯房间隔缺损的孕妇, 易发生胎儿宫内生长迟缓

三、A3 型题（以下提供若干个案例, 每个案例下设若干个考题。请根据各考题题干所提供的信息, 在每题下面的 A、B、C、D、E 五个备选答案中选择一个最佳答案）

某孕妇 38 岁, 孕 23 周, 家务劳动后感胸闷、气短, 近一周夜间咳嗽、咳痰多不能平卧, 查体: 心率 122 次 /min, 心界向左扩大, 心尖区闻及收缩期杂音, 双肺底闻及小水泡音, 双下肢水肿(+)。

21. 该患者的诊断是(   )
    A. 肺部感染   B. 心力衰竭
    C. 妊娠水肿   D. 支气管哮喘
    E. 妊娠期正常生理变化

22. 目前对该孕妇正确的治疗是(   )
    A. 加强产前监护   B. 限制食盐摄入
    C. 立即终止妊娠   D. 控制心力衰竭后终止妊娠
    E. 控制心力衰竭后继续妊娠

23. 根据患者近一周的情况,她的心功能分级为(   )
    A. 心功能 I 级   B. 心功能 II 级
    C. 心功能 III 级   D. 心功能 IV 级
    E. 心功能 V 级

24. 产后处理哪一项不正确(   )
    A. 可以使用利凡诺尔引产   B. 限制输液速度
    C. 严格避孕,不宜再次妊娠   D. 无感染征象不必使用抗生素
    E. 宫缩欠佳,可使用缩宫素

25. 对妊娠合并心脏病患者产褥期的健康指导,正确的是(   )
    A. 心功能 II~III 级可母乳喂养
    B. 产后 24 小时内应绝对卧床休息
    C. 产后 48 小时内应下地活动
    D. 需绝育者,一般在产后 42 天左右施行输卵管结扎术
    E. 母乳喂养的产妇,常规不用抗生素

答案: A1: 1. D   2. B   3. D   4. D   5. E   6. D   7. D   8. A   9. D   10. C
       A2: 11. C   12. E   13. E   14. D   15. E   16. D   17. C   18. B   19. D   20. C
       A3: 21. B   22. D   23. D   24. D   25. B

模拟试卷四

一、A1 题型（单句型最佳选择题，每一道题下面有 5 个备选答案，请从中选择一个最佳答案）

1. 行子宫全切及左附件切除时应离断哪些韧带(   )
    A. 双圆韧带、双阔韧带、双子宫骶韧带
    B. 双圆韧带、双阔韧带、左卵巢固有韧带
    C. 双圆韧带、双阔韧带、双主韧带、左卵巢固有韧带
    D. 双圆韧带、双阔韧带、双主韧带、双子宫骶骨韧带、双卵巢悬韧带、卵巢固有韧带
    E. 双圆韧带、双阔韧带、双主韧带、双子宫骶骨韧带、左卵巢悬韧带、卵巢固有韧带

2. 有关女性生殖系统解剖,以下哪项是错误(   )
    A. 成年妇女宫颈与宫体比例为 1:2

B. 卵巢表面无腹膜,为一层生发上皮

C. 阴道壁黏膜为复层鳞状上皮,无腺体

D. 阴道壁黏膜为单层鳞状上皮,有腺体

E. 子宫峡部上端为解剖学内口,下端为组织学内口

3. 中晚期妊娠的表现,不包括(　　)

A. 半数妇女有早孕反应 　　　　　　　B. 子宫增大使腹部逐渐膨隆

C. 孕 16 周起自感胎动 　　　　　　　 D. 孕 18~20 周起在腹壁听到胎心

E. 孕 20 周后在腹壁触到胎体

4. 妊娠高血压疾病的基本病理变化是(　　)

A. 水钠潴留 　　　　　　　　　　　　B. 动脉硬化

C. 心功能失常 　　　　　　　　　　　D. 血容量减少

E. 全身小动脉痉挛

5. 孕 30 周后正常的 12 小时胎动计数应(　　)

A. 大于 3 次 　　　　　　　　　　　　B. 大于 5 次

C. 大于 10 次 /12 小时 　　　　　　　 D. 大于 20 次 /12 小时

E. 大于 30 次 /12 小时

6. 产褥期的护理措施,正确的是(　　)

A. 提倡定时哺乳 　　　　　　　　　　B. 绝对卧床 48 小时

C. 产后 12 小时后鼓励排尿 　　　　　D. 产后伤口红肿者即可坐浴

E. 多吃蔬菜、水果,防便秘

7. 为降低心脏病孕产妇的死亡率,下列哪项防治措施不适宜(　　)

A. 为防止体重加重过多,宜减少脂肪的摄入,并进低蛋白饮食

B. 积极防止并发症并及早治疗妊娠期的各种感染尤其是上呼吸道感染

C. 如发现死胎宜行穿颅术尽快结束分娩

D. 当胎儿娩出后,应将沙袋置于产妇腹部

E. 产后需给广谱抗生素,预防感染

8. 妊娠合并心脏病的处理中,以下哪项是正确的(　　)

A. 发现Ⅲ级收缩期杂音可确诊为心脏病

B. 发现室上性阵发性心动过速可确诊为心脏病

C. 心功能Ⅱ级可发生心力衰竭,不宜妊娠

D. 心衰者产后应该回奶,禁止哺乳

E. 临产后应该耐心等待经阴道自然分娩

9. 根据《中华人民共和国母婴保健法》规定,下面哪项是错误的(　　)

A. 除医学上确有需要外,严禁采用技术手段对胎儿进行性别鉴定

B. 医师根据《母婴保健法》提出医学意见,当事人必须无条件执行

C. 医师依法施行终止妊娠手术或者结扎手术需经当事人同意并签署意见

D. 有产妇死亡及新生儿出生缺陷情况应向卫生行政部门报告

E. 医师发现或者怀疑胎儿异常的,应当对孕妇进行产前诊断

10. 医院感染不包括以下哪项(　　)

A. 在住院 48 小时后发生的感染

B. 在医院内获得出院后发生的感染

C. 入院前已开始入院后仍存在的感染

D. 医院工作人员在医院内获得的感染

E. 患者出院 24 小时内发生的感染

二、A2 型题（病例摘要型最佳选择题，每一道考题是以一个小案例出现的，其下有 5 个备选答案，请从中选择一个最佳答案）

11. 初产妇，产程顺利，宫口开全 1h，胎头已拨露，胎心监护为早期减速，应采取的处置是（　　）

    A. 立即剖宫产　　　　　　　　　　B. 产钳助产

    C. 立即静滴葡萄糖液　　　　　　　D. 静点缩宫素

    E. 等待自然分娩

12. 孕妇，29 岁，因过期妊娠入院待产。检查：血压 120/80mmHg，宫高 35cm 胎位 LOA，胎心 132 次 /min，拟行胎盘功能测定，下列哪项表示胎盘功能不足（　　）

    A. 12h 胎动数＞ 20 次　　　　　　　B. B 超羊水池最大直径＞ 3cm

    C. 血清胎盘催乳素 4μg/L　　　　　D. NST 试验有反应型

    E. OCT 试验胎心出现连续晚期减速

13. 24 岁初产妇，行产科检查，测量腹围 94cm，宫高 33cm（宫底在脐与剑突之间），胎头入盆，胎心位于脐右下方，其孕周约为（　　）

    A. 孕 24 周　　　　　　　　　　　B. 孕 28 周

    C. 孕 32 周　　　　　　　　　　　D. 孕 36 周

    E. 孕 40 周

14. 第一胎，孕 36 周，1 个月前血压正常，近 1 周双下肢水肿，伴头晕、眼花，血压 160/110mmHg，尿蛋白（++），尿雌三醇 10mg/24h，胎心好，应采取下列哪项处理措施（　　）

    A. 积极治疗 1 周上述症状不缓解，考虑终止妊娠

    B. 积极治疗 24~48h，上述症状不缓解，考虑终止妊娠

    C. 积极治疗等待自然临产分娩

    D. 立即剖宫产

    E. 即人工破膜及缩宫素引产

15. 某孕妇，第 1 胎，孕 38 周。患妊娠高血压疾病（轻度）已临产。宫缩痛时大声呼叫。检查宫口开大 2cm，先露头，S-2，未破膜。在护理措施中，错误的是（　　）

    A. 监测血压及自觉症状　　　　　　B. 用 0.2% 肥皂水灌肠

    C. 宫缩痛时按摩下腹部　　　　　　D. 多安慰、鼓励产妇

    E. 遵医嘱给予镇静剂

16. 张女士，27 岁，第 1 胎，妊娠 33 周。跌倒后腹部受到撞击，无明显阴道流血来急诊。接诊护士检查：血压 110/60mmHg，脉搏 88 次 /min，子宫大小如孕 33 周样，腹壁张力偏高、有压痛，胎心 140 次 /min。估计最可能患（　　）

    A. 早产　　　　　　　　　　　　　B. 前置胎盘

    C. 胎盘早剥　　　　　　　　　　　D. 异位妊娠

    E. 晚期先兆流产

17. 初产妇足月分娩,第一产程时产程较长,发现胎头枕后位,下述各项中哪项是不正确的( )

    A. 绝大多数可自行旋转成为枕前位而顺利分娩

    B. 约有 10% 的枕后位不能转为枕前位

    C. 枕后位与枕前位产程一样长

    D. 枕后位阴道分娩者会阴切开需较其他胎位时为大

    E. 常需产钳助产

18. 第一胎足月自娩,胎盘 30min 未娩出。检查子宫下段有一狭窄环,使胎盘嵌顿子宫腔内,此时,应采用的适宜方法是( )

    A. 按摩子宫底压出胎盘   B. 徒手剥离胎盘后协助娩出

    C. 使用麻醉剂徒手协助胎盘娩出   D. 大号刮匙刮取胎盘

    E. 行子宫切除术

19. 28 岁孕妇,于分娩期突然发生原因不明的休克,随后呼吸困难,痉挛发作,经数分钟后死亡,最可能的诊断是下列哪项( )

    A. 胎盘早剥   B. 急性左心衰竭

    C. 子痫   D. 羊水栓塞

    E. 产后血循环衰竭

20. 患者 25 岁,第一胎,妊娠足月,规律宫缩 1h 来诊,当时宫口开大 4cm,由于宫缩过强,在产妇用力下,胎儿顺利娩出,当即有鲜血流出,5min 后胎盘自然娩出,检查胎盘完整,子宫收缩良好,但有持续性阴道出血(鲜红色伴有血块)达 400ml,检查会阴无裂伤,最可能的出血原因为( )

    A. 乏力性子宫出血   B. 羊水栓塞

    C. 胎膜残留   D. 宫颈裂伤

    E. 凝血功能障碍

三、A3 型题(以下提供若干个案例,每个案例下设若干个考题。请根据各考题题干所提供的信息,在每题下面的 A、B、C、D、E 五个备选答案中选择一个最佳答案)

某初产妇,30 岁,孕 2 产 0 孕 34 周,既往 23 周因胎儿脊柱裂行引产术,此次妊娠前期检查顺利。妊娠 32 周起超声检查发现羊水过多,胎儿大于孕周,未见明显畸形,孕妇体态肥胖,近期有多饮多尿多食等症状。

21. 本例首先考虑的诊断是( )

    A. 胎盘早剥   B. 胎儿消化道发育异常

    C. 妊娠期糖尿病   D. 母儿血型不合

    E. 风疹病毒感染

22. 明确诊断后首选的干预措施是( )

    A. 抗生素预防感染   B. 控制饮食治疗

    C. 肾上腺皮质激素治疗   D. 磺脲类降糖药试行治疗

    E. 胰岛素治疗

23. 在对患者的健康宣教中,与该病对妊娠的影响无关的是(   )

    A. 难产发生率高   B. 胎儿畸形发生率高

    C. 过期妊娠发生率高   D. 妊娠期高血压发生率高

    E. 围产儿死亡率高

24. 下列选项中不属于该病终止妊娠指征的是(   )

    A. 尿糖持续阳性   B. 酮症酸中毒

    C. 重度子痫或者子痫   D. 估计胎儿体重 > 4500g

    E. 胎儿窘迫

25. 在对孕妇的饮食护理中,合理的妊娠期糖尿病饮食,脂肪应占总热量的百分比为(   )

    A. 5%~10%   B. 15%~20%

    C. 25%~30%   D. 30%~40%

    E. 40%~45%

答案: A1: 1. E   2. D   3. A   4. E   5. E   6. E   7. A   8. D   9. B   10. C

         A2: 11. E   12. E   13. E   14. B   15. B   16. C   17. C   18. C   19. D   20. D

         A3: 21. C   22. B   23. C   24. A   25. C

模拟试卷五

一、A1 题型（单句型最佳选择题，每一道题下面有 5 个备选答案，请从中选择一个最佳答案）

1. 下列何项与中骨盆狭窄无关(   )

    A. 坐骨棘突   B. 骶骨平直

    C. 坐骨切迹 < 2 横指   D. 骨盆侧壁向内倾斜

    E. 坐骨结节间径 < 9cm

2. 妊娠合并心脏病,心功能Ⅱ级的诊断依据是(   )

    A. 能从事强体力劳动   B. 一般体力活动不受限

    C. 一般体力活动显著受限   D. 一般体力活动稍受限

    E. 休息时有心功能不全症状

3. 依照《医疗事故处理条例》,应患者要求复印或者复制病历等资料时(   )

    A. 经医疗事故鉴定委员会批准

    B. 由患者拿走自行复印

    C. 医疗机构提供复印或复制,患者应在场

    D. 由医疗机构整理复印后交给患者

    E. 经卫生行政部门批准,可以复印或复制

4. 使子宫内膜增生的激素是(   )

    A. 雌激素   B. 孕激素

    C. 雄激素   D. 促卵泡素

E. 黄体生成素

5. 正常女性骨盆入口的形态是（　　）

    A. 圆形
                           B. 横椭圆形

    C. 纵椭圆形
                           D. 三角形

    E. 不规则形

6. 正常产褥期宫颈内口关闭的时间在产后（　　）

    A. 1 周
                           B. 2 周

    C. 3 周
                           D. 4 周

    E. 6 周

7. 下列何项与持续性枕横位或枕后位之发生无关（　　）

    A. 宫缩乏力
                           B. 中骨盆狭窄

    C. 胎头俯屈不良
                      D. 孕妇腹壁松弛

    E. 胎头内旋转受阻

8. 前置胎盘的主要特征（　　）

    A. 无痛性反复阴道流血
               B. 腹痛

    C. 出血量与类型无关
               D. 破膜后胎先露下降仍不止血

    E. 先露高浮

9. 关于胎盘早剥正确的是（　　）

    A. 无痛性阴道流血
               B. 常无诱因

    C. 应及时终止妊娠
               D. 不易出现 DIC

    E. 失血征象与外出血量成正比

10. 新生儿颅内出血的预防措施，下列哪项是错误的（　　）

    A. 做好孕期保健，防止早产及异常胎位

    B. 手术产儿及早产儿常规肌内注射维生素 K1

    C. 分娩时早产儿孕妇不需要行会阴切开术

    D. 为预防胎儿缺氧，孕产妇不可滥用宫缩剂

    E. 难产及早产儿应注意保暖

二、A2 型题（病例摘要型最佳选择题，每一道考题是以一个小案例出现的，其下有 5 个备选答案，请从中选择一个最佳答案）

11. 孕妇第一胎，38 周，规律宫缩 5h 入院，产科检查：宫口扩张 3cm，胎心率 140 次 / min，胎头已衔接，突发抽搐，继之意识消失，测血压 170/120mmHg，尿蛋白（+++）. 此病例应考虑为（　　）

    A. 先兆子痫
                           B. 子痫

    C. 癫痫
                           D. 高血压危象

    E. 脑出血

12. 孕妇 32 岁，孕 32 周，因不慎跌倒，阴道少量出血 1 天入院，检查宫底耻骨上 29cm，胎心好，无明显宫缩及压痛，胎头高浮，B 超示胎盘较一般增厚，最可能诊断为（　　）

    A. 低置性前置胎盘
               B. 部分性前置胎盘

    C. 边缘性前置胎盘
              D. 胎盘边缘血窦破裂

E. 胎盘早期剥离

13. 某初产妇,33 岁,孕 38 周,妊娠合并双胎。查体:血压 120/70mmHg,脉搏 98 次 /min,骨盆正常,宫高 38cm,腹围 112cm,一头一臀先露,FHR140~148 次 /min,有关该孕妇产程中处理哪项是错误的( )

  A. 双胎易出现子宫收缩乏力,故应严密观察产程进展

  B. 第一胎娩出后,助手在腹部固定胎儿维持纵产式

  C. 第一胎娩出后,应等待第二胎儿自然娩出而不需处理

  D. 胎盘娩出后应仔细检查胎盘蜕膜判定双胎类型

  E. 第二胎儿娩出后腹部应放沙袋预防腹压下降引起休克

14. 某初产妇,26 岁,妊娠 40 周,LOA,因阴道流液 8h,无宫缩入院,以下哪项处理是错误的( )

  A. 阴道检查了解宫颈条件   B. 查白细胞及分类

  C. 缩宫素静脉点滴引产   D. 立即剖宫产

  E. 给抗生素预防感染

15. 某初产妇,28 岁,孕 39 周,规律性下腹痛 10 小时入院,入院检查血压、脉搏正常,头先露 LOA,先露高。宫口开大 3cm,未破膜,FHR110~120 次 /min,快慢不均,需立即处理,下列哪项不正确( )

  A. 吸氧

  B. 左侧卧位

  C. 若经处理胎心好转可继续观察

  D. 阴道检查同时人工破膜了解羊水性状

  E. 胎儿头皮血测定 pH7.25~7.30,提示胎儿窘迫,应立即终止妊娠

16. 某初产妇,32 岁,停经 40 周,全身检查无异常发现,骨盆外测量正常,入院时检查胎位 LOA,胎心 140 次 /min,宫缩 40~45s/3~4min,第一产程进展顺利,宫口开全 2h,产程无进展,宫缩变弱 20~25s/5~6min,阴道检查:胎位为 LOP,先露 S+2,骶骨较平直,坐骨切迹容二横指,胎心 120 次 /min,如何处理最合适( )

  A. 剖宫产   B. 静脉点滴缩宫素加强宫缩

  C. 手转胎头行产钳助产   D. 等待自然分娩

  E. 肌注缩宫素

17. 孕妇在做骨盆测量时,发现坐骨棘间径 < 10cm,坐骨结节间径 < 8cm,耻骨弓角度 < 90°,应属哪种类型骨盆( )

  A. 扁平骨盆   B. 漏斗骨盆

  C. 均小骨盆   D. 类人猿型骨盆

  E. 骨软化病骨盆

18. 孕 1 产 0 孕 41 周,某初产妇,胎儿估计体重 4000 克,胎头娩出后娩肩困难,下列哪个不正确( )

  A. 较大的胎头娩出后胎颈回缩,胎儿颈部紧压于会阴上

  B. 易导致母亲产伤

  C. 如产妇双手抱膝使双腿向上尽量屈曲紧贴腹部会有利于胎肩的娩出

  D. 胎儿双肩径阻于骨盆入口横径

E. 娩肩过程过于暴力易导致胎儿锁骨骨折和臂丛神经损伤

19. 某初产妇,孕 38 周,横位,胎心正常,宫口已开全,子宫下段压痛明显,无血尿,应采取下列何种处理为宜(　　)

　　A. 内倒转 + 臀牵引术
　　B. 内倒转 + 产钳术
　　C. 剖宫产术
　　D. 碎胎术
　　E. 断头术

20. 某初产妇,孕 38 周,宫口开全 2h 频频用力,未见胎头拔露。检查宫底部为臀,腹部前方触及胎儿小部分,未触及胎头。肛查胎头已达棘下 2cm,矢状缝与骨盆前后径一致,大囟门在前方,诊断为(　　)

　　A. 骨盆入口轻度狭窄
　　B. 骨盆入口头盆不称
　　C. 原发宫缩无力
　　D. 持续性枕后位
　　E. 持续性枕横位

三、A3 型题（以下提供若干个案例，每个案例下设若干个考题。请根据各考题题干所提供的信息，在每题下面的 A、B、C、D、E 五个备选答案中选择一个最佳答案）

第一胎,孕 32 周,双胎妊娠,既往曾有人工流产 2 次,因阴道间断性出血 1 个月就诊,怀疑为"前置胎盘"

21. 最有助于诊断的病史是(　　)

A. 腹部剧痛伴有少量阴道出血

B. 反复无痛性阴道出血

C. 阴道出血伴有子宫收缩

D. 2 次人工流产史

E. 初次阴道出血发生较晚,最可能是完全性前置胎盘

22. 为明确诊断首选哪种检查方法(　　)

　　A. 腹部平片
　　B. 肛门检查
　　C. 腹部 B 超检查
　　D. 阴道内诊检查
　　E. 产后检查胎膜破口

23. 经检查,确诊为前置胎盘,入院 1 天,阵发腹痛 1h,阴道突然一阵多量出血 300~400ml,血压 100/70mmHg,脉搏 100 次 /min,两胎心分别位于右上腹及左下腹,胎心率正常,儿头高浮,最恰当的处理是(　　)

　　A. 肛门检查,宫口情况处理
　　B. 阴道检查,明确胎盘位置
　　C. 绝对卧床,继续期待疗法
　　D. 镇静剂抑制宫缩
　　E. 即刻行剖宫产术

26 岁,孕 32 周,无异常,因夫妻同房后腹痛半天。阴道少量出血急诊来院,检查:贫血貌,血压 100/70mmHg,心率 110 次 /min,子宫较孕月大,宫高 32cm,子宫张力大,放松差并有轻压痛,胎位胎心不清,血红蛋白 70g/L,血球压积 28%

24. 此患者最可能的诊断是(　　)

　　A. 急性羊水过多
　　B. 早产
　　C. 双胎
　　D. 前置胎盘

E. 胎盘早剥

25. 最能协助诊断的病史、体检为哪一项( )

A. 子宫大于孕月   B. 夫妻同房史

C. 阴道少量出血   D. 胎位胎心不清

E. 贫血貌与外出血不相符

答案: A1: 1. E   2. D   3. C   4. A   5. B   6. A   7. D   8. A   9. C   10. C

       A2: 11. B   12. E   13. C   14. D   15. E   16. C   17. B   18. D   19. C   20. D

       A3: 21. B   22. C   23. E   24. E   25. E

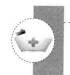

参考文献

1. Alan H, DeCherney. 现代妇产科疾病诊断与治疗 [M]. 9 版. 刘新民, 宋玉琴, 万小平, 等译. 北京: 人民卫生出版社, 2004.

2. 蔡文智, 钟梅. 助产学 [M]. 西安: 西安交通大学出版社, 2015.

3. 曹荣桂, 朱士俊. 医院管理学: 质量管理分册 [M]. 2 版. 北京: 人民卫生出版社, 2011.

4. 曹泽毅. 中华妇产科 [M]. 3 版. 北京: 人民卫生出版社, 2014.

5. 陈慧娟, 李雪芬, 丁敏华, 等. 分娩疼痛的管理及研究进展 [J]. 护理学报, 2007, 14(1): 27-29.

6. 段丽芳, 张振英, 孟庆娟, 等. 医院感染管理持续性质量改进对剖宫产术后感染的影响 [J]. 中华医院感染学杂志, 2015, (10): 2360-2361, 2369.

7. 段涛. 围产医学的过去、现在和将来 [J]. 现代实用医学, 2012, 24(7): 721-722.

8. 段涛, 杨慧霞. 高危妊娠 [M]. 北京: 人民卫生出版社, 2008.

9. F. GARY CUNNINGHAM, 等. 威廉姆斯产科学 [M]. 8 版. 段涛, 丰有吉, 狄文, 等译. 济南: 山东科学技术出版社, 2006.

10. 冯向春, 解芳, 国伟婷, 等. 256 例 NICU 新生儿感染的相关因素分析 [J]. 中国小儿急救医学, 2014, 21(4): 239-240.

11. 冯艳霞, 郭慧雯, 翁美芳, 等. 非自愿中断妊娠妇女的心理状况与照护支持研究进展 [J]. 护理学杂志, 2014, 29(14): 92-94.

12. 苟文丽, 吴连方. 分娩学 [M]. 北京: 人民卫生出版社, 2003.

13. 郭振清, 岳崇玉, 王延萍, 等. 母婴同室产妇医院感染相关因素分析与预防 [J]. 中华医院感染学杂志, 2015, 25(24): 5688-5690.

14. 贺晶, 陈璐. 分娩时体位选择 [J]. 中国实用妇科与产科杂志, 2015, 31(2): 112-116.

15. 贺晶, 张珂. 胎儿窘迫的真与假 - 产科永恒的话题 [J]. 中华围产医学杂志, 2012, 15(4): 198-202.

16. 胡必杰, 郭燕红, 高光明, 等. 医院感染预防与控制标准操作规程 [M]. 上海: 科学技术出版社, 2010.

17. 华克勤, 丰有吉. 实用妇产科学 [M]. 3 版. 北京: 人民卫生出版社, 2013.

18. 黄群, 范崇纯. 围产期护理 [M]. 北京: 人民卫生出版社, 2012.

19. 黄醒华. 保护从胎儿到新生儿的安全过渡—初生时并发症的预防 [J]. 中华围产医学杂志, 2011, 14(3): 142-145.

20. John Kattwinkel, MD, FAAP. 新生儿复苏教程 [M]. 叶鸿瑁, 虞人杰, 译. 北京: 人民卫生出版社, 2012.

21. 姜梅, 庞汝彦. 助产士规范化培训教材 [M]. 北京: 人民卫生出版社, 2017.

22. 金曦, 罗荣. 妇幼保健质量与安全管理: 孕产妇保健 [M]. 北京: 人民卫生出版社, 2015.

23. 乐杰. 妇产科学 [M]. 7 版. 北京: 人民卫生出版社, 2008.

24. 雷慧中, 涂新. 助产手册 [M]. 3 版. 广州: 广东科技出版社, 2015.

25. 李洁. 分娩计划书在产时人性化护理中的应用 [J]. 四川医学, 2013, 34(7): 1112-1113.

26. 李乐之, 路潜. 外科护理学 [M]. 5 版. 北京: 人民卫生出版社, 2012.

27. 连岩, 王谢桐. 对羊水栓塞的再认识 [J]. 中华产科急救电子杂志, 2015, 4(2): 7-12.

28. 刘碧銮. 心理护理干预对降低分娩期疼痛的临床研究 [J]. 中外医疗, 2014(24): 175-176.

29. 刘彩霞,庄艳艳,刘诗诗. 如何建立和规范我国产后出血处理的培训体制 [J]. 中国实用妇科与产科杂志,2014,4(30):249-251.

30. 刘兴会,漆洪波. 难产 [M]. 北京:人民卫生出版社,2015.

31. 刘兴会,张力,张静.《产后出血预防与处理指南(草案)(2009)及《产后出血预防与处理指南(2014年版)》解读 [J]. 中华妇幼临床医学杂志(电子版),2015,8(11):433-447.

32. 刘亚丽,李银萍,魏克伦,等. 足月新生儿生后早期生命体征的动态观察 [J]. 中国小儿急救医学,2016,23(6):422-424.

33. 卢美秀,许淑莲. 现代护理实物全书 [M]. 深圳:海天出版社,1998.

34. 陆再英,钟南山. 内科学 [M]. 7版. 北京:人民卫生出版社,2008.

35. 罗碧如. 产科护理手册 [M]. 北京:科学出版社,2011.

36. 马安莉,孙菊玲,吴玲母. 婴同室病房中不安全因素与护理安全管理分析 [J]. 国际护理学杂志,2014,33(7):1812-1814.

37. 马小琴. 护理学基础 [M]. 北京:人民卫生出版社,2012.

38. 马彦彦,庞汝彦. 正常产程中的入量管理 [J]. 中华妇产科杂志,2015,50(4):316-317.

39. 牛秀敏,张惠英,李洒珺. 难产诊断与处理 [M]. 北京:人民军医出版社,2008.

40. Penny Simkin, Ruth Ancheta. 产程进展手册 [M]. 2版. 陈改婷,张宏玉,译. 北京:世界图书出版公司,2011.

41. 漆洪波,贾小燕. 如何准确评估出血量及产后出血的早期识别 [J]. 中国实用妇科与产科杂志,2014,4(30):254-256.

42. 任辉,常青,刘兴会,等. 助产理论与实践 [M]. 北京:人民军医出版社,2011.

43. 任建华. 产科护理手册 [M]. 北京:科学出版社,2015.

44. S. Eva Singletary. 现代乳腺疾病治疗学 [M]. 2版. 宁连胜,方志沂,译. 北京:人民卫生出版社,2007.

45. 三级妇幼保健院评审标准. 国家卫生计生委. 2016.

46. 尚世强,杨建滨. 新生儿疾病筛查和诊断的发展及存在的问题与思考 [J]. 中华检验医学杂志,2015,4,38(4)217-219.

47. 邵肖梅,叶鸿瑁,丘小汕,等. 实用新生儿学 [M]. 4版. 北京:人民卫生出版社,2011.

48. 沈铿,马丁. 妇产科 [M]. 北京:人民卫生出版社,2015.

49. 时春艳,丁秀萍,张梦莹,等. 羊水栓塞的早期识别和团队流程化抢救 [J]. 中华妇产科杂志,2016,51(5):397-400.

50. 苏建强,戴耀华. 母乳喂养益处和现状的研究进展 [J]. 中国妇幼健康研究,2011,22(2):231-232.

51. 孙丽洲,王巧梅,沈海屏,等. 2010至2012年31省2120131名育龄妇女孕前营养指标趋势分析 [J]. 中华医学杂志,2015,95(3):191-186.

52. 孙宇,赵红. 自然流产患者心理问题及其干预的研究现状 [J]. 中华护理杂志,2013,48(7):648-651.

53. 王惠珊,曹彬. 母乳喂养培训教程 [M]. 北京:北京大学医学出版社,2014.

54. 王静,罗晓明,古桂雄. 母乳成分及测定方法 [J]. 中国妇幼健康研究,2015,26(3):641-656.

55. 王乐乐,刘慧姝. 胎儿窘迫的处置 [J]. 中华产科急救电子杂志,2015:4(2):93-97.

56. 王蕾. 新生儿低血糖及其治疗管理 [J]. 临床儿科杂志,2016,34,1(1):55-58.

57. 王立新. 母乳喂养指导手册 [M]. 北京:科学技术出版社,2012.

58. 王立新,姜梅. 妇产科疾病护理及操作常规 [M]. 北京:人民军医出版社,2012.

59. 王临虹. 孕产期保健技术指南 [M]. 北京:人民卫生出版社,2013.

60. 魏碧蓉. 高级助产学 [M]. 2版. 北京:人民卫生出版社,2010.

61. 邬俏璇,朱社宁. 产科专科护士核心能力评价体系构建研究 [J]. 中华护理杂志,2012,47(9):777-780.

62. 吴祥德，董守义. 乳腺疾病诊治 [M]. 北京：人民卫生出版社，2000.

63. 武庆斌. 婴儿常见的胃肠道不适及处理 [J]. 中国儿童保健杂志，2015，23（1）：1-6.

64. 肖玉会，李淑娟，袁会文，等. 1720 例高危妊娠临床资料分析 [J]. 中华全科医学，2013，11（12）：1914-1915.

65. 谢幸，苟文丽. 妇产科学 [M]. 8 版. 北京：人民卫生出版社，2013.

66. 新生儿疾病筛查技术规范（2010 年版）. 中华人民共和国卫生部. 2010.

67. 熊庆，王临虹. 妇女保健学 [M]. 北京：人民卫生出版社，2014.

68. 熊英，陈锰，刘兴会. 2015 年美国妇产科医师学会"产后出血孕产妇安全管理共识"解读 [J]. 中华围产医学杂志，2016，19（4）：247-250.

69. 严双琴，徐叶清，苏普玉，等. 围孕期增补叶酸与不良出生结局的队列研究 [J]. 中华流行病学杂志，2013，34（1）：1-4.

70. 颜丽青. 母婴保健 [M]. 北京：人民卫生出版社，2015.

71. 杨慧霞. 妊娠合并糖尿病诊治指南（2014）[J]. 糖尿病临床，2014，08（11）：489-498.

72. 杨慧霞，狄文. 妇产科学 [M]. 北京：人民卫生出版社，2016.

73. 杨慧霞，段涛. 健康与疾病的发育起源 [M]. 北京：人民卫生出版社，2013.

74. 于艳彬，魏文峰，王亚芳，等. 连续性助产服务对初产妇分娩结局的影响 [J]. 国际护理学杂志，2015，34（20）：2741-2744.

75. 余艳红. 难产诊治百问百答 [M]. 北京：科学技术文献出版社，2011.

76. 袁雨，漆洪波. 英国皇家妇产科医师学会《脐带脱垂指南》2014 版要点解读 [J]. 中国实用妇科与产科杂志，2015，31（4）：276-280.

77. 翟向红，王莉杰. 产科护理 [M]. 北京：人民军医出版社，2015.

78. 张春花，袁斌. 围分娩期疼痛控制的护理研究 [J]. 河北医学，2012，18（5）：52.

79. 张鸿慧，何玉宁，刘乔平，等. Lamaze 呼吸法减痛分娩在中国应用的研究进展 [J]. 中国妇产科临床杂志，2013，13（1）：76-77.

80. 张为远. 中华围产医学 [M]. 北京：人民卫生出版社，2012.

81. 张银萍，徐红妇. 产科护理学 [M]. 北京：人民卫生出版社，2006.

82. 张玉芬，杨秀，钟少琼. 246 例育龄妇女孕前保健教育与指导分析 [J]. 当代医学，2014，20（10）：157-158.

83. 张玉侠，胡晓静，郑显兰，等. 实用新生儿护理学 [M]. 北京：人民卫生出版社，2015.

84. 浙江省助产技术管理规定. 浙江省卫生计生委. 2013.

85. 郑晓龙，章瑶，徐鑫芬. 泌乳启动延迟影响因素及其干预的研究进展 [J]. 中华护理杂志，2014，49（3）：340-343.

86. 郑晓瑛，宋新明. 提高出生人口素质的孕前—围孕保健模式的再讨论 [J]. 人口与发展，2012，18（3）：56-60

87. 郑修霞. 妇产科护理学 [M]. 5 版. 北京：人民卫生出版社，2013.

88. 中国新生儿复苏项目专家组. 中国新生儿复苏指南（2016 年北京修订）[J]. 中华围产医学杂志，2016：11（07）：481-486.

89. 中国营养学会. 6 月龄内婴儿母乳喂养指南 [J]. 临床儿科杂志，2016，34（4）：287-291.

90. 中华医学会妇产科分会产科学组. 新产程标准及处理的专家共识（2014）[J]. 中华妇产科杂志，2014，49（7）：486-489.

91. 中华医学会妇产科分会产科学组. 剖宫产术后再次妊娠阴道分娩管理的专家共识（2016）[J]. 中华妇产科杂志，2016，51（8）：561-564.

92. 中华医学会妇产科学分会产科学组. 孕前和孕期保健指南（第 1 版）[J]. 中华妇产科杂志，2011，46（2）：

150-153.

93. 中华医学会妇产科学分会产科学组. 前置胎盘的临床诊断与处理指南 [J]. 中华妇产科杂志, 2013, 48（2）: 148-150.

94. 中华医学会妇产科学分会产科学组. 胎盘早剥的临床诊断与处理规范（第 1 版）[J]. 中华妇产科杂志, 2012, 47（12）: 957-958.

95. 中华医学会妇产科学分会产科学组. 胎膜早破的诊断与处理指南（2015）[J]. 中华妇产科杂志, 2015, 1（50）: 3-8.

96. 中华医学会围产医学分会胎儿医学学组, 中华医学会妇产科学分会产科学组. 双胎妊娠临床处理指南（第二部分）: 双胎妊娠并发症的诊治 [J]. 中华妇产科杂志, 2015, 50（9）: 641-647.

97. 中华医学会围产医学分会胎儿医学学组, 中华医学会妇产科学分会产科学组. 双胎妊娠临床处理指南（第一部分）: 双胎妊娠的孕期监护及处理 [J]. 中华妇产科杂志, 2015, 50（8）: 561-567.

98. 中华医学会围产医学分会. 新生儿复苏学组新生儿窒息诊断的专家共识 [J]. 中华围产医学杂志, 2016: 19（01）: 3-6.

99. 周昌菊, 丁娟, 严谨, 等. 现代妇产科护理模式 [M]. 北京: 人民卫生出版社, 2010.

100. 周远洋, 朱军, 王艳萍, 等. 1996-2010 年全国孕产妇死亡率变化趋势 [J]. 中华预防医学杂志, 2011, 45（10）: 934-939.

101. 祝志梅, 黄丽华, 冯志仙, 等. 产科护理质量敏感性指标的构建 [J]. 中华护理杂志, 2016, 51（5）: 573-577.

102. 邹郁松, 路军丽, 丁小英, 等. 2012~2014 年 7794 例高危及危重孕产妇救治管理与分析 [J]. 中国医药导报, 2015, 12（28）: 59-62.

103. 左月燃. 护理安全 [M]. 北京: 人民卫生出版社, 2009.

104. 江载芳, 申昆玲, 沈颖, 等. 诸福棠实用新生儿学 [M]. 8 版, 北京: 人民卫生出版社, 2015.

105. 中国妇幼保健协会新生儿保健专业委员会, 中国医师协会新生儿科医师分会. 产科母婴同室新生儿管理建议 [J]. 中华新生儿科杂志, 2017, 32（2）: 81-85.

106. Cunningham FG, Leveno KJ, Bloom SL, et a1. Williams Obstetrics[M]. 24th ed. New York: McGraw. Hill Professional, 2014.

107. Chapman DJ, Perez-Escamilla R. Maternal perception of the onset of lactation is a valid, public health indicator of lactogenesis stage II[J]. J Nutr, 2000, 130（12）: 2972-2980.

108. Conde-AgudeloA, Romero R. Amniotic fluid embolism: an evidence-based review[J]. Am J ObstetGynecol, 2009, 201（5）: 445.

109. Clark SL. Amniotic fluid embolism[J]. ObstetGynecol, 2014, 123（2 Pt 1）: 337-348.

110. Duryea EL, Nelson DB, Wyckoff MH, et al. The impact of ambient operating room temperature on neonatal and maternal hypothermia and associated morbidities: a randomized controlled trial[J]. Am J ObstetGynecol, 2016, 214（4）: 505. el-7. DOI: 10. 1016/j. ajog. 2016. 01. 190.

111. Frati P, Foldes-Papp Z, Zaami S, et a1. Amniotic fluid embolism: what level of scientific evidence can be drawn? A systematic review[J]. Curt Pharm Bioteehnol, 2014, 14（14）: 1157-1162.

112. Gleason CA, Devaskar SU. Avery's disease of the newborn[M]. 9th edition Elsevier, 2012.

113. Kanayama N, Tamura N. Amniotic fluid embolism: pathophysio10gy and new strategies for management[J]. J ObstetGynaecol Res, 2014, 40（6）: 1507-1517.

114. Nommsen-Rivers LA, Chantry CJ, Peerson JM, et al. Delayed onset of lactogenesis among first-time mothers is related to maternal obesity and factors associated with ineffective breastfeeding[J]. Am J Clin Nutr, 2010, 92（3）: 574-584.

115. Penfold S, Hill Z, Mrisho M, et al. Alarge cross-sectional community -based study of new born care practices in southern Tanzaia[J]. PLoS One, 2010, 5(12): el2293.

116. Rath WH, Hoferr S, Sinicina I. Amniotic fluid embolism: an interdisciplinary challenge: epidemiology, diagnosis and treatment[J]. DtschArztebl Int, 2014, 111(8): 126-132.

117. World Health Organization, Maternal and Newborn Health/Safe Motherhood. Thermal protection of the newborn: a practical guide[DB/OL]. http: //whqlibdoc. who. int/hq/1997/WHO RHT MSM 97. 2.2pdf, 1997/2016-03-05.